T0211442

Onder redactie van:
J. Mulder
A. Westmaas

Leerboek specialistische kinderverpleegkunde -
Gedragsproblemen en handicaps

Onder redactie van:
J. Mulder
A. Westmaas

Leerboek specialistische kinderverpleegkunde - Gedragsproblemen en handicaps

Met medewerking van:
K. den Ridder
J.A.G. de Kock-van Beerendonk

Auteurs:
A. Baselier
M. Beenakker
J. Dijkstra
M. Eikelenboom
M.H. Ens-Dokkum
J. Heurter-Driessen
P.E.C. Hopman
C. van der Laan

M.A. Meulenberg-Geurtsen
Z. Mulder
D. Rijneveld
M. Roza
A.M. Schuurman-Louwerse
E. Sulkers
I. Verhagen-Kools
M.J. van Wijk

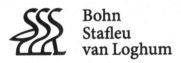
Bohn
Stafleu
van Loghum

Houten, 2016

Eerste druk 2002

Tweede (ongewijzigde) druk, Bohn Stafleu van Loghum, Houten 2016

ISBN 978-90-368-1401-0   ISBN 978-90-368-1402-7 (eBook)

DOI 10.1007/978-90-368-1402-7   ·

NUR 897

Omslagontwerp: Mariël Lam BNO, Woerden

Foto omslag: Chris Timmers, UMC Utrecht

Bohn Stafleu van Loghum

Het Spoor 2

Postbus 246

3990 GA Houten

www.bsl.nl

Woord vooraf

De onderwerpen in dit boek lijken op het eerste gezicht weinig samenhang te hebben. Echter, bij nadere bestudering blijkt dit niet het geval te zijn. Integendeel, er zijn weloverwogen keuzes gemaakt bij de samenvoeging van de onderwerpen in dit boek. Er is namelijk iets wat al deze kinderen bindt: ze zijn niet onder te brengen in gestandaardiseerde verpleegplannen of protocollen. Ze zijn bijzonder.

Natuurlijk zou ik als rechtgeaarde kinderverpleegkundige moeten vinden dat dit voor alle kinderen geldt en dat vind ik ook, maar toch is er iets wat de kinderen uit dit boek net iets specialer maakt. Deze kinderen verplegen, als hulpverlener met deze kinderen omgaan, is een uitdaging; een kans om te laten zien hoe vaardig je bent. Het doet een beroep op die vaardigheden die het vak van kinderverpleegkundige zo bijzonder maken.

In dit boek komt duidelijk naar voren welke problemen zich in de verschillende ontwikkelingsfasen, met betrekking tot de psychische en sociaal-emotionele ontwikkeling, kunnen voordoen. Wat betekent dit voor kind en ouders en hoe is de hulpverlening hierbij georganiseerd? Voor kinderverpleegkundigen is deze informatie van grote waarde. Zij vervullen immers een begeleidende en voorlichtende rol. Ook al zijn de geschetste problemen vaak niet de opname-indicatie, bij de verpleegkundige beroepsuitoefening spelen zij wel een grote, invloedrijke rol.

Deze kinderen hebben, als ze in het ziekenhuis komen, vaak al een hele voorgeschiedenis. Dit vraagt specifieke vaardigheden van de kinderverpleegkundige, bijvoorbeeld bij het stellen van de verpleegkundige diagnose. Meer nog dan bij andere kinderen moeten de mogelijke etiologische factoren worden onderzocht. Ook kunnen de gevolgen van een ziekenhuisopname of het ziek-zijn voor deze kinderen zeer ingrijpend zijn en een verstoring betekenen van het toch al wankele evenwicht.

Een ander belangrijk aspect dat duidelijk in dit boek naar voren komt, is de rol van de ouders. Bij veel van deze kinderen zijn zij, bij uitstek, ervaringsdeskundigen en hieraan mag en kan niet worden voorbijgegaan. Ook blijkt hoe noodzakelijk het is dat de kinderverpleegkundige oog heeft voor de noden en behoeften van ouders. Voor ouders is het van belang te ervaren dat hun kind in deskundige handen is. Daaraan kan dit boek een belangrijke bijdrage leveren, als studieboek en als naslagwerk. Dit boek gaat niet zozeer in op het kinderverpleegkundig handelen, maar vormt de basis, het uitgangspunt van waaruit het kinderverpleegkundig handelen gestalte kan krijgen.

Daarom wil ik dit boek van harte aanbevelen aan kinderverpleegkundigen, zij die daartoe in opleiding zijn en aan alle verpleegkundigen die als hulpverlener met deze kinderen te maken krijgen. Ook voor niet-verpleegkundigen is het een bruikbaar naslagwerk. Het is het eerste boek uit de serie Leerboek specialistische kinderverpleegkunde, een noodzakelijke en welkome aanvulling op de reeds bestaande literatuur.

Ina in 't Veld-Rentier
kinderverpleegkundige en verpleegkundig docent
voorzitter van de Vereniging van Kinderverpleegkundigen (VVKV) van 1994-2001

Inhoud

DEEL B

Kind en handicap

Inleiding

Dit boek, *Leerboek specialistische kinderverpleegkunde - Gedragsproblemen en handicaps*, is het eerste deel van de serie *Leerboek specialistische kinderverpleegkunde*. Dit vervolg op het *Basisboek kinderverpleegkunde* gaat nader in op de beperkingen en mogelijkheden van kinderen met gedrags- en ontwikkelingsproblemen en kinderen met een handicap.

Het is bedoeld voor hulpverleners die werkzaam zijn op intramurale kinderafdelingen, in organisaties in de jeugdgezondheidszorg of die anderszins te maken hebben met deze zorgcategorie.

Voor hulpverleners in opleiding (bijvoorbeeld de Specialistische Vervolgopleiding Kinderverpleegkunde) is dit boek een waardevolle verdieping.

Meestal worden kinderen niet opgenomen voor hun afwijkende gedrag of hun handicap, maar is er sprake van een somatische stoornis. Het gedrag of de handicap kan de opname wel beïnvloeden. Kinderverpleegkundigen hebben als taak de kinderen in al hun mogelijkheden en beperkingen te ondersteunen en te begeleiden. Dit vraagt van de kinderverpleegkundigen veel kennis en vaardigheden over deze stoornissen en handicaps want deze zijn soms moeilijk objectief vast te stellen. Een goede observatie van het gedrag van kinderen in samenhang met hun ontwikkeling is belangrijk. Bij de diverse gezondheidsproblemen die aan de orde komen in dit boek, worden praktische en nuttige adviezen gegeven.

De uitdaging van de kinderverpleegkundige ligt in het onderzoeken van de mogelijkheden van het kind, zijn ouders en zijn omgeving.

Deel A

In de hoofdstukken 1 tot en met 6 staan gedragsproblemen van kinderen en jongeren centraal. Dat gedrag is afwijkend, gezien de ontwikkelingsfase waarin het kind zich bevindt en is van grote invloed op de interactie met de omgeving van het kind.

Hoofdstuk 1 geeft een algemene schets van het kind dat te maken krijgt met de kinder- en jeugdpsychiatrie. Naast de geschiedenis en een overzicht van de huidige situatie komen risicofactoren, wetten, medicatie en de rol van ouders aan de orde.

Hoofdstuk 2 bespreekt de emotionele stoornissen bij jonge kinderen, het belang van hechting voor de ontwikkeling van het kind. Huilen en druk gedrag hebben op jonge leeftijd al een grote invloed op de ontwikkeling van het kind en de interactie tussen het kind en zijn ouders.

Hoofdstuk 3 belicht zindelijkheidsproblemen en de invloed daarvan op het sociale leven van kind en ouders. Duidelijke diagnostiek en behandeling leveren goede resultaten op.

Eetstoornissen zijn het onderwerp van hoofdstuk 4. Anorexia nervosa staat centraal. De prognose is gunstig, mits de diagnose juist is en behandeling in een vroeg stadium aanvangt.

Hoofdstuk 5 wijdt uit over functionele stoornissen, stoornissen die zich uiten in somatische klachten maar waarvoor geen organische afwijkingen worden gevonden. Kinderen geven met dit gedrag aan dat ze – om welke reden dan ook – hun leefsituatie niet aankunnen.

Hoofdstuk 6 beschrijft een aantal gedrags- en ontwikkelingsstoornissen die het gedrag van het kind sterk beïnvloeden, en bijgevolg ook het contact met de ouders en de omgeving.

Deel B

In de hoofdstukken 7 tot en met 12 staat het kind met een handicap centraal.

Hoofdstuk 7 geeft een algemeen beeld van kinderen met een handicap op motorisch, zintuiglijk en cognitief gebied, en in relatie tot spraak en taal. Het hoofdstuk geeft onder andere een historisch overzicht van de zorgmogelijkheden en schetst de huidige situatie.

Hoofdstuk 8 behandelt de motorische handicap. Revalidatie van kinderen na niet-aangeboren hersenletsel en bij functionele klachten wordt aan de hand van casussen uitgewerkt.

In hoofdstuk 9 zijn de communicatie en de begeleiding van dove en slechthorende kinderen beschreven. Aandachtspunten voor hun begeleiding in het ziekenhuis komen uitgebreid aan bod.

Hoofdstuk 10 handelt over de zorg aan blinde en slechtziende kinderen. Ook komen uitvoerig de benadering en begeleiding van blinde en slechtziende kinderen in het ziekenhuis ter sprake.

Problemen met drinken, eten en spreken bij kinderen staan centraal in hoofdstuk 11.

Hoofdstuk 12 gaat in op de mogelijkheden van verstandelijk gehandicapte kinderen en de wijze waarop zij benaderd kunnen worden tijdens een opname in het ziekenhuis. Ook de begeleiding van ouders komt hierbij aan bod.

Ter wille van de leesbaarheid wordt de hulpverlener aangeduid met `zij' en het kind met 'hij'.

Ten slotte wil de redactie Ine de Kock en Karien den Ridder bedanken voor hun bijdrage aan het totstandkomen van dit boek.

zomer 2002
Jan Mulder en Adri Westmaas (redactie)

DEEL A

Kind en gedrag

Woord vooraf

De laatste twintig jaar is er veel ten goede veranderd op kinderafdelingen van ziekenhuizen. Er is meer begrip voor de emoties van zieke kinderen en voor de waarde van de aanwezigheid van hun ouders voor hun welbevinden. Ouders worden niet langer geweerd van de afdelingen, maar zijn vaak dag en nacht welkom om het zieke kind zoveel mogelijk op zijn gemak te stellen. Ik heb grote waardering voor het werk dat de Vereniging Kind en Ziekenhuis hiervoor heeft verzet. Toch blijft, hoe iedereen ook zijn best doet, een ziekenhuisopname voor elk kind een ingrijpende gebeurtenis die met veel verwarring en onzekerheid gepaard gaat.

Normaal gesproken leren kinderen naarmate ze opgroeien de wereld om hen heen steeds beter te begrijpen en daarop ook steeds adequater te reageren. Nieuwe motorische en spraakvaardigheden helpen hen daarbij. Na de koppige peuterfase, waarin het kind zijn persoontje en zijn grenzen leert ontdekken, volgt een periode waarin het kind zichzelf steeds beter kan handhaven in de buitenwereld en steeds minder afhankelijk wordt van zijn beschermende ouders. Het kind heeft er plezier in met anderen om te gaan en zal zijn onafhankelijkheid verder uitbouwen. Het is steeds beter in staat zichzelf een gevoel van veiligheid te geven. Dat kan hem in onzekere tijden goed van pas komen.

Kinderen met ontwikkelings-, gedrags- en leerstoornissen ontwikkelen zich niet op deze manier, waardoor zij minder in de gelegenheid zijn een betrouwbaar beeld van zichzelf op te bouwen en de wereld als veilig te ervaren. In veel gevallen werken hun zintuigen wel goed maar verwerken hun hersenen dat wat ze met de zintuigen waarnemen, anders. Daardoor is hun gedrag vaak afwijkend. Niet omdat ze lastig, lui, dom, koppig of ongehoorzaam willen zijn, maar omdat ze in verwarring zijn. Het is in veel gevallen geen onwil, maar onvermogen.

Volwassenen hebben dat lang niet altijd in de gaten. Wij denken dat een kind dat er normaal uitziet, ook wel normaal zal reageren. En dan komen de problemen. Onze verwachtingen komen niet uit. Het kind met ADHD blijft niet in bed of op de stoel als hem dat gezegd is. Ondanks alle vermaningen blijft het rondrennen. Hij heeft het of niet gehoord of de onrust en impulsiviteit zijn te groot. Een kind met een autistische of pervasieve stoornis blijft iets weigeren, niet uit koppigheid maar uit angst. Een kind met de leerstoornis dyslexie gedraagt zich als een clown om maar te voorkomen dat iemand zal merken dat hij op zijn tiende nog nauwelijks een letter kan lezen. Een kind met een niet-verbale leerstoornis zal misschien heel verstandig praten maar uiteindelijk niet weten waar het om gaat. Deze kinderen worden vaak verkeerd begrepen, wat ernstige emotionele problemen kan veroorzaken. In tijden van onzekerheid hebben zij veel minder mogelijkheden zich aan te passen.

Wanneer beroepskrachten zoals verpleegkundigen, die kinderen moeten bijstaan in moeilijke perioden, meer leren over deze kinderen, zullen ze beter in staat zijn begrip voor het afwijkende gedrag op te brengen. Het beste wat volwassenen deze kinderen kunnen bieden, is te leren de wereld te zien door de ogen van deze kinderen. Te begrijpen hoe die vervelende stoornissen hen elke dag weer in verwarring brengen, is de eerste stap om hen te helpen. Daarvoor bieden de volgende hoofdstukken, denk ik, ruimschoots de gelegenheid.

Arga Paternotte,
hoofdredacteur *Balans Belang*,
tijdschrift over ontwikkelings-, gedrags- en leerstoornissen

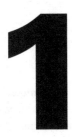

M.J. van Wijk en P.E.C. Hopman

Kinderen in de kinder- en jeugdpsychiatrie

1.1 Inleiding

De kinder- en jeugdpsychiatrie is volop in ontwikkeling. Lang heeft deze discipline in de kinderschoenen gestaan. Er werd veel over geschreven en gedacht, maar ze werd niet erkend als een professioneel vakgebied, tot ongeveer 75 jaar geleden. Vooral de laatste jaren is de kinder- en jeugdpsychiatrie in opkomst en is ze een serieus onderdeel van de Geestelijke Gezondheidszorg (GGz) in Nederland geworden.

In deel A van dit boek wordt ingegaan op niet-somatische gezondheidsproblematiek, als emotionele stoornissen, zindelijkheidsproblemen, eetstoornissen, onbegrepen klachten en ontwikkelings- en gedragsstoornissen. Niet al deze stoornissen vallen onder de noemer kinder- en jeugdpsychiatrie. Ze kunnen echter het gedrag van kinderen en de relatie van kinderen met hun omgeving wel sterk beïnvloeden.

In hoofdstuk 1 zal worden ingegaan op psychiatrische problematiek bij kinderen in het algemeen. Niet alle niet-somatische problemen van kinderen zijn te duiden als een psychiatrische stoornis. Wel kunnen psychiatrische aandoeningen vergelijkbare uitingsvormen hebben. Hierbij valt te denken aan bedplassen op oudere leeftijd.

De volgende onderdelen zullen in dit hoofdstuk aan bod komen. In paragraaf 1.2 wordt het begrip 'kinder- en jeugdpsychiatrie' uitgelegd. Vervolgens wordt ingegaan op de geschiedenis van de kinder- en jeugdpsychiatrie (paragraaf 1.3). In paragraaf 1.4 komen de diverse sectoren binnen de jeugdhulpverlening aan de orde. Aansluitend worden in paragraaf 1.5 de juridische aspecten binnen de jeugdhulpverlening behandeld. Paragraaf 1.6 beschrijft veelgebruikte psychofarmaca bij kinderen. Paragraaf 1.7 belicht factoren die een rol spelen bij psychiatrische problemen. Multidisciplinair werken wordt beschreven in paragraaf 1.8. Vervolgens komt in paragraaf 1.9 de rol van de ouders binnen de kinder- en jeugdpsychiatrie aan bod. Paragraaf 1.10 gaat in op voorkóming van opname binnen de kinder- en jeugdpsychiatrie. In paragraaf 1.11 wordt aandacht besteed aan vluchtelingen, asielzoekers en allochtonen. Paragraaf 1.12 ten slotte, behandelt de rol van de kinderverpleegkundige.

1.2   Kinder- en jeugdpsychiatrie

Veel is gezegd en geschreven over kinder- en jeugdpsychiatrie. Het is daarom moeilijk om dit begrip onder te brengen in een allesomvattende definitie. Voor de verklaring van het begrip 'psychiatrische aandoening' gebruiken we de omschrijving van de term *mental disorder*, zoals die wordt gegeven in de *Diagnostic and Statistical Manual of Mental Disorders* (DSM-IV). Er zijn verschillende definities gegeven van psychiatrische aandoeningen; de DSM-IV heeft echter niet zozeer voor een definitie gekozen, als wel voor een omschrijving. Deze luidt:

> 'Clinically significant behavioral or psychological syndrome or pattern that occurs in an individual and that is associated with present distress (e.g., a painful symptom) or disability (i.e., impairment in one or more important areas of functioning) or with a significantly increased risk of suffering death, pain, disability, or an important loss of freedom. In addition, this syndrome or pattern must not be merely an expectable and culturally sanctioned response to a particular event.'

Vertaling:

> Klinisch significant gedrag of een psychologisch syndroom of een patroon dat zich openbaart binnen een individu en dat geassocieerd wordt met het aanwezige ongemak (bijvoorbeeld een pijnlijk symptoom) of de handicap (namelijk een defect in een of meer belangrijke gebieden van het functioneren) of met een significant verhoogd risico van beleving van de dood, pijn, handicap of een belangrijk verlies van vrijheid. Dit syndroom of patroon moet niet slechts een te verwachten en cultureel gesanctioneerde respons op een bepaalde gebeurtenis zijn.

In de DSM-IV is geen specifieke beschrijving van de kinder- en jeugdpsychiatrie gegeven. Wel wordt er in de DSM-IV een leeftijdsonderscheid gemaakt bij bepaalde medische diagnoses.

Er is veel georganiseerd rondom de jeugdhulpverlening in Nederland, maar waar de kinder- en jeugdpsychiatrie begint en waar deze ophoudt is lang niet altijd duidelijk.
De kinder- en jeugdpsychiatrie komt in beeld als een hulpverlener van de Geestelijke Gezondheidszorg (GGZ) vroeger de Riagg, hiervoor een indicatie heeft gesteld. Een hulpverlener van de GGZ kan, nadat hij contact met het kind heeft gehad, een opname binnen de kinder- en jeugdpsychiatrie indiceren. Dit zal gebeuren als de problematiek van het kind of de jongere psychiatrisch van aard is. Of dit zo is, wordt vaak bepaald in een intakegesprek dat de hulpverlener met het kind of de jongere voert. Deze geeft de eerste indicatie aan. Als de problematiek van het kind een andere oorzaak heeft, zal het doorverwezen worden naar een ander circuit, zoals de psycholoog of de orthopedagoog. De orthopedagoog richt zich op de gedragsproblematiek van het kind dat problemen van niet-psychiatrische aard heeft, zoals soms het geval is met een moeilijk opvoedbaar kind. Kinderen met ADHD bijvoorbeeld, hebben een psychiatrische aandoening, maar

hun gedrag kan behandeld worden door een orthopedagoog. Binnen de orthopedagogiek ligt de oorzaak van de problematiek van de jongere vaak bij externe oorzaken, terwijl deze in de psychiatrie gelegen is in een defect of een stoornis in het coping-mechanisme. Dit is een gedragsmechanisme dat kinderen helpt te overleven in situaties waarin ze op welke manier dan ook overvraagd worden.

Het intakegesprek wordt gevoerd door een verpleegkundige, een psycholoog, een maatschappelijk werker, een orthopedagoog of een psychiater. Wie het intakegesprek voert, hangt af van de aard van de aanmelding en soms van de organisatie. De aanmelding wordt vervolgens gescreend door intakemedewerkers. Dit kunnen alle hulpverleners zijn binnen de GGZ. Met screening wordt bedoeld dat de aanmelding wordt doorgelicht en dat bekeken wordt wat de hulpvraag precies is. Door de hulpvraag inzichtelijk te maken kan men bepalen welke hulpverleners ingeschakeld moeten worden. Een melding bij de GGZ kan binnenkomen via de huisarts, maar ook de ouders kunnen het kind aanmelden, of het kind kan zichzelf aanmelden.

Samenvattend heeft de GGZ de volgende functies:

- het eerste hulpverlenercontact leggen met het kind en zijn ouders;
- een intakegesprek voeren met het kind en eventueel de ouders;
- de aard van de problematiek van het kind bepalen;
- het kind hulp aanbieden binnen de GGZ;
- het kind aanmelden voor een opname binnen een kinder- en jeugdpsychiatrisch ziekenhuis.

De GGZ heeft als instantie zelf legio mogelijkheden om hulp te bieden aan het kind. Het kind zal in eerste instantie dan ook geholpen worden binnen de GGZ. In geval van een crisis kan het kind alsnog aangemeld worden bij een andere hulpverlenende instelling. Is er sprake van een crisis in de thuissituatie of in een open instelling, dan kan de crisisdienst van de GGZ indiceren dat een opname, kortdurend of langdurend, binnen de kinder- en jeugdpsychiatrie nodig is. Dit kan gedurende 24 uur per dag.

Het kind hoeft niet altijd via de GGZ aangemeld te worden. De aanmelding kan ook via de poli van een kinder- en jeugdpsychiatrische instelling verlopen. De aanmelding wordt van tevoren gescreend en dan vindt er een intakegesprek plaats. In dit gesprek zal het kind worden aangemeld voor ambulant dan wel klinisch contact in de instelling, afhankelijk van de ernst van de problematiek.

Casus

Hans (14 jaar) heeft sinds een jaar problemen op school. Hij kan zich niet meer concentreren en kan geen aansluiting vinden bij zijn leeftijdgenoten. Ook thuis gaat het niet goed; hij zit veel op zijn kamer en heeft nergens zin in. Zijn ouders maken zich ongerust en melden hem aan bij de GGZ, afdeling Jeugd.

Hans wordt samen met zijn ouders uitgenodigd door een sociaal-psychiatrische verpleegkundige van de GGZ. Deze verpleegkundige vindt dat, gezien het verhaal, er beter naar hem gekeken moet worden en nodigt hem daarom samen met zijn ouders uit voor een tweede gesprek, waar ook een psychiater bij aanwezig is. Na het tweede gesprek wordt een voorlopige psychiatrische diagnose gesteld: schizofrene ontwikkeling. De gesprekken met de psychiater van de GGZ gaan door. Deze vraagt Hans naar zijn ontwikkeling en betrekt ook de ouders hierbij. Hans krijgt twee keer per week een gesprek, maar dit helpt niet. Het gaat steeds slechter met hem. Hij gaat niet meer naar school, geeft aan dat hij stemmen hoort en zegt dat er allemaal camera's in zijn kamer hangen die hem in de gaten houden. De psychiater schat in dat Hans dusdanig achterdochtig is dat het niet meer vertrouwd is dat hij thuis woont en meldt hem aan voor een klinische opname binnen de kinder- en jeugdpsychiatrie. Hans wordt aangemeld voor een behandelgroep bestaande uit jongeren met schizofrenie in ontwikkeling, zodat hij hier nader geobserveerd kan worden. Hans kan over twee weken op deze afdeling terecht. Vijf dagen na de aanmelding ontstaat er een crisis thuis. Hans is psychotisch geworden en er is thuis een onveilige situatie ontstaan. De crisisdienst van de GGZ wordt ingeschakeld. Deze komt bij Hans thuis en oordeelt dat hij direct opgenomen moet worden. De psychiater meldt hem aan bij de gesloten crisisafdeling. Hier kan hij direct terecht. Hans wil zelf ook wel opgenomen worden en alles verloopt in volledige samenwerking met hem en zijn ouders. Als Hans enige tijd opgenomen is, wordt de diagnose 'schizofrenie in ontwikkeling' gesteld. Hij zal er zijn hele leven rekening mee moeten houden dat hij kwetsbaar is. Hij wordt ingesteld op medicatie en leert hoe hij goed om kan gaan met stressvolle situaties. Na een jaar woont Hans weer thuis, waar hij en zijn familie begeleiding krijgen van de LLPG (langdurige laagfrequente psychiatrische gezinsbehandeling). Ook heeft hij een aantal malen per maand een gesprek met een psychiater op de

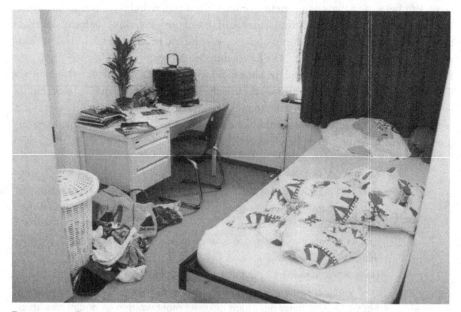

FIGUUR 1.1   EEN VOORBEELD VAN EEN NORMALE LEEFOMGEVING IN EEN KINDER- EN
JEUGDPSYCHIATRISCH ZIEKENHUIS

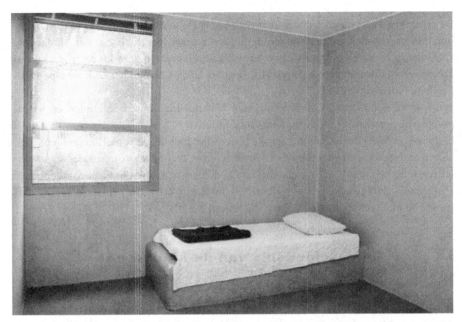

FIGUUR 1.2   EEN VOORBEELD VAN EEN PRIKKELARME OMGEVING: SEPAREERRUIMTE

polikliniek van het ziekenhuis over de medicatie en het verloop thuis. Als Hans achttien jaar wordt, stoppen deze contacten en worden ze voortgezet binnen de volwassenenpsychiatrie. Dit kan de GGZ zijn. De zorg van de kinder- en jeugdpsychiatrie houdt hier op.

In voorgaande casus werd de eenmaal ingeslagen weg ook vervolgd. Het komt echter regelmatig voor dat een psychiatrische indicatie wordt gesteld, maar dat na een observatieperiode geen sprake blijkt te zijn van psychiatrische problematiek. De jongere wordt dan alsnog verwezen naar een ander hulpverleningscircuit, zoals de orthopedagogiek of de jeugdhulpverlening.

Ook kan het voorkomen dat de jongere wel een psychiatrische diagnose heeft, maar dat een opname binnen de kinder- en jeugdpsychiatrie contra geïndiceerd is. Het is dan mogelijk een jongere alsnog aan te melden voor een ander hulpverleningscircuit omdat dit voor hem een betere behandelomgeving zou zijn. Denk hierbij aan cliënten met borderlineproblematiek of een antisociale persoonlijkheidsstoornis in ontwikkeling.

Bij borderlineproblematiek wordt gesteld dat een klinische opname niet ten goede komt aan de behandeling van het kind, dit omdat er veel kans is op ziektewinst en kopieergedrag. Er wordt bij borderlineproblematiek gesteld dat het belangrijk is bij het kind zoveel mogelijk een appèl te doen op gezond gedrag en hem zoveel mogelijk te wijzen op zijn eigen verantwoordelijkheid (zie ook paragraaf 6.6). Dit is vaak niet te bewerkstelligen binnen een klinische setting in de kinder- en jeugdpsychiatrie en de kans is dan groot dat een behandeling stagneert. In Nederland bestaat er een aantal behandelgroepen speciaal voor deze kinderen. Deze groepen bevinden zich vaak in het justitiële circuit.

De reden waarom kinderen met een antisociale persoonlijkheidsstoornis in ontwikkeling niet opgenomen worden binnen de kinder- en jeugdpsychiatrie is dat hun gedrag vaak niet te hanteren is binnen deze setting. Daarbij ervaren deze kinderen vaak geen probleem, waardoor er geen behandeling mogelijk is. Ook zij worden vaak geholpen binnen het justitiële circuit.

Een jongere komt niet in aanmerking voor behandeling binnen de kinder- en jeugdpsychiatrie zonder mogelijke psychiatrische indicatie.

In de voorgaande alinea's werd gesproken over schizofrenie, de borderlineproblematiek en een antisociale persoonlijkheidsstoornis in ontwikkeling. Deze diagnoses staan omschreven binnen het diagnostische model van de DSM-IV. Omdat in Nederland nog niet veel onderzoek is gedaan naar prevalentie en incidentie van de meest voorkomende diagnoses bij kinderen, bestaan hier geen cijfers van.

1.3 De geschiedenis van de kinder- en jeugdpsychiatrie

Het vakgebied van de kinder- en jeugdpsychiatrie heeft een lang verleden en een nog korte geschiedenis. Een lang verleden, want sinds mensenheugenis wordt er gedacht en geschreven over kinderen met psychische stoornissen, en een korte geschiedenis, want als officieel vakgebied bestaat de kinder- en jeugdpsychiatrie in Nederland nog maar zo'n kleine driekwart eeuw (Sanders-Woudstra 1995).

In het begin van de vorige eeuw (rond 1910) begonnen de algemene psychiaters zich steeds meer bezig te houden met de problematiek op de kinderleeftijd. Deze problematiek werd vooral toegeschreven aan organiciteit, erfelijkheid, aangeboren afwijkingen of aan trauma's of excessen. De zorg voor de lichamelijke gezondheid van kinderen ontwikkelt zich in deze periode vanuit de geneeskunde en later vanuit de kindergeneeskunde. In de psychiatrie van de negentiende eeuw is er alleen aandacht voor volwassenen. Tot in de jaren dertig van de twintigste eeuw worden kinderen en volwassenen met psychische problemen behandeld met kruidenthee, bedrust, medicijnen en arbeid (Pasch 1992).

Freud zorgt in het begin van de twintigste eeuw voor een verschuiving in het denken over psychiatrische aandoeningen. Hij richt de aandacht meer op de samenhang tussen de psychologische ontwikkeling van de persoon en de klacht (Sanders-Woudstra 1995). De eerste voorziening voor psychiatrische problemen wordt in 1919 door mevrouw Bakker opgericht in de Valerius-kliniek in Amsterdam. In 1955 is de eerste leerstoel voor kinder- en jeugdpsychiatrie ingesteld te Groningen met prof.dr. Th. Hart de Ruyter.

De eerste niet-universitaire klinieken die in de jaren daarna ontstonden, zijn het Pedologisch Instituut te Rotterdam (1956), Zandwijk te Amersfoort (1957-1973), Fornhese, ook in Amersfoort (1968), en Amstelland te Santpoort (1969). Een overeenkomst tussen de voormalige medisch-opvoedkundige bureaus (MOB's) en de eerste jeugdpsychiatrische klinieken is dat er meerdere disciplines onder leiding van een neuroloog werkten. De opleiding voor kinder- en jeugdpsychiatrie als medisch specialisme bestond toen nog niet. In klinische situaties probeerde men vooral de invloed van ouders zoveel mogelijk te beperken om zo de behandeling te laten slagen. Therapie beschouwde men als kern van de behandeling. Vaak was de visie van waaruit men werkte in de kliniek sterk persoonsgebonden en overwegend psychoanalytisch (Pasch 1992).

Fasen van Verheij

In de ontwikkeling van de kinder- en jeugdpsychiatrie onderscheidt Verheij (1996) zes fasen. De eerste fase was een pioniersfase en duurde van de jaren twintig tot ongeveer na de Tweede Wereldoorlog. Bevlogen pioniers experimenteerden met hulpverlening aan zeer problematische kinderen en publiceerden hun bevindingen. De tweede fase, 'globale vormgeving van het behandelmilieu', in de periode vanaf de Tweede Wereldoorlog tot in de jaren zestig, was gericht op professionalisering binnen het eigen instituut. Er verschenen publicaties over de kinderpsychiatrische behandelpraktijk die visies en praktische adviezen beschreven. In de derde fase vond men groeps- en stafinteracties in toenemende mate belangrijk, naast het therapeutische leefgroepmilieu. De vierde fase, die duurde tot in het begin van de jaren tachtig, kenmerkte zich door herwonnen elan en professionalisering van de monodisciplines en van het samenwerkingsmodel. Het accent verschoof van klinische behandeling naar wetenschappelijk onderzoek en het in kaart brengen van en het onderzoek doen naar de psychiatrische problematiek bij kinderen. Het ordenen en classificeren van symptomen vond zijn weerslag in de ontwikkeling van de *Diagnostic and Statistical Manual* (DSM). Men hechtte steeds meer waarde aan de multidisciplinaire samenwerking van de disciplines die werkzaam zijn binnen de kinder- en jeugdpsychiatrie. De vijfde fase, het 'begin van de veldgerichte professionalisering', ontstond in het begin van de jaren tachtig doordat instellingen voor kinder- en jeugdpsychiatrie meer en meer buiten hun eigen grenzen gingen kijken en meer gingen samenwerken met verwante instellingen en zich zodoende in de breedte ontwikkelden. Er ontstond meer ruimte voor systeemdenken. In tegenstelling tot vroeger weerde men het gezin niet langer bij de behandeling, maar haalde het juist binnen de kliniek om de behandeling succesvol te laten verlopen. De klinische opname werd niet langer gezien als de enige en beste behandelvorm. Er ontstonden vormen van ambulante behandelingen, thuis- en deeltijdbehandelingen. In de laatste fase, 'naar inzicht in het veranderingsproces', die begin jaren negentig inging, staat onderzoek naar de effectmeting van kinder- en jeugdpsychiatrie centraal. Er ontstaat een steeds grotere behoefte aan epidemiologisch onderzoek om de inhoud van de kinder- en jeugdpsychiatrische behandeling nog beter te laten aansluiten op de vragen vanuit de praktijk.

1.4 Sectoren

De hulpverlening aan kinderen kan tegenwoordig worden onderverdeeld in drie sectoren, namelijk gehandicaptenzorg, jeugdhulpverlening en speciaal onderwijs. Deze indeling is gebaseerd op het soort problemen waarmee kinderen te maken kunnen krijgen. De sector gehandicaptenzorg wordt in deel B van dit boek besproken. Op het speciaal onderwijs wordt hier niet ingegaan, daar dit tot een ander vakgebied behoort. Hier volgt een korte schets van de verschillende instanties die werkzaam zijn op het gebied van de jeugdhulpverlening. Deze jeugdhulpverlening bestaat uit de volgende hoofdvoorzieningen: de preventieve, ambulante en (semi-)residentiële jeugdhulpverlening, de pleegzorg en de jeugdbescherming. De jeugd-GGZ ten slotte houdt zich bezig met psychiatrische hulpverlening.

1.4.1 Preventieve, ambulante en (semi-)residentiële jeugdhulpverlening

Preventieve jeugdhulpverlening

Bij preventieve voorzieningen kunnen jeugdigen en hun ouders met hun verhaal en vragen terecht en krijgen ze informatie over mogelijke oplossingen voor hun problemen. Preventieve voorzieningen fungeren als klankbord, informatiebron en wegwijzer en geven in enkele gevallen licht pedagogische begeleiding. Belangrijke preventieve voorzieningen zijn Kindertelefoons, Kinderrechtswinkels, Opvoedingsondersteuning en Jongeren Informatie Punten.

Ambulante jeugdhulpverlening

Ambulante jeugdzorg houdt in dat bij deze vorm van hulpverlening de kinderen of jongeren om wie het gaat in hun eigen woonomgeving blijven. Zij gaan in principe gewoon naar school of naar hun werk.

Instellingen die ambulante jeugdzorg bieden, zijn bijvoorbeeld adviesbureaus (voorlichting en advies over kinderen), instellingen voor (gezins)voogdij, de Raad voor de Kinderbescherming, de Bureaus Vertrouwensarts, het Advies- en Meldpunt Kindermishandeling (AMK), de jeugdsecties van de Riagg's en de poliklinieken voor kinder- en jeugdpsychiatrie.

Voogdij-instellingen

Deze instellingen bieden ondersteuning aan gezinnen waarvan een kind door de kinderrechter onder toezicht (OTS) is gesteld (zie paragraaf 1.4.3). De kinderrechter wijst deze gezinnen een gezinsvoogd toe. Dit is een maatschappelijk werker die tot taak heeft het gezin te begeleiden en zo nodig de kinderrechter te adviseren over de verlenging of opheffing van een jeugdbeschermingsmaatregel en zo nodig over uithuisplaatsing. Wanneer de OTS leidt tot uithuisplaatsing, worden de opvoeding en verzorging van een kind overgenomen door internaten (instellingen) of pleeggezinnen. In dat geval organiseert de gezinsvoogd de plaatsing en begeleiding van het uit huis geplaatste kind.

Als ouders zijn ontzet uit of ontheven van hun ouderlijke macht, wordt het kind onder voogdij geplaatst bij een voogdij-instelling. Deze instelling is dan verantwoordelijk voor de opvoeding en verzorging van het kind.

Raad voor de Kinderbescherming

De belangrijkste taak van de Raad voor de Kinderbescherming is het doen van onderzoek in situaties waarin het vermoeden bestaat dat de gezonde en evenwichtige ontwikkeling van het kind ernstig bedreigd wordt. De Raad verricht dit onderzoek op verzoek van derden. Het werk van de Raad gaat aan de beslissingen van de (kinder)rechter vooraf en is gericht op:

- het bevorderen van de melding van bedreigende situaties;
- het ontvangen en beoordelen van meldingen;
- het doen van onderzoek;
- het opstellen van een uitvoeringsplan;
- het terugverwijzen naar de vrijwillige jeugdhulpverlening;
- het indienen van een verzoek of rekest tot een jeugdbeschermingsmaatregel.

De Raad voor de Kinderbescherming kan ook een rol spelen bij het beoordelen van adoptieverzoeken en gezags- en omgangsregelingen bij echtscheidingen. Daarnaast heeft de Raad voor de Kinderbescherming de regie over de jeugdreclassering en zorgt deze voor de coördinatie van taakstraffen.

Semi-residentiële jeugdzorg

Semi-residentiële jeugdzorg of dagbehandeling houdt in dat kinderen of jongeren overdag in een instelling verblijven, maar 's avonds, 's nachts en in het weekend thuis wonen.

Belangrijke voorzieningen voor dagbehandeling zijn medische kleuterdagverblijven, Boddaertcentra (dagcentra voor schoolgaande jeugd), daghulp voor niet-schoolgaande jeugd en pedologische instituten.

Residentiële jeugdzorg

Kinderen of jongeren komen in de residentiële jeugdzorg terecht als zij dag en nacht opvang buiten hun eigen omgeving nodig hebben en daarvoor geen vorm van pleegzorg beschikbaar is. Belangrijke voorzieningen voor residentiële opvang en/of hulpverlening zijn crisisopvangcentra, kamertrainingscentra, medische kindertehuizen, tehuizen voor opvoeding en verzorging, justitiële jeugdinrichtingen, gezinshuizen en kinder- en jeugdpsychiatrische instellingen.

1.4.2 Pleegzorg

Pleegzorg houdt in dat een kind of jongere onder de achttien jaar voor korte of lange tijd bij andere mensen in huis komt, die de taak van de ouders overnemen. Pleegzorg is over het algemeen tijdelijk. Voorzover mogelijk houdt het kind of de jongere contact met zijn ouders en gaat hij terug als de omstandigheden thuis zijn verbeterd.

Als de ouders het eens zijn met de pleegzorg, dan is er sprake van vrijwillige pleegzorg. Werken de ouders niet mee aan de uithuisplaatsing, dan moet de kinderrechter een maatregel uitspreken. In dat geval heet het onderbrengen van een kind in een pleeggezin een justitiële plaatsing.

Vormen van pleegzorg

In het belang van het kind zal in veel gevallen eerst gekeken worden of er een pleegadres te vinden is binnen het netwerk van het eigen gezin. Zo mogelijk wordt het kind dus ondergebracht bij mensen die hij kent. Wat de duur van de pleegzorg betreft, is er een onderscheid te maken in zes vormen van pleegzorg:

* de crisisopvang, oftewel het korte verblijf (variërend van een dag tot ongeveer drie weken);
* de tijdelijke zorg (drie weken tot en met drie maanden);
* de langdurige zorg (drie maanden tot en met langer dan een jaar);
* de weekendzorg;
* de vakantiezorg;
* de dagpleegzorg.

Voor een aantal groepen kinderen en jongeren bestaat gespecialiseerde pleegzorg, omdat zij extra aandacht en begeleiding nodig hebben. Dit geldt bijvoorbeeld voor kinderen onder de twaalf jaar die verwaarloosd of seksueel misbruikt zijn en zich daardoor niet goed hebben kunnen ontwikkelen. Voor deze kinderen worden pleegouders gezocht die intensief begeleid worden en het kind in principe voor langere tijd kunnen verzorgen. Deze vorm van pleegzorg wordt Therapeutische GezinsVerpleging (TGV) genoemd. Een andere vorm van gespecialiseerde pleegzorg is bedoeld voor lichamelijk of verstandelijk gehandicapte kinderen. Ten slotte is er een aparte vorm van pleegzorg voor alleenstaande minderjarige asielzoekers (AMA's). Wanneer zij zonder hun ouders gevlucht zijn, hebben zij deskundige begeleiding nodig voor de verwerking van hun ervaringen en het vinden van hun weg binnen de Nederlandse samenleving.

1.4.3 De jeugdbescherming

De jeugdbescherming valt te verdelen in zeventien justitiële jeugdinrichtingen en eenentwintig instellingen voor (gezins)voogdij. Naast de uitvoerende instellingen is ook de Raad voor de Kinderbescherming tot de jeugdbescherming te rekenen.
Onder jeugdbescherming vallen alle wettige vormen van (advisering tot) ingrijpen in de gezinssituatie, wanneer daarin sprake is van een ernstige bedreiging van het kind. De jeugdbescherming grijpt in:

* bij geestelijke of lichamelijke mishandeling of verwaarlozing van het kind door de ouders;
* bij ernstige conflicten tussen het kind en zijn omgeving, waarbij het kind gevaar loopt;
* bij ernstige of herhaalde wetsovertredingen door een minderjarige;
* als het ouderlijk gezag ontbreekt.

Bij een maatregel van de jeugdbescherming wordt de hulpverlening meestal als verplichting opgelegd. De uitvoerende instanties, zoals de Raad voor de Kinderbescherming en de instellingen voor gezinsvoogdij, moeten daarvoor toestemming hebben van de kinderrechter.
De kinderrechter kan de volgende maatregelen uitspreken.

1 De ondertoezichtstelling (OTS)

De OTS kan worden uitgesproken wanneer ouders de opvoeding en verzorging niet goed aankunnen, psychiatrische problemen hebben of verslaafd zijn, of wanneer het kind vaak in aanraking komt met de politie wegens kleine criminaliteit, van huis is weggelopen of thuis mishandeld wordt. Een OTS is bedoeld om het kind te beschermen tegen bedreigende zedelijke, geestelijke of lichamelijke omstandigheden. De maatregel houdt in dat de ouders beperkt gezag houden over het kind, dat het kind onder toezicht komt te staan van een instelling voor gezinsvoogdij en dat het kind uit huis geplaatst kan worden. Een OTS kan door de Raad voor de Kinderbescherming worden aangevraagd, maar ook de officier van justitie kan een OTS aanvragen. Daarnaast kan een van de ouders, pleeg- of stiefouders met hulp van een advocaat een OTS aanvragen. Kinderen kunnen zelf geen OTS aanvragen, maar wel de opheffing ervan. Bij een OTS worden de ouders altijd door de kinderrechter uitgenodigd om achter gesloten deuren bij de zitting aanwezig te zijn en hun bezwaren kenbaar te maken. Kinderen van twaalf jaar en ouder moeten door de kinderrechter gehoord worden. Bij kinderen jonger dan twaalf jaar mag dat wel, maar hoeft het niet. De rechter kan een OTS uitspreken voor maximaal een jaar en deze telkens met een jaar verlengen.

2 Ontheffing van de ouderlijke macht

Als ouders de verzorging of opvoeding van een of meer kinderen niet aankunnen, kunnen zij bij de Raad voor de Kinderbescherming zelf ontheffing van de ouderlijke macht aanvragen. De Raad kan dan een verzoek daartoe indienen bij de kinderrechter. Als er sprake is van onmacht of ongeschiktheid van de ouders, neemt de kinderrechter vervolgens deze maatregel in het belang van het kind. Ook is het mogelijk om een van de ouders van de ouderlijke macht te ontheffen, maar de andere ouder niet. Als ouders van de ouderlijke macht ontheven zijn, verliezen ze alle zeggenschap over het kind, maar ze blijven wel onderhoudsplichtig. Op verzoek van de ouders kan, via de Raad voor de Kinderbescherming en de kinderrechter, de ontheffing later eventueel ongedaan worden gemaakt.

3 Ontzetting uit de ouderlijke macht

De meest ingrijpende maatregel van de jeugdbescherming is ontzetting uit de ouderlijke macht, waarbij het kind in een tehuis of pleeggezin wordt geplaatst en onder het gezag komt te staan van een voogd. De rechter neemt deze maatregel bij:
- misbruik van de ouderlijke macht of grove verwaarlozing van de plicht tot onderhoud en opvoeding;
- een slechte leefwijze;
- weigering, in het kader van een OTS, mee te werken met de gezinsvoogd;
- onherroepelijke veroordeling wegens een aantal misdrijven.

Ontzetting uit de ouderlijke macht kan worden gevraagd door de Raad voor de Kinderbescherming, de officier van justitie, de andere ouder, naaste familieleden en door de pleegouders. Een ouder kan de ouderlijke macht later terugkrijgen.

4 Noodmaatregel

In spoedeisende gevallen (crisissituaties) kan de kinderrechter ingrijpen in de ouderlijke macht zonder daar eerst de ouders in te kennen. Dit gebeurt bijvoorbeeld bij verdenking van incest of andere vormen van kindermishandeling. Voor dit ingrijpen heeft de kinderrechter twee mogelijkheden: de voorlopige ondertoezichtstelling en de voorlopige voogdij aan een (gezins)voogdij-instelling.

1.4.4   De jeugd-GGZ

De jeugd-GGZ bestaat uit de jeugdsecties van de voormalige Riagg's en de kinder- en jeugdpsychiatrische klinieken. In de kinder- en jeugdpsychiatrische klinieken worden kinderen en jongeren met verschillende psychiatrische en psychosomatische problematiek opgenomen, zoals depressieve kinderen, jongeren met neurotische aandoeningen, affectieve stoornissen, eetstoornissen, gedragsstoornissen, enzovoort (zie ook hoofdstuk 4, 5 en 6).

1.5   Juridische aspecten

De laatste jaren is er veel veranderd op het gebied van de wetgeving in de gezondheidszorg. Oude wetgeving, die soms nog dateerde uit de negentiende eeuw, is stapsgewijs vervangen door nieuwe. De kinder- en jeugdpsychiatrie kwam in de oude 'Krankzinnigenwet' (uit 1884) niet voor. Met de komst van de Wet Bijzondere Opnemingen Psychiatrische Ziekenhuizen (BOPZ) uit 1994 is daar verandering in gekomen. De nieuwe wetgeving is vooral gericht op de rechten van patiënten en biedt de verpleegkundigen dus betere kaders om professioneel te handelen. Ondanks alle verbeteringen plaatst de nieuwe wetgeving de hulpverleners soms ook voor lastige dilemma's.

In 1983 werden de patiëntenrechten, die al in 1960 waren opgesteld, in de grondwet opgenomen, zoals het recht op privacy, dossierinzage en correctie. In 1987 werden de rechten van het in het ziekenhuis opgenomen kind vastgelegd (Beumer 1998).

De rechten van het kind zijn op 20 november 1989 door de Algemene Vergadering van de Verenigde Naties aangenomen. Het Verdrag inzake de Rechten van het Kind heeft als achterliggende gedachte dat kinderen serieus genomen dienen te worden en dat ze de gelegenheid moeten krijgen actief te participeren in de samenleving. Landen die de rechten van het kind respecteren, moeten ervoor zorgen dat kinderen kunnen opgroeien tot volwaardige leden van de samenleving (Tenwolde 1998).

Het Verdrag stelt bijvoorbeeld dat de minderjarige recht heeft op:

* bescherming tegen iedere vorm van discriminatie;
* verdediging van zijn belangen, oftewel het recht op passende zorg door de staat als ouders of andere verantwoordelijken tekortschieten;
* realisering van zijn rechten;
* leven en ontwikkeling;
* vrijheid van meningsuiting over alle zaken die hemzelf aangaan;

- een naam, een nationaliteit en voorzover mogelijk het kennen van en verzorgd worden door zijn ouders;
- leven bij zijn ouders en omgang met beide ouders in geval van echtscheiding, tenzij dit in strijd is met zijn eigen belang;
- ondersteuning van de opvoeding door zijn ouders in zijn eigen belang, bijvoorbeeld in de vorm van kinderopvang als zijn ouders werken;
- adoptie in zijn eigen belang; interlandelijke adoptie alleen als er geen andere mogelijkheden bestaan;
- bescherming als hij vluchteling is; ook als hij zonder ouders om de vluchtelingenstatus vraagt; in dat geval moet de staat zich inspannen om zijn ouders op te sporen;
- bijzondere zorg als hij gehandicapt is;
- gezondheid en gezondheidszorg;
- bescherming tegen kinderarbeid en tegen economische uitbuiting;
- bescherming tegen drugs, tegen seksuele exploitatie, met name prostitutie en kinderpornografie;
- bescherming tegen en krachtige bestrijding van kinderhandel;
- extra bescherming in gewapende conflicten en oorlogssituaties; kinderen onder de vijftien jaar mogen niet opgeroepen worden voor militaire dienst;
- kinderstrafrecht, dat wil zeggen het recht om zoveel mogelijk buiten strafrechtelijke procedures gehouden te worden.

Een aantal wetten die van belang zijn in de geestelijke gezondheidszorg zijn:
- de Wet op de Jeugdhulpverlening (WJHV 1989);
- de Wet Beroepen in de Individuele Gezondheidszorg (Wet BIG 1993);
- de Wet Bijzondere Opnemingen Psychiatrische Ziekenhuizen (BOPZ 1994);
- de Wet op de Geneeskundige Behandelovereenkomst (WGBO 1995);
- de Wet Klachtrecht Cliënten Zorgsector (1995);
- de Wet Medezeggenschap Cliënten Zorginstellingen (WMCZ 1996).

Over de volledige uitwerking van de afzonderlijke wetten zijn vele boeken geschreven; daarom volgt hier alleen een aantal hoofdzaken die van belang zijn voor de kinder- en jeugdpsychiatrische klinieken. De BOPZ en de WGBO zijn eigenlijk een uitwerking van de grondrechten van de mens, die in de Grondwet en in internationale verdragen beschreven worden (ze dateren uit 1948), namelijk het recht op bescherming van de persoonlijke levenssfeer en het recht op onaantastbaarheid van het menselijk lichaam.

1.5.1 BOPZ

Bij gedwongen opname in een psychiatrische instelling geldt de Wet BOPZ. Deze wet geldt vanaf twaalf jaar. Kinderen onder de twaalf jaar hebben nog geen eigen zeggenschap en vallen onder verantwoordelijkheid van de ouders. Jongeren boven de twaalf jaar kunnen alleen gedwongen worden opgenomen als er een BOPZ-maatregel geldt. Deze groep heeft in het kader van de BOPZ recht op een advocaat om zich tegen de maatregel te verzetten.

De BOPZ maakt onderscheid tussen twee soorten bijzondere opnemingen, namelijk:
* met rechterlijke tussenkomst: de inbewaringstelling (IBS) en de rechterlijke machtiging (RM);
* op advies van de indicatiecommissie: in psychiatrische instellingen en instellingen voor verstandelijk gehandicapten.

Een psychiatrische kliniek mag een minderjarige alleen gedwongen opnemen als men beschikt over een IBS, RM of een strafrechtelijke maatregel zoals jeugd-TBS. Een minderjarige kan niet vrijwillig opgenomen worden als:
* hij twaalf jaar is of ouder, en geen blijk geeft van de nodige bereidheid;
* de ouders of voogd niet instemmen, ongeacht de leeftijd en mening van het kind of de jongere.

In de WGBO staat echter dat minderjarigen van zestien en zeventien jaar zelf mogen beslissen over het ondergaan van een medische behandeling, op voorwaarde dat zij in staat zijn een redelijke afweging van de voors en tegens te maken en de gevolgen kunnen overzien. Als er gerede twijfel bestaat over dit laatste wordt overgegaan tot een opname in het kader van de BOPZ.

De inbewaringstelling (IBS)

De IBS wordt afgegeven door de burgemeester (of de loco-burgemeester). Hij beschikt hierbij over een geneeskundige verklaring van een (bij voorkeur) niet-behandelend psychiater. De burgemeester stuurt een afschrift van de IBS naar de officier van justitie en naar de inspecteur van Volksgezondheid en informeert de familie van de patiënt. De patiënt krijgt direct een advocaat toegewezen en binnen drie werkdagen moet de rechter, vergezeld van een griffier, de patiënt bezoeken om zich te laten informeren door de patiënt met zijn advocaat en door de behandelend arts, en eventueel door de familie van de patiënt. De rechter bepaalt tijdens deze zitting of de IBS van kracht wordt, en dat geldt dan voor de duur van drie weken na dagtekening. De arts heeft de mogelijkheid om de IBS eerder op te heffen.

Criteria voor het afgeven van een IBS zijn:
* de patiënt is een onmiddellijk gevaar voor zichzelf of voor derden;
* dit gevaar is niet af te wenden door tussenkomst van personen of instellingen;
* het ernstige vermoeden bestaat dat het gevaar wordt veroorzaakt door een stoornis in het geestvermogen.

Voor de rechtsgeldigheid van de IBS is het van belang dat op het formulier de personalia duidelijk en correct zijn weergegeven. Van belang zijn verder de datum van afgifte en de handtekening van de burgemeester. De IBS-formulieren moeten altijd aanwezig zijn in het patiëntendossier.

Rechterlijke machtiging (RM)

Er zijn vier soorten RM, te weten:

1 voorlopige machtiging, maximaal zes maanden;
2 machtiging tot voortgezet verblijf, maximaal een jaar;
3 machtiging tot voortgezet verblijf, maximaal twee jaar, als de patiënt zonder onderbrekingen op basis van rechterlijke machtigingen minstens vijf jaar in een psychiatrische kliniek heeft verbleven;
4 machtiging op eigen verzoek.

Vooral de eerstgenoemde vorm van RM is van toepassing in de jeugdpsychiatrie. Op grond van een geneeskundige verklaring kan een rechter een RM verlenen als een persoon geen blijk geeft van de nodige bereidheid tot opneming, of als een van zijn wettelijke vertegenwoordigers niet instemt met opneming, dan wel het verblijf wil beëindigen, en indien volgens de rechter:

- de patiënt schade veroorzaakt aan zichzelf of aan derden;
- het gevaar niet af te wenden is door tussenkomst van personen of instellingen;
- het gevaar wordt veroorzaakt door een stoornis in het geestvermogen.

In tegenstelling tot bij een IBS hoeft het gevaar bij een RM niet direct dreigend te zijn. Een RM kan bijvoorbeeld ook afgegeven worden als men bang is voor verdere achteruitgang (maatschappelijke teloorgang) van de patiënt.

Op de gesloten opnameafdelingen van de jeugdpsychiatrie worden regelmatig jongeren opgenomen met een IBS. Als na drie weken de gevaarscriteria niet zijn afgewend, en/of de motivatie van de jongere tot verdere behandeling (nog steeds) afwezig is, wordt overgegaan tot het aanvragen van een RM van drie tot zes maanden. Binnen deze periode wordt gewerkt aan herstel van de ziekte, vermindering van de gevaarscriteria en bevordering van de motivatie tot verdere behandeling. Ook wordt er in deze maanden gezocht naar een 'open setting', om de behandeling eventueel te kunnen voortzetten bij voldoende blijk van motivatie.

Enkele belangrijke termen uit de BOPZ

Hier volgen enkele belangrijke termen uit de BOPZ.

- Middelen en maatregelen (M&M)
  Er wordt onderscheid gemaakt tussen:
  - behandelingsmiddelen en -maatregelen;
  - dwangmiddelen en -maatregelen.

Deze laatste zijn in het behandelplan opgenomen, met toestemming van de patiënt of diens vertegenwoordiger, of bij aanwezigheid van ernstig gevaar zonder die toestemming. Als dwangmiddel en -maatregel mogen worden toegepast: afzondering, separatie, fixatie, medicatie en toediening van voeding en vocht.

Bij een noodsituatie is er sprake van acuut gevaar als gevolg van een geestesstoornis; een noodsituatie kan ten hoogste zeven dagen duren. Binnen die periode dient in overleg met de patiënt het behandelplan te worden aangepast.

- Klachtrecht
De patiënt zelf en zijn vertegenwoordiger – dit kan een patiëntvertrouwenspersoon zijn – kunnen een schriftelijke klacht indienen bij het bestuur van het ziekenhuis of de klachtencommissie over:
  - beslissingen van wilsonbekwaamheid;
  - beslissingen over behandeling zonder toestemming;
  - toepassing van M&M;
  - beperking van rechten en bewegingsvrijheid;
  - niet toepassen van het overeengekomen behandelingsplan.

- Huisregels
Vrijheidsbeperking van de patiënt is mogelijk in zoverre dat nodig is voor de veiligheid en de ordelijke gang van zaken binnen de instelling. Persoonlijke zaken en verregaande vrijheidsbeperkende maatregelen worden niet in de huisregels, maar in het behandelplan geregeld.

1.5.2 WGBO

De Wet op de Geneeskundige Behandelovereenkomst is opgenomen in het Burgerlijk Wetboek onder het hoofdstuk Bijzondere overeenkomsten, vallend onder het verbintenissenrecht. De basis van deze wet is het recht op zelfbeschikking. Het betreft dus een civielrechtelijke wetgeving, waarbij de rechten van de patiënt zijn vastgelegd met als doel zijn positie te versterken en te verduidelijken, rekening houdend met de eigen verantwoordelijkheid van de hulpverlener voor zijn handelen. Deze wet regelt de juridische relatie tussen de arts en de patiënt bij een bepaalde medische ingreep of behandeling. De geneeskundige behandelovereenkomst is dus een juridisch afdwingbare verbintenis uit een overeenkomst. De WGBO bevat bepalingen voor de geneeskundige behandelovereenkomst met betrekking tot toestemmingsvereisten, recht op informatie en dossier- en inzagerecht.

Bij kinderen onder de twaalf jaar moeten de ouders of de voogd toestemming geven voor een bepaalde medische behandeling. Weigeren zij dat, terwijl het kind dringend behandeling nodig heeft, dan kan in noodgevallen de hulpverlener om een jeugdbeschermingsmaatregel vragen en op die manier toestemming voor behandeling krijgen. De rechter is daarbij echter zeer terughoudend. Staat het kind al onder toezicht, dan kan de instelling voor gezinsvoogdij aan de kinderrechter om vervangende toestemming vragen, zodat het kind toch de behandeling kan krijgen.

Jongeren van twaalf tot zestien jaar hebben toestemming van hun ouders of voogd nodig, tenzij de medische behandeling zo noodzakelijk is dat de jongere er ernstig nadeel van heeft als de behandeling niet plaatsvindt. Als de ouders of voogd geen toestemming geven, telt de wens van het kind het zwaarst. In zo'n geval moet de arts de jongere zelf om toestemming vragen. Als een jongere een behandeling weigert die zijn ouders of voogd hem wel willen laten ondergaan, moet de arts een afweging maken tussen de verschillende belangen, afhankelijk van de ernst van de situatie, zijn eigen beroepsethiek en het beoordelingsvermogen van de jongere.

Minderjarigen van zestien en zeventien jaar mogen volgens de WGBO zelf beslissen over het ondergaan van een medische behandeling, op voorwaarde dat zij wel in staat zijn een redelijke afweging van de voors en tegens te maken en de gevolgen kunnen overzien. Bij jongeren van zestien en zeventien jaar hoeft dus geen toestemming aan de ouders gevraagd te worden.

In de WGBO wordt de term 'hulpverlener' niet alleen gebruikt voor de arts, maar ook voor niet-medische hulpverleners, zoals pedagogen en psychologen.

1.6   Psychofarmaca bij kinderen

Er zijn in Nederland zeer veel medicijnen voor meer of minder ernstige psychiatrische aandoeningen te verkrijgen. Zo bestaan er tientallen kalmeringsmiddelen, vele antidepressiva en meer dan twintig antipsychotica. Bij veel van deze medicijnen zijn de werkzaamheid en de bijwerkingen niet of nauwelijks van elkaar te onderscheiden.

De grootste belemmering in de behandeling van psychiatrische problemen wordt niet gevormd door de beschikbaarheid van goede medicatie, maar door andere factoren, zoals de onbekendheid met psychiatrische ziektebeelden, waardoor ze niet herkend worden.

Door het ontbrekende besef dat psychiatrische aandoeningen meestal goed te behandelen en te voorkomen zijn en de aarzeling bij patiënt (en behandelaar) om medicijnen te (blijven) gebruiken, kan de behandeling van de stoornis onvolledig of onvoldoende zijn (Harten 1997). In de jeugdpsychiatrie worden over het algemeen dezelfde soorten medicijnen gebruikt als in de volwassenenpsychiatrie. Ook in de kinderpsychiatrie kom je weinig specifieke medicijnen tegen voor kinderen. Wel wordt er bij de dosering uiteraard rekening gehouden met de vraag of het om kinderen, dan wel jeugdigen of volwassenen gaat.

Veel jongeren en kinderen hebben angst voor en aversie tegen medicijnen. Ze zien het vaak als een vergif, of als een ziekmakend product waar ze liever niets mee te maken hebben. Jongeren zeggen regelmatig last te hebben van de meeste bijverschijnselen op de bijsluiter. Goede motivering van en voorlichting aan zowel de ouders als de patiënt zelf zijn in de kinder- en jeugdpsychiatrie van groot belang.

In de volgende paragrafen wordt een aantal medicijnen beschreven die regelmatig voorgeschreven worden in de kinder- en jeugdpsychiatrie. De dosering van de medicatie is onder andere afhankelijk van lichaamsgewicht en de mate waarin psychische verschijnselen zich voordoen.

1.6.1   Antipsychotica

Zyprexa® (olanzapine)
Behoort tot de groep van de (atypische) antipsychotica.
Zyprexa® wordt gebruikt voor de behandeling van psychosen (onder andere bij schizofrenie) met verschijnselen zoals het horen, zien en voelen van dingen die er niet zijn, waangedachten, ongebruikelijke achterdocht en teruggetrokken gedrag.

Dosering: 5-20 mg per dag.

Bijwerkingen: abnormale bewegingen van met name het gezicht of de tong. (Komt nauwelijks tot nooit voor bij kinderen of jeugdigen.) Deze bijwerking komt vaker voor wanneer het medicijn wordt voorgeschreven aan chronisch psychiatrische patiënten (tardieve diskinesie). In zeldzame gevallen: koorts, slaperigheid, overmatig transpireren, sufheid en spierstijfheid.

Dit medicijn wordt regelmatig gegeven aan jongvolwassenen (vanaf zestien jaar). Onderzoek naar de (bij)werking bij kinderen is nog niet gedaan.

Haldol® (haloperidol)

Behoort tot de groep van de klassieke antipsychotica.

Haldol® werd gebruikt bij psychosen, ongeacht de oorzaak (dus bijvoorbeeld als gevolg van schizofrenie, manische of depressieve stoornis) en bij psychosen die voorkomen bij een schizoaffectieve stoornis. Het middel heeft een sterk kalmerende en rustgevende werking.

Dosering: gemiddeld 2-40 mg. Bij kinderen alleen in lage doseringen, van 0,5-10 mg per dag.

Bijwerkingen: de meest voorkomende is spierstijfheid (houterige motoriek) en speekselvloed. Aandacht voor mogelijke acute kaakklem, deze is namelijk levensbedreigend.

Opmerking: Haldol® is ook als langwerkend depot beschikbaar. Deze vorm wordt in de jeugdpsychiatrie weinig gebruikt, hooguit bij jongvolwassenen vanaf ten minste zestien jaar.

Risperdal® (risperidon)

Behoort tot de groep van de (atypische) antipsychotica.

Risperdal® wordt gebruikt bij de behandeling van psychosen (bij schizofrenie) met verschijnselen zoals het horen, zien en voelen van dingen die er niet zijn, waangedachten, ongebruikelijke achterdocht en teruggetrokken gedrag. Risperdal® wordt bijvoorbeeld gebruikt nadat deze en andere verschijnselen zijn verminderd, om de aandoening binnen de perken te houden en om te voorkomen dat de ziekte in alle hevigheid terugkeert.

Dosering: 1-10 mg.

Bijwerkingen: bij te hoge dosering kan parkinsonisme voorkomen, evenals abnormale bewegingen van met name het gezicht of de tong. In zeldzame gevallen: hoge koorts, slaperigheid, overmatig transpireren, sufheid en spierstijfheid.

Dit medicijn wordt vaak gebruikt in de kinder- en jeugdpsychiatrie, langdurig en als onderhoudsdosis.

Leponex® (clozapine)

Behoort tot de groep van de (atypische) antipsychotica.

Leponex® wordt gebruikt bij psychosen, ongeacht de oorzaak (dus bijvoorbeeld als gevolg van schizofrenie, manische of depressieve stoornis) en bij psychosen die voorkomen bij een schizoaffectieve stoornis. Leponex® wordt veel gebruikt bij patiënten met schizofrenie die niet positief reageren op andere antipsychotica.

Dosering: 25-900 mg.

Bijwerkingen: kan het reactievermogen en de rijvaardigheid beïnvloeden en epilepti-sche aanvallen veroorzaken. Ook kan Leponex® eetbuien veroorzaken en dat kan een reden zijn om jonge vrouwen en meisjes te laten stoppen met dit medicijn als ze te dik worden.

Opmerking: Controle van het bloedbeeld is van belang omdat de relatie tussen de bloed-spiegel en het effect van Leponex® is aangetoond. Leponex® kan een allergische reactie veroorzaken bij de start.

Dipiperon® (pipamperon)

Behoort tot de groep van de klassieke antipsychotica.

Dipiperon® wordt gebruikt bij de behandeling van psychosen, ongeacht de oorzaak (dus bijvoorbeeld als gevolg van schizofrenie, manische of depressieve stoornis, met ver-schijnselen zoals het horen, zien en voelen van dingen die er niet zijn), waangedachten, ongebruikelijke achterdocht en teruggetrokken gedrag. Ook wordt het gebruikt bij stemmingsstoornissen (angst). Het heeft, meer dan andere antipsychotica, een sederen-de werking.

Dosering: 20-400 mg. Bij ernstige agressiviteit bij psychisch gestoorde kinderen wordt een begindosering van 20 mg (10 druppels) per dag in twee doses gegeven, desnoods wordt dit verhoogd tot 40 mg per dag.

Bijwerkingen: heeft een bloeddrukverlagend effect. Ook kan het spierstijfheid, trillen, huiduitslag en rusteloosheid veroorzaken.

1.6.2   Stimulantia

Ritalin® (methylfenidaat)

Ritalin® wordt onder andere gebruikt bij narcolepsie (slaapziekte). In de kinder- en jeugdpsychiatrie wordt het gebruikt bij sommige gevallen van hyperkinetisch syn-droom (overmatige bewegingsdrang, ADHD), als dit niet een gevolg is van hersenletsel of een psychose. Ritalin® wordt vaak gebruikt in combinatie met psychotherapeutische en/of opvoedkundige maatregelen.

Dosering: bij narcolepsie: 10-60 mg per dag in verdeelde doses; bij hyperkinetisch syn-droom: bij kinderen vanaf 6 jaar beginnen met 0,25 mg/kg lichaamsgewicht per dag. De-ze dosering kan wekelijks verdubbeld worden tot 2 mg/kg per dag, tot maximaal 60 mg per dag.

Bijwerkingen: verminderde eetlust, slapeloosheid, irritatie, maag- en hoofdpijn.

Opmerking: Gewenning kan snel optreden. Bij langdurig gebruik kan het medicijn de groei van kinderen enigszins belemmeren. Het kan tics uitlokken of verergeren. Kinde-ren onder de zes jaar mogen het niet gebruiken.

Ritalin® is een opiaat en moet derhalve geregistreerd worden en gescheiden van andere medicatie bewaard worden.

1.6.3   Antidepressiva

Seroxat® (paroxetine)

Behoort tot de groep van nieuwe antidepressiva.

Seroxat® wordt gebruikt bij depressieve stoornissen, bij dwangstoornissen (obsessie-compulsieve stoornis) en paniekstoornissen.

Dosering: 10-40 mg.

Bijwerkingen: misselijkheid, slaperigheid, transpireren, verstoorde spijsvertering, obstipatie, enzovoort. Bijwerkingen zijn vaak van snel voorbijgaande aard.

Opmerking: Seroxat® heeft een snelle werking en een breed toepassingsgebied. Momenteel wordt dit medicijn steeds vaker gebruikt in de kinder- en jeugdpsychiatrie.

Anafrenil® (clomipramine)

Behoort tot de groep van de antidepressiva.

Anafrenil® wordt gegeven bij algemene angst- en paniekstoornissen, depressieve stoornissen, vooral met vitale kenmerken en dwangneurosen.

Dosering: 10-300 mg. Bij kinderen vanaf 5 jaar begindosering 10 mg, maximaal te verhogen tot 20 mg. Kinderen vanaf 8 jaar dosering tot maximaal 50 mg; ouder dan veertien jaar 50 mg en/of meer per dag.

Bijwerkingen: urineretentie, droge mond, verminderde maag-darmmobiliteit, tachycardie, gewichtstoename, sufheid, verhoogde leverenzymen.

Opmerking: terughoudendheid is geboden bij organische hersenbeschadiging en epilepsie.

Fevarin® (fluvoxamine)

Behoort tot de groep van nieuwe antidepressiva.

Fevarin® wordt gegeven bij depressieve stoornissen, vooral met vitale kenmerken en dwangneurosen en bij dwangstoornissen (obsessiecompulsieve stoornis).

Dosering: 50-300 mg.

Bijwerkingen: misselijkheid, braken, slaperigheid, obstipatie, nervositeit, lage bloeddruk, duizeligheid en zweten.

1.6.4   Stemmingsstabilisatoren

Priadel® (lithiumcarbonaat)

Priadel® wordt onder andere toegepast bij acute manische en/of depressieve episoden in het kader van een manisch-depressieve stoornis en het voorkómen van deze stoornis en bij schizoaffectieve stoornissen.

Dosering: 400-3000 mg (op geleide van bloedplasmaspiegel).

Bijwerkingen: misselijkheid, braken, diarree, tremor van de handen, dorst, gewichtstoename.

Opmerking: verstoorde natriumbalans door extreme transpiratie. Bloedspiegel bepalen is van belang. Voor en tijdens de behandeling hart-, nier- en schildklierfunctie controleren.

Tegretol® (carbamazepine)

Tegretol® wordt evenals lithiumcarbonaat toegepast bij acute manische, en/of depressieve episoden in het kader van een manisch-depressieve stoornis en het voorkómen van deze stoornis en bij schizoaffectieve stoornissen.

Dosering: 200-1800 mg per dag bij jeugdigen vanaf vijftien jaar. Bij kinderen jonger dan 5 jaar: beginnen met 20 tot 60 mg per dag, toenemend met 20-60 mg/kg lichaamsgewicht per week. Tussen vijf en vijftien jaar beginnen met 100 mg per dag toenemend met maximaal 100 mg per week tot 800 mg.

Opmerkingen: Bloedspiegel bepalen is van belang. Voor en tijdens de behandeling hart-, nier- en schildklierfunctie controleren.

1.6.5   Slaap- en kalmeringsmiddelen

Verder zijn er nog vele belangrijke slaap- en kalmeringsmiddelen, waarvan enkele van de meest voorkomende zijn:

* Tranxene® (clorazapinezuur)
* Valium®, Stesolid® (diazepam)
* Rohypnol® (flunitrazepam)
* Seresta® (oxazepam)
* Rivotril® (clonazepam)
* Normison® (temazepam).

1.7   Factoren die een rol spelen bij psychiatrische problemen

Psychiatrische problematiek kan beïnvloed worden door een groot aantal factoren. Deze hoeven niet allemaal in direct verband te staan met de jongere. Ze kunnen echter wel van grote invloed zijn op de manier waarop de problemen zich openbaren en of er gesproken wordt van psychiatrie of niet. Per factor zal kort de inhoud en de mogelijke invloed ervan op de psychiatrische problematiek beschreven worden.

1.7.1   Sociale factoren

Onder sociale factoren worden factoren verstaan die te maken hebben met het sociale systeem van het kind. Hierbij wordt gedacht aan het gezin, de school, de familie en de buurt waarin het kind woont. Deze vormen het uitgangspunt van de holistische visie binnen de hulpverlening en de huidige kinder- en jeugdpsychiatrie. Dit betekent dat er bij de methodiek van uitgegaan wordt dat sociale factoren onlosmakelijk verbonden zijn met de problematiek van het kind. Bij een kind met ADHD kan zijn sociale omgeving een negatieve invloed hebben op de problematiek. Dit kan bijvoorbeeld het geval zijn als er niet veel structuur en duidelijkheid geboden wordt vanuit de thuissituatie. Een gevolg van deze negatieve invloed kan zijn dat het kind decompenseert en opgenomen wordt binnen de kinder- en jeugdpsychiatrische setting die deze structuur en duidelijkheid wel kan bieden en instandhouden. De term 'decompenseren' betekent in deze context dat het kind zijn referentiekaders en grenzen uit het oog verliest. De verpleegkundige heeft de taak dit klimaat in de leefgroep gestalte te geven en in stand te houden. Zij zorgt ervoor dat het kind zicht krijgt op zijn gedrag en problemen en leert hoe hij er het best mee om kan gaan. Ook de ouders worden hierbij betrokken en hierover voorgelicht, door de verpleegkundige, de psychiater, de systeemtherapeut of de orthopedagoog. Samen met de ouders en het kind wordt dan bekeken wat de beste manier is om met de stoornis om te gaan.

Casus

Bij Sven (9 jaar) is de diagnose ADHD gesteld. Hij is sinds twee weken opgenomen in een kinder- en jeugdpsychiatrisch ziekenhuis omdat het thuis niet goed meer ging. Sven is erg druk, snel afgeleid en kan zich moeilijk zelf vermaken. Om de dag voor Sven voorspelbaar te maken heeft hij een dagprogramma. Dit programma staat op een groot bord in de huiskamer, zodat hij hier altijd op kan kijken. Het programma begint op het moment dat hij opstaat en eindigt als hij naar bed gaat. Alles staat omschreven. Het programma bestaat uit activiteiten en rustmomenten van een kwartier, om het overzichtelijk voor hem te houden. Aan het eind van de dag neemt de verpleegkundige of groepswerker met hem de dag door. Voor elk programmaonderdeel dat hij goed heeft gedaan, krijgt hij vijf eurocent. Zo is Sven gemotiveerd om de volgende dag weer goed zijn best te doen. Na een maand worden de activiteiten uitgebreid tot een half uur. Sven krijgt steeds meer vrijheid in zijn programma naarmate hij leert zelf structuur aan te brengen in zijn dag.

Voor het weekendverlof maakt de verpleegkundige samen met Sven en zijn ouders een programma voor dat weekend. Dit wordt na afloop van elk weekend nabesproken. Zo leren de ouders hoe ze beter met Sven kunnen omgaan. Na tien maanden gaat Sven weer naar huis, met een diploma (figuur 1.3).

1.7.2   Erfelijke factoren

Met erfelijke factoren wordt gedoeld op de kwetsbaarheid die het kind heeft, de mate waarin het is beïnvloed door de kwetsbaarheid van familieleden. In een intakegesprek wordt onderzocht of er ook psychiatrische ziektebeelden in de familie voorkomen. Dit stopt niet bij de eerste lijn; de opa en oma van de ouders worden ook meegenomen in dit onderzoek. Deze erfelijke belasting wordt breed uitgezocht. Een veelvoorkomend voorbeeld van een erfelijke factor is schizofrenie. Het kind kan erfelijk belast zijn met deze ontwikkelingsstoornis. Ook bij depressieve klachten kan een link gelegd worden naar erfelijke factoren.

De nadruk in de rol van de verpleegkundige ligt op de psycho-educatie. Dit is een vorm van informatieoverdracht die het accent legt op de aard van de aandoening en hoe daar in de individuele situatie en in algemene zin mee omgegaan kan worden. De verpleeg-

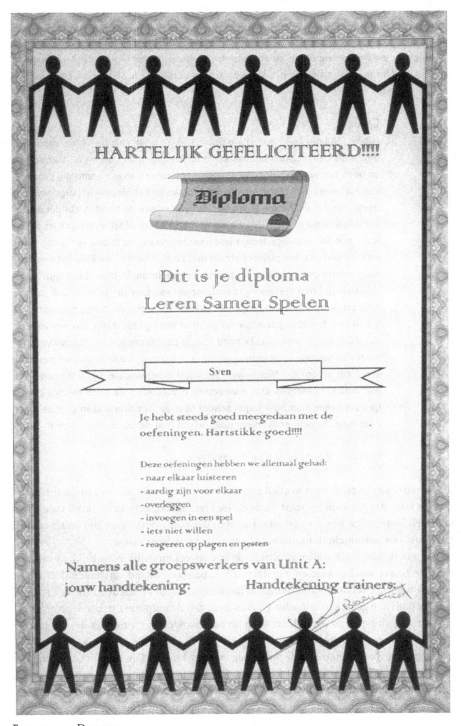

FIGUUR 1.3   DIPLOMA

kundige werkt hierbij altijd nauw samen met het multidisciplinaire team. Ze richt zich vooral op de zaken die te maken hebben met het dagelijks leven van het kind, zoals de schoolgang en zijn sociale leven, zoals zich dat afspeelt binnen sport, clubs, vrienden, enzovoort. Het is belangrijk om het kind en zijn ouders voor te lichten over de betreffende handicap.

Casus

Nicole (16 jaar) heeft een vitale depressie. Ze voelt zich de laatste maanden depressief, heeft geen eetlust, komt tot weinig, gaat niet meer naar school en heeft last van slapeloosheid. Voor de opname had ze regelmatig gesprekken met een psycholoog van de polikliniek van het kinder- en jeugdpsychiatrisch ziekenhuis. Nicole snapt zelf niet wat er aan de hand is. Omdat de gesprekken niet aanslaan, is ze opgenomen. Op de afdeling bespreekt ze samen met de verpleegkundige wat haar hulpvraag is. Nicole wil graag weer naar school en weer plezier hebben met haar vriendinnen. Ze krijgt een dagprogramma om ervoor te zorgen dat ze regelmaat in haar dag krijgt. Ze zit drie keer per dag met haar groepsgenoten aan tafel om te eten. Ook gaat ze naar school. Elke avond bespreekt ze met de verpleegkundige de dag om te kijken hoe het is gegaan. Nicole geeft in deze gesprekken aan wat ze leuk vond die dag en wat niet. Ze heeft van de psychiater antidepressiva voorgeschreven gekregen. De combinatie van medicatie, daginvulling en gesprekken zorgt ervoor dat Nicole weer zin krijgt in activiteiten en de dingen weer wat vrolijker gaat zien. Ook haar eetlust is verbeterd. Ze heeft energie gekregen om weer naar haar eigen school te gaan. Na drie weken gaat ze weer naar huis. Ze blijft poliklinisch gesprekken met de psychiater voeren.

1.7.3 Ontwikkelingsfactoren

Onder ontwikkelingsfactoren worden externe factoren verstaan die van invloed zijn tijdens de jaren dat het kind opgroeit. In de eerste levensmaanden van het kind kunnen er al dergelijke factoren van invloed zijn. Factoren die vaak voorkomen zijn onder andere misbruik, een onstabiele thuissituatie of een traumatische ervaring.

De rol van de verpleegkundige is gericht op het zoveel mogelijk benadrukken van het gezonde gedrag van het kind en van daaruit zijn persoonlijkheid versterken. Het is belangrijk het kind verantwoordelijkheid te laten nemen voor zijn gedrag. Dit kan gedaan worden door zijn gedrag te spiegelen en door hem zelf de hulpvraag te laten formuleren. Hiermee wordt het kind actief betrokken bij de behandeling en ziet het dat het in zijn belang is om eraan mee te werken.

Het is belangrijk te weten wat de hulpvraag van het kind is. Die kan soms verschillen van de hulpvraag van de ouders of van die van de psychiater. Door zicht te hebben op de hulpvraag van het kind zelf, dus op het belang van het kind, kan een samenwerkingsrelatie opgebouwd worden en heeft de behandeling een grotere kans van slagen.

Casus

Sandra (16 jaar) is van haar derde tot haar vijfde jaar seksueel misbruikt door haar oom. Sandra heeft hier twee jaar geleden aangifte van gedaan. Sindsdien is ze om verschillende redenen veelvuldig opgenomen geweest binnen de kinder- en jeugdpsychiatrie en heeft ze de diagnose borderline in ontwikkeling meegekregen. Sandra is nu opgenomen op de gesloten crisis-afdeling omdat ze een suïcidepoging heeft gedaan. In het intakegesprek met het multidisciplinaire team wordt aan Sandra gevraagd waarom ze opgeno-men moet worden. Sandra vindt dat ze op een gesloten afdeling moet zijn omdat ze zich anders suïcideert. De ouders van Sandra vertrouwen haar niet meer en zijn bang dat ze een tweede poging doet. Tijdens een gesprek met de verpleegkundige geeft Sandra aan dat ze beschermd moet worden tegen zichzelf. Ze kan geen afspraken maken en is niet te vertrouwen. De verpleeg-kundige vraagt aan Sandra waarmee ze geholpen wil worden en hoe. San-dra geeft aan dat ze dat niet weet en dat de verpleegkundige haar dat moet vertellen. De verpleegkundige zorgt er in het gesprek voor dat Sandra zelf bedenkt hoe ze geholpen wil worden. Dit om de verantwoordelijkheid van de behandeling bij haarzelf te leggen en niet bij de verpleegkundige. Samen maken ze afspraken en zetten die op papier. In een volgend gesprek evalu-eert de verpleegkundige de afspraken met Sandra. De verpleegkundige spreekt haar aan op de afspraken die ze niet is nagekomen en complimen-teert haar met de afspraken die ze wel is nagekomen. Na een week zegt San-dra niet meer suïcidaal te zijn en gaat ze met ontslag. Dit kan zowel met als zonder ambulante begeleiding.

1.7.4 Adoptieproblematiek

In Nederland worden per jaar vijfhonderd tot duizend kinderen geadopteerd die in het buitenland geboren zijn. In 1993 leefden er ruim twintigduizend interlandelijk geadop-teerde kinderen in Nederland met veelal een andere culturele achtergrond dan hun adoptieouders. Uit onderzoek blijkt dat geadopteerde kinderen meer gedragsproblemen vertonen dan niet-geadopteerde kinderen. Kinderen die geadopteerd worden na hun tweede levensjaar scoren hoger op emotionele problemen dan hun niet-geadopteerde leeftijdsgenoten. Er kan geconcludeerd worden dat een grote groep geadopteerde kinde-ren te maken krijgt met de kinder- en jeugdpsychiatrie. Ongeveer 45% van de geadop-teerde kinderen met probleemgedrag wordt geïndiceerd voor de kinder- en jeugdpsy-chiatrie. Een aantal factoren is van invloed op probleemgedrag en de mate waarin dit ge-drag zich manifesteert bij geadopteerde kinderen van dertien tot zeventien jaar. Deze factoren zijn bijvoorbeeld vroege negatieve ervaringen, lichamelijke gezondheid bij aankomst, effecten van verwaarlozing en mishandeling.

De verpleegkundige gaat in op het gedrag dat zich openbaart bij het kind in de verschil-lende systemen waarin hij functioneert en gaat niet in op de oorsprong van de problema-tiek. Dit aspect kan wel aan bod komen binnen verschillende therapievormen. De in-terventies worden aangepast aan de individuele behoefte van het kind, zoals dit ook ge-beurt bij niet-geadopteerde kinderen.

Casus

Juan (15 jaar) is opgenomen in een kinder- en jeugdpsychiatrisch ziekenhuis vanwege suïcidale gedachten en gevoelens. Het gaat sinds een jaar niet zo goed met hem. Hij kan geen aansluiting meer vinden bij zijn ouders, weet niet wat hij wil in de verdere toekomst en weet niet wie hij is. Juan is op zijn derde geadopteerd door een Nederlands echtpaar. Hij heeft nog een zusje dat ook geadopteerd is. De eerste drie jaar woonde hij in Colombia. Zijn ouders waren arm en hadden een groot gezin. Zowel de vader als de moeder werkten en ze hadden geen tijd en mogelijkheid om voor Juan te zorgen.

Een jaar geleden begonnen de problemen bij Juan. Hij had vaak ruzie met zijn adoptieouders. Hij was boos op hen en begreep niet waarom ze hem geadopteerd hadden. Het was de schuld van zijn adoptieouders dat hij niet meer bij zijn biologische ouders woonde; zij hadden hem daar weggehaald. Nu wist hij niet op wie hij leek en kon daarom zijn draai niet vinden. Zijn vrienden begrepen hem niet. Ze vonden dat hij het goed voor elkaar had en vooral blij moest zijn dat hij in Nederland woonde en alles had wat hij wilde. Maar Juan voelde dat niet zo en werd meer en meer depressief. Een week geleden zag hij het niet meer zitten en heeft een suïcidepoging gedaan met pillen. Tijdens de opname werd duidelijk dat Juan bewust te weinig pillen had geslikt, omdat hij eigenlijk niet dood wilde.

De verpleegkundige heeft met hem een plan opgezet om de behandeling vorm te geven. Juan heeft elke avond een gesprek met de verpleegkundige, waarin hij aangeeft hoe het die dag met hem gegaan is. Ook moet hij nadenken over zijn toekomst. Bij de opname is afgesproken dat zijn ouders niet op bezoek komen en geen belcontact met hem hebben, omdat hij afstand wil nemen van zijn thuissituatie. Wel hebben ze een keer in de week een gesprek met de therapeut. De verpleegkundige zorgt er tijdens de behandeling van Juan steeds voor dat Juan zijn behandeling inhoud geeft. Dit doet ze door het initiatief van de gesprekken bij Juan te laten en hem de gesprekspunten zelf te laten bedenken. Dit is belangrijk voor Juan, want hij is geneigd om de verantwoordelijkheid van zijn problemen bij anderen neer te leggen. De verpleegkundige weet uit het dossier dat een persoonlijkheidsstoornis in ontwikkeling een mogelijke diagnose van Juan is (zie paragraaf 6.6).

Na twee weken gesprekken geeft Juan aan dat hij niet meer suïcidaal is. Hij besluit dat hij bij een tante gaat wonen om wat meer afstand te nemen van zijn ouders. Ook besluit hij een andere opleiding te gaan doen. Hij heeft het idee dat de opleiding van nu niet bij hem past. Juan heeft de school en zijn nieuwe woonplaats zelf geregeld en dit geeft hem een goed gevoel. In de toekomst wil hij op zoek gaan naar zijn biologische ouders om beter te weten wie hij is en waar hij vandaan komt.

1.8 Multidisciplinair werken

In de kinder- en jeugdpsychiatrie wordt meestal gewerkt met een multidisciplinair team. Degene die 24 uur per dag betrokken is bij de kinderen is de groepswerker, ook wel sociotherapeut in de kinder- en jeugspsychiatrie genoemd. Een groepswerker kan een sociaal-pedagogisch hulpverlener (SPH) zijn of een BIG-geregistreerde verpleegkundige, meestal een hbo-v-er. Een SPH-er richt zich vooral op het groepsproces en op de manier waarop het kind functioneert binnen een groep. De verpleegkundige richt zich meer op het individuele kind in zijn omgeving. Beide doen ze hetzelfde werk, maar met een andere opleidingsachtergrond. Door deze twee zienswijzen te combineren wordt een compleet beeld van het kind gekregen.

Andere disciplines die in het multidisciplinair team werken, zijn een psychiater, een systeemtherapeut of een maatschappelijk werker en een orthopedagoog of gedragstherapeut. De psychiater is vaak de hoofdbehandelaar; hij is eindverantwoordelijk. Hij doet de psycho-educatie, schrijft de medicatie voor en geeft vorm aan de behandeling van het kind. De systeemtherapeut gaat in op het systeem van het kind en richt zich vooral op diens ouders of verzorgers. De maatschappelijk werker heeft een vergelijkbare taakomschrijving, maar hij geeft geen systeemtherapie. De orthopedagoog kan ook in bepaalde situaties de hoofdbehandelaar zijn, bijvoorbeeld op een afdeling voor kinderen met gedragsproblematiek. De orthopedagoog geeft psycho-educatie en geeft vorm aan de behandeling; hij schrijft echter geen medicatie voor. De samenstelling van het multidisciplinaire team wordt bepaald door de opgenomen doelgroep; het doel is het team zo samen te stellen dat het een zo goed mogelijke behandeling kan bieden. Dit betekent dat er bijvoorbeeld een kinderarts in consult gevraagd kan worden. Dit gebeurt bijvoorbeeld bij kinderen met eetstoornissen, in verband met hun lage gewicht.

Gezien het feit dat de kinder- en jeugdpsychiatrie werkt vanuit een holistische visie, sluit het werken met een multidisciplinair team hier goed op aan. Het kind wordt bekeken als onderdeel van zijn gehele systeem en elke discipline behandelt een deel van dit systeem.

1.9 De rol van ouders binnen de kinder- en jeugdpsychiatrie

Zoals al eerder werd beschreven heeft de kinder- en jeugdpsychiatrie een grote ontwikkeling doorgemaakt. Dit geldt ook voor de rol van ouders. Zoals Verheij (1996) beschrijft in zijn zes fasen, worden de ouders pas sinds de jaren tachtig betrokken bij de behandeling van hun kind. Waar eerst nog gedacht werd dat het goed was het kind volledig te isoleren van zijn sociale systeem, wordt het kind nu als onlosmakelijk deel van zijn systeem gezien. Het is dan ook bijna niet mogelijk het kind goed te behandelen zonder de samenwerking of aanwezigheid van zijn ouders.

Een manier om de ouders goed te kunnen betrekken bij de behandeling van hun kind is door middel van langdurige laagfrequente psychiatrische gezinsbehandeling (LLPG). Deze methode is nog in ontwikkeling. Het uitgangspunt van LLPG is overgenomen van de

IPG (intensieve psychiatrische gezinsbehandeling). Bij LLPG worden, vanuit het kinder-
en jeugdpsychiatrisch ziekenhuis, kleine multidisciplinaire teams geformeerd rondom
de gezinnen. Deze teams bestaan uit een LLPG-er (een gedifferentieerd verpleegkundige),
een ouderbegeleider/systeemtherapeut en een kinderpsychiater. De doelstelling van
LLPG is vooral gericht op stabilisatie van wat er binnen de kliniek is bereikt met de behandeling van het kind. Andere doelstellingen kunnen zijn: crisispreventie, vinger-
aan-de-pols-contacten of indicatiestelling voor andere behandelinterventies, heropname, enzovoort.

Casus

Herman (15 jaar) is een jaar opgenomen geweest op de behandelgroep voor
kinderen met een eerste psychose. Herman en zijn ouders weten dat hij
schizofrenie in ontwikkeling heeft. In het jaar dat Herman opgenomen is geweest, is hij ingesteld op medicatie en hebben hij en zijn ouders geleerd hoe
ze om kunnen gaan met zijn handicap. Toen Herman met ontslag ging, zijn
er LLPG-contacten afgesproken omdat Herman en zijn ouders het spannend
vinden dat hij weer volledig thuis is. De LLPG-verpleegkundige spreekt af om
één keer in de twee weken bij de familie thuis te komen. De eerste zes weken gaat het goed met Herman. Hij gaat naar school, neemt zijn medicatie in
en zorgt ervoor dat hij niet in te veel stressvolle situaties terechtkomt. Het
gaat zo goed met hem dat hij besluit zijn medicatie niet meer in te nemen.
Hier heeft hij veel ruzie over met zijn ouders. Zijn ouders zien dat hij weer
druk wordt, en hij lijkt af en toe wel weer wat randpsychotisch te zijn. Tijdens een bezoek van de LLPG-verpleegkundige vertellen zijn ouders hoe het
gaat. Ook Herman vertelt hoe hij vindt dat het gaat: het gaat goed met hem
en hij heeft daarom geen medicatie meer nodig. De verpleegkundige legt
Herman uit waarom de medicijnen zo belangrijk voor hem zijn en ze fun-
geert als gespreksleider tussen Herman en zijn ouders. Er wordt afgesproken dat hij een afspraak maakt met de psychiater over zijn medicatie. Zijn
ouders maken een afspraak met de systeemtherapeut om hun verhaal te
kunnen doen en zich voor te laten lichten over de manier waarop ze het best
met Herman kunnen omgaan in deze situatie. De verpleegkundige blijft één
keer in de twee weken langskomen om de vinger aan de pols te houden.
Doordat het probleem vroegtijdig gesignaleerd wordt, is Herman niet gede-
compenseerd en is een heropname voorkomen.

1.10   Voorkómen van opname

Binnen de kinder- en jeugdpsychiatrie wordt er steeds meer naar gestreefd het kind niet
op te nemen binnen een klinische setting. Er wordt gesteld dat het niet goed is het kind
uit zijn sociale systeem te halen. Geld speelt hierbij een grote rol; ambulante zorg is
goedkoper. Om in te kunnen spelen op deze ontwikkelingen zijn ambulante mogelijkheden ontwikkeld. Waar er vroeger alleen de Riagg's waren, zijn nu tal van andere am-

bulante mogelijkheden ontwikkeld. Bijvoorbeeld de MFE (multifunctionele eenheid), de polikliniek, dagbehandeling en, zoals eerder genoemd, de LLPG en IPG.

In deze paragraaf zal worden ingegaan op de IPG en de interventies die gepleegd worden vanuit een kinder- en jeugdpsychiatrisch ziekenhuis. De eerste interventie die gepleegd wordt vanuit een kinder- en jeugdpsychiatrisch ziekenhuis is vooral de LLPG of het aanbieden van een intakegesprek. Bij de LLPG wordt met name gesproken over het voorkómen van een heropname.

Een intakegesprek kan zoveel oplossen dat de behoefte aan opname vervalt. Tijdens een intakegesprek kunnen alle partijen vertellen wat er aan de hand is en de problematiek inzichtelijk maken. Samen met het multidisciplinaire team wordt gesproken over een mogelijke oplossing. Soms is dit een klinische opname, maar dat is niet altijd het juiste antwoord op de hulpvraag. Het kan zijn dat men samen tot de conclusie komt dat een opname een te zware interventie is en dat een ander ambulant traject beter aansluit bij de hulpvraag van het kind. Het kind kan zelf beslissen dat een opname niet aansluit bij zijn hulpvraag of het kan zijn dat deze vorm van hulpverlening geen passend antwoord heeft op de hulpvraag. Dit laatste stuit nog wel eens op onbegrip van de kant van het kind en zijn ouders. Zij voelen zich niet erkend in hun problematiek. Het is dan zaak zorgvuldig te reageren, hen in te lichten over de motivatie van de beslissing en hun advies te geven over een vervolgtraject. De verpleegkundige richt zich in het intakegesprek vooral op het kind en de problemen die zich openbaren in de dagelijkse gang van zaken. Dit kunnen problemen zijn van agressie, suïcidale gevoelens, activiteiten in het dagelijks leven (ADL), enzovoort.

IPG staat voor intensieve psychiatrische gezinsbehandeling en is geïndiceerd bij multiprobleemgezinnen waarin sprake is van een chronische crisissituatie, waarbij hulpverleningscontacten telkens weer vastlopen en de problemen zo ernstig worden dat:
- de emotionele en/of cognitieve ontwikkeling van het kind danig verstoord raakt;
- het gedrag van het kind zeer problematische vormen heeft aangenomen;
- hierdoor een indicatie voor een kliniek voor kinder- en jeugdpsychiatrie is, of
- een opname van het hele gezin in een instituut voor klinische gezinsbehandeling wordt overwogen.

IPG is een laagdrempelig alternatief voor de eerdergenoemde behandelvormen. Een IPG-er kan een gedifferentieerde verpleegkundige zijn. Het doel van IPG is:
- het vergroten van de ontwikkelingsmogelijkheden en ontwikkelingsruimte van kinderen in het gezin;
- gedragsverandering van kinderen;
- het verkleinen van de opvoedingsmacht van ouders en het vergroten van de opvoedingscompetentie van ouders;
- het doorbreken van het sociale isolement waarin het gezin verkeert en speciaal daarbij het gezin helpen beter gebruik te maken van hulpbronnen in de samenleving;
- het verlichten van de draaglast door de veelheid aan problemen aan te pakken;
- het doorbreken van transgenerationele problemen en/of pathologisch-symbiotische relatiepatronen.

De gezinshulpverlener heeft gemiddeld zes uur per week voor het gezin, gedurende minimaal zes weken. Het doel van de hulp is vooral gericht op het in stand kunnen houden van de verbeterde situatie in het gezin.

Door IPG in te zetten in een gezin hoeft het kind vaak niet opgenomen te worden. Dat wil niet zeggen dat het een het ander uitsluit. IPG kan een vervolg zijn op een klinische behandeling van het kind als blijkt dat de problematiek waarmee de jongere was opgenomen onlosmakelijk verbonden is met de gezinssituatie. Ook deze manier van hulpverlenen sluit goed aan bij deze tijd.

1.11 Kinderen met een andere culturele achtergrond

Tijdens de jaren zestig werd Nederland een migratieland. Veel werknemers, vooral uit landen rondom de Middellandse Zee, kwamen naar Nederland toe. Velen van hen hebben zich in Nederland gevestigd en hebben hun familie over laten komen. Maar ook door de komst van vluchtelingen en asielzoekers is Nederland een multiculturele en multi-etnische samenleving geworden.

Cultuur speelt een grote rol in een mensenleven. Vrijwel alles wat we doen en denken is cultuurbepaald. Elke cultuur heeft een manier van omgaan met elkaar die typerend is voor die cultuur. Plaatst men de cultuur van de allochtonen tegenover die van de Nederlanders, dan kan in het algemeen gezegd worden dat bij allochtonen veelal sprake is van een wij-cultuur en bij Nederlanders van een ik-cultuur. Binnen een wij-cultuur staat de groep centraal. Binnen die groep heeft de persoon en niet het individu een vaste en herkenbare plaats. Bij oudere kinderen kunnen problemen optreden die voortvloeien uit de confrontatie tussen de verschillende culturen.

De meest voorkomende oorzaak van opname van allochtonen en vooral van asielzoekers binnen de kinder- en jeugdpsychiatrie is een opgelopen trauma in het land van herkomst. Er moet dan vooral gedacht worden aan een posttraumatische stressstoornis. Andere oorzaken vloeien voort uit het cultuurverschil. Factoren zoals seksualiteit, het missen van een sociaal netwerk (geen wij-cultuur) en de taalbarrière kunnen de al aanwezige psychiatrische problematiek verergeren.

De problemen waar de verpleegkundige mee wordt geconfronteerd bij een opname van een allochtoon of vluchteling, zijn divers. De meest voorkomende zijn de taalbarrière, een andere ziektebeleving en andere waarden en normen. Gedurende de opname kan de verpleegkundige vaak niet meer bieden dan een veilige en rustige omgeving.

1.11.1 Taalbarrière

Sommige kinderen uit een andere cultuur spreken helemaal geen Nederlands. Er kan dan alleen gecommuniceerd worden via een tolk. Deze tolkengesprekken beperken zich tot ongeveer een half uur per dag. Hierdoor is het vaak onmogelijk goede zorg te verlenen. Sommige vluchtelingen beheersen de taal zodanig dat ze zich kunnen redden in het gewone maatschappelijke verkeer. Dit is echter niet voldoende om de vereiste nuanceringen in een taal aan te kunnen brengen en belangrijke informatie te verstrekken. Ook kan er een verschil in communiceren zijn. Vluchtelingen zijn geneigd de boodschap via een omweg, symbool of parabel over te brengen. Rechtstreeks iets tegen het kind zeggen kan hem in verwarring brengen of als belediging opgevat worden.

1.11.2   Ziektebeleving

Kinderen uit andere culturen hechten vaak een andere waarde aan ziekte dan Nederlanders. Het psychisch ziek zijn wordt veelal beleefd als een schande. Het komt dan ook regelmatig voor dat een kind niet geholpen wil worden door een psychiatrisch verpleegkundige. Het koppelt bijvoorbeeld zijn depressieve gevoelens liever aan een somatische oorzaak. In de praktijk kan het voorkomen dat een dergelijk kind alleen geholpen wil worden door een dokter in een witte jas of dat het geopereerd wil worden. De vorm waarin de ziekte zich uit, verschilt met die van een Nederlands kind. Het kind uit de andere cultuur neemt veelal een inactieve rol aan. Het is ziek, kan niets en uit dit in bijvoorbeeld uitgebreid openlijk lijden. Denk hierbij aan het uiten van verdriet. Dit gaat vaak gepaard met gehuil. In deze situaties is het moeilijk om als verpleegkundige aansluiting te vinden bij het kind. Het kind vindt het vaak moeilijk te begrijpen dat de verpleegkundige nog meer kan doen behalve hem verzorgen.
Bij vluchtelingen kan het gebrek aan een status een rol spelen. Vluchtelingen hebben vaak geen vertrouwen, omdat ze bang zijn dat informatie tegen hen gebruikt kan worden en zij daardoor het land uitgezet kunnen worden. Het is daarom belangrijk om vanaf het begin duidelijk te maken dat een psychiatrisch ziekenhuis niets met de politie of de overheid te maken heeft en in die zin niets aan zijn situatie kan veranderen. Overigens blijft het traumatische aspect van vluchtelingen(kinderen) vaak het kenmerkendst. Hier zal dan ook in de hulpverlening aandacht voor moeten zijn.

1.11.3   Waarden en normen

Zoals in paragraaf 1.11.2 staat beschreven, bepaalt de cultuur doen en denken. Een probleem waar een verpleegkundige mee geconfronteerd wordt, is het verschil tussen man en vrouw. Een vrouw staat in veel culturen niet hoog aangeschreven en het kind kan om die reden niets van een vrouwelijke verpleegkundige aan willen nemen. Zij wordt bijvoorbeeld niet rechtstreeks aangesproken en mag alleen maar zorgen. De zorg bestaat dan vooral uit het wassen van de kleding en het verzorgen van het eten. Het kind wordt uitgelegd dat de verpleegkundige een andere functie heeft dan verzorgen. Kan het kind uit een andere cultuur hier niet mee omgaan, dan kan dit betekenen dat de behandeling om die reden afgesloten wordt. Het kan ook zijn dat er gestreefd wordt naar zoveel mogelijk mannelijke begeleiding.
Het is niet altijd gemakkelijk om binnen de reguliere kinder- en jeugdpsychiatrie goede en adequate zorg te verlenen aan kinderen uit een andere cultuur. In Nederland zijn er andere instellingen die beter ingesteld zijn op het verlenen van hulp aan vluchtelingen, zoals de asielzoekerscentra. Minderjarige asielzoekers krijgen een voogd toegewezen die hun belangen behartigt. Zij zorgen ervoor dat een kind naar school kan, Nederlands kan

leren en een zinvolle dagbesteding krijgt. Er zijn projecten waar een kind begeleid kan gaan wonen met een aantal leeftijdgenoten. De verpleegkundigen krijgen steeds vaker cursussen en bijscholingen aangeboden over vluchtelingen. Hierdoor ontstaat steeds meer inzicht in de problematiek en meer zicht op de manier waarop de kinderen het best geholpen kunnen worden.

1.12   Tot slot

In de voorgaande paragrafen is aandacht besteed aan de rol van de verpleegkundige bij kinderen met psychiatrische problemen. De rol van de verpleegkundige hangt in eerste instantie af van de psychiatrische problematiek. Bij een kind met psychische problemen is het vaak niet mogelijk een plan volgens protocol of standaard uit te voeren, zoals meestal wel kan bij een kind dat is opgenomen in een algemeen ziekenhuis. Er is echter wel een behandellijn en een vast omschreven rol van de verpleegkundige die het best aansluit bij de betreffende problematiek. Ook de visie op de hulpverlening van het kinder- en jeugdpsychiatrisch ziekenhuis speelt hierbij een rol. De geschiedenis van het kind en de aard van het kind bepalen hoe de behandeling eruit gaat zien en welke interventies gepleegd worden. Als een kind met een psychiatrisch probleem opgenomen wordt in een algemeen ziekenhuis, zal zijn somatische probleem op de voorgrond staan. Ook zal de verpleegkundige het kind niet behandelen voor zijn psychiatrische probleem. De verpleegkundige kan dit probleem echter niet negeren en zal daarom haar houding en soms ook de behandeling moeten aanpassen. Het is belangrijk om te weten wat het kind nodig heeft om goed te kunnen functioneren, zodat de opname goed kan verlopen.

Literatuur

American Psychiatric Association (1994). *Diagnostic and Statistical Manual of Mental Disorders*. Washington DC.

Beumer, F.J.A. & mr.drs. R.M. den Hartog (1998). *Recht voor verpleegkundigen*. Uitgeverij Kluwer, Deventer.

Dekker, J., W. Maarschalkerweerd, e.a. (1989). *Stenen voor brood, de isoleercel in de psychiatrie*. Ministerie van WVC, Den Haag.

Hagen, J.J.M. van & H. Elling (2000). *Algemene geneesmiddelenkennis*. Bohn Stafleu Van Loghum, Houten.

Harten, M. van der & E. van Rijn (1997). *Behandelend opvoeden*. Van Gorcum B.V., Assen.

Heyster, H. & H. Verheijen (1999). *Psychologie voor kinderverpleegkundigen*. Elsevier, Maarssen.

Kahn, prof.dr. R.S. (1997). *Gids pillen en psychiatrie*. Uitgeverij Balans, Amsterdam.

Keesom, J. & P. Clarijs (1990/2000). *De kleine Almanak, Jeugdzorg, voor informatie en advies*. SJN/NIZW, Utrecht.

Pasch, A.E.W.M. van de, e.a. (1992). *Wegwijs in de Gezondheidszorg, handboek voor verpleegkundigen*. Bohn Stafleu Van Loghum, Houten.

Rohlof, H., M. Groeneberg & C. Blom (1999). *Vluchtelingen in de GGZ*. Pharos, Utrecht.

Sanders-Woudstra, prof.dr. J.A.R., prof.dr. F.C. Verhulst, e.a. (1993). *Leerboek kinder- en jeugdpsychiatrie*. Van Gorcum B.V., Assen.

Sanders-Woudstra, prof.dr. J.A.R., prof.dr. F.C. Verhulst, e.a. (1996). *Kinder- en jeugdpsychiatrie*. Van Gorcum B.V., Assen.

Schuil, dr. P.B., D.J.A. Bolscher, e.a. (1987). *Nederlands leerboek voor de jeugdgezondheidszorg*. Van Gorcum B.V., Assen.

Tenwolde, H. (1998). *Met alle respect*. Intro, Baarn.

Vandeputten, J.E.L.J., e.a. (2000). *Uit de kinderschoenen, 60 jaar kinder- en jeugdpsychiatrie UMC-Utrecht*. Van Gorcum B.V., Assen.

Vergeer, M.M., E.C. Mellink, e.a. (1998). *Bescherming en jeugdzorg, de positie van de jeugdbescherming binnen bureau Jeugdzorg*. SCO Kohnstam Instituut.

Verhey, prof.dr. F. & prof.dr. F.C. Verhulst (1996). *Het kinder- en jeugdpsychiatrische zorgveld*. Van Gorcum B.V., Assen.

Verhulst, prof.dr. F.C. (1994). *De ontwikkeling van het kind*. Van Gorcum B.V., Assen.

Verhulst, prof.dr. F.C. (2000). *Inleiding in de kinder- en jeugdpsychiatrie*. Van Gorcum B.V., Assen.

Versluis-den Bieman, H. (1994). *Interlandelijk geadopteerden in de adolescentie*. Van Gorcum B.V., Assen.

Yperen T. van & E. Popeyus (2000). *Vernieuwing binnen de Jeugdzorg*. Rapport van de Raad voor de Kinderbescherming en het NIZW, drukkerij Onkenhout, Hilversum.

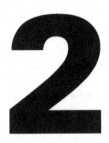

I. Verhagen-Kools

Kinderen met emotionele stoornissen

2.1   Inleiding

Dit hoofdstuk gaat in op een aantal factoren die van invloed kunnen zijn op het ontstaan van emotionele stoornissen bij zuigelingen en peuters. We spreken van emotionele stoornissen wanneer een kind zich op emotioneel gebied, met name op het gebied
van hechting, niet goed ontwikkelt. De stoornissen kunnen veroorzaakt worden door
kenmerken van het kind, van de opvoeder, van het gezin of van de omgeving. Als het
kind ter wereld komt, is het onbeschermd en kwetsbaar en moet het een gehechtheidssysteem ontwikkelen om bescherming te krijgen. Door zijn gedrag – hechtingsgedrag –
bijvoorbeeld huilen, zal het kind proberen de ouder dichtbij zich te houden en hulp te
krijgen als dat nodig is. Die hulp houdt in dat ouders het kind affectie tonen, bemoedi-
gen en sensitief en responsief zijn (Rispens 1994). Wanneer het gehechtheidssysteem
niet of slecht tot stand gebracht wordt, zal er voor het kind een probleem ontstaan dat
zich kan uiten in een emotionele stoornis.
Er kunnen belemmerende factoren aanwezig zijn tijdens de zwangerschap, de bevalling
en bij het eerste contact tussen ouder(s) en kind die van invloed zijn op een goede ontwikkeling van de hechting. Bij de hier beschreven emotionele stoornis wordt niet uitgegaan van een ontwikkelingsstoornis bij het kind zelf, maar van risicofactoren bij het
kind, de ouder, het gezin of de omgeving. Als een zuigeling veel huilt, kan dat wijzen op
de aanwezigheid van zulke risicofactoren. Verder wordt ingegaan op de ontwikkeling
van de peuter en met name op druk gedrag van de peuter. Factoren die van invloed kunnen zijn op druk gedrag van peuters zullen ook aan de orde komen.
Beide onderwerpen zullen verhelderd worden door middel van een casus, waarin gedragsverandering en bewustwording van ouders een belangrijke rol spelen bij de omgang
met het kind.

2.2 Pre-, peri- en postnatale invloeden

Factoren die van invloed zijn op de emotionele ontwikkeling van de baby kunnen onderverdeeld worden in factoren die zich voordoen in de zwangerschapsperiode, bij de bevalling en in de eerste weken na de bevalling. Deze drie perioden zijn van wezenlijk belang voor zowel ouder(s) als kind. Hierbij kan gekeken worden naar de gezondheidstoestand van moeder en kind en naar de omstandigheden (of omgeving) waarin moeder en kind zich bevinden.

2.2.1 Zwangerschapsperiode

In de zwangerschapsperiode kan onderscheid gemaakt worden tussen moeders die gezond zijn en moeders die tijdens hun zwangerschap een acute aandoening doorgemaakt hebben, zoals een infectie of een chronische aandoening als diabetes mellitus. Deze aandoeningen kunnen van invloed zijn op de aanleg en ontwikkeling van de baby. Van veel aandoeningen is bekend wat de oorzaak is, maar er zijn ook nog veel afwijkingen waarvan dat niet bekend is. Bovendien kan de moeder aan een erfelijke aandoening lijden; hier zal echter in dit hoofdstuk niet verder op ingegaan worden.
Tijdens de zwangerschap zijn de leefgewoonten van de moeder, zoals roken, het gebruik van alcohol of drugs of het leven onder stressvolle omstandigheden, van invloed op de ongeboren baby. Van roken is bekend dat dit een nadelige invloed heeft op de werking van de placenta, waardoor de baby een groeiachterstand kan oplopen. Alcohol kan een aantal afwijkingen veroorzaken, zoals groeiachterstand en afwijkingen in het gezicht. De gevolgen van drugs kunnen zijn dat de baby prematuur of dysmatuur geboren wordt en na de geboorte mogelijk met ernstige ontwenningsverschijnselen kampt.
Ook de afkomst van de ouders speelt een rol: zijn ze geboren en getogen in Nederland of zijn ze gevlucht uit een onveilig land en spreken zij onze taal niet? Is dat laatste het geval, dan hebben de ouders veel met stress te maken en stress kan mogelijk een nadelige invloed hebben op de baby (Huizink 2000). Verder is belangrijk of de ouders het aanstaande kind al dan niet graag willen. Zo ja, dan kan de baby rekenen op een warme plek. Het tegenovergestelde komt ook voor, bijvoorbeeld als de moeder een tiener is die ongewenst zwanger is of als de baby het gevolg is van een verkrachting.
Ten slotte is ook de omgeving nog van enige invloed op de gezondheid en ontwikkeling van het kind. Het antwoord op vragen als: is de omgeving veilig, is er mogelijk sprake van milieuvervuiling, enzovoort, speelt hierbij een rol.

2.2.2 Bevalling

In de meeste gevallen verloopt de bevalling zonder grote problemen. Er kunnen zich echter complicerende factoren voordoen die voor een vrouw traumatisch kunnen zijn en die vervolgens van invloed kunnen zijn op het hechtingsproces tussen moeder en kind. Daarbij kan gedacht worden aan een bevalling via een keizersnede of een tangverlossing of een bevalling die zich veel te vroeg aankondigt. Hoe een vrouw de bevalling ervaart, zal heel persoonlijk zijn. Als de vrouw de bevalling als traumatisch ervaren heeft, kan dit gevolgen hebben voor de relatie tussen moeder en baby. Daarnaast zijn ook de omstandigheden waaronder de bevalling heeft plaatsgevonden van invloed. Een bevalling in een thuissituatie is heel anders dan een bevalling in een ziekenhuis of kraamkliniek.

2.2.3 De eerste weken

De eerste tijd na een geboorte kunnen ouders zich onzeker voelen door alle nieuwe ervaringen. De geboorte verandert de relatie tussen de ouders onderling en die met de omgeving. Veel ouders van deze tijd hebben weinig ervaring in de omgang met baby's of kinderen. In andere culturen helpt de hele familie bij de verzorging/opvoeding van kinderen; ouders die vanuit het buitenland naar Nederland komen, missen die familie. Ook vanuit de omgeving is er vaak niet veel steun en het opvoeden van een kind is een moeilijke klus, mede door de maatschappij, die hoge eisen stelt aan het individu. Daarnaast kunnen er complicerende omstandigheden zijn, zoals eigen onverwerkte jeugdervaringen, relatieproblemen tussen de ouders, problemen die zich hebben voorgedaan tijdens de zwangerschap of bij de bevalling of problemen met de baby. Ook de leeftijd en het opleidingsniveau van de ouders en eventueel aanwezige depressiviteit van (een van de) ouders zijn factoren die van invloed kunnen zijn op het al dan niet ontstaan van een veilige hechting.

Baby's die te vroeg geboren worden en baby's die een allergie ontwikkelen, hebben een duidelijk hoger risico op problemen in hun ontwikkeling. Ook het temperament van baby's en hun prikkelgevoeligheid kunnen een rol spelen bij de hechting. De start is dus belangrijk, want die legt de basis voor een goede relatie tussen ouder(s) en kind.

2.3 De ontwikkeling van de zuigeling

Een zuigeling ontwikkelt zich op verschillende gebieden, te weten op motorisch, cognitief en psychosociaal gebied.

2.3.1 Motorische ontwikkeling

De motorische ontwikkeling van een kind begint al voor de geboorte en verloopt altijd in dezelfde volgorde: van hoofd tot voeten en van binnen naar buiten. Na de geboorte gaat het proces van de ontwikkeling van hoofd tot voeten door (Delfos 1999). De basis voor de verdere motorische ontwikkeling wordt in het eerste jaar gelegd; daarna volgen verdere verfijning en differentiatie van de al aanwezige bewegingen. Een pasgeborene heeft nog veel primitieve reflexen en onbewuste bewegingen. Gedurende zijn ontwikkeling gaat veel van dit onbewuste handelen over in bewust handelen. De motorische ontwikkeling verloopt volgens een bepaald vast patroon.

- Van centraal naar perifeer
  Eerst komen de bewegingen vanuit het schoudergewricht, daarna vanuit de elleboog-, de pols-, de hand- en de vingergewrichten.

- Van hoofd naar stuit
  Als een baby begint te 'tijgeren', wil hij naar voren, maar doordat de coördinatie tussen armen en benen nog onvoldoende is, schuift hij eerst naar achteren; pas later lukt het hem om vooruit te 'tijgeren'.
- Van grofmotorisch naar fijnmotorisch
  Een baby pakt eerst met zijn hele hand; later zal hij met de pincetgreep, tussen duim en wijsvinger, een propje kunnen oprapen.

In de jeugdgezondheidszorg wordt de ontwikkeling van jonge kinderen gevolgd op het consultatiebureau. Voor het beoordelen van de psychomotorische ontwikkeling wordt gebruikgemaakt van het Van Wiechen-schema; dit is geen screeningsinstrument, maar een schema dat de lijnen aangeeft waarlangs de ontwikkeling gewoonlijk verloopt.

2.3.2   Cognitieve ontwikkeling

De cognitieve ontwikkeling is het proces van het leren, het verwerven van kennis. In het eerste jaar kunnen we zien dat een kind leert herkennen. Hij leert onderscheid te maken tussen zijn ouders en onbekenden, hij leert het verschil te herkennen tussen boze en vriendelijke stemmen. Hij kan eenvoudige opdrachten volgen, hij kan goed op zijn naam reageren, hij leert een aantal eenvoudige begrippen zoals 'jas aan', 'wil je drinken' en hij leert het woordje 'nee' begrijpen. Leren praten begint niet met het spreken van de eerste woorden, maar al veel eerder, mogelijk zelfs al voor de geboorte. Het begrijpen gaat altijd vooraf aan het spreken en is met name afhankelijk van de stimulans van woorden en zinnen die steeds moeilijker worden. Vanuit een basis van veiligheid, kennis en ervaring gaat deze ontwikkeling verder in de peuterperiode.

2.3.3   Psychosociale ontwikkeling

Zoals al eerder gezegd kan de psychosociale ontwikkeling van een baby niet los gezien worden van zijn omgeving of het gezin. Wanneer de baby net geboren is, kan hij al contact leggen met zijn moeder. Hij neemt hiertoe zelf initiatieven. Hij zal haar aankijken, zijn gezicht naar haar toewenden, mondbewegingen en handgebaren maken, huilen en naar haar stem luisteren. De enige manier om ongenoegen te uiten is huilen, en de enige manier om genoegen te uiten is 'tevreden zijn'. Als deze initiatieven van het kind door de ouder ontvangen worden, kan het kind verder om de volgende stap te zetten in het interactieproces. Als de moeder haar baby ontvangt door op een zachte geruststellende manier tegen hem te praten, zal hij zich ontspannen en stoppen met huilen. Op deze manier werken kind en ouders actief aan zijn psychische en sociale ontwikkeling.
De volwassenen dragen echter de verantwoordelijkheid voor de interactie met het kind, aangezien zij een bewuste keuze kunnen maken en het kind nog niet. Elke baby wil begrepen worden door zijn ouders, zich veilig voelen en een band aangaan met zijn ouders. In het eerste jaar wordt de basis gelegd voor een veilige hechting van het kind aan zijn vaste verzorgers. De ontwikkeling van deze hechting verloopt in fasen; de aard van de hechting, veilig of onveilig, is afhankelijk van de wijze waarop de moeder op haar kind reageert.

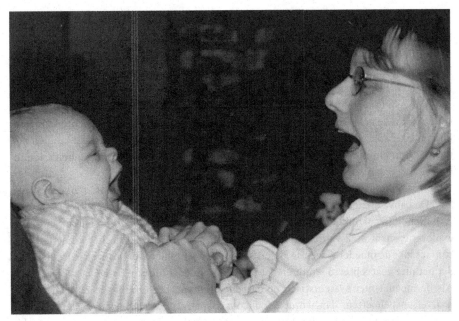

FIGUUR 2.1 INTERACTIE TUSSEN OUDER EN KIND IS VAN GROOT BELANG VOOR DE PSYCHOSOCIALE
ONTWIKKELING

2.4 Hechting

Tussen de leeftijd van drie maanden en vier jaar bouwt het kind gehechtheidspatronen op. In de eerste plaats gebeurt dat met de moeder, omdat zij in die periode meestal de meest aanwezige persoon is. Maar ook in de relatie met de vader en andere vaste verzorgers zijn deze patronen terug te vinden, mits het aantal beperkt wordt tot ongeveer drie personen. Het kind kan zich in het eerste levensjaar maar aan een beperkt aantal personen hechten. De hechting komt tot stand in de volgende vier fasen.

Fase 1 Van 0-3 maanden: oriëntatie en signalen zonder onderscheid des persoons; dit betekent dat het kind niet-selectief reageert en een sociale glimlach laat zien.

Fase 2 Van 3-6 maanden: oriëntatie en signalen zijn gericht op een of enkele specifieke vertrouwde personen; het sociale gedrag wordt selectiever.

Fase 3 Van 6 maanden tot 3 jaar: handhaven van nabijheid tot een specifiek persoon door middel van beweging en signalen; het kind zoekt actief de nabijheid van de gehechtheidsfiguur op.

Fase 4 Van 3 jaar tot het einde van de kindertijd: doelgericht partner zijn; het kind is in staat om samen met anderen activiteiten te ondernemen.

Aard van de hechting

Er zijn verschillende vormen van hechting, te weten veilige hechting en onveilige hechting. Onveilige hechting is verder te verdelen in angstig-vermijdend, angstig-afwerend en gedesorganiseerd.

Als de moeder bijvoorbeeld steeds *consistent (sensitief) responsief* reageert op de behoeften van haar kind, zal zich een veilige hechting kunnen vormen; wanneer een baby moe wordt, zal de moeder dat zien. Ze zal vanaf het begin alle geluidjes, expressies en bewegingen spiegelen en zich inleven in de gevoelens van de baby. Ze geeft taal aan alles wat de baby doet en aan alles wat ze zelf doet. Als een baby veilig gehecht is, kan dat aan zijn gedrag te zien zijn: de baby zal exploreren en contact zoeken. Ook in stress-situaties zal de baby contact en troost zoeken bij zijn moeder. Veilig gehechte kinderen blijken later sociaal vaardiger te zijn en meer zelfvertrouwen te hebben. Ze kunnen beter met hun emoties omgaan, ze luisteren beter, laten warmte en genegenheid zien in hun gedrag en ze gaan adequaat om met onbekende volwassenen.

Wanneer de moeder de baby systematisch negeert, noemen we dit *consistent onrespon-sief*. De baby zal zich dan angstig-vermijdend gaan hechten. Er is nauwelijks interactie en na scheiding of bij toenemende spanning zoekt het kind nauwelijks contact. Er is wel exploratie, maar de kwaliteit hiervan is minder dan bij veilig gehechte kinderen. Het contact met de moeder is weinig affectief en door de interactie-ervaringen leert het kind dat het niet geaccepteerd wordt en dat er bij zijn moeder niets te halen valt.

Als de moeder niet systematisch op de behoeften van het kind reageert maar vanuit haar eigen behoeften, dan wordt dat *inconsistent responsief* genoemd. Het kind zal angstig-afwerend gehecht zijn. Het gedrag van de baby laat weinig exploratie zien, bij stress zal angstvallig contact gezocht worden en vaak is boosheid te zien. Als de kinderen ouder zijn, hangen ze aan hun ouders, ze zijn gemakkelijk gefrustreerd, hun zelfvertrouwen is klein en ze zijn minder competent in het oplossen van problemen.

Een moeder die wisselvallig is in haar manier van reageren op de behoefte van haar kind wordt *wisselvallig responsief* genoemd. Haar kind zal zich gedesorganiseerd en angstig-afwerend/vermijdend hechten. De baby zal veel exploreren zonder contact te zoeken met zijn moeder en in stresssituaties contact vermijden. Later zullen deze kinderen hun ouders blijven vermijden. Hun coöperatie en exploratie is niet optimaal en zij vertonen een oneigenlijke agressie. In de interactie met de ouder leert het kind dat zijn moeder soms wel kan troosten en soms ook niet. Soms is zij wel bereikbaar en soms niet. De moeder is dus 'eigenlijk niet te vertrouwen'. Gedesorganiseerde kinderen laten geen kenmerkend gedrag zien, behalve een overdreven gehoorzaamheid. Zij zijn niet in staat stress te verminderen. Hun moeders blijken negatieve gevoelens, een negatief zelfbeeld en een negatieve kijk op hun omgeving te hebben. Deze laatste vorm van hechting is de meest problematische, die het kind in zijn ontwikkeling ernstig kan belemmeren.

De gevolgen van gehechtheid, negatief of positief, blijven van invloed op de ontwikkeling van kinderen. Zelfs bij volwassenen zijn sporen herkenbaar van de aard van de hechting.

2.5 Huilbaby's

Naast allerlei stoornissen in de motorische en cognitieve ontwikkeling, waar hier niet verder op zal worden ingegaan, kunnen zich in de psychosociale ontwikkeling relatie- en communicatiestoornissen voordoen.

Het belangrijkste signaal dat een baby kan geven, is: huilen! Iedere baby huilt: van pijn, kou, vermoeidheid, honger of omdat hij zich niet lekker voelt. Dit huilen wordt in het algemeen beschouwd als normaal huilen en de oorzaak ervan kan meestal weggenomen worden door de doorsneeouder. Het huilen heeft hier een primaire functie. Een andere vorm van huilen is het communicatief huilen. Dit huilen wordt omschreven als een overlevingsmechanisme van de baby. Het is een signaal waarmee hij aandacht vraagt van de ouder. De baby vraagt op deze manier de ouder om een reactie. De eerste drie maanden huilt een baby het meest. Als hij ouder wordt en zich verder ontwikkelt, ontstaat meer sociale interactie. De ouders zullen de baby beter gaan begrijpen en daardoor beter kunnen troosten. Dit maakt het gemakkelijker om om te gaan met het huilen van de baby.

Sommige baby's huilen abnormaal, excessief of overmatig. Zij worden huilbaby's genoemd. Een veelgebruikte definitie van een huilbaby is:

> een baby die onverklaarbare episoden heeft van excessief en krachtig huilen, vele malen per dag, minimaal vier dagen per week, gedurende ten minste twee weken, waarbij elke huilperiode minstens dertig minuten duurt met een totaal van ten minste drie uur per dag (Schuil 1996).

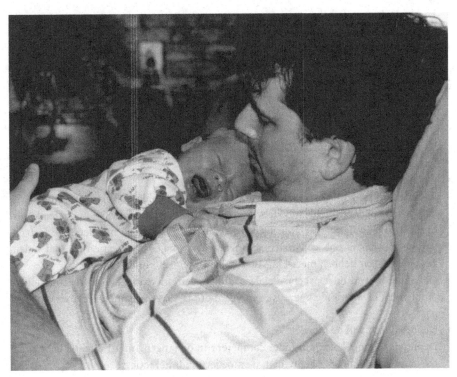

FIGUUR 2.2   EEN BABY IS EEN HUILBABY ALS IN DE BELEVING VAN DE OUDERS DE BABY TE VEEL HUILT EN ONTROOSTBAAR LIJKT

Ouders van deze baby's kunnen gevoelens ontwikkelen van onzekerheid, ongerustheid of paniek. Als ze niet in staat zijn hun baby te troosten, geeft ze dat het gevoel een huilbaby te hebben. Het wordt een probleem zodra het huilen een zodanige invloed heeft op hun dagelijks functioneren dat zij behoefte hebben aan ondersteuning in de omgang met hun baby. De beleving van de ouders zou dan ook eerder het uitgangspunt moeten zijn bij de definitie van een huilbaby dan het aantal uren of het aantal keren dat een baby huilt. Daarom wordt vaker uitgegaan van de volgende definitie:

> Een baby is een huilbaby als volgens de beleving van zijn ouders de baby te veel huilt en ontroostbaar lijkt.

Er zijn kinderen die een grotere kans hebben excessief te huilen. Dit zijn:
* te vroeg geboren kinderen: de ouders kunnen nog niet goed inspelen op de behoeften van het kind;
* temperamentvolle kinderen: de ouders reageren minder responsief op het gedrag van het kind;
* kinderen met allergieën: het kind met een allergie voor koemelk reageert met huilen omdat het pijn heeft of zich niet lekker voelt.

Andere factoren die van invloed kunnen zijn op de neiging tot excessief huilen zijn de volgende.
* Het geslacht van de baby
Overmatig huilen komt vaker voor bij jongens dan bij meisjes.
* De plaats in de kinderrij
Eerstgeborenen huilen vaker dan kinderen die daarna worden geboren.
* Voeding
Baby's die de borst krijgen, huilen minder dan baby's die de fles of gemengde voeding krijgen.
* Roken
Er zijn sterke aanwijzingen dat baby's van moeders die roken een één tot twee keer grotere kans hebben op excessief huilen.
* Opleiding en leeftijd van de ouders
In het begin huilen baby's van moeders met een laag opleidingsniveau evenveel als baby's van hoger opgeleide moeders. Bij een leeftijd van elf tot twaalf maanden komt ontroostbaar huilen vaker voor bij baby's van lager opgeleide moeders. De leeftijd van de moeder is ook een risicofactor: moeders jonger dan zestien en ouder dan zesendertig jaar hebben meer kans op een baby die veel huilt.
* Gezinnen met minder psychosociale vaardigheden, met financiële of gezondheidsproblemen, of waarbij het gezinsleven verstoord is. Deze gezinnen zijn extra kwetsbaar.
* Depressiviteit van de moeder
Depressieve moeders zijn minder competent in de omgang met huilende baby's; de toestand van de moeder beïnvloedt de moeder-kindinteractie.

Bij 90% van de baby's die veel huilen is geen medische oorzaak te vinden.

Casus

Eva (2 maanden) is een eerste kindje. Ze huilt al vanaf de geboorte veelvuldig en is ontroostbaar volgens haar moeder. De zwangerschap verliep voorspoedig, zonder problemen, en ook de bevalling verliep vlot. Tijdens de bevalling werd Eva's moeder per ambulance naar het ziekenhuis gebracht omdat de placenta niet geboren wilde worden. Ze verloor anderhalve liter bloed. De volgende dag bleek dat Eva ziek was. Ze had een urineweginfectie en ze ontwikkelde een sepsis. Ze kreeg een infuus en werd aan de monitor gelegd. Eva heeft één week borstvoeding gehad en verbleef drie weken in het ziekenhuis. Daarna ging zij naar huis. Na drie weken bezoekt ze met haar moeder het consultatiebureau. Eva's moeder vertelt aan de wijkverpleegkundige dat zij Eva niet kan troosten als ze huilt. Overdag is Eva veel wakker, 's nachts slaapt ze door.

Aan de hand van deze casus zal nu worden beschreven hoe het proces van hulpverlening eruitziet.

2.5.1 Het hulpverleningsproces

De gegevens die de wijkverpleegkundige van Eva's moeder krijgt tijdens het vijftien minuten durende bezoek aan het consultatiebureau, zijn niet voldoende om de situatie goed te kunnen analyseren. Om een goed beeld van de problematiek te krijgen en Eva's moeder te kunnen helpen spreekt de wijkverpleegkundige een huisbezoek af. Dit omdat Eva in het ziekenhuis is gezien door een arts en de problematiek in de ondersteuning of opvoeding lijkt te liggen. Bij een volgend bezoek aan het consultatiebureau zal de consultatiebureau-arts Eva en haar moeder zien.

Huisbezoek

De wijkverpleegkundige bespreekt met Eva's moeder het doel van dit huisbezoek. Ze legt uit dat ze samen zullen kijken wat het probleem precies is en welke ondersteuning of hulp mogelijk is.

Gegevens verzamelen

Om inzicht te krijgen in de situatie is het belangrijk over verschillende aspecten gegevens te verzamelen.

Somatische aspecten: Op dit moment is Eva gezond en ontwikkelt ze zich goed. Ze plast en poept goed, ze eet goed en groeit goed. Ze krijgt, na eerst een week borstvoeding te hebben gehad, kunstvoeding. Overdag is ze veel wakker, maar 's nachts slaapt ze goed door. Haar moeder zegt: 'Als ze niet huilt, is ze een tevreden baby.' Als Eva echter huilt, kan haar moeder haar niet troosten. Ze heeft al van alles geprobeerd, zoals andere voeding, slapen in de box, rondlopen met Eva op de arm, een hangmatje in de box, maar niets helpt.

Psychische aspecten: Er is geen sprake van relatieproblemen tussen de ouders of van onverwerkte jeugdervaringen. Eva lijkt de ziekenhuisperiode goed te hebben doorstaan en met de antibioticakuur knapte ze goed op; ze huilt echter veel. Huilgedrag van een baby in de eerste drie maanden kan te maken hebben met onlustgevoelens, bijvoorbeeld pijn, darmkrampjes, kou, warmte, honger of eenzaamheid. Het is een signaal dat de baby afgeeft aan zijn verzorger dat er iets niet in orde is, dat hij iets wil en een grotere behoefte heeft aan veiligheid. Het huilen zal ophouden als aan de behoefte tegemoetgekomen wordt. Eva is een alerte baby die veel wakker is. Temperament is een kwestie van aanleg en heeft te maken met de hoeveelheid energie die een baby heeft en de manier waarop die energie naar buiten komt, met pieken en dalen of gelijkmatig. Eva heeft duidelijk behoefte aan lichamelijke activiteit als ze wakker is.

Sociale aspecten: Tijdens de bevalling en net na de geboorte ontstaan problemen met Eva en haar moeder. Eva's moeder wordt met de ambulance naar het ziekenhuis gebracht omdat de placenta niet geboren wil worden; ze verliest daarbij veel bloed en verzwakt. Dit is voor de ouders een ingrijpende gebeurtenis geweest die kan zijn overgebracht op Eva en bij haar onrust veroorzaakt. Het eerste contact na de geboorte tussen moeder en kind is verstoord door deze gebeurtenis. Eva wordt bovendien ernstig ziek de volgende dag. Eva's moeder kan de relatie met haar kind hierdoor moeilijk opbouwen. Voor haar vader is het ook moeilijk om de interactie met zijn dochter goed op gang te brengen omdat ze ziek is. De ouders van Eva voelen zich verminderd competent en onzeker in hun gedrag naar hun dochter toe. Hun intuïtieve zorggedrag is ontregeld. Normaal gesproken nemen de ouders de leiding bij de eerste tekenen van ontstemming bij hun baby en helpen zij hem om opnieuw in een prettige emotionele toestand te raken. Zo wordt voorkomen dat de baby doorhuilt; ouders kunnen op die manier de baby door oncomfortabele situaties heen helpen. Zij ontwikkelen dan samen een dynamisch interactiesysteem.

Spirituele en culturele aspecten: Hierover valt niets bijzonders te zeggen in deze situatie. In andere situaties wordt echter gekeken naar wat iemand belangrijk vindt in zijn leven, op welke waarden en normen zijn keuzes gebaseerd zijn en of er bepaalde verwachtingen zijn ten aanzien van gezondheid.

Omgevingsaspecten: Hierover is niets bijzonders te melden.

Plannen van de zorg

De wijkverpleegkundige komt met de ouders tot het besluit om te beginnen met videohometraining, om eerst de relatie tussen ouder en kind te herstellen. De lichamelijke gezondheid van Eva lijkt goed te zijn en de voeding levert ook geen directe problemen op.

De wijkverpleegkundige verwijst voor de videohometraining naar de videohometrainer. De videohometrainer zal samen met de ouders naar Eva kijken en haar goed observeren. Door ouders te laten zien hoe hun baby op hen reageert, leren zij wat er in Eva omgaat, zodat zij hierop kunnen inspelen. Uitgangspunt hierbij is dat datgene versterkt wordt wat de ouders al wel goed doen. Zo kan het zelfvertrouwen van de ouders toenemen of zich herstellen en de relatie met de baby zich normaliseren.

De doelstelling bij videohometraining is dat ouders inzicht krijgen in de basiscommunicatie (zie tabel 2.1), dat wil zeggen:

- de ouders herkennen de momenten dat Eva contact wil maken; ze zijn attent, kijken Eva aan, hebben een vriendelijke houding/gezichtsuitdrukking en spreken op een vriendelijke toon;
- de ouders benoemen eigen initiatieven, initiatieven van Eva, gebeurtenissen in de omgeving en al wat er te zien is in de omgeving;
- de ouders kunnen initiatieven uitwisselen met Eva en beurten verdelen, instemmend benoemen, hulp geven en nemen;
- als de interactie en communicatie met Eva goed gaat, kunnen ouders het huilgedrag van Eva beïnvloeden, waardoor het stopt, hanteerbaar en/of aanvaardbaar wordt.

TABEL 2.1 COMMUNICATIESCHEMA: PROFESSIONAL – OUDER – KIND

initiatief → ontvangst		
Vaardigheden (wat heb je nodig?)	Omschrijving (wat is dat?)	Praktische toepassing (hoe ziet het eruit?)
Attent zijn	Oog en oor hebben voor het kind en de ouder	Toewenden Aankijken Vriendelijke spreektoon Vriendelijke gezichtsuitdrukking Vriendelijke houding
Instemmen	Alle signalen die een ouder of kind duidelijk maken dat je belangstelling hebt voor waar hij mee bezig is	Meedoen Jaknikken Ja-zeggen Herhalen wat de ouder of het kind zegt
Benoemen	Verwoorden van: – eigen initiatieven – initiatieven van de ouder en het kind – gebeurtenissen uit de omgeving – al wat er te zien is in de omgeving	Initiatief tot gesprek nemen Mededelen Benoemen wat er gebeurt Initiatieven nemen Voorstellen doen
Uitwisseling	Verbaal of non-verbaal contact met ouder en kind (over een bepaald onderwerp)	Babbelen Instemmend benoemen Hulp vragen Hulp geven en nemen
Beurtverdeling	Verbaal of non-verbaal contact met verschillende aanwezigen (over een bepaald onderwerp)	Rondkijken Beurt geven Erbij betrekken Zorgen dat iedereen aan de beurt komt

Deze tabel geeft informatie over communicatievaardigheden, welke vaardigheden dit zijn, wat te zien is en welke handelingen daarbij horen. Ook voor verpleegkundigen die niet werken met de videocamera kan dit schema een hulpmiddel zijn om meer zicht te krijgen op de communicatie van ouders en kind en op de communicatie van verpleegkundige, ouder en kind.

Uit: *Video-hometraining in gezinnen*, Dekker, e.a. 1994.

Rapporteren van de zorg

De wijkverpleegkundige schrijft op de verwijzings- of aanmeldingsformulieren voor de videohometrainer de persoonlijke gegevens van het kind, algemene gegevens van het gezin, bijzonderheden in de woonsituatie en eventuele bijzondere omstandigheden. Een lijst met vragen omtrent het probleem, de opvoedingssituatie, de gegeven adviezen en eventuele bijzonderheden wordt door de wijkverpleegkundige ingevuld en tevens schrijft zij in het jeugdgezondheidszorgdossier van Eva iets over de communicatie- en interactieproblematiek. De ouders wordt gevraagd een lijst in te vullen met vragen over de zwangerschap, de bevalling, de tijd na de bevalling, de ontwikkeling van Eva, haar voeding, haar gezondheid en de reden om de videohometraining aan te vragen.

Uitvoeren van de zorg

De zorg wordt uitgevoerd door een videohometrainer; de wijkverpleegkundige blijft op de achtergrond. De training vindt plaats bij de ouders thuis op een moment dat trainer en ouders samen afspreken. Er zullen maximaal vijf contactmomenten zijn, dat wil zeggen momenten waarop een video-opname gemaakt wordt en deze wordt besproken. De nadruk ligt hierbij op de aspecten van communicatie en interactie (zie hiervoor tabel 2.1). Daartoe maakt de videohometrainer een video-opname van een contactmoment tussen ouders en kind, bijvoorbeeld wanneer de baby in bad gaat. In de nabespreking van deze opname kijkt de videohometrainer met de ouders naar een geslaagd moment van communicatie en interactie, zoals het moment dat Eva's moeder Eva uitkleedt, zij oogcontact met haar dochter maakt en zij babbelt en benoemt: 'Ja, nu ga ik je truitje uitdoen.' Eva weet dat als haar moeder dit zegt, er iets gaat gebeuren. Zij wordt gerustgesteld door haar moeders stem en de vriendelijke intonatie en zij zal haar moeder volgen. Als de ouders dit fragment zien, worden zij positief bevestigd in wat zij goed doen in hun communicatie naar Eva. Dit werkt versterkend op hun gedrag. In het begin zullen de momenten van contact nog kort en vluchtig zijn; Eva moet eerst leren zich op haar omgeving en haar ouders te concentreren en pas dan zal de positieve interactie met haar ouders toenemen.

Aan het eind van de eerste nabespreking geeft de videohometrainer de ouders een huiswerkopdracht om de komende dagen te oefenen. Dat kan bijvoorbeeld een opdracht aan Eva's moeder zijn om als ze haar dochter in bad doet, zich bewust te zijn van wat ze allemaal doet en dat hardop te benoemen. Tijdens de volgende opname gaat de videohometrainer met de ouders hiernaar kijken.

Evalueren van de zorg

Als de zorg afgesloten wordt, maakt de videohometrainer een afsluitingsverslag waarin een samenvatting staat van zijn begeleiding; dit verslag is meteen een overdracht aan de wijkverpleegkundige die de zorg weer overneemt. De ouders vullen een evaluatieformulier in waarop ze beschrijven hoe het nu met hen gaat, wat zij geleerd hebben van de begeleiding en of het probleem is opgelost.

2.5.2 Vormen van hulpverlening

Behalve videohometraining zijn er nog andere vormen van hulpverlening. Wanneer de ouders niet met videohometraining willen werken of als in de regio waar ze wonen deze mogelijkheid niet bestaat, moet er naar andere mogelijkheden worden gezocht om de ouders goed te ondersteunen. Bekeken wordt of het netwerk van de ouders mogelijkheden biedt om aan rust te komen. Zijn opa en/of oma in te schakelen of de buren misschien?

Bij een aantal thuiszorginstellingen is een troostkoffer te leen of te huur. Hierin bevinden zich allerlei attributen die ouders kunnen gebruiken als hulpmiddel bij het troosten van hun baby, zoals een draagzak, een schapenvachtje, een hangmatje, videobanden, muziekcassettes en artikelen van ouders over hun ervaringen met een huilbaby. De inhoud van de koffer kan in elke regio weer anders zijn.

Een andere optie voor ouders is het volgen van een cursus babymassage. Op zo'n cursus wordt ouders geleerd hoe ze met hun baby kunnen genieten van massage en hoe ze hun baby kunnen laten ontspannen door middel van massage.

Tot slot bestaat de mogelijkheid om een baby in te bakeren. Bij inbakeren wordt een kind volgens een speciale techniek in doeken van dunne katoenen stof gewikkeld. Het inbakeren vindt plaats als het kind gaat slapen, zodat de lichaamsbewegingen beperkt worden. De meningen over het inbakeren zijn nog verdeeld vanwege een verhoogd risico op heupafwijkingen, de kans op warmtestuwing en het inperken van de bewegingen van de baby. Het is belangrijk dat het inbakeren op deskundige wijze gebeurt. De ouder en/of de professional moet de inbakertechniek dus goed beheersen wil hij een baby kunnen inbakeren (zie verder *Inbakeren brengt rust*, Blom 2001). Een aantal contra-indicaties van inbakeren zijn:

- kinderen met dysplastische heupontwikkeling;
- koorts: kinderen die koorts hebben moeten hun warmte kwijt kunnen;
- de eerste 24 uur na een vaccinatie, in verband met koorts;
- infecties van de luchtwegen: een kind moet kunnen hoesten;
- zuigelingen met een voorkeurshouding: deze kinderen moeten vrij kunnen bewegen, zij hebben een asymmetrische houding;
- eczeem: onrust veroorzaakt door jeuk;
- te vroeg geboren zuigelingen en zuigelingen met een laag geboortegewicht;
- kinderen met neurologische afwijkingen.

2.5.3 Huilbaby's in het ziekenhuis

Het kan voorkomen dat ondanks alle goedbedoelde adviezen en interventies een baby toch opgenomen wordt in het ziekenhuis.

Wanneer een baby vanaf de geboorte overmatig huilt en de ouders dit huilen als een probleem ervaren, kan dit de interactie tussen de ouders en hun baby en daarmee het hechtingsproces ontregelen. Voor de kinderverpleegkundige in het ziekenhuis is het belangrijk om deze processen te herkennen en de ouders te helpen een goede relatie op te bouwen met hun baby. Allereerst is het van belang om de risicogroepen zoals eerder be-

schreven te identificeren. Een goede anamnese kan de verpleegkundige hierbij ondersteunen. Vraag de ouders hoe de zwangerschap, bevalling, kraamperiode en de eerste
weken na de geboorte verlopen zijn. Vraag vervolgens naar de gegevens van de baby, de
Apgarscore, de eerste weken na de geboorte en zijn functioneren, met name wat betreft
het huilen. Sluit lichamelijke oorzaken uit. Bespreek de voeding, de uitscheiding, de activiteiten van de baby, slaap- en rustperioden, de waarneming (reactie op prikkels), het
gedrag en de ontwikkeling. Vraag de ouders hoe zij reageren op het huilen van hun baby,
wat zij doen op het moment dat de baby huilt. Observeer de interactie tussen ouder en
kind.

Vervolgens is het belangrijk de ouders voor te lichten over de manieren waarop ze wel
en niet moeten reageren op een huilende baby. Kijk hoe de ouders hun baby troosten en
geef mogelijke alternatieven. Adviezen moeten op maat gegeven worden en dienen aan
te sluiten bij de beleving van de ouders.

Algemene adviezen als aanpassing van de voeding, meedragen, wiegen, auditieve stimulering, het aanbieden van een fopspeen, het geven van kruidenthee en de omgeving van
de baby prikkelarm maken, kunnen voor veel ouders voldoende zijn. Inbakeren, zoals in
paragraaf 2.5.2 genoemd, kan in het ziekenhuis worden toegepast.

Vergeet echter niet dat er met name aandacht moet zijn voor de responsiviteit en de sen-
sitiviteit van de ouders voor hun baby. De kwaliteit van de relatie, zoals de hechting,
verbetert als ouders getraind worden om sensitief te reageren op het gedrag van hun baby. Volg in deze situaties altijd een tweesporenbeleid: aan de ene kant ouders en kind
observeren en ouders helpen bij het contact maken met hun kind en aan de andere kant
een goede anamnese afnemen en eventuele lichamelijke oorzaken uitsluiten.

Maak een verpleegplan waarin kernachtig het gezondheidsprobleem wordt beschreven
met de oorzakelijke factoren en de bepalende kenmerken, klachten en/of verschijnselen. Formuleer een verpleegkundige diagnose, stel een duidelijk doel en benoem interventies zoals babymassage en inbakeren. In een aantal ziekenhuizen wordt video-interactiebegeleiding aangeboden. Dit is hetzelfde als videohometraining, met dien verstan-
de dat dit nu in het ziekenhuis plaatsvindt en, over het algemeen, beperkt wordt tot
twee of drie video-opnamen. Is meer begeleiding noodzakelijk, dan wordt verwezen
naar videohometraining in de thuissituatie; hiervoor kan contact worden opgenomen
met de wijkverpleegkundige van het consultatiebureau. Tegelijkertijd kan de overdracht plaatsvinden van ziekenhuis naar huis.

2.6 De ontwikkeling van de peuter

In de peuterperiode (een tot vier jaar) zal een kind zich, afhankelijk van de mate en vorm
van hechting, ontwikkelen van een in grote mate afhankelijke zuigeling tot een min of
meer onafhankelijke, zelfstandig rondstappende kleuter. In ongeveer drie jaar tijd zal hij
gaan lopen, praten en zijn eigen wil en sociale vaardigheden ontwikkelen. Deze heftige
periode wordt ook wel peuterpuberteit genoemd. Het is voor ouders en kind een boeien-
de, vermoeiende en soms verwarrende tijd. Het grote verschil met de ontwikkeling in
de zuigelingentijd is dat het kind beseft dat hij iemand is en dat hij macht ervaart. Dit

uit zich in wilsontwikkeling en 'ik'-besef. Tegelijkertijd ervaart de peuter onmacht en frustratie, want de grote mensen kunnen zoveel meer: Waarom kan ik dat niet? Het is belangrijk dat ouders weten hoe in deze fase de ontwikkeling van hun kind verloopt, zodat de interactie met het kind positief blijft.

2.6.1 Motorische ontwikkeling

De motorische ontwikkeling ontwikkelt zich onder invloed van de aanleg van het kind, alsook van de omgevingsfactoren. De motorische ontwikkeling kan gestimuleerd worden, maar het heeft geen zin te dwingen als het kind er nog niet aan toe is. Er is een grote variatie in de snelheid van de motorische ontwikkeling, maar veel minder in de volgorde ervan. Een in aanleg beweeglijk kind zal zonder extra stimulans gaan lopen als het twaalf maanden oud is en de box ervaren als een beperking van zijn vrijheid. Een rustig, tevreden kind dat alles wel goedvindt, zal ondanks allerlei stimulansen toch pas later gaan lopen. Bijna alle kinderen lopen als ze achttien maanden oud zijn.

2.6.2 Cognitieve ontwikkeling

De cognitieve ontwikkeling wordt sterk gestimuleerd door de motorische ontwikkeling. Een kind leert door ervaring het verschil tussen ver en dichtbij, groter en kleiner. De taalontwikkeling hangt hier nauw mee samen. Het is voor kinderen heel belangrijk dat hun ouders met hen babbelen, dat wil zeggen dat ze praten terwijl ze bezig zijn met alledaagse dingen en vertellen wat ze doen, wat ervóór nodig is en wat erna komt. 'Ja, mama gaat nu de was in de wasmachine doen en als die klaar is, gaan we samen de was ophangen en dan kan jij de wasknijpers meenemen...'

2.6.3 Psychosociale ontwikkeling

De afhankelijke zuigeling wordt een kind dat meer gaat kijken naar de buitenwereld, naar volwassenen en kinderen. Vanuit een veilige hechting in het eerste levensjaar kan de peuter zelfstandiger worden. Hij gaat zijn omgeving actief verkennen, hij gaat mama en papa door het hele huis volgen om huishoudelijk werk na te doen, hij zal andere kinderen eerst observeren en vervolgens meedoen met hun spel. Hij begint ook zijn gevoelens te laten zien en barst in woede uit (driftbuien) als hij wordt gedwarsboomd, hij ontdekt dat hij zelf iemand is. Hiermee begint de zogenoemde koppigheidsfase. In een harmonieuze opvoedingssituatie, waarin de ouders het kind serieus nemen maar tegelijkertijd kunnen relativeren, zal deze fase geen echte problemen opleveren.

2.7 Druk gedrag

Wat betreft de problemen in de peuterleeftijd beperken we ons hier tot emotionele stoornissen en de samenhang met relatie- en communicatiestoornissen.

De verstoorde ontwikkeling op grond van aanleg heeft over het algemeen te maken met een verstoorde functie van het centrale zenuwstelsel en met name van de hersenen. Die verstoorde functie kan ontstaan door een afwijking, een beschadiging of een verstoorde rijping. Rijpingsstoornissen komen vaker voor bij jongens dan bij meisjes. Jongens huilen meer, hebben vaker last van zindelijkheidsproblemen, druk gedrag, en ook ADHD komt vaker bij jongens voor dan bij meisjes (Delfos 1997). Gezien de moeilijk te onderkennen criteria voor ADHD, die zijn vastgelegd in de DSM-IV, is het ongewenst om bij zuigelingen en peuters te spreken over ADHD. De diagnose ADHD is bij kinderen onder de zes jaar moeilijk te stellen, zie ook paragraaf 6.4.

Onder (zeer) druk gedrag bij peuters wordt het volgende verstaan: zeer beweeglijk, slechte concentratie, snel afgeleid, zeer impulsief en beperkt grenzen accepterend. De subjectieve beleving van ouders is ook hier bepalend voor de ernst van de situatie. Vaak is (zeer) druk gedrag een fasegebonden probleem, dat wil zeggen dat het om een probleem gaat waar het kind na verloop van tijd overheen groeit. Iedere ouder heeft een bepaald idee over het gedrag van zijn kind en veel ouders hebben moeite met druk gedrag van hun kind. Als reactie hierop willen ze dit drukke, negatieve gedrag veranderen, waarbij ze dan vooral op het negatieve gedrag gaan letten. Vaak weten ouders het gedrag van kinderen niet te relateren aan de leeftijdsfase en de ontwikkeling die daarbij hoort. Er kunnen dan te hoge eisen gesteld worden aan het kind, waarop het vervolgens reageert met (zeer) druk gedrag of met slaapproblemen. Zo kan angst leiden tot druk gedrag; hoe meer angst, hoe drukker het gedrag. Dit drukke gedrag kan vervolgens weer leiden tot slaapproblemen.

2.7.1 Oorzaken en achtergronden

Druk gedrag kan ontstaan door biologisch-medische, psychologische en pedagogische oorzaken, of door een combinatie van deze drie. De biologisch-medische oorzaken – denk hierbij bijvoorbeeld aan erfelijkheid en epilepsie – worden hier buiten beschouwing gelaten; de nadruk ligt met name op psychologische en pedagogische oorzaken.

Psychologische oorzaken
Voor kinderen zijn angst, onveiligheid en angstige gehechtheid bekende oorzaken van onrust. Die onrust kan zich uiten in de vorm van jengelen, huilen, slaapproblemen, druk gedrag en hoofd- of buikpijnproblemen. Kinderen kunnen als reactie op spanningen in het gezin of als reactie op rouwverwerking en traumatische ervaringen een overactieve periode doormaken.

Onderkenning en signalering van de achterliggende oorzaak kan helpen het gedrag aan te pakken en te normaliseren. De reactie van de ouders op het drukke gedrag van hun kind is van grote invloed op het wel of niet versterken van dit gedrag.

Pedagogische oorzaken
Druk gedrag kan ook ontstaan als gevolg van een inconsistente of tekortschietende pedagogische aanpak. Er is sprake van onvoldoende aandacht, liefde, of van onvoldoende betrouwbare zorg. Druk gedrag kan zich ook manifesteren als de draaglast voor de ou-

ders te groot wordt. Ouders kunnen dan geïrriteerd zijn of boos. Als gevolg hiervan wordt het kind drukker, onrustiger en prikkelbaarder en gaat het slechter slapen. Ook hier geldt weer dat de reactie van de ouders van invloed is op het gedrag van hun kind.

2.7.2 Wat heeft een druk kind nodig

Het belangrijkste dat een druk kind nodig heeft, is structuur, duidelijkheid, positieve aandacht, een zekere mate van evenwicht tussen rust en activiteit, en ruimte. Een druk kind heeft meer dan enig ander kind ruimte nodig, het moet zich uit kunnen leven. Verder moeten ouders zorgen voor een evenwichtige dagindeling en structuur aanbrengen in elke situatie, door bijvoorbeeld een vaste routine en vaste volgorde aan te houden als het kind naar bed gaat. Een druk kind wordt rustiger als hij weet wat hij kan verwachten.

Het is belangrijk dat ouders kennis, inzicht en vaardigheden hebben in het ontstaan en reguleren van druk gedrag van hun kind. Zoek daarom samen met de ouders naar factoren die druk gedrag kunnen verminderen, zoals positieve aandacht. Als een kind alleen maar gecorrigeerd wordt en nooit een complimentje krijgt, zal zijn drukke gedrag alleen maar toenemen. Als ouders inzicht krijgen in het gedrag van hun kind, kan dit ook leiden tot een betere acceptatie: 'Mijn kind is nou eenmaal drukker dan andere kinderen en ik moet hem helpen daarmee om te gaan.' Ouders kunnen ook helpen druk gedrag te verminderen door duidelijkheid te scheppen en te vertellen wat ze van plan zijn te gaan doen en het kind niet te veel vragen te stellen. Verder helpt het het kind de ruimte te geven om zijn eigen spel te spelen, met zijn eigen regels en op zijn eigen manier, en ten slotte het kind regelmatig de kans te geven zich uit te leven, bijvoorbeeld door het buiten te laten spelen.

Casus

Mischa (2 jaar) is een erg druk, ondernemend en zeer gevoelig kind. Zijn ouders vertellen op het consultatiebureau dat hij niet luistert en 's avonds slecht inslaapt. Als baby was hij erg vroeg eenkennig en heeft hij regelmatig paniekaanvallen gehad. Mischa is verder een gezonde peuter die goed groeit. Zijn vader en moeder zijn blij met hun zoon; er zijn verder geen bijzonderheden te vermelden. De ouders hebben regelmatig het consultatiebureau bezocht en in het dossier heeft de consultatiebureau-arts geen gezondheidsafwijkingen beschreven.

Aan de hand van deze casus zal worden beschreven hoe het proces van hulpverlening eruitziet.

2.7.3 Het hulpverleningsproces

Huisbezoek

De wijkverpleegkundige gaat op verzoek van de ouders op huisbezoek. Ze bespreekt met hen het doel van het huisbezoek en legt uit dat ze samen gaan onderzoeken wat het

probleem precies is. Als duidelijk is wat het probleem is, bekijken ouders en wijkverpleegkundige welke hulp of ondersteuning mogelijk en adequaat is.

Gegevens verzamelen

Somatische aspecten: Mischa is laatst op het consultatiebureau geweest, waar de arts
hem onderzocht heeft. Uit dit onderzoek bleek dat hij gezond was. Hij eet goed en plast
en poept goed. 's Avonds inslapen is echter een probleem.

Psychische aspecten: Het ontwikkelingsniveau van Mischa is conform zijn leeftijd.
Zijn ouders ervaren hem als een druk en ondernemend kind. Met name de kind- en ge-
zinsfactoren zijn hierbij belangrijk en daarnaar moet goed navraag worden gedaan. De
volgende vragen kunnen worden gesteld.
* Ervaren de ouders ook een grote draaglast op andere gebieden?
* Wat is volgens hen het voornaamste probleem?
* Wat zijn volgens hen de belangrijkste spanningsbronnen?
* Accepteert Mischa grenzen?
* Hoe leert hij van ervaringen?
* Is hij af te leiden?

Sociale aspecten: Als baby was Mischa vroeg eenkennig en had hij last van paniekaanvallen. De hechtingsrelatie tussen Mischa en zijn ouders lijkt zich goed ontwikkeld te
hebben. Mischa kan zich conform zijn leeftijd zelfstandig redden. Op de draagkracht
van zijn ouders wordt een zwaar beroep gedaan nu hun zoon zo druk is, slecht luistert
en slecht inslaapt. Ook hier zijn de kind- en gezinsfactoren van groot belang. De volgen-
de vragen kunnen worden gesteld om zicht op deze factoren te krijgen.
* Hoe communiceert Mischa met zijn ouders? Verbaal en non-verbaal?
* Hoe gaan de ouders met elkaar om?
* Hoe is de algemene stemming in het gezin?
* Hoe is de vrijetijdsbesteding van het gezin?
* Wat zijn de regels in het gezin?
* Wat helpt het gezin het best om met spanningen om te gaan?
* Wat zijn plannen voor de toekomst?
* Bestaat er behoefte aan speciale ondersteuning?

Spirituele en culturele aspecten: Hierbij kan gedacht worden aan de vraag wat het gezin
van het leven verwacht. Is bijvoorbeeld religie belangrijk, kan het gezin hier steun uit
putten? Zijn er specifieke cultuuraspecten, gewoonten, wensen van ouders en kind?

Omgevingsaspecten: Mischa woont met zijn ouders in een flat. Hij kan dus niet zomaar
even buiten spelen. Daarvoor is hij afhankelijk van zijn ouders.

Plannen van de zorg

De wijkverpleegkundige bespreekt met de ouders de mogelijkheden die er zijn om samen het probleem op te lossen.

- Ze geeft de ouders tijdens het huisbezoek uitleg over de ontwikkeling van kinderen van twee jaar: wilsontwikkeling, gewetensontwikkeling en lichamelijke ontwikkeling.
- De ouders krijgen inzicht in het karakter van hun zoon en in de momenten waarop strijd ontstaat. Dit kan plaatsvinden door het gesprek met de wijkverpleegkundige bij het huisbezoek of door het inschakelen van een videohometrainer.
- De ouders leren hoe ze om kunnen gaan met het gedrag van hun zoon. Ze leren om in de interactie met hun zoon zijn initiatieven te volgen, zijn positieve gedrag te benoemen en leiding te geven aan zijn gedrag. Ze leren structuur aan te bieden en rust en ruimte te creëren. Dit kunnen zij leren van de videohometrainer of op een cursus voor ouders van drukke kinderen. Ouders kunnen hiervoor ook een spreekuur voor opvoedingsvragen bezoeken.

Al deze interventies gaan uit van het principe: aansluiten bij de aanwezige krachten van de ouders en deze versterken en uitbreiden. De ouders maken een keuze en willen bijvoorbeeld graag de cursus voor ouders van drukke kinderen volgen. Ze vinden het belangrijk om met andere ouders (lotgenoten) te praten over het drukke gedrag van hun zoon.

In de cursus voor ouders van drukke kinderen (bijvoorbeeld Doerakken, een preventieproject voor drukke kinderen tussen nul en vier jaar, zie figuur 2.3) leren ouders:

- zicht te krijgen op de problematiek, de oorzaken en achtergronden van druk gedrag en op hun eigen handelwijze ten aanzien van het omgaan met druk gedrag;
- veranderingen aan te brengen in de dagindeling en leefomgeving;
- anders om te gaan met druk gedrag en deze nieuwe vaardigheden te oefenen;
- iets over communicatie en interactie; ze oefenen communicatieve vaardigheden en passen interactieprincipes toe (zie ook tabel 2.1).

Rapporteren van de zorg

De wijkverpleegkundige schrijft de rapportage in het verpleegplan en zij bespreekt de bevindingen met de consultatiebureau-arts. De ouders melden zich zelf aan voor de oudercursus.

Uitvoeren van de zorg

De zorg wordt uitgevoerd door een collega die de oudercursus geeft. Er wordt afgesproken dat na afloop van de cursus opnieuw gerapporteerd wordt, zodat de wijkverpleegkundige met de ouders de zorg kan evalueren.

Evalueren van de zorg

Aan het eind van de cursus vullen de ouders een evaluatieformulier in en kunnen zij met de docent van de oudercursus bespreken of er nog begeleiding nodig is of dat het probleem opgelost is.

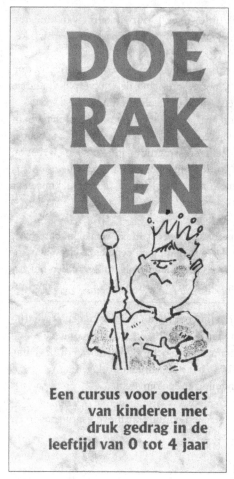

Een cursus voor ouders
van kinderen met
druk gedrag in de
leeftijd van 0 tot 4 jaar

FIGUUR 2.3   DOERAKKEN

2.7.4   Vormen van hulpverlening

Videohometraining, de oudercursus Doerakken of andere cursussen voor (ouders van)
kinderen met druk gedrag zijn slechts een paar mogelijkheden voor ouders van drukke
kinderen. Ze kunnen ook terecht bij de wijkverpleegkundige JGZ voor individuele pedagogische ondersteuning. Een aantal thuiszorginstellingen heeft pedagogische spreekuren of spreekuren voor opvoedingsvragen, waar de vragen en problematiek besproken
kunnen worden. In een aantal plaatsen in Nederland zijn bovendien zogenoemde
Opvoedwinkels en particuliere Opvoedbureaus gevestigd, waar ouders terecht kunnen
voor informatie en hulp.
Wanneer de zorg complex en/of langdurig wordt, kan doorverwezen worden naar het
Bureau Jeugdzorg. Deze instelling is voor ouders vrij toegankelijk. Ouders melden zich
bij de 'voordeur', waarop een intakeprocedure volgt. Bekeken wordt welke hulp voor deze ouders met dit kind het meest geschikt is. Als een Bureau Jeugdzorg een afdeling Pre-

ventie heeft, dan is het mogelijk dat ouders ambulante hulp krijgen of bepaalde cursussen volgen. Bureau Jeugdzorg biedt hulp aan ouders van kinderen tot negentien jaar. Voor kinderen van vier tot twaalf jaar is de cursus Druktemakers ontwikkeld. Deze cursus is voortgekomen uit de Doerakken-cursus.

2.7.5 Omgaan met drukke kinderen in het ziekenhuis

Geconstateerd is dat druk gedrag van kinderen verschillende oorzaken kan hebben, zoals biologisch-medische, psychologische en pedagogische. Voor kinderverpleegkundigen in het ziekenhuis is het dus van belang om de oorzaak van druk gedrag te kennen of te achterhalen. Daarnaast zullen kinderen die in het ziekenhuis opgenomen worden meer druk gedrag kunnen vertonen door angst en onzekerheid. De vertrouwde omgeving is weg en dit kan spanningen en onveilige gevoelens bij hen oproepen. De reacties van de verpleegkundigen op het gedrag van kinderen kunnen, net als die van de ouders, dit gedrag al dan niet versterken. Ook in het ziekenhuis is het kind gebaat bij structuur, duidelijkheid, positieve aandacht en een zekere mate van evenwicht tussen rust en activiteit. De verpleegkundige kan, samen met de ouders en de pedagogisch medewerker in het ziekenhuis, voor drukke kinderen een programma maken om structuur, veiligheid en rust te creëren. Door middel van spel kunnen de kinderen hun energie kwijtraken en hun gevoelens verwerken.

Men kan altijd positieve aandacht voor kinderen tonen, bijvoorbeeld tijdens dagelijkse verzorging. Hierbij kan als uitgangspunt weer het communicatieschema gehanteerd worden. Vertel een kind altijd wat er gedaan moet worden en zeg bijvoorbeeld op een stellige manier: 'Ik ga je nu wassen' in plaats van te vragen: 'Zal ik je nu gaan wassen?' Let op de signalen die het kind geeft en benoem wat gezien wordt, bijvoorbeeld: 'Ja, ik zie dat je verdrietig bent...'

Geef niet te veel informatie ineens, een peuter kan nog niet veel informatie tegelijk verwerken. Geef de informatie gedoseerd en in woorden die bij de leeftijd van het kind passen en die het kan begrijpen. Een kind dat zich begrepen voelt, voelt zich prettiger en minder onveilig, wat het drukke gedrag zal doen afnemen.

Betrek daarnaast de ouders altijd in het contact met het kind en stimuleer positieve communicatie en interactie. In een aantal ziekenhuizen is het mogelijk om ook bij deze kinderen video-interactiebegeleiding aan te bieden. Deze begeleiding kan in het ziekenhuis beginnen en voortgezet worden in de thuissituatie. Een andere mogelijkheid is dat de videohometraining vanuit het ziekenhuis aangevraagd wordt bij de wijkverpleegkundige van het consultatiebureau. In alle gevallen is het van belang om ervoor te zorgen dat de wijkverpleegkundige een zorgoverdracht krijgt, zodat ouders en kind verder ondersteund kunnen worden.

2.8   Tot slot

Dit hoofdstuk heeft een globaal beeld geschetst van de ontwikkeling van kinderen van nul tot vier jaar en het ontstaan van emotionele stoornissen zoals huilen en druk gedrag. In het eerste levensjaar van een baby wordt de basis gelegd voor een veilige hechting aan zijn ouders of vaste verzorgers. Positieve basiscommunicatie en interactie tussen ouders en kinderen is belangrijk om te komen tot een veilige hechting. De gevolgen van positieve of negatieve gehechtheid blijven van invloed op de ontwikkeling van kinderen.
In de casuïstiek van de huilbaby en de drukke peuter werd de verpleegkundige anamnese uitgewerkt en zijn verschillende suggesties gegeven met betrekking tot interventies.

Informatie

Landelijk Bureau Associatieve Intensieve Thuisbehandeling (AIT)
AIT richt zich op de ontwikkeling van video-hometraining en video-interactiebegeleiding.
IJsbaanpad 6
1076 CV Amsterdam
telefoon: 020-676 14 93
e-mail: ait@sac-adam.nl
website: www.aitnl.org

Landelijk Centrum Ouder- en Kindzorg
Landelijke coördinatiepunt voor Thuiszorgorganisaties die ouder- en kindzorg leveren.
Postbus 100
3980 CC Bunnik
telefoon: 030 659 64 44
e-mail: info@lcokz.nl
website: www.lckoz.nl

Oudervereniging De Knoop
Landelijke vereniging voor ouders/verzorgers van kinderen met hechtingsstoornissen/geen-bodem-syndroom (GBS)
Kafmolen 1
7641 KE Wierden
telefoon: 0546-579 926
e-mail: oudervereniging-de-knoop@home.nl
website: www.hechtingsstoornis.nl

Ouder- en Kindzorg
Consultatiebureau Online
e-mail: info@ouder-kindzorg.nl
website: www.ouder-kindzorg.nl

Ouders Online

Site voor ouders met veel informatie over uiteenlopende onderwerpen

e-mail: info@ouders.nl

website: www.ouders.nl

Steunpunt opvoedadvies online

Steunpunt voor iedereen die vragen heeft over opvoeding en problemen met en bij kinderen tussen de nul en achttien jaar.

e-mail: info@advies.nl

website: www.opvoedadvies.nl

Literatuur

Blom, R. (2001). *Inbakeren brengt rust, een handleiding voor het inbakeren van je kind.* Weleda Nederland BV.

Boom, D. van den (1999). *Ouders op de voorgrond.* Sardes, Utrecht.

Bruijns, S. & M. Buskop-Kobussen (1996). *Diagnostiek en Interventie voor verpleegkundigen in de ouder- en kindzorg.* Van Gorcum B.V., Assen.

Dekker, T. & H. Biemans (1994). *Video-hometraining in gezinnen.* Bohn Stafleu Van Loghum, Zaventem/Leuven.

Delfos, M.F. (1997). *Kinderen in ontwikkeling; stoornissen en belemmeringen.* Swets & Zeitlinger, Lisse.

Delfos, M.F. (1999). *Ontwikkeling in vogelvlucht; ontwikkeling van kinderen en adolescenten.* Swets & Zeitlinger, Lisse.

Eliens-Antonis, M. (2000). *Huilbaby's; een onderschat probleem.* Literatuurstudie in het kader van gezondheidswetenschappen, Universiteit Maastricht.

Gordon, M. (1998). *Verpleegkundige diagnostiek: Proces en toepassing.* Elsevier/De Tijdstroom, Maarssen.

Huizink, A. (2000). *Stressvolle moeders krijgen lastige baby's.* ANP 6-10-2000. Persbericht id-nr. 7896. Jaaroverzicht Zorg Jeugdgezondheidszorg.

Lichaamstaal, SPIN, Documentatiemap, Video-interactiebegeleiding baby's en jonge kinderen, voor eerste- en tweedelijns gezondheidszorg.

Rispens, J., P.P. Goudena, J.J.M. Groenendaal (1994). *Preventie van psychosociale problemen bij kinderen en jeugdigen.* Bohn Stafleu Van Loghum, Houten.

Schuil, P.B., D.J.A. Bolscher, E.A. Brouwers-de Jong, e.a. (1996). *Nederlands Leerboek Jeugdgezondheidszorg.* Van Gorcum B.V., Assen.

3

Z. Mulder

Kinderen met zindelijkheidsproblemen

3.1 Inleiding

In dit hoofdstuk zal worden ingegaan op urineverlies en fecesverlies bij kinderen en de begeleiding van deze kinderen in het ziekenhuis. Achtereenvolgens komen aan de orde: zindelijkheidsontwikkeling, continentiebesturing, enuresis (onzindelijkheid voor urine), encopresis (onzindelijkheid voor feces), incontinentie (ongewild urine- en/of feces-verlies), anamnese en onderzoeksmethoden, en de behandeling van kinderen met zinde-lijkheidsproblemen, waarbij zowel de poliklinische als klinische behandeling wordt be-schreven.

3.2 De zindelijkheidsontwikkeling

Bij een pasgeborene verlopen mictie en defecatie door middel van een reflex. De sluit-spieren werken nog onwillekeurig, bij een volle blaas of darm ontspannen de sluitspie-ren zich in een reflex. Als de zenuwbanen van het ruggenmerg naar en van de hersenen voldoende zijn ontwikkeld, is het mogelijk het signaal van een volle blaas of darm te er-varen en de mictie of defecatie bewust uit te stellen tot er zich een geschikt moment en een geschikte plaats voordoen. Proberen een kind vóór dit moment zindelijk te maken heeft geen zin. Een kind van rond de tweeënhalf jaar wordt meestal vanzelf zindelijk. Onder invloed van psychische, geestelijke of sociale omstandigheden kunnen er ver-schillen optreden, maar dit zegt nog niets over de latere ontwikkeling. Ongeveer 2% van de vijf- tot en met tienjarigen heeft overdag nog regelmatig een ongelukje en bed-plassen komt bij 5% van de tienjarigen nog voor.

3.3 Continentiebesturing

In de gezonde situatie zorgen de blaas en de urethra (plasbuis) samen voor de (waterdichte) opslag en afvoer van urine. Het zijn in feite twee tegengestelde functies; de sturing ervan wordt op verschillende niveaus in het zenuwstelsel geregeld. Op het hoogste niveau, de grote hersenen, vindt de willekeurige beïnvloeding plaats, de zindelijkheidsontwikkeling dus. In het ruggenmerg bevinden zich de zenuwcellen die de activiteiten van de gladde spiercellen van blaas en blaashals en de dwarsgestreepte spiercellen van de urethra met de sluitspier besturen. Ingenieuze onderlinge verbindingen zorgen voor coördinatie van de verschillende reflexen. Figuur 3.1 laat zien op welke niveaus in het zenuwstelsel besturing plaatsvindt.

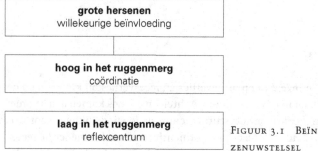

FIGUUR 3.1 BEÏNVLOEDING DOOR HET ZENUWSTELSEL

Tijdens de vulfase van de blaas moet – om de blaas waterdicht te laten zijn – de blaasspier ontspannen en de sluitspier aangespannen zijn. Tijdens de mictie moet de blaasspier juist aanspannen en de sluitspier ontspannen. Dit is in figuur 3.2 nog eens schematisch weergegeven.

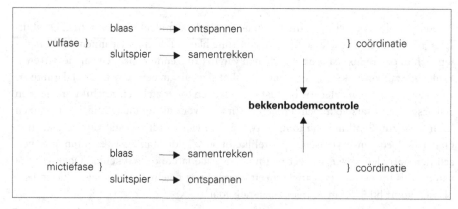

FIGUUR 3.2 SCHEMATISCHE WEERGAVE VUL- EN MICTIEFASE VAN DE BLAAS

3.4 Onzindelijkheid of incontinentie

Wanneer lichamelijk gezonde kinderen van vijf tot zes jaar nog niet droog zijn, of op-nieuw in hun broek en/of bed plassen, is de vraag of het hierbij gaat om enuresis (onzin-delijkheid) of incontinentie (onwillekeurig urineverlies). Als een kind een complete plas in zijn broek (enuresis diurna) of bed (enuresis nocturna) doet volgens het gezonde besturingssysteem van vulling en lozing, is er geen sprake van incontinentie, maar van onzindelijkheid (enuresis). Urineverlies in kleine porties door anatomische, neurologi-sche of functionele oorzaken noemt men incontinentie.

Onderscheid maken tussen functionele incontinentie en onzindelijkheid vraagt op zowel medisch als psychologisch terrein deskundigheid en inzicht. Functionele incon-tinentie is urine- en/of fecesverlies waarvan de oorzaak is terug te voeren op verkeerde gewoonten. Om de juiste diagnose te kunnen stellen is het belangrijk de symptomen goed te interpreteren. Bij incontinentiezorg is een multidisciplinaire aanpak gewenst, waarbij de incontinentieverpleegkundige een sleutelpositie dient in te nemen.

Onzindelijkheid (enuresis en encopresis) berust op onvoldoende bewuste controle, waarbij psychische factoren de grootste rol spelen, terwijl bij incontinentie de psychi-sche factor veel eerder als gevólg van de incontinentie een rol kan spelen.

Hoewel bedplassen in principe nachtelijke onzindelijkheid is, vormt enuresis nocturna een uitzondering op die regel. Bij kinderen met enuresis nocturna spelen factoren zoals moeilijk wakker worden, beperkte blaascapaciteit en het moeilijk kunnen ophouden van urine een rol; deze factoren kunnen het bedplassen langdurig instandhouden.

Kinderen met ontledigingsstoornissen of incontinentie door een anatomische of neuro-logische aandoening, zoals spina bifida, zijn vaak al onder behandeling van een medisch specialist. De incontinentieverpleegkundige heeft dan een belangrijke taak binnen het multidisciplinaire team dat deze kinderen begeleidt.

3.5 Diagnose

De verschillende diagnoses kunnen dus als volgt luiden.
- Onzindelijkheid:
  - enuresis nocturna (bedplassen);
  - enuresis diurna (broekplassen);
  - encopresis(broekpoepen).
- Incontinentie:
  - incontinentia urinae (ongewild urineverlies);
  - incontinentia alvi (ongewild fecesverlies).

3.5.1 Enuresis nocturna

Bedplassen is de meest voorkomende klacht op het gebied van zindelijkheidsproblema-tiek bij kinderen. Een kind met enuresis nocturna doet een plas in bed. Technisch ver-loopt de mictie volgens dezelfde procedure als overdag op het toilet. Met dit verschil dat het kind overdag – na het signaal van een volle blaas – een geschikte plaats opzoekt om te plassen. Bedplassen komt veelvuldig voor, 10% van de zesjarigen plast nog regelmatig in bed. Als de nachtelijke zindelijkheid een pas verworven vaardigheid is, kan die door een enkele gebeurtenis weer tijdelijk verloren gaan. Voor het eerst naar school gaan kan overdag bijvoorbeeld zoveel energie vragen, dat tijdens de slaap het signaal van een volle blaas maar moeilijk tot het bewustzijn doordringt. De factoren die langdurig bedplassen in de hand kunnen werken, komen bij de behandeling van langdurig bedplassen specifiek aan de orde.

3.5.2 Enuresis diurna

Bij kinderen die geen anatomische, neurologische of functionele afwijkingen van hun lagere urinewegen hebben, maar die toch een volledige plas in hun broek doen en soppend in hun schoenen blijven doorlopen, spreekt men van enuresis diurna. Ze verzuimen tijdig het toilet op te zoeken en negeren signalen van aandrang. Echte onzindelijkheid komt het meest voor bij kinderen met een verstandelijke handicap. Enuresis diurna komt vaker voor bij jongens dan bij meisjes en bij de helft van de kinderen is ook sprake van bedplassen en/of broekpoepen. Het zijn vaak kinderen met opvallend druk gedrag, die zich moeilijk kunnen concentreren.

3.5.3 Encopresis

Encopresis is het verlies van ontlasting zonder dat daar aanwijsbare lichamelijke oorzaken voor zijn. Encopresis komt voornamelijk overdag voor; de kinderen negeren aandrangsignalen. Omdat het vaak kinderen betreft bij wie sprake is van geestelijk onvermogen, bijvoorbeeld kinderen met een ernstige verstandelijke handicap, komt encopresis meestal in combinatie met enuresis voor. Deze kinderen zijn zich niet bewust van het feit dat ze zich bevuilen.

Bij kinderen die wél in staat zijn om controle uit te oefenen op de ontlasting maar dit niet (altijd) doen, is meestal sprake van psychopathologie (gedragsstoornis). Encopresis komt dan níét altijd in combinatie met enuresis voor. Wel gebeurt het vaak dat perioden met encopresis worden afgewisseld met perioden van enuresis. Behandeling van deze vorm van encopresis en enuresis diurna is een taak van een kinderpsycholoog.

Encopresis gaat vaak samen met obstipatie. Behandeling van de psycholoog moet daarom ondersteund worden door behandeling van de obstipatie. Het kind moet gelaxeerd worden en de ontlasting moet zacht blijven, eventueel met gebruik van medicijnen (osmotisch werkende laxantia).

Ophoping van feces in de endeldarm en onvolledige lediging van harde en droge ontlasting zorgen ervoor dat het kind moeilijker tijdig aandrangsignalen herkent. Bovendien is de defecatie vaak pijnlijk door kleine scheurtjes en aambeien. De angst voor pijn maakt de vicieuze cirkel rond. Uiteindelijk kan verlies van dunne ontlasting ontstaan doordat de endeldarm als het ware overloopt en het kind dunne ontlasting die langs de harde ontlasting lekt niet opmerkt (een file in de tunnel waar de motoren gemakkelijk langs kunnen).

3.5.4   Incontinentia urinae

Incontinentia urinae is ongewild urineverlies door anatomische, neurologische of functionele afwijkingen. De urine-incontinentie kan zich op verschillende manieren voordoen. De behandelmethoden zullen later aan de orde komen.

Drangincontinentie, ook *urge-incontinentie* genoemd, houdt in dat er kleine scheutjes urine worden verloren door blaaskrampen. Er is dan sprake van een overactieve blaasspier met een slechte mate van rekbaarheid, waardoor frequent aandrang ontstaat. Door de frequente aandrang ontwikkelen deze kinderen manoeuvres om het plassen uit te stellen; deze vorm komt het meest voor bij meisjes. Doordat meisjes gevoeliger zijn voor blaasontsteking is de kans aanwezig dat ze wel eens pijn hebben ervaren tijdens het plassen, maar dit kan ook samenhangen met irritatie van de schede. Omdat het plassen als onaangenaam wordt ervaren, ontspannen ze niet goed tijdens het plassen. Daardoor zullen ze hun blaas niet goed leeg plassen en hebben ze vaker blaasontsteking. Zo is de cirkel rond en uiteindelijk kan dat resulteren in incontinentie.
Bij de eerste signalen van aandrang worden de kringspier en de bekkenbodemspieren aangespannen om de plas op te houden (*urge*-syndroom). De hurkzit, waarbij de hiel in het perineum wordt gedrukt of de benen worden gekruist, wordt door veel ouders herkend. In het begin lukt het nog wel om het plassen uit te stellen, maar de blaas kan zo sterk knijpen dat toch enkele druppels urine worden verloren. Dit gedrag kan tot een verdikte blaasspier leiden omdat altijd tegen een gecreëerde obstructie in moet worden geplast. Door de verdikte en daardoor slecht rekbare blaaswand ontstaat een beperkte capaciteit van de blaas. Deze functionele afwijking gaat vaak gepaard met obstipatie, door het veelvuldig aanspannen van de bekkenbodemspieren. In paragraaf 3.8 wordt hier verder op ingegaan.
Omdat deze kinderen zich meestal amper de tijd gunnen om te plassen, ook al omdat ze zo vaak moeten, hebben ze de neiging hard te persen om snel weer weg te kunnen. De mictielijst toont dan ook vaak veel kleine plasjes.

Druppelincontinentie is urineverlies dat druppelsgewijs verloopt zonder blaascontracties. Van de aangeboren anatomische afwijkingen is ectopie van de ureter de meest bekende. Hierbij monden een of meer ureters buiten de blaas uit. Bij jongens leidt dit niet tot incontinentie omdat de ureter (urineleider) in de urethra (plasbuis), maar boven de kringspier uitmondt. Meisjes met een ectopische ureter zijn incontinent als de uitmonding van de ureter buiten de kringspier in de urethra (plasbuis) of in de vagina is gelegen. Druppelincontinentie door een functionele oorzaak ontstaat door langdurig krampachtig afknijpen van de kringspier en de bekkenbodemspieren. Als gevolg daarvan loopt de blaas over (overloopblaas). Zoals eerder is besproken, kan een verdikte blaasspier ontstaan, die slecht rekbaar is geworden. Maar door langdurig oplopende residuvorming is het ontwikkelen van juist het omgekeerde, een uitgerekte blaas (*lazy-bladder*-syndroom) ook mogelijk; dan is er een lage mictiefrequentie.
Stressincontinentie: niet te verwarren met psychische stress. Tijdens urineverlies is er geen blaascontractie. Het urineverlies treedt op bij drukverhogende momenten zoals

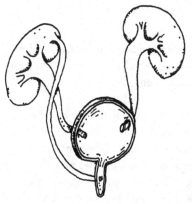

FIGUUR 3.3   WANNEER DE URETHRA UITMONDT
ONDER DE BLAAS IN DE URETER, SPREEKT MEN VAN
ECTOPIE, EEN AANGEBOREN ANATOMISCHE
AFWIJKING

hoesten, niezen, springen en sporten. De druk in de buik en indirect de blaas is op die momenten hoger dan de afsluitdruk. Deze vorm van stressincontinentie komt niet zo vaak voor bij kinderen, wel vaak bij volwassen vrouwen, bijvoorbeeld na een zware bevalling en op latere leeftijd, als de werking van de sluitspier minder wordt onder invloed van hormonen.

Af en toe komt het voor dat meisjes over een aangeboren zwak afsluitmechanisme beschikken. Ook kan stressincontinentie voorkomen als complicatie na een trauma of operatieve ingreep.

3.5.5   Incontinentia alvi

Incontinentia alvi is *ongewild fecesverlies*: kinderen die hieraan lijden zijn zich wel bewust van het feit dat ze feces verliezen, maar kunnen er geen controle over uitoefenen. Het komt voor bij bepaalde lichamelijke aandoeningen zoals stofwisselingsstoornissen die chronische diarree veroorzaken. Bij aangeboren afwijkingen, zoals de ziekte van Hirschsprung of neurologische aandoeningen, zoals spina bifida, komt ernstige obstipatie en als gevolg daarvan fecale incontinentie voor.

Echter ook fecale stagnatie op zich (obstipatie of coprostase) kan overloopdiarree veroorzaken, hetgeen vaak een functionele oorzaak heeft. Door ophoping van harde ontlasting en uitzetting van de endeldarm wordt aandrang niet goed waargenomen en de dunne, verse ontlasting loopt ongemerkt langs de harde ontlasting; dit verschijnsel zal ook bij de behandeling van incontinentie en *dysfunctional voiding* (verkeerd plasgedrag) ter sprake komen.

3.6   Anamnese

De kinderincontinentieverpleegkundige krijgt te maken met kinderen vanaf ongeveer vijf jaar:
• die overdag urine verliezen;
• die 's nachts urine verliezen;
• die overdag en 's nachts urine verliezen;

- die een slechte plastechniek hebben (*dysfunctional voiding*);
- met obstipatie en/of verlies van ontlasting;
- met een combinatie van voorgaande problemen;
- met gedragsproblemen die samenhangen met voorgaande problemen.

Tijdens het eerste polikliniekbezoek worden veel gegevens verzameld om hoofd- en bij-zaken te onderscheiden en een juiste diagnose te kunnen stellen. Daarbij is de anamne-selijst (tabel 3.1) een belangrijk hulpmiddel om vast te kunnen stellen of men met enuresis of incontinentie te maken heeft. Meestal zal deze lijst gebruikt worden tijdens het eerste gesprek; de lijst dient als richtlijn voor het gesprek met de ouders en het kind.

TABEL 3.1   ANAMNESELIJST ONTWIKKELD DOOR DE WERKGROEP ENURESIS, VOOR HET
ONDERSCHEID TUSSEN ENURESIS EN INCONTINENTIE

	ja	onbekend	nee
Heeft overdag natte plekjes in de broek			
Droge perioden overdag duren korter dan 30 minuten			
De mictiefrequentie overdag is acht of meer			
De mictiefrequentie overdag is drie of minder			
Kan de plas moeilijk ophouden			
Gaat hurken of knijpt om de plas op te houden			
Moet persen om te plassen			
Heeft een onderbroken of staccato straal			
Heeft een slappe straal			
Druppelt steeds na			
Heeft perioden met pijn bij het plassen			
Heeft ooit bloed in de urine gehad			
Heeft ooit een urineweginfectie doorgemaakt			
Komt 's nachts uit bed om te drinken			
Slaat regelmatig dagen met defecatie over			
Heeft alleen een nat plekje in bed (dat wil zeggen geen kleddernat bed)			

Als een of meer vragen met ja worden beantwoord is nader onderzoek naar de vorm van incontinentie noodzakelijk.

3.7 Onderzoeksmethoden

Er zijn verschillende eenvoudige en minder eenvoudige onderzoeken mogelijk om tot een juiste diagnose te komen. Tijdens het eerste polikliniekbezoek moet inzicht worden verkregen in de plasgewoonten van het kind. Een belangrijk hulpmiddel hierbij is een zorgvuldig bijgehouden plaslijst. Zo'n lijst geeft informatie over vochtinname, blaascapaciteit, plasgedrag, mate van urineverlies en defecatiepatroon.

TABEL 3.2   VOORBEELD PLASLIJST

Plaslijst van Jeroen				
Datum	Hoeveelheid drinken en tijd:		Hoeveelheid plassen en tijd:	
	om	uur	om	uur
	om	uur	om	uur
	om	uur	om	uur
	om	uur	om	uur
	om	uur	om	uur
	om	uur	om	uur
	om	uur	om	uur
	om	uur	om	uur
	om	uur	om	uur
	om	uur	om	uur
			nachtelijke urineproductie:	cc

Het is van belang dat u deze lijsten **drie hele dagen** invult. Het hoeven geen drie opeenvolgende dagen te zijn, want het is natuurlijk moeilijk op school of tijdens het werk alle plassen te meten.
Wilt u de plassen afzonderlijk in een maatbeker opvangen en de **hoeveelheid en het tijdstip per keer** noteren.
Voor kinderen die in bed plassen is het belangrijk het nachtelijke urineverlies te meten door een luier te dragen, deze 's avonds eerst droog en vervolgens 's ochtends nat te wegen.

3.7.1 Uroflowmetrie

Uroflowmetrie is een niet-ingrijpend onderzoek, waarbij de stroomsnelheid en de hoeveelheid urine nauwkeurig worden gemeten en in een curve worden vertaald. Deze curve wordt vervolgens op papier geprint en het kind kan zelf op de tekening zien hoeveel het heeft geplast. De curve is specifiek voor een bepaald plaspatroon. Een technisch goede plas is ononderbroken en klokvormig. Een persflow is te herkennen aan de onderbreking; dit komt doordat het persen niet lang genoeg kan worden aangehouden. Bij een obstructieve flow is de plastijd verlengd, hetgeen te herkennen is aan een verlaagde en langer aanhoudende curve. Disfunctioneel plassen is te herkennen aan een onderbroken

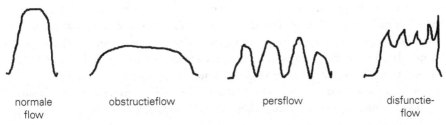

normale
flow

obstructieflow

persflow

disfunctie-
flow

FIGUUR 3.4 COMPUTERWEERGAVE VAN EEN NORMALE FLOW, EEN OBSTRUCTIEFLOW, EEN
PERSFLOW EN EEN DISFUNCTIEFLOW

curve, iets minder uitgesproken dan bij een persflow, veroorzaakt door bekkenbodem-
en/of sluitspieractiviteit tijdens het plassen.

Voor het kind is uroflowmetrie een niet-belastend onderzoek. De flowmeter lijkt op een
gewoon toilet, een wc-bril is boven de trechter van de flowmeter gemonteerd. Maar omdat het voor het kind toch een ongewone situatie is, zijn meerdere registraties nodig om
een objectief beeld te krijgen.

3.7.2 Urodynamisch onderzoek

Het urodynamisch onderzoek (blaasfunctieonderzoek) geeft gedetailleerde informatie
over het gedrag van de blaasspier (detrusor), de bekkenbodem en de sluitspier tijdens
vulling en mictie. Voor het kind is dit een belastend onderzoek, omdat het tijdens het
onderzoek blaaskatheterisatie moet ondergaan. Tijdens vulling en mictie worden de
druk in de blaas, de druk in het rectum, de activiteit van de bekkenbodem en de stroomsnelheid van de mictie gemeten. Via de urethra wordt een holle katheter in de blaas gebracht, waarop drukmetertjes zijn aangebracht. Ook in de anus wordt een dunne katheter gelegd. Via de blaaskatheter wordt de blaas gevuld met fysiologisch zout. Vaak wordt
in plaats van fysiologisch zout contrastvloeistof gebruikt om tijdens het drukmeeton-
derzoek ook röntgenopnamen te kunnen maken. Op die manier is het mogelijk afwijkingen aan de urethra te ontdekken of zelfs een reflux op te merken (bij een reflux loopt
urine van de blaas terug naar de nier). Door de buikdruk (te meten via de katheter in het
rectum) en de druk in de blaas van elkaar af te trekken wordt de nettodruk verkregen.
Dit is de knijpkracht van de blaasspier.

Uitvoering onderzoek

Het kind ligt in gynaecologische houding op een stoel. Voor het kind is het belangrijk
dat het onderzoek in een kindvriendelijke omgeving wordt uitgevoerd en meestal is het
beter dat de ouders bij het onderzoek aanwezig blijven. In de meeste ziekenhuizen laat
men de kinderen naar een videofilmpje kijken tijdens het onderzoek. Na het schoonmaken wordt een beetje verdovende gel op de uitgang van de urethra aangebracht. Na enige
ogenblikken wordt vervolgens de drukkatheter in de blaas gebracht. Ook wordt een katheter in de anus gebracht, om de buikdruk te meten. Er worden plakelektroden aangebracht op de billen, aan weerszijden van het perineum en op de onderbuik, om de bekkenbodemactiviteit te meten. Hierna kan begonnen worden met het vullen van de

blaas. Het kind helpt zelf mee met het onderzoek en krijgt een belangrijke rol toebe-
deeld. Het moet namelijk elke sensatie proberen onder woorden te brengen, zoals het
eerste 'blaasvullingsgevoel', de eerste aandrang om te plassen en het volleblaasgevoel.
Als het blaasfunctieonderzoek wordt uitgevoerd om *dysfunctional voiding* vast te stellen, is het daarom gewenst dat het kind niet jonger is dan ongeveer vijf jaar.
De genoemde onderzoeken zijn een belangrijke bron van informatie om tot de juiste
diagnose te komen en om de daarbijbehorende behandeling te kiezen.

3.8 Diagnose

Een verstoorde samenwerking van blaas, sluitspier en bekkenbodemspieren kan bij –
overigens gezonde – kinderen uiteindelijk leiden tot incontinentie. Kinderen kunnen
om verschillende redenen een verkeerd plaspatroon aanleren. De bekendste reden is een
doorgemaakte blaasontsteking waardoor het kind uit angst voor pijn de bekkenbodem
niet goed ontspant tijdens het plassen.
Ook denkt men vaker dat kinderen problemen kunnen krijgen omdat ze, bijvoorbeeld
op school, de gang naar het (vieze) toilet uitstellen. Door de bekkenbodemspieren aan te
spannen tijdens de mictie wordt een obstructie gecreëerd. Het kind geeft bij wijze van
spreken gas met de rem erop en de blaasspier moet meer druk uitoefenen om tot mictie
te komen. De blaasspier kan uiteindelijk verdikken, waardoor de blaas minder rekbaar
wordt. Hierdoor zal het kind aanvankelijk veel en vaak aandrang tot plassen voelen en
na lange tijd de aandrang niet meer juist kunnen interpreteren. Door de slechte controle
wordt tussentijds urine verloren; dit wordt aandrang- of urge-incontinentie genoemd.
Deze vorm van urine-incontinentie gaat vaak gepaard met obstipatie, waardoor ruimte-
gebrek de rekbaarheid van de blaas en de sensibiliteit in de onderbuik beïnvloeden.
Door het vele aanspannen is het moeilijker te ontspannen op het moment dat het zou
moeten, namelijk tijdens mictie of defecatie. Hierdoor ontstaat een verkeerd plasgedrag, ook wel *dysfunctional voiding* genoemd. Een dysfunctional voiding-patroon is tijdens de flowmeting vrij goed te herkennen en kan door het urodynamisch onderzoek
worden bevestigd als de blaasdruk en de bekkenbodemactiviteit worden gemeten tijdens het plassen.

3.9 Behandeling van kinderen met mictieklachten

3.9.1 Cognitieve blaas- of mictietraining

Kinderen met klachten veroorzaakt door verkeerd plasgedrag komen in aanmerking
voor cognitieve blaastraining. Deze training heeft als doel het plaspatroon weer normaal te laten verlopen door strikte leef- en plasregels. Het is belangrijk dat tijdens de behandeling en begeleiding urineweginfecties en irritaties door te strakke broeken of het
gebruik van zeep voorkomen worden. Het defecatiepatroon moet bewaakt en zo nodig

gereguleerd worden. Kinderen met *dysfunctional voiding* leren *hoe vaak* en *wanneer* ze moeten plassen. Omdat ook de volumes worden geregistreerd, leren ze te voelen hoeveel er in de blaas zit, dus *wanneer* ze moeten plassen. Er wordt gestreefd naar een vochtinname van anderhalve liter en zes tot zeven keer plassen per dag. De eerder besproken flowmeter is een belangrijk feedbackhulpmiddel. Het kind leert hiermee het onderscheid tussen goed en fout plasgedrag te herkennen. Het kind doet elke plas op de flowmeter die is aangesloten op een computerscherm. Dit scherm staat vóór het kind als het op de flowmeter zit om een plas te doen. Het kind ziet de curve op het scherm verschijnen als het plast en leert de curve te interpreteren. Hierdoor kan het kind leren dat wat het voelt te koppelen aan dat wat het ziet (biofeedback). Zodoende leert het kind hoe een technisch goede plas moet voelen. Na de mictie wordt echografisch het eventuele residu gemeten.

De kinderen wordt een ontspannen plashouding aangeleerd: het kind moet rechtop zitten met iets afhangende schouders, de bovenbenen horizontaal en de voeten moeten rusten op een ondergrond. Het gebruik van een voetenbankje kan hierbij noodzakelijk zijn. Het kind moet de plas als vanzelf laten komen, niet persen, rustig ademen en vooral niet gehaast zijn.

3.9.2 Klinische mictietraining

Deze cognitieve training kan ook klinisch worden uitgevoerd. Dit is de meest intensieve vorm van trainen. Het is voor kinderen die in aanmerking komen voor klinische mictietraining plezierig om met een of meer lotgenootjes tegelijk te worden opgenomen, omdat ze op de verpleegafdeling met zieke kinderen een uitzondering vormen. Het lotgenotencontact is erg belangrijk en een beetje competitie draagt bij aan het succes van de behandeling. Om het behandelprogramma te kunnen volgen moeten de kinderen ongeveer zes jaar oud zijn. Er moet van uitgegaan worden dat de incontinentieverpleegkundige de kinderen heeft geselecteerd en dat gedragsproblemen niet ten grondslag liggen aan de problematiek. Een week voor de opname wordt een afspraak gemaakt met de kinderen, zodat ze kennis kunnen maken met elkaar en met de afdeling. Er wordt dan ook een urinekweek afgenomen, omdat er tijdens de training geen blaasontsteking mag bestaan.

Tijdens de intensieve, cognitieve blaastraining dragen de kinderen die incontinent zijn een broekje met een sensor. Bij de eerste druppels die in het broekje komen wordt het kind gealarmeerd door het geluid van een pieper. Omdat het kind wil voorkomen dat het alarm afgaat, zal het eerder aandrangsignalen herkennen (centrale inhibitie).

Bij de training wordt gebruikgemaakt van een dagboek. Van de eerste dag tot en met de dag van ontslag worden daarin alle afspraken vastgelegd en kan het kind op eigen niveau verslag doen van het verloop van de training. Verder kunnen hierin de plasstroken (de geprinte flowcurves) worden geplakt met vermelding van tijdstip en volume van de plas.

De opname

Voor de opname is het belangrijk kennis te nemen van de inhoud van het medisch dossier, de uitslag van de urinekweek en het verslag van de incontinentieverpleegkundige, die een intakegesprek met het kind en de ouders heeft gehad. Verder moet de kamer van de kinderen worden ingericht en moeten de broekjes met de sensoren en de dagboeken worden klaargelegd. Als de flowmeter in de kamer moet staan, is het belangrijk daar voldoende privacy te creëren.

De verpleegkundige die het kind opneemt, volgt de gebruikelijke opnameprocedure, maar de nadruk zal bij deze kinderen meer liggen op het psychosociale vlak, omdat deze kinderen in principe niet ziek zijn. Het is belangrijk te vragen:

- welke eet- en drinkgewoonten het kind heeft;
- of het kind 's nachts zindelijk is of dat het een luier draagt;
- of het kind last heeft van heimwee;
- of het kind heeft uitgekeken naar de opname of juist niet;
- wat het verwachtingspatroon is, bijvoorbeeld: verwachten de ouders of het kind in verband met dysfunctional voiding ook dat het kind 's nachts droog wordt?

Het verblijf in het ziekenhuis

In het dagprogramma is een vast ritme aangebracht. Hierin is dagelijks een paar uur onderwijs opgenomen. Omdat de kinderen een strak trainingsprogramma krijgen, zal de bezoektijd afwijken van die van de andere kinderen op de afdeling.

De broeken met sensor worden aangedaan en het principe ervan wordt uitgelegd: 'Bij de eerste druppel in je broek word je gewaarschuwd door het sein van je pieper. Je weet dan dat je snel naar het toilet moet rennen om daar verder te plassen. Probeer het geluid goed in je hoofd te hebben en het te voorkomen.'

Als de pieper gaat is het kind te laat en dus een beetje nat. Het is belangrijk dat de eerste reactie van het kind is direct te gaan plassen als de pieper gaat. Daarna moet een wolkje worden getekend in het dagboek. In principe doen de kinderen dit zelf, maar jongere kinderen die moeite hebben met klokkijken of schrijven worden geholpen. Met de verpleegkundige vindt vervolgens terugkoppeling plaats. Mogelijk heeft het kind vage aandrangsignalen niet herkend.

De eerste trainingsdag is erg intensief, loopt van negen tot vier uur en staat in het teken van gewenning, kennismaken met de flowmeter en ieder uur drinken, om het gevoel van blaasvulling en aandrangsignalen te repeteren. Het kind leert de flowcurves te interpreteren. De curve moet een mooie ononderbroken berg zijn.

De tweede dag wordt dieper ingegaan op de aandoening om de kinderen inzicht te verschaffen in het probleem. Aan de kinderen wordt door middel van tekeningen uitleg gegeven over de anatomie en de werking van de lagere urinewegen. De bekkenbodem wordt vergeleken met een noodrem. Deze mag alleen worden gebruikt om na het signaal van een volle blaas (het telefoontje van de blaas naar het hoofd) het toilet op te zoeken en niet om bijvoorbeeld een spelletje af te maken of een tv-programma af te kijken.

Aan het eind van iedere middag volgt een evaluatie. Samen met de kinderen worden alle plasstroken van die dag beoordeeld en de mooiste krijgt een speciale plaats in het dagboek.

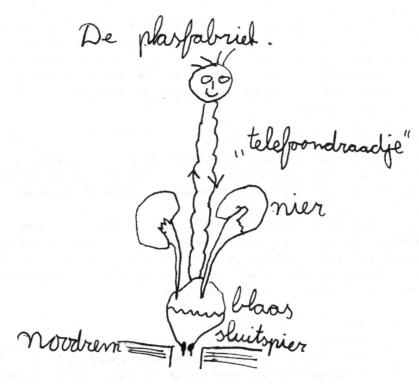

FIGUUR 3.5 DE PLASFABRIEK, GETEKEND DOOR ANNE ROOS (8 JAAR)

Er wordt naar gestreefd in vijf tot acht dagen een mictiefrequentie van zes tot zeven keer per dag te bereiken. De kinderen worden na de tweede dag minder gestuurd, maar aangezet tot zelf voelen en inschatten wanneer, hoe vaak en hoe ze moeten plassen.
De laatste dagen van de opname wordt de begeleiding langzaam afgebouwd, zodat de kinderen bij ontslag, afhankelijk van de leeftijd, de instructies zelfstandig kunnen hanteren. Ook gaan de pieperbroeken uit en moet het kind proberen de pieper, die dan niet meer in het broekje zit maar nu 'in het hoofd', vóór te blijven. Kinderen moeten een droge broek gewoon vinden en meteen maatregelen nemen bij een ongelukje. Natte plekken horen meteen te worden opgemerkt.

Observatie en rapportage

Bij de begeleiding van kinderen met incontinentie en *dysfunctional voiding* is het belangrijk ze positief te stimuleren. Aan de opname is vaak een lange reeks van ziekenhuisbezoeken en onaangename onderzoeken voorafgegaan. Kinderen kunnen, wanneer het erg moeilijk blijkt een droge dag te halen, een ontwijkende houding aannemen of natte broeken gaan verstoppen. Het is belangrijk dit in de gaten te houden, vooral als het ene kind meer succes boekt dan het andere. Ongelukjes worden nooit bestraft, maar wel altijd besproken. Het is daarom belangrijk in de overdracht, behalve van de successen en de ongelukjes, ook verslag te doen van het gedrag en de houding van de kinderen: hoe gaan ze om met elkaar en met het probleem.

De verpleegkundige moet erop toezien dat de kinderen hun aangeboden drinken niet laten staan. Verder is het van groot belang het defecatiepatroon van deze kinderen te bewaken. Er wordt gestreefd naar dagelijkse defecatie; meestal gaat dit wel goed omdat de kinderen veel drinken. De kinderen worden volgens het protocol na de middag- en avondmaaltijd naar het toilet gestuurd om te proberen of ze ontlasting kunnen lozen; hierover wordt gerapporteerd.

Nazorg

De kinderen hebben gedurende een maand wekelijks telefonisch contact met de incontinentieverpleegkundige en na een maand wordt poliklinisch een controle-uroflowmetrie gedaan met een echo-onderzoek naar het residu. Ook wordt de urine nagekeken om blaasontsteking uit te sluiten.

Het contact blijft nog minstens een half jaar bestaan. Afhankelijk van de leeftijd van het kind wordt de rol van de ouders besproken. Bij de meeste jonge kinderen moeten hun ouders nog de vochtinname en het toiletgedrag in de gaten houden. Het is de taak van de incontinentieverpleegkundige hierin begeleiding te bieden, zodat zowel de ouders als het kind de hernieuwde gewoonte kunnen volhouden.

Casus

Sanne (8 jaar) vertelt: 'Toen ik pas naar school ging, kreeg ik voor het eerst blaasontsteking. Ik weet nog dat het plassen erg veel pijn deed. Daarna heb ik nog veel vaker blaasontsteking gehad. Het begint altijd met pijn in mijn buik. Verschillende onderzoeken in het ziekenhuis hebben laten zien dat ik mijn spieren verkeerd gebruik. Ik voel ook pas heel laat dat ik moet plassen; vaak kan ik het niet meer ophouden en word ik nat.

Soms moet ik wel drie keer voor de pauze de klas uit om te plassen, daarom durf ik niet zoveel te drinken. Aan de kinderen uit de klas heb ik verteld dat ik blaasontsteking heb en daarom zo vaak naar de wc moet. Je kunt het beter maar gewoon vertellen, anders krijg je zo'n gezeur.

Ze hebben mij in het ziekenhuis ook uitgelegd dat ik juist veel moet drinken, want anders kun je ook steeds moeilijker voor de grote boodschap. Bovendien krijg je sneller blaasontsteking als je te weinig drinkt. Ik vind dat wel lastig, maar nu word ik binnenkort opgenomen. Het is moeilijk uit te leggen hoe je de spieren wel goed gebruikt. Ze hebben daar een apparaat waar je op moet plassen dat een tekening maakt van je plas, dat heb ik al veel vaker gedaan, maar dat was telkens maar even voor een onderzoek. Als je de hele dag kunt oefenen, herken je eerder het gevoel dat bij de tekening hoort.'

3.9.3   Nachtelijk bedplassen (enuresis nocturna)

Oorzaken

Ongeveer 10% van de zesjarigen, 5% van de tienjarigen en 1,5% van de kinderen boven de twaalf jaar slaapt 's nachts nog niet droog. Het is nog niet helemaal duidelijk waarom bij jongens bedplassen ongeveer twee keer zo vaak voorkomt als bij meisjes.

In principe moet een kind dat overdag goed droog is, 's nachts ook droog kunnen slapen, maar er zijn verschillende factoren die een rol spelen bij aanhoudend bedplassen. Als de zindelijkheidsontwikkeling in een stressvolle periode heeft plaatsgevonden, kan dat de ontwikkeling vertragen en het bedplassen kan een gewoonte worden die zonder hulp niet te doorbreken is.

De hoofdoorzaak is altijd dat het kind niet wakker wordt als het moet plassen. Als geen andere factoren een rol spelen, dan komt deze (mono-symptomatische) vorm van bedplassen in bepaalde families vaker voor.

Een veelvoorkomende factor – die naast het moeilijk wakker worden een rol speelt – is een beperkte functionele blaascapaciteit en het moeilijker kunnen ophouden van de urine. Overdag zijn deze kinderen vaak ook minder goed in staat het plassen voor langere tijd uit te stellen. De plaslijst die voor de anamnese wordt bijgehouden, laat dan te kleine porties urine zien voor de leeftijd.

Een veelvoorkomende factor is dat het kind 's nachts een hogere urineproductie heeft dan overdag. Ook dit is op de plaslijst terug te vinden door bijvoorbeeld de luier die 's nachts wordt gedragen eerst droog en vervolgens nat te wegen. Als de totale nachtelijke urineproductie de afzonderlijke porties van overdag overtreft en het kind daarnaast moeilijk wakker wordt, heeft het in feite een dubbel probleem.

Behandeling

Ook al heeft een kind een kleine blaascapaciteit of een hoge nachtelijke urineproductie, het hoort wakker te worden van een volle blaas, net zoals zoveel mensen die 's nachts een keer moeten opstaan voor een plas. De behandelmethoden zijn erop gericht het kind wakker te laten worden van een volle blaas. Er zijn verschillende thuiszorgorganisaties en GGD's die een trainingsprogramma aanbieden voor ouders van kinderen die in bed plassen. Een veelgebruikt hulpmiddel hierbij is de plaswekker.

De plaswekker

De Duitse kinderarts Pfaundler ontwierp in 1904 een alarmsysteem dat als doel had de verpleegkundige in het ziekenhuis te waarschuwen als een van de kinderen in bed had geplast. Na enige weken bleek dat de meeste kinderen door dit systeem droog bleven. Het systeem werd verder uitgewerkt en ook nu nog wordt het grootste deel – meer dan de helft – van alle kinderen die met de plaswekker worden behandeld, droog. Het gebruik van de plaswekker is geschikt voor kinderen vanaf ongeveer zes jaar. Voor jongere kinderen is het gebruik van de plaswekker meestal te ingewikkeld, waardoor deze methode eerder zal mislukken en het kind minder vertrouwen zal hebben in een volgende poging om van het bedplassen af te komen.

De plaswekker bestaat uit een broekje met een sensor die verbonden is met een alarmkastje. Het mechanisme werkt als volgt: bij de eerste druppels urine die in het broekje komen, gaat het alarm af en daarvan moet het kind wakker worden. Aan de mictie is een aandrangsignaal voorafgegaan, maar een bedplasser merkt dit signaal niet op in zijn slaap. Als een kind een aantal keren wakker is geworden van het alarm, zal het na verloop van tijd wakker worden van het gevoel dat aan het alarm vooraf is gegaan. Voor het slapengaan worden uitgebreide voorbereidingen getroffen. Om de concentratie en be-

Deze regels helpen om goed droog te worden, leer ze maar uit het hoofd.

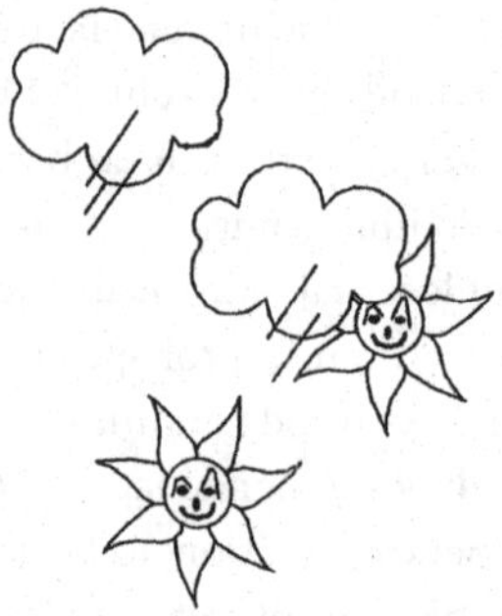

Kijk voor het slapen gaan of de plaswekker aan staat en of de snoertjes goed zijn aangesloten.
Je bent net een piloot die voor iedere vlucht alle lampjes en schakelaars controleert.
Zorg voor het slapen gaan dat je het geluid van de plaswekker goed in je hoofd hebt.
Dan herken je het geluid 's nachts en word je er eerder wakker van.
Bedenk dat je uit bed moet springen als de wekker gaat.
Je bent net een brandweerman die rustig ligt te slapen, maar die bij alarm meteen opspringt !

	Maandag	Dinsdag	Woensdag	Donderdag	Vrijdag	Zaterdag	Zondag
NAT --------- ondanks de bel							
DROOG---- door de bel							
DROOG---- wakker zonder bel							
DROOG---- doorgeslapen zonder bel							

Hieronder kun je zelf nog wat schrijven. Bijvoorbeeld of je ook medicijnen gebruikt hebt om droog te blijven. Ook kun je opschrijven of je deze week bijzondere dingen hebt meegemaakt.

FIGUUR 3.6 PLASREGELS

trokkenheid te stimuleren kan het kind een kalender bijhouden waarop het de vorderingen noteert. Door afspraken te maken over een kleine beloning bij een bepaald resultaat zal het extra gemotiveerd zijn. De kalender, zoals die is afgebeeld in figuur 3.6, kan het kind en de ouder helpen het proces te volgen en eventueel met een begeleider te bespreken.

De meeste ziektekostenverzekeraars vergoeden, afhankelijk van de individuele polis, (gedeeltelijk) de kosten voor huur en soms aanschaf van een plaswekker. Er zijn verschillende soorten op de markt en in ontwikkeling.

Intensieve droogbedtraining in het ziekenhuis

Voor oudere kinderen bij wie behandeling in de eerste lijn niet succesvol is geweest, bestaat de mogelijkheid in het ziekenhuis een trainingsprogramma te volgen. Er zijn slechts enkele ziekenhuizen waar deze behandeling wordt geboden.

Gedurende een verblijf van vijf dagen en nachten wordt getracht lang bestaande patronen te doorbreken. De deelnemers aan de intensieve droogbedtraining in groepsverband gaan zelf het contract aan met een begeleider. Het programma is erop gericht een aanzet te geven voor de verdere training thuis, waarbij de deelnemer zelf verantwoordelijk is voor de ontwikkelingen op langere termijn.

De deelnemers wordt geleerd zich te concentreren op het wakker willen worden op een gewenst moment. Vrijwel iedereen herkent het fenomeen dat je, wanneer je voor een belangrijke gebeurtenis de wekker hebt gezet, net voor het afgaan ervan wakker wordt.

Voor het slapengaan wordt een repertoire van concentratie en inprenting doorgenomen, eerst in groepsverband, later individueel.

Tijdens deze training wordt ook gebruikgemaakt van de plaswekker. In eerste instantie dient deze wekker voor het waarschuwen van de verpleegkundige die het kind begeleidt; de begeleider kan immers anders niet weten of het kind in bed plast. Daarnaast zorgt de aanwezigheid van de plaswekker voor meer concentratie. Uiteindelijk is het de bedoeling dat het kind sneller wakker wordt doordat het zich meer concentreert op signalen van de blaas en onbewust leert de urine op te houden. Na de training krijgt de deelnemer de plaswekker mee naar huis. Er wordt dan nog ten minste drie maanden telefonische begeleiding gegeven, tijdens welke periode de ondersteuning met de plaswekker in overleg wordt afgebouwd.

Langdurig bedplassen veroorzaakt in het gezin meestal veel ongemak en onbegrip tussen ouders en kind. Bij de droogbedtraining in het ziekenhuis wordt het kind, doordat de begeleiding nu niet van de ouders komt, aangemoedigd eigen verantwoordelijkheid te nemen voor het bedplassen. Deze methode is het meest effectief als meer kinderen tegelijk worden opgenomen. Het in groepsverband trainen en het delen van ervaringen met lotgenoten stimuleert en bevordert het doorzettingsvermogen.

Taken van de begeleider

De opname van de verschillende deelnemers is een belangrijk moment. Ze zijn allemaal gespannen voor de kennismaking met elkaar. Het is de taak van de begeleider om dat proces te bewaken.

In het begin van de eerste avond worden de plannen besproken in een kringgesprek. Afhankelijk van de gemiddelde leeftijd wordt het tijdstip van het naar bed gaan afgesproken. De trainingsinstructies worden in groepsverband doorgenomen, maar op volgorde van leeftijd worden de deelnemers individueel overhoord op hun eigen kamer. Samen met de begeleider wordt nagegaan of alles klaarstaat voor de komende nacht, zoals een reserveverschoning. De plaswekker wordt ingesteld en het alarm een keer aangezet zodat de deelnemer het geluid goed in zich op kan nemen en het in de slaap snel wordt herkend. De eerste nacht is het meest intensief. De deelnemers worden ieder uur gewekt om een grote beker leeg te drinken; dit is om het 'blaasvullingsgevoel' te stimuleren en te leren de signalen van de blaas eerder te herkennen. De afgesproken concentratiepunten worden ieder uur hardop met de begeleider gerepeteerd en na diens vertrek door de deelnemer zelf ook nog eens, voordat hij weer mag gaan slapen. De begeleider noteert ieder uur in het dagboek van de deelnemer hoe het is gegaan. Het dagboek wordt tevens gebruikt voor rapportage en notities van de deelnemer zelf.

De volgende avonden wordt, na een groepsgesprek, de voorbereiding aan de deelnemers zelf overgelaten. In een individueel gesprek op de eigen kamer geeft de deelnemer aan hoe vaak hij die nacht gewekt wenst te worden. Het is de taak van de begeleider hierbij adviezen te geven. Er zijn nog vier nachten te gaan om de deelnemer te helpen hierin onafhankelijk te worden, want dat is uiteindelijk het streven.

Overdag krijgen de deelnemers 's morgens studiebegeleiding; 's middags is er een recreatief of sportief programma. Het is belangrijk het groepsproces te bewaken, omdat een deelnemer die buiten de groep valt erg kwetsbaar is. Bedplassers hebben dat in eerdere situaties op school of op een kamp al vaak meegemaakt. Deelname aan groepstraining is voor deze kinderen en jongeren een moedige beslissing. Intensieve droogbedtraining in groepsverband is om de verschillende genoemde redenen geschikt voor kinderen vanaf twaalf jaar.

Casus

De moeder van Benny (14 jaar) vertelt: 'Elke keer als Benny wakker wordt in zijn natte bed is hij niet te genieten. Het bedplassen speelt zo'n grote rol in zijn leven. Meegaan op voetbalkamp durft hij niet, vrienden mee vragen om bij ons te logeren is ook taboe. Zelf praat ik er ook niet gemakkelijk over in mijn omgeving, omdat het voor Benny heel vervelend is te merken dat het ook voor mij erg lastig is.

Wij hebben al van alles geprobeerd om hem droog te krijgen. Als wij naar bed gingen, hebben we hem lange tijd opgepakt om hem te laten plassen, maar hij wist er de volgende morgen niets meer van en hij was evengoed nog vaak nat. Daarna hebben we verschillende keren de plaswekker gehad, maar Benny sliep door en de rest van het gezin werd wakker van dat alarm. Ook een medicijn dat ervoor zorgt dat je minder plas maakt als je slaapt (anti-diuretisch hormoon) hielp maar enige weken en na zeven uur 's avonds geen drinken meer hielp ook al niks. Belonen en het bijhouden van een droog/natkalender had geen effect; het is gewoon te moeilijk voor Benny om zijn plas op te houden in zijn slaap of wakker te worden om te plassen. Nu staat Benny op de wachtlijst voor intensieve droogbedtraining in groepsverband. Hij kan dan eindelijk eens met jongens van zijn eigen leeftijd ervaringen uitwisselen en hij merkt dat hij niet de enige is, dat idee heeft hij nu zelf wel. Bovendien is hij een week de deur uit en komt het echt op zijn eigen inzet aan.'

3.9.4 Trainingslocaties

In de meeste ziekenhuizen worden alleen poliklinisch trainingen (voor *dysfunctional voiding*) gegeven. Het Academisch Ziekenhuis Utrecht is als eerste met een klinische methode gestart. Het Diaconessenhuis in Meppel heeft een incontinentietrainingscentrum, dit is een gespecialiseerde afdeling voor onderzoek en behandeling. Hier worden naast poliklinische trainingen ook groepen kinderen en jongvolwassenen opgenomen voor intensieve klinische training.

3.10 Behandeling van functionele obstipatie

Bij de behandeling van kinderen met urine-incontinentie, *dysfunctional voiding* of bedplassen komt het vaak voor dat er tevens sprake is van obstipatie. Soms is de obstipatie eenvoudig te behandelen door het kind meer te laten drinken, voedingsadviezen en toilettraining te geven. De voedingsadviezen bestaan uit meer fruit (kiwi's, pruimen en sinaasappels) en vezelrijke producten eten; dit laatste vooral in combinatie met veel drinken, anders werkt het averechts.

Met 'toilettraining' wordt bedoeld dat het kind op vaste tijden, bijvoorbeeld na de maaltijd, naar het toilet wordt gestuurd. Ook dan moet erop worden toegezien dat het kind ontspannen zit, eventueel met behulp van een voetenbankje. Het kind moet rustig de tijd nemen en proberen ontlasting te produceren. In sommige gevallen is het noodzakelijk dat de kinderen ook rectaal worden gelaxeerd. Deze kinderen komen in aanmerking voor darmspoelingen. Er kan gebruik worden gemaakt van fysiologisch zout. Op basis van het lichaamsgewicht wordt de hoeveelheid uitgerekend. Per kilogram lichaamsgewicht laat men 20 ml in tien minuten in het colon lopen met behulp van een spoelsysteem, in totaal niet meer dan een liter. Daarna zit het kind een half uur op het toilet om spoelwater en ontlasting eruit te laten lopen.

Het kan helpen het lange verblijf op het toilet voor het kind wat aangenamer te maken door bijvoorbeeld een videofilm te draaien, voor te lezen of een spelletje te doen. Bij kinderen die vanwege een aandoening regelmatig colonspoelingen moeten ondergaan is het belangrijk de ouders te instrueren, zodat het kind hiervoor niet telkens naar het ziekenhuis hoeft.

Informatie

Vereniging van Nederlandse Incontinentie Verpleegkundigen (VNIV)

Vanuit deze vereniging is een werkgroep gevormd die zich heeft gespecialiseerd in incontinentie bij kinderen.

Beroepsvereniging die zich onder meer bezighoudt met incontinentieproblemen.

website: www.vniv.nl

e-mail: info@vniv.nl

European Society of Paediatric Urology, Nurses (ESPU-N)

website: www.espu.org

Kenniscentrum Bedplassen (KCB)

Het doel van dit kenniscentrum is het probleem bedplassen meer onder de aandacht te brengen. Het centrum beschikt over een lijst van hulpverleners. Ook is het de bedoeling van dit kenniscentrum op de hoogte te blijven van de nieuwste inzichten en behandelmethoden over het onderwerp en deze kennis uit te dragen naar de hulpverleners.

website: www.bedplassen.org

Literatuur

Jong, T.V.P.M. de (1995). *Kinderurologie voor de algemene praktijk.* Uitgeverij Broese Kemink, Utrecht.

Vijverberg, M.A.W., A. Elzinga-Plomp & T.P.V.M. de Jong (1993). *Als zindelijk worden niet vanzelf gaat.* Uitgeverij Kosmos Z&K, Utrecht.

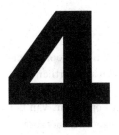

C. van der Laan

Kinderen met eetstoornissen

4.1   Inleiding

Eten en drinken zijn bezigheden die van essentieel belang zijn om gezond te leven en in leven te blijven. Voor kinderen en jongeren is goede voeding nodig om te groeien en zich lichamelijk te kunnen ontwikkelen tot een volwassen, gezond mens. Een peuter die slecht eet kan zijn ouders tot wanhoop drijven. In de peutertijd is dit een normaal, niet-verontrustend verschijnsel. Bij een kind met een ernstige somatische ziekte verdwijnt de eetlust geheel of gedeeltelijk en zijn de calorie-inname en de voedingstoestand van het zieke kind een belangrijk aandachtspunt van verpleegkundige zorg. Steeds vaker doen echter jonge patiënten met eetstoornissen, met achterliggend een psychisch, psychiatrisch of emotioneel probleem, een beroep op de kinderafdeling van een algemeen ziekenhuis. Bij deze jongeren is een ernstig somatisch toestandsbeeld ontstaan door een voedingstekort. De behandeling en verpleegkundige zorg van deze jongeren zijn gericht op het opheffen van somatische problemen als gevolg van het voedingstekort en het voorkomen van de kans op terugval.

In dit hoofdstuk wordt beschreven wat een eetstoornis is, wat de verschijnselen zijn, wat de prevalentie is, welke invloed een eetstoornis heeft op het functioneren van de jonge patiënt en wat de specifieke verpleegkundige zorg inhoudt. De nadruk in dit hoofdstuk ligt op de verpleging van de jonge anorexia-nervosapatiënt, daar anorexia nervosa het beeld is dat het meest gezien wordt op de kinderafdeling van een algemeen ziekenhuis.

Waar anorexia nervosa voorheen veelal behandeld werd met het zogenoemde *token-economy*-programma, een zeer strak gedragstherapeutische behandeling gebaseerd op straf en beloning, is deze aanpak tegenwoordig geheel losgelaten. Het *token-economy*-programma had een aantal nadelen: de jongere voelde zich gestraft, de gestelde doelen werden vaak moeilijk gehaald, waardoor hij werd bevestigd in zijn gevoelens van falen, de jongere had weinig afleiding en veel tijd om te piekeren over eten, waardoor de angst hoog op kon lopen. Voor de ouders was het veelal een moeilijk te begrijpen behandelmethode, waarbij zij zich vaak buitenspel voelden staan. Bovendien was voor de verpleegkundige dit programma vaak moeilijk uitvoerbaar. Soms gingen alle partijen strijdend ten onder.

De huidige behandeling, die hierna beschreven wordt, is gebaseerd op kennis van het ziektebeeld en op de consequenties van het ernstige ziektebeeld dat anorexia nervosa is. Bij deze benadering wordt uitgegaan van het besef dat jonge patiënten met een eetstoornis ziek zijn. Dit houdt in dat zij niet opzettelijk hun behandeling tegenwerken of frustreren, maar dat hun vaak moeilijke gedrag voortkomt uit grote angst, gepieker en preoccupaties rond eten en dik worden. De huidige behandeling is gericht op een goed afgestelde multidisciplinaire professionele benadering, waarbij de jonge patiënt gesteund wordt en zich gesteund voelt. De ouders worden erbij betrokken en voelen zich daardoor beter begrepen in de moeilijke periode voorafgaand aan en tijdens een opname.

4.2   Het kind met eetstoornissen

De jonge anorexia-nervosapatiënt komt regelmatig voor een opname op de kinderafdeling van een algemeen ziekenhuis. De aanvang van de problematiek ligt in de puberteit. Bij anorexia nervosa ligt de piek tussen de veertien en achttien jaar, bij boulimia nervosa tussen de zestien en vierentwintig jaar. In Nederland is de gemiddelde jaarprevalentie van anorexia nervosa 280 per 100.000 jonge vrouwen tussen de vijftien en negenentwintig jaar. Dat betekent dat er in Nederland 4500 vrouwen aan anorexia lijden. De prevalentie in de jongere leeftijdsgroep is nog niet goed bekend. Van de patiënten met eetstoornissen in de leeftijd van twaalf tot achttien jaar is 90 tot 95% vrouwelijk. Bij kinderen tot twaalf jaar met eetstoornissen is de seksratio minder uitgesproken. De mortaliteit onder anorexia-nervosapatiënten is aanzienlijk hoger dan in de algemene bevolking, en is de hoogste van alle psychiatrische aandoeningen. Boulimia-nervosapatiënten worden minder vaak op de kinderafdeling gezien, omdat de aandoening en dus ook de somatische gevolgen daarvan, pas op latere leeftijd ontstaan.

Volgens de DSM-IV moet de patiënt aan de volgende criteria voldoen wil men de diagnose anorexia nervosa (307.10) kunnen stellen.

A Moeite om het lichaamsgewicht te handhaven op of boven een voor de leeftijd en lengte minimaal normaal gewicht (bijvoorbeeld gewichtsverlies dat leidt tot het handhaven van het lichaamsgewicht op minder dan 85% van het te verwachten gewicht; of het in de periode van groei niet bereiken van het te verwachten gewicht, hetgeen leidt tot een lichaamsgewicht van minder dan 85% van het te verwachten gewicht).

B Intense angst in gewicht toe te nemen of dik te worden, terwijl er juist sprake is van ondergewicht.

C Stoornis in de manier waarop iemand zijn lichaamsgewicht of lichaamsvorm beleeft, onevenredig grote invloed van het lichaamsgewicht of de lichaamsvorm op het oordeel over zichzelf of ontkenning van de ernst van het huidige lage lichaamsgewicht.

D Bij meisjes, na de menarche, amenorroe, dat wil zeggen de afwezigheid van ten minste drie achtereenvolgende menstruele cycli. Een vrouw wordt geacht een amenorroe
te hebben als de menstruatie alleen volgt na toediening van hormonen, bijvoorbeeld
oestrogenen.

Er zijn de volgende twee typen anorexia nervosa te specificeren.
* *Beperkend type*
  Tijdens de episode van anorexia nervosa is de betrokkene niet geregeld bezig met
  vreetbuien of laxeren (dat wil zeggen zelf opgewekt braken of het misbruik van
  laxantia, diuretica of klysma's).
* *Vreetbuien/purgerend type*
  Tijdens de episode van anorexia nervosa is de betrokkene geregeld bezig met vreetbuien of het misbruik van purgerende maatregelen (dat wil zeggen zelf opgewekt braken of het misbruik van laxantia, diuretica of klysma's).

Veel van de bij de gespecialiseerde klinieken voor eetstoornissen aangemelde jonge patiënten voldoen nog niet aan alle hiervoor genoemde criteria. We spreken dan over een
eetstoornis in ontwikkeling. Daarnaast zijn er kinderen die 'voedsel weigeren' als centraal symptoom hebben. Hieronder vallen het zogenoemde selectief eten, waarbij het
kind zich beperkt tot slechts enkele etenswaren en bang is om nieuwe dingen te proe-
ven, en de *food avoidance emotional disorder*, die gekarakteriseerd wordt door angst
om te eten, met als gevolg gewichtsverlies, terwijl de anorectische gedachten ontbreken. De DSM-IV spreekt dan van een 'eetstoornis niet anderszins omschreven' (307.50).

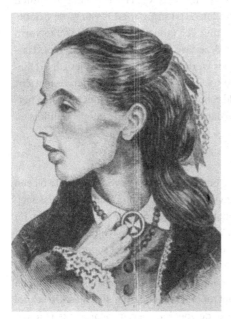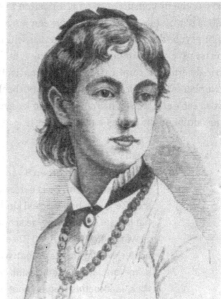

FIGUUR 4.1   WAARSCHIJNLIJK DE OUDSTE AFBEELDING VAN ANOREXIA NERVOSA (1874)
De patiënte voor en na de behandeling

Tot nu toe is er nog geen eensluidende oorzaak voor het ontstaan van anorexia nervosa en/of andere vormen van eetstoornissen gevonden. De algemene tendens is ze te beschouwen als ziektebeelden met een biopsychosociale achtergrond. Uit genetisch onderzoek is gebleken dat aanleg een belangrijke rol speelt bij het ontstaan van het beeld. In psychosociaal opzicht wordt vaak gezien dat anorexiapatiënten in hun ontwikkeling ijverige, aangepaste en naar perfectionisme strevende kinderen zijn. Lijnen past goed bij hun behoefte aan controle en geeft hun het gevoel onzekerheid in sociale situaties aan te kunnen. Het slankheidsideaal kan dan eerder verklaard worden als de luxerende en dus ontwrichtende factor. Gezinsfactoren zijn uitgebreid onderzocht. Voor het zogenoemde 'anorexogene' gezin is echter nooit een bewijs gevonden. De problemen die in gezinnen met een kind met anorexia worden aangetroffen lijken vooral het gevolg te zijn van de invloed van de ernst van het ziektebeeld op het gezin. Gezinsfactoren zoals overbetrokkenheid, kritiek en boosheid kunnen er wel voor zorgen dat de symptomen blijven voortduren.

Over de prognose kan gezegd worden dat wanneer de patiënt nog jong is, de eetstoornis nog niet zo lang bestaat en er een adequate behandeling wordt ingezet, deze redelijk gunstig is.

De discussie of jongeren met een dermate ernstige psychiatrische aandoening op een kinderafdeling thuishoren of in een kinder- en jeugdpsychiatrische kliniek, wordt regelmatig en steeds weer opnieuw gevoerd. Op de ene locatie ontbreekt de vaardigheid van psychiatrisch verpleegkundig handelen en op de andere is de somatische zorg niet toereikend. De behandeling van jongeren met deze ernstige aandoening is zeer omvattend en dient in fasen plaats te vinden over een soms lange periode. Het is belangrijk samen te werken op consultbasis en prioriteiten te stellen. *First things first* is van groot belang. Zo is het niet de juiste weg om bij een jongere met een groot ondergewicht welke vorm van psychotherapie dan ook toe te passen. In deze fase is eten het medicijn, met daarnaast psychische ondersteuning. Lang zijn door werkers in de kinder- en jeugdpsychiatrie de ernst en implicatie van de somatische toestand van de anorexia-nervosapatiënt over het hoofd gezien. Het volgende voorbeeld toont aan hoe een kind met anorexia nervosa een dermate slechte conditie kan krijgen dat ziekenhuisopname noodzakelijk is en hoe sluipend dit proces kan verlopen.

Casus

Kim (12 jaar) zit in groep 8 van de basisschool. Haar gewicht is 52 kilo bij een lengte van 1,63 m. Ze is een zeer vlijtige leerling en een fanatiek tennisspeelster. Ze is een heel sociaal kind dat het anderen graag naar de zin maakt. Bij het laatste contact met de schoolarts op de basisschool krijgt ze te horen dat ze wat overgewicht heeft. De schoolarts vraagt of ze veel snoept. Kim snoept echter weinig, maar ze eet wel goed. Ze trekt zich de opmerking van de schoolarts erg aan en besluit te gaan lijnen. Ze wil geen koekje meer bij de thee, laat toetjes weg en gaat niet meer naar verjaardagsfeestjes. Op school doet ze mee aan lessen over gezonde voeding, leert in calorieën te rekenen en gaat de voedingsdeclaraties lezen op de verpakking van voedingsmiddelen. Twee maanden later begint de zomervakantie. Kim is dan 4 kilo afgevallen. Ze krijgt complimentjes over haar uiterlijk en voelt zich super. Ze gaat door met lijnen en stelt haar streefgewicht nog een paar kilo naar beneden bij. Kim gaat met haar ouders en broertje op vakantie naar Frankrijk. Daar raakt ze lichtelijk in paniek omdat ze de voedingswaarde van het Franse eten niet kent en ze zich ook niet meer een paar keer per dag kan wegen. Ze gaat zich beperken tot salades, dus lijkt het alsof ze heel gezond eet. Na de vakantie in Frankrijk gaat ze nog een week op ponykamp, waar ze nauwelijks iets eet. Als ze thuiskomt ziet ze er slecht en vermoeid uit. In eerste instantie schrijven haar ouders dit toe aan slaapgebrek.

Kim gaat na de schoolvakantie naar de brugklas havo/vwo. Ze werkt hard op school en verschuilt zich steeds meer achter haar schoolboeken. Op haar nieuwe school ziet ze medeleerlingen die in haar ogen veel slanker zijn dan zij. Ze vindt haar buik en haar bovenbenen nog te dik.

Inmiddels is Kims moeder haar aan gaan sporen om meer te gaan eten. Ze geeft haar extra brood en tussendoortjes mee naar school, die daar in de prullenbak verdwijnen. Als haar moeder op een ochtend de badkamer binnenkomt en Kim onder de douche ziet staan, schrikt ze.

Bij een bezoek aan de huisarts blijkt dat Kim 14 kilo is afgevallen. De menarche is ook nog niet ingetreden, terwijl ze in de zomervakantie dertien is geworden. De huisarts verwijst haar naar een diëtist. Er wordt een voedingsadvies opgesteld. Kim wordt één keer per twee weken gewogen. Er wordt met de diëtist uitgebreid gesproken over de manier waarop ze het voedingsadvies in de praktijk dient te brengen, maar ze blijft doorgaan met afvallen. Op school werkt ze hard en ze heeft per week twee extra tennistrainingen in haar sportprogramma opgenomen. Daarnaast staat ze zichzelf geen enkel pleziertje toe. De ouders van Kim zijn ten einde raad. Ook zijn er in het gezin veel spanningen ontstaan rond de maaltijden. Als Kim tijdens een tenniswedstrijd flauwvalt, gaat haar moeder weer met haar naar de huisarts. Kim weegt dan 34 kilo. Inmiddels is ze 18 kilo afgevallen!

4.3 Anorexia nervosa

4.3.1 Reden voor opname

Anorexia nervosa of voedselweigering kan een opname op een kinderafdeling noodzakelijk maken als er sprake is van een onaanvaardbaar laag lichaamsgewicht en de volgende verschijnselen aanwezig zijn. Er is sprake van aanhoudend verlies van lichaamsgewicht door zeer geringe calorie-inname, wel of niet in combinatie met hyperactiviteit, waardoor er op korte termijn kans bestaat op ernstige lichamelijke verschijnselen. Soms is er sprake van een geringe vochtinname. Dehydratie kan dan ook zonder een groot ondergewicht een somatische opname noodzakelijk maken.

4.3.2 Lichamelijke verschijnselen bij een groot ondergewicht

Uiterlijke lichamelijke kenmerken van een groot ondergewicht zijn:
- dof, futloos haar;
- haaruitval;
- droge huid;
- vale huidskleur;
- lanugobeharing (donsbeharing) van de armen, rug en borst, soms ook in het gezicht;
- koude, blauwrood verkleurde handen en voeten.

Lichamelijke, niet-zichtbare kenmerken van een groot ondergewicht zijn:
- lage bloeddruk;
- lage lichaamstemperatuur;
- stoornissen in de elektrolytenhuishouding;
- nier- en leverfunctiestoornissen;
- ECG-afwijkingen;
- een laag basaal metabolisme (verminderde ruststofwisseling), waardoor obstipatie kan ontstaan.

En bij meisjes:
- menstruatiestoornissen;
- primaire of secundaire amenorroe.

De lichamelijke symptomen kunnen leiden tot cachexie (algemene uitputting). Bij langdurig aanhoudend groot ondergewicht ontstaat osteopenie (verminderde botdichtheid), verlaging van het aantal erytrocyten, leukocyten en trombocyten. Er kunnen dan stoornissen in het afweersysteem ontstaan. Bij jonge patiënten kan door de tekorten aan essentiële voedingsstoffen een blijvende achterstand in de lengtegroei ontstaan en wordt de lichamelijke seksuele rijping geremd.

4.3.3 Psychische verschijnselen bij anorexia nervosa

We kennen twee typen anorexia-nervosapatiënten, namelijk het beperkende type en het purgerende type. Bij beide typen staat de angst om dik te worden voorop; deze angst is vaak gericht op buik, billen en bovenbenen.
De jongeren voelen zich te dik, terwijl ze broodmager zijn. Er wordt obsessief gedacht over voeding en gewicht. In dit denken worden veelal denkfouten gemaakt; ze denken bijvoorbeeld dat ze van een koekje een kilo aan kunnen komen. Dit noemt men anorectische gedachten of cognities. Angst voor voedsel en dik worden lijdt vaak tot een enorm schuldgevoel na de maaltijd. Met het aangeboden voedsel wordt gemanipuleerd om de angst voor voedsel en dik worden onder controle te houden en te verminderen. De ernst van de aandoening wordt door de jongeren ontkend en het ontbreekt hen aan

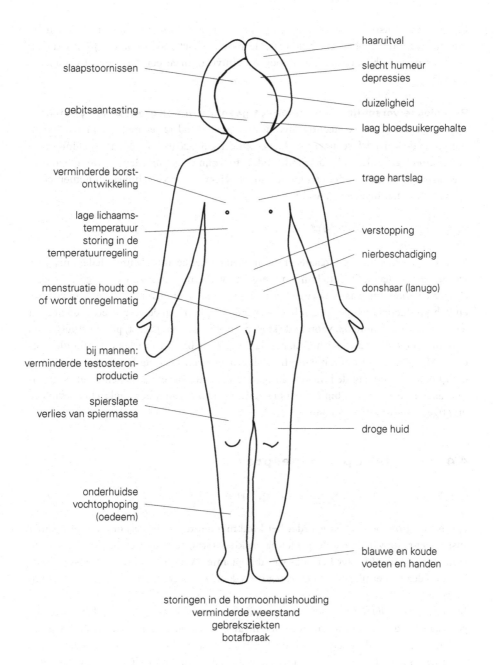

slaapstoornissen

gebitsaantasting

verminderde borst-
ontwikkeling

lage lichaams-
temperatuur
storing in de
temperatuurregeling

menstruatie houdt op
of wordt onregelmatig

bij mannen:
verminderde testosteron-
productie

spierslapte
verlies van spiermassa

onderhuidse
vochtophoping
(oedeem)

haaruitval

slecht humeur
depressies

duizeligheid

laag bloedsuikergehalte

trage hartslag

verstopping

nierbeschadiging

donshaar (lanugo)

droge huid

blauwe en koude
voeten en handen

storingen in de hormoonhuishouding
verminderde weerstand
gebreksziekten
botafbraak

FIGUUR 4.2   VERSCHIJNSELEN BIJ ANOREXIA NERVOSA

inzicht in de ernstige somatische gevolgen die langdurige ondervoeding met zich meebrengt. Evenmin hebben zij inzicht in de psychiatrische symptomen. Jongeren met anorexia nervosa hebben vaak een hoog streefniveau, maar een laag gevoel van eigenwaarde.

Psychische verschijnselen als direct gevolg van het grote ondergewicht
Apathie, somberheid, concentratieverlies, slapeloosheid en gedrag dat niet overeenkomt met de leeftijdsfase maar past bij een jonger kind, zoals koppigheid, snel huilen en een te grote aanhankelijkheid naar de ouders toe, zijn verschijnselen die we in het algemeen zien bij jongeren met een groot ondergewicht. Deze verschijnselen nemen af bij toename van het lichaamsgewicht.

4.3.4 Sociale effecten

Voedselweigering heeft doorgaans grote invloed op het gezinsgebeuren. Iedere maaltijd wordt een probleem. Ouders kunnen hierdoor overbetrokken raken en toegeeflijk worden, en daardoor meegaan in het gedrag van hun kind, door bijvoorbeeld vetarm voedsel en lightproducten te kopen. Door het sluipende karakter van de vermagering en het feit dat de puber met anorexia, voordat de stoornis begon, een aangepast, probleemloos kind was, merken ouders de stoornis vaak te laat op. Ze hebben daar vaak een schuldgevoel over. Als gevolg van ondeskundig handelen door eventueel eerdere hulpverlening of door het uitstellen van de hulpverlening, met de achterliggende gedachte dat de stoornis vanzelf overgaat (wat bijna nooit het geval is), kan rondom het kind in het gezin een ernstige crisissituatie ontstaan.

4.4 Het opnamegesprek

4.4.1 Voorbereiding op het opnamegesprek

Het is van groot belang dat voordat het kind met anorexia nervosa opgenomen wordt, tussen het team van de verpleegafdeling, de kinderarts, de ouders en het kind, overeenstemming is bereikt over het doel van de opname. Werken vanuit overeenstemming heeft bij deze moeilijke doelgroep een grotere kans van slagen dan werken vanuit voorschriften.
Bij dehydratie zonder groot ondergewicht zijn de doelen het opheffen van de somatische gevolgen van de dehydratie en het aanleren van een normale vochtinname. Bij een groot ondergewicht zijn de doelen het opheffen van levensbedreigende, somatische consequenties en het streven naar een gewicht waarbij de dreiging van het opnieuw optreden van deze consequenties is afgenomen. De wijze waarop deze doelen bereikt gaan worden, wordt vastgelegd in het behandelplan.
Tevens is het van belang te bespreken wat de gespecialiseerde vervolgbehandeling zal zijn, zodat bij de start van de somatische opname al een verwijzing plaatsvindt en gedurende de opname psychiatrische diagnostiek wordt verricht. De gespecialiseerde centra

kunnen tevens advies en soms consulten geven aan kinderartsen, diëtisten en (kinder)verpleegkundigen. Informatie over gespecialiseerde centra voor jeugdigen met een eetstoornis is te verkrijgen bij de Stichting Anorexia en Boulimia Nervosa en de Stichting Eetstoornissen Nederland (SEN).

4.4.2   Afnemen van de verpleegkundige anamnese

Behalve dat de gebruikelijke gegevens worden opgevraagd die nodig zijn voor het aanleggen van het dossier en het inzicht krijgen in de leefsituatie van de puber, zoals personalia, gezinssamenstelling, schoolniveau, sociaal functioneren, ontwikkelingsanamnese, culturele en/of religieuze achtergrond, eerder doorgemaakte ziekten of trauma's, eerdere ziekenhuisopnamen of -behandelingen en houding ten opzichte van de opname en verwachtingen hieromtrent, wordt een specifieke anamnese afgenomen in relatie tot de eetstoornis.

Over het verloop en de duur van de eetstoornis rapporteren ouders en kind vaak verschillend. De puber, die bij opname de eetstoornis meestal ontkent, geeft vaak geen objectieve informatie. De ouders worden daarom als belangrijke informanten beschouwd. Voor het slagen van de behandeling, is het van groot belang de ernst van de situatie goed in te schatten en zorg te dragen voor een goede schriftelijke en mondelinge overdracht aan de overige leden van het multidisciplinaire team.

De volgende specifieke vragen worden gesteld in relatie tot de eetstoornis.
- Over het beloop van de eetstoornis.
  - Wanneer is de eetstoornis begonnen?
  - Wat was het gewicht bij aanvang van de eetstoornis?
  - Zijn er gewichtsschommelingen geweest en is het huidige gewicht het laagste gewicht ooit bereikt?
  - Heeft de puber een streefgewicht dat nog lager ligt dan het huidige gewicht?
  - Op welke manier is het lage gewicht bereikt: door middel van alleen vasten of is er ook sprake van hyperactiviteit?
  - Wordt er gebraakt, is er laxantiagebruik en/of worden andere middelen gebruikt om af te vallen?

- Over de lichamelijke toestand op het moment van de opname.
  - Is er amenorroe (primaire of secundaire)? Wat was de datum van de laatste menstruatie?
  - Welke lichamelijke klachten zijn er al ontstaan?

- Over het huidige eetpatroon van de puber.
  - Hoe ziet de huidige voedselinname eruit?
  - Zijn er specifieke levensmiddelen die vermeden worden, zoals vet en/of margarine?
  - Wordt er veel gebruikgemaakt van lightproducten?
  - Wordt er veel of weinig gedronken, wat wordt er gedronken?

- Eet de puber in gezelschap of is daar angst voor?
- Hoe zijn de eetgewoonten? Is er bijvoorbeeld sprake van traag eten, kruimelen met eten?

- Over specifiek anorectisch gedrag en/of specifieke anorectische gedachten.
  - Telt de puber calorieën?
  - Welke delen van het lichaam worden nog te dik gevonden?
  - Zijn er schuldgevoelens na het eten?

- Over de eetgewoonten van het gezin.
  - Zijn er andere gezinsleden die lijnen of een dieet volgen?
  - Hoe is de eetcultuur van het gezin? Is er een regelmatig eetpatroon of juist niet? Zijn er aan cultuur gebonden voorschriften, zoals vegetarisch eten, halal of koosjer?
  - Zijn de eetgewoonten van het gezin aangepast aan die van de eetstoornis van de puber?

- Over de acties die vóór deze ziekenhuisopname zijn ondernomen om het eetprobleem op te heffen.
  - Is het kind momenteel ergens onder behandeling; zo ja, waar?
  - Wat hebben de ouders gedaan om het probleem te verminderen en wat waren daarvan de resultaten?

4.4.3   Voorlichting over de opname

Naast de gebruikelijke uitleg over de gang van zaken op de afdeling moet een kind dat wordt opgenomen met een eetstoornis ook uitleg krijgen over het behandelplan, de doelen van de opname en de manier waarop multidisciplinair samengewerkt wordt. Het is belangrijk dat de ouders te horen krijgen op welke gebieden zij kunnen participeren in de zorg rond hun kind en welke delen van de zorg zij over kunnen laten aan de verpleegkundigen.

4.4.4   Houding van de verpleegkundige

Bij de eerste gesprekken is een open, begrijpende houding van groot belang. Het creëren van een sfeer waarin ouders hun angsten durven te vertellen en de puber zijn eigen visie op de eetproblemen kan weergeven, is de start van een goede samenwerking in de behandeling. Hieruit kan de verpleegkundige belangrijke observaties verkrijgen over ziektebesef en behandelmotivatie.

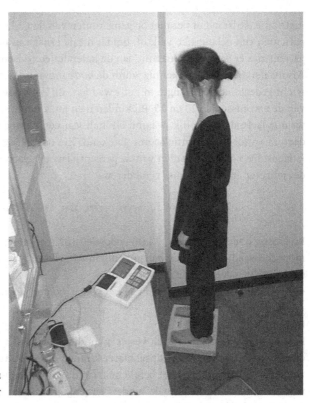

FIGUUR 4.3 ALLEEN DE
WEEGSCHAAL SPREEKT RECHT

4.5 Het behandelplan

Het is van belang dat een duidelijk, overzichtelijk behandelplan wordt opgesteld rondom de behandeling en verpleging van een kind met anorexia nervosa. Het plan dient als leidraad voor de behandeling, niet alleen voor de behandelaars, maar ook voor het kind en de ouders. De inhoud van het plan is afhankelijk van de mate van ondergewicht en de ernst van de complicaties. Meestal is er bij opname sprake van een acute fase. Hieraan is een fase voorafgegaan met zeer lage voedselinname. Er zijn gevallen bekend van kinderen die enige weken voorafgaand aan de opname tussen de 200 en 300 calorieën per dag binnenkregen. Het dieet bestond dan bijvoorbeeld uit appels, magere yoghurt en af en toe een cracker, in combinatie met het drinken van veel water.

4.5.1 Berekening van ernst van vermagering en ondergewicht

De gevolgen van gewichtsverlies en de kans op het optreden van somatische complicaties hangen af van de snelheid van vermagering, de biologische ontwikkelingsfase en de manier waarop de vermagering tot stand is gekomen. Hierbij valt te denken aan eventuele hyperactiviteit en/of het gebruik van laxeermiddelen. Stilstand van lengtegroei en maturatie, stilstand of het niet op gang komen van de geslachtelijke rijping, is bij jonge patiënten een belangrijke valkuil, omdat dit de ernst van het beeld kan maskeren. De patiënt ziet er dan veel jonger uit dan de kalenderleeftijd aangeeft.

Als maatstaf voor de berekening wordt de *body mass index* (BMI) gebruikt. Dit is het gewicht gedeeld door de lengte in het kwadraat. Bij volwassenen ligt de normaalwaarde van de BMI tussen de 20 en 25. Bij kinderen en jongeren tot achttien jaar is de normaalwaarde leeftijdafhankelijk, waarbij elk half jaar een verhoging plaatsvindt van de BMI; daarom wordt in percentielscores gerekend. Zie ook Bijlage 1: BMI-lijsten: meisjes en jongens. De normaalwaarden van de percentielscores, gaan op grond van metingen onder jongeren in de toekomst veranderen.

4.5.2 De twee fasen van de behandeling

Bij ernstig ondergewicht (8-12 kilo onder de P10) in combinatie met een zeer slechte somatische conditie wordt de behandeling in twee fasen ingedeeld:

- de fase van de *refeeding* (hervoeden);
- de fase van het normaliseren van het eetpatroon en gewichtsherstel.

Refeeding

In deze fase zijn kinderarts en verpleegkundigen de eerst betrokken behandelaars. De diëtist en de kinder- en jeugdpsychiater kunnen op consultbasis ingeschakeld worden; de diëtist in verband met het berekenen van de calorische waarde en het voorschrijven van de soort sondevoeding, de kinder- en jeugdpsychiater voor het voorschrijven van angstdempende medicatie.

Herstel van de levensbedreigende slechte somatische conditie staat in deze fase op de voorgrond. Dit kan alleen bereikt worden door een geleidelijke voedsel- en vochtinname en rust. Als de puber niet meer in staat is voeding tot zich te nemen, kan sondevoeding geïndiceerd zijn. De sondevoeding dient dan laag te starten met 20-30 kcal per kilo lichaamsgewicht en dient met 100 kcal per 24 uur te worden verhoogd, waarbij uit wordt gegaan van de standaardsondevoeding, die 1 kcal/ml bevat. De geleidelijke verhoging loopt door totdat een energieniveau bereikt is waarbij het lichaamsgewicht toeneemt.

Bij te snelle toediening van hoogcalorische voeding kan het *refeeding*-syndroom ontstaan. Dit syndroom gaat gepaard met een snelle toename van het lichaamsgewicht, hetgeen voor de patiënten erg beangstigend is. Hierbij ontstaat overvulling, met als gevolg oedemen in het hele lichaam, afwijkingen op het ECG, elektrolyten-, lever- en nierfunctiestoornissen.

Na het inbrengen van de neussonde is het van groot belang de ligging ervan te controleren. Bij iedere toediening van sondevoeding dient deze controle zorgvuldig te worden herhaald. Manipulatie met de sonde door de puber komt namelijk nogal eens voor. Goede begeleiding en observatie zijn daarom erg belangrijk.

Ernstig cachextische patiënten kunnen vaak minder goed lichamelijke sensaties verwoorden en hun reactievermogen is verminderd. Het gevaar bestaat dat, wanneer de sondevoeding in de longen terechtkomt, de puber niet of nauwelijks reageert door middel van een hoestprikkel. Bij pubers met een groot ondergewicht is door een verlaagd basaal metabolisme de maag-darmpassage meestal vertraagd en krijgt de patiënt snel een verzadigingsgevoel. De sondevoeding dient daarom in kleine porties te worden gegeven. In de fase van *refeeding* zijn dagelijks wegen, driemaal daags controle van pols en tensie, regelmatig laboratoriumonderzoek, onder andere van elektrolyten, lever- en nierfuncties en ECG, geïndiceerd. Er zal altijd voedsel per os worden aangeboden. De sondevoeding wordt achteraf gegeven als delen van de maaltijd niet worden geconsumeerd. Een voedingsadvies, met vermelding van het aantal milliliters sondevoeding berekend per maaltijdcomponent, is hierbij een hulpmiddel.

Als een puber in een dermate slechte conditie wordt opgenomen dat er een levensbedreigende situatie ontstaat en medewerking aan de behandeling weigert, wordt in overleg met de ouders, besloten tot onvrijwillige behandeling. Indien de ouders hier geen medewerking aan willen verlenen, kan via de Raad voor de Kinderbescherming een ondertoezichtstelling (OTS) worden aangevraagd (zie ook paragraaf 1.4.1).

4.5.3 Opstellen van behandelplan bij normaliseren van eetpatroon en gewichtsherstel

Het behandelplan dient multidisciplinair te worden opgesteld. De taken van elke discipline moeten duidelijk worden omschreven. Er wordt als volgt te werk gegaan.

- De kinderarts stelt het streefgewicht vast en bepaalt hoeveel de jongere per week moet aankomen. Doorgaans komen jongeren tijdens een opname 500-750 gram per week aan.
- De verpleegkundige legt het moment van wegen vast, evenals de frequentie en het tijdstip van de uit te voeren controles van temperatuur, pols en tensie. Tevens bepaalt ze de wijze waarop de maaltijden worden begeleid.
- De diëtist stelt een voedingsadvies op dat gericht is op inhaalgroei. Ook wordt vastgelegd op welk moment overgegaan wordt op sondevoeding als de gewenste toename in gewicht niet wordt bereikt.
- De pedagogisch medewerker stelt een dagprogramma op waarin, afhankelijk van het ondergewicht, rust wordt afgewisseld met prettige, ontspannende activiteiten.
- De liaisonpsychiater of de psycholoog legt vast op welke manier ondersteuning wordt gegeven aan ouders, jongere en team.
- Als de jongere een grote drang heeft tot hyperactiviteit, kan de fysiotherapeut ingeschakeld worden en samen met de jongere dagelijks oefeningen doen. Dit ter voorkoming van stiekem, op onbewaakte ogenblikken, doorgaan met de hyperactiviteit.
- Bij het starten van onderwijsactiviteiten zal ook de onderwijskracht deelnemen aan het teamoverleg.

TABEL 4.1   VOORBEELD VAN EEN BEHANDELPLAN

Naam: Tessa	Leeftijd: 13,2 jaar	Gewicht: 36 kg	Lengte: 1,67 m
Haar normaalwaarden zijn:	BMI P10 44,1 kg	BMI P25 47,2 kg	BMI P50 50,6 kg
Streefgewicht is vastgesteld op: 40 kg		Groei per week: 600 gram	
Wegen: Om 8.30 uur wegen in ondergoed, na de toiletgang, voor het ontbijt en steeds op dezelfde weegschaal			
Controle: Temperatuur, pols en tensie eenmaal per dag om 10.00 uur controleren Afhankelijk van de toestand wordt in overleg met de kinderarts de frequentie verhoogd of verlaagd			
Zelfverzorging onder begeleiding van verpleegkundige			
Voeding: Voedingsadvies wordt opgegeven en de voeding wordt verspreid over drie hoofdmaaltijden en drie tussendoortjes Het voedsel wordt gegeten met ondersteuning van een verpleegkundige Andere voeding wordt niet aangeboden Vochtbalans en voedingsinname noteren op lijsten De diëtist stelt aan de hand van de energiebehoefte een voedingsadvies op dat gericht is op gewichtstoename en normalisatie van het eetpatroon (zie tabel 4.2) Ze bespreekt tweemaal per week (dinsdag en vrijdag) het voedingsadvies met Tessa, in aanwezigheid van een verpleegkundige, om te voorkomen dat men later tegen elkaar wordt uitgespeeld			
Activiteiten: Bedrust, tweemaal dertig minuten uit bed op de stoel Tweemaal daags bezoek van ouders of broer/zus Verder is lezen en post ontvangen toegestaan 's Avonds televisiekijken Tweemaal per dag onderneemt de pedagogisch medewerker een activiteit met Tessa, zoals een spelletje of knutselactiviteit Bij voldoende gewichtstoename zullen in het wekelijkse teamoverleg uitbreiding van activiteiten en bezoek worden besproken, in overleg met Tessa en de ouders Bij een gewicht van 38 kg mag Tessa met schoolwerk gaan beginnen			

Het in het voorbeeld genoemde streefgewicht is 4 kilo onder de P10. Tijdens een ziekenhuisopname hoeft niet per se de P10 bereikt te worden. Met welk gewicht het kind wel ontslagen wordt, is afhankelijk van verschillende factoren. Hierbij valt te denken aan:

- een eventueel geregelde klinische of poliklinische vervolgbehandeling bij een jeugdafdeling van de geestelijke gezondheidszorg;
- de mate waarin de jongere weer zelfstandig kan eten, met of zonder steun van de ouders;
- de mogelijkheid van de ouders om de zorg weer over te nemen.

4.6   Uitvoeren behandelplan

De belangrijkste doelen van de behandeling zijn het normaliseren van het gewicht en het eetpatroon. De jongere kan meedenken en meebeslissen over het plan, mits het gaat over zaken die gericht zijn op verbetering van de gezondheid. Er kan onderhandeld wor-

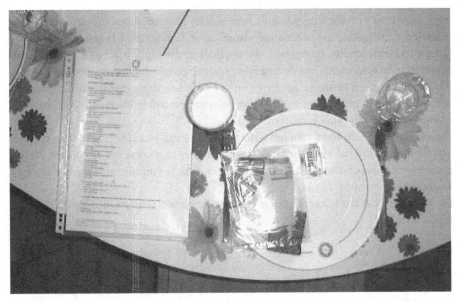

FIGUUR 4.4 IN HET BEGIN HEEFT DE JONGERE MET ANOREXIA NERVOSA HULP EN STEUN
NODIG BIJ HET UITVOEREN VAN HET VOEDINGSADVIES

den over de plaats waar de maaltijden genuttigd worden, over de tijd die de maaltijd gaat
duren, enzovoort. Door op een speelse, flexibele manier te onderhandelen met de patiënt blijft zijn gevoel van betrokkenheid en autonomie in stand. De jongere voelt zich
serieus genomen en zal daardoor beter gemotiveerd zijn om mee te werken.
Een jongere met anorexia nervosa heeft vaak een uitgebreide kennis omtrent het calo-
riegehalte van voedingsmiddelen. Daarnaast is er echter een indrukwekkend gebrek aan
kennis over gezond eten, de werking van het maag-darmstelsel en de gevolgen van vasten, braken en eetbuien. Door objectieve feedback te geven en voorlichting over gezonde voeding kan men de jongere helpen beter inzicht te krijgen in de aandoening en de
behandelmotivatie te verhogen.

Bij de verpleging van een jongere met anorexia nervosa komen manipulatie en *splitting*
(het uitspelen van hulpverleners) voor. Deze verschijnselen kunnen geplaatst worden
als symptomen van het ziektebeeld, dus niet als karaktereigenschappen van de patiënt.
De functie van deze verschijnselen is de angst om dik te worden te onderdrukken en
controleverlies te voorkomen. Als iemand aan deze ernstige ziekte lijdt en zich tegelijkertijd moeilijk laat helpen door anderen, is dat voor de betrokkenen uit de omgeving
heel moeilijk te accepteren. De jongere roept dan veel gevoelens van onmacht en frustratie op. Twee veelvoorkomende en begrijpelijke reacties van het team op het moeilijke gedrag van de jongere zijn kritiek geven op en/of overbetrokken raken bij de patiënt.
Onder kritiek wordt verstaan onvriendelijke en afkeurende uitingen over bepaald gedrag van de jongere; deze stelt zich aan, wil alleen maar aandacht, enzovoort. Dit kan in
sommige gevallen zelfs leiden tot vijandigheid ten opzichte van de patiënt. Met overbetrokkenheid wordt zelfopoffering bedoeld (het opgeven van belangrijke activiteiten van-

wege de patiënt), overbescherming (de jongere niet conform diens kalenderleeftijd behandelen) en te weinig (gevoelsmatige) afstand naar de patiënt toe bewaren.

Uit diverse onderzoeken (Limpens 1994) is gebleken dat een kritische houding of juist te veel zorg en bemoeienis van de omgeving spanningsverhogend werkt voor de patiënt. Patiënten die in een kritische omgeving en/of in een omgeving met sterke zorg verblijven, vertonen een minder gunstig ziekteverloop dan patiënten die niet in een kritische of overbezorgde omgeving verblijven.

Ouders schamen zich soms voor het gedrag van hun kind. Het is belangrijk hen te laten vertellen hoe hun kind was voordat de eetstoornis begon. Ook is het van belang dat gezocht wordt naar positieve gedragskenmerken en deze te stimuleren, waardoor het zieke gedrag kan verminderen.

De uitvoering van het behandelplan is gebaseerd op zowel begrip tonen als consequent grenzen stellen.

4.6.1 Ondersteuning bij de maaltijden

De maaltijden zijn voor deze jongeren de moeilijkste momenten van de dag. Het is belangrijk om bij de begeleiding van de maaltijden een houding aan te nemen die aan de ene kant duidelijkheid en begrenzing uitstraalt, maar aan de andere kant steun, zorg en flexibiliteit. Men komt gemakkelijk in een strijd terecht die nooit productief is. Straffen en kritiek worden door deze pubers vaak ervaren als de bevestiging van een laag gevoel van eigenwaarde. Het is daarom van belang positieve bekrachtiging te geven als de jongere weer gaat eten of daar zijn best voor doet, ook al wordt dit afgeweerd. Als de jongere blijft weigeren, is uiteraard sondevoeding geïndiceerd.

Na iedere maaltijd moeten nauwkeurig de voedsel- en vochtinnamelijsten ingevuld worden. Het is verstandig om geen etenswaren bij deze patiënten achter te laten en ouders en andere bezoekers wordt verzocht geen eten aan te bieden buiten het voedingsadvies om. Het zicht op de voedselinname raakt hierdoor verloren en het werkt voor de pubers verwarrend. Het samen met de diëtist opgestelde voedingsadvies biedt structuur en houvast.

4.6.2 Ondersteuning bij de verzorging

In een fase waarin de jongere bedrust heeft, is de huidverzorging een punt van aandacht. Antidecubitusmaatregelen in de vorm van een schapenvacht of een gelmatras kunnen noodzakelijk zijn, evenals warme bedbedekking in verband met de ondertemperatuur en een goed verwarmde kamer. De jongere doucht en bezoekt het toilet onder begeleiding van de verpleegkundige, de deur blijft op een kier. De jongere wordt geadviseerd kleding te dragen passend bij de omgevingstemperatuur.

4.6.3 Ondersteuning van de ouders

Goede communicatie met de ouders, in een open sfeer, en overeenstemming met de ouders over het behandelplan geeft hun vertrouwen in de behandeling. Wanneer men met

TABEL 4.2   VOORBEELD VAN EEN VOEDINGSADVIES

Naam:	
Geboortedatum:	
Datum:	
Ontbijt:	2 sneden bruinbrood besmeerd met margarine 1 snee roggebrood besmeerd met margarine belegd met: – 1 × vleeswaren – 1 × kaas – 1 × zoet 1 glas halfvolle melk thee
In de loop van de morgen:	1 knäckebröd besmeerd met margarine belegd met 1 × vleeswaren 1 stuk fruit 1 glas chocolademelk
Tweede broodmaaltijd:	3 sneden bruinbrood besmeerd met margarine belegd met: – 1 × vleeswaren – 1 × kaas – 1 × zoet 1 beschuit besmeerd met margarine belegd met 1 × smeerkaas 1 glas halfvolle melk
In de loop van de middag:	1 snee bruinbrood besmeerd met margarine belegd met 1 × vleeswaren 1 stuk fruit 1 glas vruchtensap thee
Warme maaltijd:	1,5 portie gekookte aardappelen of vervanging (pasta of rijst) 1,5 portie groente 1 portie vlees, vis of kip 1 portie jus of saus 1 schaaltje toespijs
In de loop van de avond:	1 plak ontbijtkoek 1 stuk fruit 1 glas vruchtensap thee
Lust geen:	doperwten, witlof, spruiten, tomaat, maïs en witte kool
Het is belangrijk om voldoende te drinken, per dag 1,5-2 liter (10-14 glazen)	

ouders een aantal vaste tijdstippen plant voor een overleg, verschaft dit veel duidelijkheid. Een luisterend oor is hierbij heel belangrijk. Duidelijke voorlichting over het ziektebeeld en de somatische complicaties en over de doelen van de behandeling verhoogt de kans op goede samenwerking met en motivatie van de ouders.

4.6.4   Rapporteren van de zorg

In het verpleegkundig dossier wordt verslag gedaan van:
- de reactie van de jongere op het wegen en het bereikte gewicht;
- de reactie van de jongere op gewichtstoename;
- het gewichtsverloop: op een gewichtscurve wordt het gewicht aangetekend zodat het gewichtsverloop duidelijk zichtbaar is;
- de observatie met betrekking tot het eetgedrag en de reacties van de jongere op de maaltijden;
- de voedsel- en vochtinname, deze worden vastgelegd op daglijsten;
- bijzonderheden in de stemming van de jongere;
- de reacties op verpleegkundige interventies en op de ouders en ander bezoek.

De verpleegkundige rapportage wordt samengevat voor het wekelijkse multidisciplinaire teamoverleg.

4.7   Evalueren van de zorg

Het multidisciplinaire team zal ernaar streven eenmaal per week bijeen te komen. In deze bespreking worden de, in het behandelplan vastgestelde, doelen geëvalueerd. Het behandelplan voor de komende week wordt hierop gebaseerd.
Punten die aan de orde dienen te komen zijn:
- gewicht, laboratoriumuitslagen, voedsel- en vochtinname;
- observaties van het gedrag rondom eten en drinken;
- het gedrag van de puber ten opzichte van de verpleegkundigen, andere stafleden, ouders, andere bezoekers en medepatiënten;
- de observatie met betrekking tot de ouders ten aanzien van ziektebeeld en behandelplan;
- inbreng van ouders en kind met betrekking tot veranderingen in het behandelplan;
- het vastleggen van de veranderingen in het behandelplan.

Na iedere teambespreking zullen de veranderingen en aanpassingen met de ouders en de puber doorgesproken worden. Naast deze gestructureerde teambespreking kan het zinvol zijn om onder leiding van de liaisonpsychiater of psycholoog een supervisiebijeenkomst te beleggen, waarin de verpleegkundigen problemen, maar ook succesvolle interventies in de dagelijkse zorg van de jongere kunnen bespreken.

4.8   Het ontslag

De jongere met anorexia nervosa kan met ontslag wanneer de bedreigende somatische situatie is opgeheven, de mate van ondergewicht is afgenomen, de jongere in staat is het voedingsadvies te volgen zodat er sprake is van gewichtstoename en zodra verdere behandeling is geregeld bij een gespecialiseerde instelling voor eetstoornissen of bij een instelling voor geestelijke gezondheidszorg, afdeling jeugd, in de eigen regio.

Het is niet altijd nodig dat er een klinische opname volgt in de jeugdpsychiatrie of een gespecialiseerde kliniek voor eetstoornissen. Dit is afhankelijk van de situatie van de jongere en het verloop tijdens de ziekenhuisopname. Maar ook andere factoren, zoals de draagkracht van het gezin en of de aanwezigheid van andere ziektebeelden, zoals ernstige dwang of depressie, spelen in deze afweging een rol.

Een ambulante behandeling heeft de voorkeur. De jongere blijft dan betrokken bij het gezin, verliest minder sociale contacten en kan de eigen school weer gaan bezoeken.

Informatie

Stichting Eetstoornissen Nederland

Kenniscentrum voor eetstoornissen.
Robert-Fleury Stichting, Landelijk Centrum voor Eetstoornissen 'De Ursula'
Postbus 422
2260 AK Leidschendam
telefoon: 070-444 10 08

Acarre, Centrum voor kinder- en jeugdpsychiatrie in Noord-Nederland, locatie de Ruyterstee

Behandelcentrum met gespecialiseerde behandelingen voor jonge patiënten met eetstoornissen.
Fazantenlaan 1
Postbus 30
9422 ZG Smilde
telefoon: 0592-48 08 00
website: www.accare.nl

UMC-Utrecht, locatie AZU, afdeling Jeugdpsychiatrie

Eetstoornissenteam
Heidelberglaan 100
3584 CX Utrecht
Telefonische vooraanmelding en consultatie: 030-250 81 41.

Stichting Anorexia en Boulimia Nervosa
Patiëntenvereniging die onder meer opkomt voor de belangen van jongeren met anorexia nervosa.
Postbus 67
6880 AB Velp
telefoon: 0900-821 24 33
Vragen per e-mail: zie www.sabn.nl/formulieren/infoform.htm
website: www.sabn.nl

Literatuur

APA (1996). *Beknopte handleiding bij de Diagnostische Criteria van de DSM-IV.* Swets &
    Zeitlinger, Lisse.
Bloks, J.A., E.F. van Furth & H.W. Hoek (1999). *Behandelingsstrategieën bij Anorexia
    Nervosa.* Cure en Care, Bohn Stafleu Van Loghum, Houten/Diegem.
Lask, B. & R. Bryant-Waugh (2000). *Anorexia nervosa and related eating disorders in
    childhood and adolescence.* 2nd edition, Psychology Press Ltd., East Sussex.
Limpens, V.E.L. & I.M. van Schothorst (1994). *Eetstoornissen; Anorexia Nervosa en
    Boulimia Nervosa.* Academisch Ziekenhuis Utrecht, Utrecht.

5

E. Sulkers

Kinderen met onbegrepen klachten

Casus

Linde (12 jaar) wordt opgenomen op de afdeling Kinderneurologie van een academisch ziekenhuis. De huisarts heeft haar laten opnemen omdat ze sinds enige tijd loopstoornissen heeft. Ze zit in een rolstoel omdat ze telkens door haar benen zakt. Er wordt uitgebreide diagnostiek aangevraagd, zoals een MRI-scan, bloedonderzoek, een EMG en een lumbaalpunctie. Op geen van de onderzoeken worden afwijkingen geconstateerd. Na de lumbaal-punctie klaagt Linde over hoofdpijn en misselijkheid. De verpleegkundige vertelt dat dit kort na de punctie normale verschijnselen kunnen zijn en advi-seert haar om een paar uur (zo plat mogelijk) bedrust te houden. De klachten nemen echter niet af en na een week is ze nog steeds regelmatig op bed te vinden omdat ze klachten heeft ten gevolge van de punctie. Een aantal ver-pleegkundigen wijst haar op het feit dat het niet mogelijk is dat ze na een week nog klachten heeft, anderen negeren haar. Dit heeft echter geen enkel resultaat. De moeder van Linde is echter erg ongerust, heeft op internet ge-keken en heeft gelezen dat er in heel zeldzame gevallen complicaties optre-den na een lumbaalpunctie. Ze dringt aan op een gesprek met de arts met het verzoek om nadere diagnostiek. De arts voelt hier niets voor en stelt het gesprek telkens uit totdat de gegevens van het laatste bloedonderzoek bin-nen zijn. Als dit het geval is, wordt er een gesprek met de ouders geregeld. Tijdens dit gesprek wordt verteld dat er geen somatische oorzaak voor de klachten van Linde gevonden is en dat de afdeling Kinderpsychiatrie wordt ingeschakeld. De ouders zijn heel erg boos, voelen zich niet serieus geno-men en besluiten Linde mee naar huis te nemen. Vervolgens nemen ze con-tact op met een ander ziekenhuis voor een second opinion.

5.1   Inleiding

Dit hoofdstuk beschrijft de zorg aan kinderen met onbegrepen klachten. Het betreft een groep kinderen met ernstige lichamelijke klachten, bij wie bij diagnostisch onderzoek geen somatische oorzaak wordt gevonden of bij wie de gevonden oorzaak de ernst van het klachtenpatroon niet verklaart. Men spreekt ook wel over kinderen met functionele klachten.

De aard van de problematiek is heel uiteenlopend. In paragraaf 5.2 zal hier nader op worden ingegaan. Er bestaan diverse theorieën over de oorzaak van het probleem. Deze worden in paragraaf 5.3 nader toegelicht. Gezien de ernst van de gepresenteerde klachten komt het regelmatig voor dat de kinderen worden opgenomen op de kinderafdeling van een algemeen ziekenhuis. Diagnostisch onderzoek vindt plaats om onderliggende organische pathologie uit te sluiten. Als na uitgebreid onderzoek blijkt dat de klachten niet medisch te verklaren zijn, wordt de kinderpsychiater geconsulteerd. Vaak is er een tweesporenbeleid, waarbij zowel aan de somatische als aan de psychosociale factoren van het ziektebeeld en het ziektegedrag aandacht wordt besteed. In paragraaf 5.4 komen de diagnostiek en behandeling aan de orde, gevolgd door informatie over de prognose in paragraaf 5.5. In paragraaf 5.6 ten slotte zal aandacht besteed worden aan de verpleegkundige zorg tijdens de opname en de aandachtspunten bij het ontslag. Bij de aanpak van deze doelgroep wordt een multidisciplinaire werkwijze gehanteerd. Dit vraagt veel van de verpleegkundige met betrekking tot het coördineren van de zorg.

5.2   Somatoforme stoornissen

De doelgroep betreft kinderen met uiteenlopende lichamelijke klachten die niet somatisch te verklaren zijn. Sommige kinderen hebben ernstige pijnklachten, andere vertonen verlammingsverschijnselen of op epilepsie lijkende aanvallen. Dit soort stoornissen, dat wil zeggen lichamelijke klachten van psychische origine, vallen in de DSM-IV onder de rubriek somatoforme stoornissen.

Somatoforme stoornissen zijn:
- *conversie*: het kind heeft neurologische stoornissen waarvoor geen somatische verklaring gevonden kan worden;
- *pijnstoornis*: het kind heeft onverklaarbare pijnklachten;
- *hypochondrie*: het kind is ervan overtuigd dat het een ernstige ziekte heeft, ondanks het feit dat uitgebreid medisch onderzoek het tegendeel bewezen heeft;
- *stoornis in de lichaamsbeleving*: er is sprake van een preoccupatie met het idee dat het uiterlijk afwijkend is; indien er een geringe lichamelijke afwijking is, is de ongerustheid schromelijk overdreven;
- *somatisatiestoornis en ongedifferentieerde somatoforme stoornis*: er is sprake van allerlei lichamelijke klachten die niet of onvoldoende somatisch verklaard kunnen worden.

Voor het diagnosticeren van een bepaalde stoornis dient aan een aantal criteria te zijn voldaan. Dit is bij kinderen niet altijd mogelijk, omdat ze nog in de groei en in ontwikkeling zijn. Daarom wordt bij kinderen en jeugdigen niet altijd gebruikgemaakt van de DSM-IV-classificatie. In dit hoofdstuk zullen de criteria dan ook niet nader worden uitgewerkt.

Desalniettemin is bij kinderen en jeugdigen wel sprake van (facetten) van de zojuist genoemde problematiek. Van de genoemde stoornissen worden bij kinderen met name de conversie en de pijnstoornis gezien.

5.2.1 Conversie

Bij conversie of hysterische neurose, de term die vroeger gehanteerd werd, is sprake van een onverklaarbare uitval van neurologische functies. De stoornis kan zowel de motorische als de zintuiglijke functie(s) betreffen. Wat relatief vaak voorkomt zijn verlammingsverschijnselen van een of meer ledematen. Andere voorbeelden van motorische symptomen zijn loopstoornissen ten gevolge van een verstoorde coördinatie en/of evenwichts- en slikstoornissen. Bij de zintuiglijke stoornissen is sprake van een stoornis in de sensibiliteit. Hierbij gaat het om gevoelsstoornissen, visuele en auditieve uitvalsverschijnselen en onverklaarbare heesheid. Wat ook tot de conversieverschijnselen gerekend wordt, zijn de psychogene aanvallen. Hierbij vertoont het kind verschijnselen die op epilepsie lijken. Dit wordt ook wel pseudo-epilepsie genoemd.

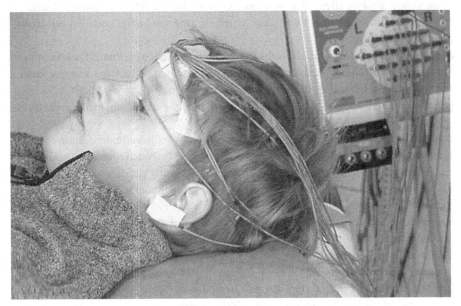

FIGUUR 5.1 HET VERSCHIL TUSSEN EPILEPSIE EN PSEUDO-EPILEPSIE IS GECOMPLICEERD OM DE VOLGENDE REDENEN: BIJ KINDEREN MET EPILEPSIE WORDEN SOMS TUSSEN DE AANVALLEN GEEN EEG-AFWIJKINGEN GEVONDEN, TERWIJL BIJ KINDEREN ZONDER EPILEPSIE SOMS EPILEPTIFORME PATRONEN GEVONDEN WORDEN (UIT: SANDERS-WOUDSTRA 1996)

5.2.2 Pijnstoornis

Deze rubriek van de somatoforme stoornis van de DSM-IV omvat alle vormen van psychogene pijn, zoals recidiverende buikpijn, spanningshoofdpijn, pijn in het borstgebied, pijn in de gewrichten en pijn in de ledematen. Bij het ontstaan en/of het blijven voortbestaan van de pijnklachten spelen psychologische factoren een belangrijke rol.

Recidiverende buikpijn komt bij kinderen het vaakst voor. Hiervan is sprake als het kind gedurende een tijdsbestek van drie maanden ten minste drie episoden van buikpijn heeft gehad, zonder dat een lichamelijke oorzaak kan worden vastgesteld. Soms gaat de buikpijn gepaard met andere klachten, zoals braken en diarree.

Spanningshoofdpijn is een frequent terugkerende hoofdpijn die, zoals de term al suggereert, gerelateerd is aan stress. Zo zijn er kinderen die iedere maandag, bij het begin van een nieuwe schoolweek, geplaagd worden door hevige hoofdpijn.

Als de pijnstoornis lang bestaat, kan deze gevolgen hebben voor het functioneren op sociaal gebied en op school.

5.3 Oorzaken

Bij het kind met onbegrepen klachten wordt psychische problematiek in lichamelijke klachten vertaald. Dit gebeurt veelal onbewust. Hiermee wordt bedoeld dat het kind de symptomen niet opzettelijk creëert. Voor de oorzaak van de problematiek bestaan diverse verklaringsmodellen, waarbij soms factoren bij het kind, maar soms ook andere factoren, zoals het gedrag van de ouders, culturele aspecten en het optreden van stress, genoemd worden.

In sommige theorieën wordt een verband gelegd met bepaalde persoonlijkheidskenmerken van het kind en het optreden van onbegrepen klachten. Zo zouden angstige kinderen en kinderen die moeite hebben met het verwoorden van hun gevoelens, vaker neigen tot het vertalen van psychische problemen in lichamelijke klachten dan andere kinderen.

Andere theorieën verklaren de problematiek op basis van de veronderstelling dat deze kinderen moeite hebben met het kunnen hanteren van verboden impulsen, zoals boosheid en seksualiteit. Het beleven, uitleven en/of verwoorden van de verboden impuls levert zoveel angst op, dat deze verdrongen wordt naar het onderbewuste. De pijn en het lijden ten gevolge van de lichamelijke klachten zijn dan een welverdiende straf voor de verboden wensen en gedachten. Het kind is zich hiervan niet bewust en is hier dus niet op aan te spreken.

Het is echter ook mogelijk dat de klachten van het kind het gevolg zijn van een overmaat aan stress, bijvoorbeeld ten gevolge van te hoge verwachtingen die aan hem worden gesteld, problemen in de omgang met leeftijdgenoten, niet-onderkende leerproblemen, seksueel misbruik of andere traumatische ervaringen.

Het kan ook zijn dat de ouders een bepalende factor zijn. Soms is bij het kind sprake van vage, algemene klachten die door de ouders erg aangedikt worden. Een dergelijke oorzaak dient onderscheiden te worden van het in paragraaf 5.4 genoemde syndroom van

Münchausen-by-proxy. Meestal is echter sprake van extreme bezorgdheid van een van de ouders. Deze bezorgdheid kan gevoed zijn door ervaring met ernstige ziekte of kan pathologisch van aard zijn.

Het optreden van onbegrepen klachten is ook te beschrijven in termen van abnormaal ziektegedrag. Ziek zijn levert immers ook voordelen op, zoals een legitieme reden om school te verzuimen, het krijgen van extra aandacht en ontheffing van vervelende taken en verantwoordelijkheden. Het kind dat alleen tijdens ziekte zorg en aandacht krijgt, zal mogelijk vaker ziek zijn. Het klachtenpatroon ontstaat nogal eens in het verlengde van een onschuldige ziekte of een ongeval. Het kan ook zijn dat het gedrag van anderen, zoals een ziek broertje of zusje, of een ouder die zijn of haar klachten aanwendt om mensen uit de omgeving te manipuleren, als voorbeeld werkt. De positieve gevolgen ten gevolge van de ziekte worden ziektewinst genoemd.

De ziekte van het kind kan ook de functie hebben het evenwicht binnen het gezin te bewaren. Doordat de klachten van het kind centraal worden gesteld, hoeven andere problemen niet besproken te worden, zoals problemen op het werk of de moeilijke relatie tussen de ouders.

Tot slot dient te worden vermeld dat onbegrepen klachten in bepaalde culturen vaker voorkomen dan in andere. In veel (niet-westerse) culturen rust een taboe op psychische problematiek. Vertaling van het probleem in lichamelijke klachten is dan een frequent aangewende methode om het probleem op te lossen of uit de weg te gaan.

5.4 Diagnostiek en behandeling

De diagnostiek met betrekking tot onbegrepen klachten is niet eenvoudig. Allereerst is het van belang om een somatische oorzaak uit te sluiten. Dit vereist een uiterst zorgvuldige diagnostiek. Ondanks het feit dat de resultaten van diagnostisch onderzoek aanvankelijk niet afwijkend zijn, is het geen zeldzaam fenomeen dat de klachten het begin zijn van een ernstige ziekte of van een ziekte die al op zijn retour is.

Vervolgens is het van belang om andere ziektebeelden en stoornissen uit te sluiten. De diagnose 'onbegrepen klachten' wordt ten onrechte nogal eens verward met het syndroom van Münchausen-by-proxy. Bij dit syndroom wordt door een ouder, meestal de moeder, sterk verontrustende klachten bij het kind beschreven of teweeggebracht door het toebrengen van schade. Een voorbeeld hiervan betreft het induceren van een epileptische aanval door verstikking. Een andere stoornis die enige overeenkomst met onbegrepen klachten vertoont, is de psychosomatische reactie (ziekte). In tegenstelling tot de onbegrepen klachten worden er bij een psychosomatische reactie (ziekte) wel degelijk somatische afwijkingen gevonden. Veelvoorkomende psychosomatische reacties op de kinderleeftijd zijn astma, eczeem, colitis ulcerosa, hyperventilatie, hypertensie, gewrichtsklachten en cardiale problematiek. Bij het ontstaan van de ziekte speelt de psychische component een belangrijke rol. Men veronderstelt dat deze kinderen moeite hebben met het uiten van emoties. Ze zijn niet in staat om heftige spanningen en conflicten via taal of spel naar buiten te brengen. De opgekropte spanningen worden via het autonome zenuwstelsel ontladen. Dit heeft balansverstoringen in het lichaam tot ge-

volg en leidt op den duur in interactie met een reeds aanwezige constitutionele predispositie tot het ontstaan van ziekte.

5.4.1 Opvallende aspecten

Er is een aantal opvallende aspecten aan kinderen met onbegrepen klachten. Typerend voor conversie is dat het vaak gepaard gaat met een soort onverschilligheid van het kind ten aanzien van de klachten. Dit fenomeen wordt in de literatuur aangeduid met het begrip *la belle indifférence.*

Verder zijn vaak inconsistenties in de symptomatologie waar te nemen, bijvoorbeeld de beweging van een verlamd lichaamsdeel tijdens de slaap of wanneer het kind schrikt. Er is een aantal simpele diagnostische methoden waarmee de arts het verschil tussen organische uitvalsverschijnselen en conversie aan kan tonen. Een voorbeeld betreft het werpen van een aan een touwtje vastgehouden balletje in de richting van het gezicht van het kind. Het kind met een op conversie gebaseerde blindheid zal met de ogen knipperen, in tegenstelling tot het kind met een organisch bepaalde blindheid. Ook treden soms verschijnselen op die niet passen bij het door het kind en/of zijn ouders beschreven/gemanifesteerde ziektebeeld.

Ten slotte heeft het kind vaak verschillende klachten, zoals verlammingsverschijnselen in combinatie met visusklachten of pijnklachten. Bij angstige kinderen is het mogelijk dat de gepresenteerde verschijnselen gepaard gaan met klachten als misselijkheid, braken, diarree, benauwdheid en hartkloppingen. Deze verschijnselen zijn lichaamsequivalenten van angst.

5.4.2 De diagnostische fase

Het uitsluiten van organische problematiek vereist behalve de eerdergenoemde observaties en testjes uitgebreide diagnostiek. Deze omvat veelal bloedonderzoek, maar vaak ook een CT- of MRI-scan, scopieën of een EEG-onderzoek. Op een gegeven moment zal echter blijken dat er geen organische verklaring is voor de klachten van het kind. Zodra dit bekend is, worden de ouders en/of het kind hiervan in kennis gesteld. Het komt vaak voor dat zij niet blij zijn met de bevindingen en aansturen op uitgebreidere diagnostiek. Hiervoor is een aantal redenen aan te geven.

Soms voelen ze zich niet serieus genomen. Ze zijn bang voor aansteller versleten te worden. Het feit dat bij een dergelijke ernstige symptomatologie geen somatische oorzaak gevonden kan worden, is ook moeilijk te bevatten. Daarbij komt dat het kind zich meestal niet bewust is van de onderliggende dynamiek van de problematiek. Het kanaliseren van psychische problematiek via het lichaam gebeurt onbewust. Als er wel sprake is van een (semi-)bewust proces, bijvoorbeeld als de klachten ziektewinst opleveren of een rol vervullen binnen de gezinssituatie, is ontmaskering meestal niet gewenst. Maar ook als dit alles niet speelt, kunnen de ouders een somatische oorzaak prevaleren uit angst voor de stigmatiserende gevolgen van het feit dat het psychisch is. De onwil van de ouders om een psychische verklaring te accepteren, kan er ook in gelegen zijn dat zij werkelijk bezorgd zijn dat er iets ernstigs met hun kind aan de hand is. Een simpele geruststelling dat er somatisch niets aan de hand is, zal dan weinig effect sorteren.

Dit alles leidt ertoe dat de ouders en/of het kind vaak geen genoegen nemen met de diagnose. Soms leidt dit tot een verschuiving van de problematiek, waarbij de bestaande symptomatologie verhevigt of nieuwe symptomen worden geïntroduceerd. Het is van belang te benadrukken dat deze nieuwe klachten een variant zijn op het eerder gepresenteerde klachtenpatroon en geen verdergaande diagnostiek behoeven. Toch blijft dit een moeilijk dilemma. Absolute zekerheid bestaat er niet. Er bestaat altijd een, zij het geringe, kans dat er toch sprake is van een organisch probleem. Ondanks het feit dat waakzaamheid geboden is, is het zaak om verdergaande diagnostiek zoveel mogelijk te beperken om somatische fixatie te voorkomen. Hiermee wordt bedoeld dat verdergaand onderzoek het kind en de ouders sterkt in de overtuiging dat er lichamelijk wel wat mis moet zijn. Anders zou er immers niet zoveel aandacht aan worden besteed. Met deze strategie wordt een psychische benadering van het probleem steeds moeilijker bespreekbaar. Het is dus van belang de ouders en/of het kind te blijven overtuigen van het feit dat aan de klachten een psychische verklaring ten grondslag ligt. Het kind en/of zijn ouders hebben echter een reden gehad om de problematiek op een dergelijke manier te presenteren en dienen nu niet in de steek gelaten te worden. Voor gevoelens als boosheid en onzekerheid dient alle ruimte te zijn, alsmede voor het zoeken naar een passende oplossing voor het probleem. Twistgesprekken, waarin de opvattingen van de arts en/of andere disciplines en die van de ouders tegenover elkaar komen te staan, dienen te allen tijde vermeden te worden omdat ze medisch shopgedrag (*medical shopping*) in de hand werken.

5.4.3 De behandeling

De behandeling wordt gekenmerkt door een tweesporenbeleid, waarbij de kinderarts samenwerkt met een kinderpsychiater. De doelstelling van de behandeling is drieledig. Ten eerste wordt gewerkt aan het bestrijden van de symptomen. Vervolgens wordt aandacht besteed aan het voorkómen van ziektewinst en aan het behandelen van de onderliggende problematiek die tot het ontstaan van de klachten heeft geleid.

In de behandeling neemt het voorkómen van gezichtsverlies een belangrijke plaats in. Hierbij wordt naar een passende strategie gezocht om het functieherstel weer langzaam op te bouwen, zoals een fysiotherapeutisch opbouwschema waarbij het kind stapje voor stapje weer leert lopen.

Tegelijkertijd dienen de andere behandelingsdoelen in gang gezet te worden. Als het kind nog opgenomen is in het ziekenhuis, vinden regelmatig gesprekken met de kinderpsychiater plaats. Ontslag uit het ziekenhuis gebeurt meestal als de symptomen verdwenen zijn. De vervolgbehandeling is dan ambulant via een kinderpsychiatrische polikliniek, de Riagg of een vrijgevestigde therapeut. Afhankelijk van de aard van de onderliggende problematiek wordt gekozen voor individuele psychotherapie, groepstherapie, oudergesprekken en/of gezinsbehandeling. Bij de behandeling wordt vaak gebruikgemaakt van gedragstherapeutische technieken.

5.4.4   Prognose

Uit onderzoek is gebleken dat de prognose van het kind met onbegrepen klachten relatief gunstig is. Bij een klein percentage kinderen treedt echter geen verbetering op en
ontstaat een chronische vorm van ziektegedrag. Bij sommigen heeft het ziektegedrag zo
lang bestaan dat onherstelbare afwijkingen zijn ontstaan. Voorbeelden hiervan zijn:
spieratrofie, spitsvoeten, contracturen en/of botontkalking. Bepalend voor de prognose
is de acceptatie van een psychische verklaring voor het ontstaan van de problematiek en
het vermogen de psychotherapeutische behandeling te voltooien wanneer de klachten
verdwenen zijn.

5.5   Verpleegkundige zorg tijdens opname

Om het kind met onbegrepen klachten goed te kunnen begeleiden en ondersteunen,
moet aan een aantal punten aandacht worden besteed.

5.5.1   Voor de opname

De opname van het kind met onbegrepen klachten is meestal gepland. Bij de opname is
niet altijd duidelijk of de lichamelijke klachten een psychische component hebben. Het
is daarom niet altijd mogelijk om ten aanzien van de kamertoewijzing specifieke maatregelen te treffen. Als het wel bekend is, moet er een aantal overwegingen worden gemaakt, bijvoorbeeld of het kind alleen komt te liggen of samen met andere kinderen. De
wenselijkheid hiertoe varieert per kind. Het valt te overwegen om te vermijden dat het
kind een kamer deelt met een kind dat een ernstige somatische ziekte heeft. Dit kan in
het belang zijn van beide partijen. De symptomatologie van anderen kan het kind met
de onbegrepen klachten op ideeën brengen. Voor het andere kind kunnen de inconsistenties in het gedrag van het kind met onbegrepen klachten erg shockerend zijn.

5.5.2   Het verzamelen van gegevens

Tijdens het eerste contact
Het verzamelen van gegevens start al bij het eerste contact met het kind en zijn ouders.
Tijdens de rondleiding over de afdeling en het toewijzen van de kamer zijn er vele mogelijkheden voor observatie. Denk bijvoorbeeld aan observatie van de manier van lopen,
het gebruik van de ledematen en de houding van het kind, zijn reactie op zintuiglijke
prikkels, zijn ruimtelijke oriëntatie, zijn gedrag en de ouder-kindinteractie.

Tijdens het anamnesegesprek
Voor het anamnesegesprek dient ruim de tijd te worden genomen. In deze fase van de
opname is het belangrijk dat de klachten van het kind serieus worden genomen. Dit
geldt juist ook voor kinderen bij wie bij opname al het vermoeden bestaat dat hun
klachten niet somatisch verklaard kunnen worden. In het anamnesegesprek wordt een

eerste aanzet gedaan om het klachtenpatroon in kaart te brengen. De volgende vragen kunnen daarbij gesteld worden.

- Hoe lang bestaan de klachten al?
- Is er al eerder onderzoek naar de klachten verricht en zo ja, wat waren de bevindingen?
- Is er een duidelijk beginmoment te noemen of zijn de klachten geleidelijk aan ontstaan?
- Wat is de aard van de klachten (lokalisatie, intensiteit; bij pijn: het soort pijn)?
- Zijn de klachten continu of intermitterend aanwezig?
- Zijn de klachten gerelateerd aan een bepaald moment van de dag, de week of het seizoen?
- Is er een relatie tussen bepaalde gebeurtenissen en de intensiteit van de klachten?
- Hoe gaat het kind met de klachten om (het gedrag in relatie tot de klachten)?
- Welke interventies plegen kind en ouders in relatie tot de klachten? Waarom is er voor deze interventies gekozen? Wat is het resultaat van deze interventies?

Het is zinvol om tijdens het beantwoorden van de vragen te letten op de reacties en het gedrag van het kind en zijn ouders. Let hierbij op de volgende punten: wie vertelt het verhaal (het kind of de ouders), hoe is de ouder-kindinteractie en wat wordt er tussen de regels door verteld? Verder moet tijdens het gesprek worden nagegaan of in het leven van het gezin ingrijpende gebeurtenissen hebben plaatsgevonden, of er sprake is geweest van stressvolle situaties in het leven van het kind en hoe het kind daarop heeft gereageerd, hoe het kind zich gedroeg in relatie tot anderen (andere gezinsleden, leeftijdgenoten en schoolvriendjes) voordat het ziek werd en hoe het zich nu gedraagt, hoe het kind zich op school gedraagt, en of het plezier heeft in school en in de leerprestaties.
Tevens is het van belang om op het gedrag in relatie tot de klacht te letten. Let bijvoorbeeld op de houding van een kind met buikpijn, het gedrag van een kind met visusstoornissen en dat van een kind met verlammingsverschijnselen.
Ook is het zinvol om te kijken wat de reactie van het kind is op de opname: vindt het kind het vervelend om opgenomen te worden of niet, hoe reageert het op de ziekenhuisomgeving, op de andere kinderen en op datgene wat het van thuis moet missen?
Ten slotte moet niet vergeten worden te vragen naar de verwachtingen van het kind en zijn ouder(s) met betrekking tot de opname.

Tijdens de diagnostische fase

In deze fase van de opname bestaat het verpleegkundig handelen grotendeels uit observeren en rapporteren. Het is belangrijk dat dit zo objectief mogelijk gebeurt. Objectiviteit is bij deze doelgroep niet altijd even gemakkelijk. Het ontbreken van een somatische verklaring voor de klachten kan aanleiding geven tot onbegrip en ergernis bij anderen. Ook verpleegkundigen en andere beroepsbeoefenaren ontkomen er niet altijd aan. Dit is vaak het geval als het kind met onbegrepen klachten op een afdeling verblijft waar veel kinderen met ernstige of levensbedreigende ziektes liggen. Het is van belang om de irritatie tijdig op te merken en te voorkomen dat het gedrag erdoor bepaald wordt. Het kan helpen om te beseffen dat er een reden is voor het gedrag van het kind en dat het kind zich niet altijd bewust is van de psychische component van de klacht. Bovendien is het in deze fase vaak nog niet helemaal duidelijk wat er aan de hand is. Het is daarom van belang dat het klachtenpatroon zo uitgebreid mogelijk beschreven wordt zonder dat het gekleurd wordt door interpretaties. Tips voor het observeren en rapporteren zijn de volgende.

- Maak bij het observeren gebruik van de structuur van het observatieschema (tabel 5.3).
- Maak met de arts afspraken over wat er geobserveerd dient te worden.
- Let ook op andere opvallende aspecten, bijvoorbeeld ander gedrag van het kind, het gedrag van de ouders, de ouder-kindinteractie en de interacties met anderen.
- Maak afspraken over de frequentie van de observaties (continue observatie of observatie op vaste tijdstippen).

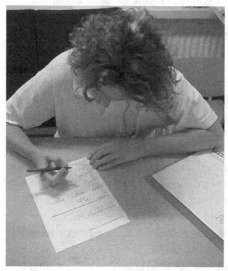

FIGUUR 5.2   SYSTEMATISCH OBSERVEREN IS
ERG NUTTIG

Sommige observaties geven aanleiding tot bepaalde hypothesen. Het kan zinvol zijn om (voorlopige) hypothesen tijdelijk achter te houden om subjectiviteit van latere observaties te voorkomen en om gedragsverandering van kind en/of ouders te vermijden. In dat geval wordt soms voor werkaantekeningen gekozen. Overweeg of dit nodig is en of dit niet strijdig is met de wet.

Bij oudere kinderen met pijnklachten kan een pijndagboek aanvullende informatie geven. Verder zullen de meeste kinderen met diagnostische procedures te maken krijgen om organische problematiek uit te sluiten. Het spreekt voor zich dat zij daarop voorbereid moeten worden.

Het heeft geen zin om de klachten van het kind te negeren. Die klachten hebben een duidelijke functie. Er bestaat een grote kans op verheviging van de klachten of het ontstaan van nieuwe klachten als er niet voldoende aandacht aan wordt besteed. In deze fase van de opname heeft het ook geen zin om het kind op inconsistent gedrag te wijzen, er bijvoorbeeld op te wijzen dat het wel in staat was zijn arm te bewegen om een geval-

TABEL 5.1 OBSERVATIESCHEMA

Datum	Tijd	Naam observator	Beschrijving van het geobserveerde gedrag	Beschrijving van de situatie voorafgaand aan het geobserveerde gedrag	Beschrijving van de situatie volgend op het geobserveerde gedrag
16/4/01	16:35	Joke (verpleegkundige)	Joris klaagt over erge buikpijn. Krimpt in elkaar (heeft een naar voren gebogen rug en houdt het hoofd omlaag). Joris vraagt om een spuugbakje, hij zegt dat hij moet spugen.	Was in de speelkamer aan het spelen. Er werd aan hem gevraagd om op te ruimen.	De moeder van Joris loopt naar hem toe en neemt hem in haar armen. Mompelt tegen de pedagogisch medewerker: 'Hoe kun je dit vragen, je weet toch hoe ziek Joris is'.
	19:00	Marloes (verpleegkundige)	Joris spert zijn ogen plotseling open, valt stil in zijn spel. Gilt 'nee'. Buigt voorover, grijpt naar zijn buik. Huilt en klaagt over een pijnlijke buik.	De opa van Joris komt op bezoek en maakt aanstalten om Joris op schoot te nemen.	Na het bezoekuur begint Joris weer wat te spelen. Hij klaagt niet over buikpijn.

len popje van de grond te pakken toen er even niemand was. Dit blijkt niet te werken en kan zelfs een averechts effect hebben.

Wat wel zin heeft, is om te proberen de aandacht van het kind op andere dingen te richten, bijvoorbeeld door in het gesprek aandacht te besteden aan zijn hobby's of aan een recent gelezen boek. In samenwerking met de pedagogisch medewerker kan een passend dagprogramma worden opgesteld.

Ten slotte dient gewezen te worden op de mogelijkheid van complicaties. Bij het langdurig bestaan van conversieverschijnselen bestaat de kans op spitsvoeten, spieratrofie, contracturen en decubitus. In de verpleegkundige zorgverlening dienen dan ook interventies opgenomen te zijn om dergelijke gevolgen te voorkomen.

5.5.3   Plannen en coördineren van de zorg

Voor de planning en de coördinatie is een aantal aspecten van belang. Op afdelingsniveau dient de patiëntentoewijzing door de teamleider of patiëntencoördinator zorgvuldig afgewogen te worden. Het kan zinvol zijn om het kind te laten verzorgen door verpleegkundigen die feeling hebben met de doelgroep. Zoals zojuist al werd aangestipt, hebben niet alle verpleegkundigen die werkzaam zijn in een somatisch georiënteerde setting een dergelijke feeling.

Verder dient ervoor gewaakt te worden dat het aantal zorgintensieve patiënten die de verpleegkundige naast het kind met de onbegrepen klachten verpleegt, te groot wordt. Dit om te voorkomen dat het kind met de onbegrepen klachten een soort sluitpost wordt, waardoor de mogelijkheden voor gerichte observatie te beperkt worden.

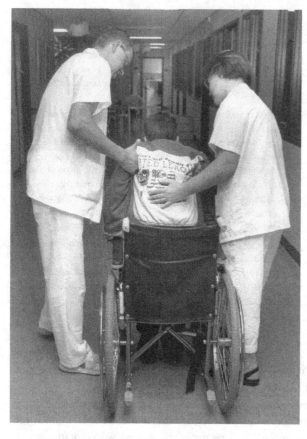

FIGUUR 5.3 HET KIND MET
ONBEGREPEN KLACHTEN
MOET NIET DE DUPE WORDEN
VAN DE HOGE WERKDRUK

Stigmatisering en een negatieve benadering van het kind dienen te allen tijde voorkomen te worden. De (vaste) verpleegkundige heeft hierin een belangrijke taak. Ze kan bijvoorbeeld informatie verschaffen over de aard van het ziektebeeld en de hieraan gerelateerde gewenste attitude ten opzichte van het kind en de ouders. Deze informatieverstrekking is op vele manieren mogelijk. Bijvoorbeeld in een één-op-ééngesprek met een collega of een andere beroepsbeoefenaar, door middel van een duidelijke omschrijving in het verpleegkundig dossier of door middel van een klinische les.

Casus

Maaike studeert aan de hbo-v en is bezig met haar stage van twintig weken op de afdeling Kinderneurologie van een academisch ziekenhuis. Ze is samen met haar werkbegeleider betrokken bij de zorg voor Linde. Maaike is onder de indruk van het ziektebeeld. Ze is begaan met Linde en haar ouders. Het lijkt haar erg moeilijk voor de ouders. Ze kan zich voorstellen dat ze zich erge zorgen maken.

Gedurende het verloop van de opname blijkt dat de diagnostische onderzoeken geen afwijkingen laten zien. De term onbegrepen klachten wordt steeds vaker genoemd. Maaike wil graag meer weten over het ziektebeeld en gaat in de bibliotheek en op internet op zoek naar informatie. Zo komt ze erachter dat psychische factoren weliswaar een belangrijke rol spelen bij het ontstaan en het voortbestaan van de klachten, maar dat het kind zich hiervan niet bewust is.

Maaike merkt dat een aantal collega's moeite heeft met de verzorging van Linde. Ze laten zich tijdens de overdracht herhaaldelijk negatief uit over het gedrag van Linde, snauwen haar af, confronteren haar met inconsequenties in haar gedrag en gaan niet serieus in op de opmerkingen van de ouders. Tevens hoort Maaike ouders van andere kinderen praten over het gedrag van Linde.

Maaike moet in het kader van haar opleiding een klinische les geven en besluit om dit over het ziektebeeld onbegrepen klachten te doen. Na een inleiding over het ziektebeeld en de achtergronden is er ruimte voor discussie. Hierin blijkt dat sommige verpleegkundigen het erg moeilijk vinden om dit soort kinderen te verplegen. Als ze horen dat het kind de symptomen niet opzettelijk creëert, is er ruimte voor wat meer begrip. Ook blijkt dat sommigen niet weten hoe ze objectief kunnen observeren en rapporteren. Als gevolg hiervan wordt bijscholing geregeld. Tevens worden afspraken gemaakt over een strategie met betrekking tot de negatieve reacties van anderen. Naderhand merkt Maaike dat de negatieve bejegening van Linde en haar ouders in positieve zin veranderd is. Dit heeft ook zijn weerslag op het gedrag van Linde zelf.

Soms is het gedrag van het kind van dien aard dat het aanleiding geeft tot vragen van anderen, zoals van andere opgenomen kinderen en/of hun ouders. Een teambespreking of overleg met andere disciplines over het bepalen van een strategie voor het geven van passende antwoorden kan nuttig zijn.

Een belangrijke taak omvat het overbrengen van de observaties aan anderen. Dit gebeurt meestal in besprekingen, zoals de dagelijkse visite met de arts of de multidisciplinaire bijeenkomsten. Bij kinderen met conversie en/of pijnklachten zijn vaak meerdere disciplines betrokken, zoals een kinderarts, een kinderpsychiater, een maatschappelijk werker, een fysiotherapeut, verpleegkundigen en pedagogisch medewerkers. Het is zaak om het geobserveerde zo objectief mogelijk, met zo min mogelijk interpretaties, weer te geven. Andere disciplines zijn vaak erg geïnteresseerd in de observatiegegevens van de verpleegkundige, omdat de verpleegkundige zorg vierentwintiguurszorg is en zodoende vele observatiemomenten heeft.

Als de hoeveelheid observatiegegevens erg omvangrijk is, kan het zinvol zijn om, voorafgaand aan de bespreking, een samenvatting te maken. Tijdens dergelijke besprekingen wordt het beleid bepaald. Verwerk de afspraken zo snel mogelijk in het dossier van het kind.

Als de diagnose bekend is

In paragraaf 5.4 werd al gezegd dat de mededeling dat 'er niets aan de hand is' niet altijd in goede aarde zal vallen. Sommige ouders zijn bang voor onvolledige diagnostiek en zullen aandringen op uitgebreider onderzoek, andere ouders zijn bang voor de reactie van derden als duidelijk is dat er een psychische component in het spel is en weer anderen zullen er alles aan doen om te voorkomen dat de waarheid aan het licht komt. De meeste ouders en/of hun kind zijn dus niet opgelucht en het komt zelfs vrij vaak voor dat het kind en/of zijn ouders boos zijn dat er niets gevonden is. Wederom moet benadrukt worden dat er een reden was voor het klachtenpatroon van het kind, dat het klachtenpatroon het resultaat is van onmacht en dat veel kinderen zich van de onderliggende dynamiek niet bewust zijn. Een niet-veroordelende attitude is daarom vereist.

Voor het kind betekent de diagnose een enorme schok, waarbij goede opvang noodzakelijk is. Om confrontatie met het onderliggende probleem te voorkomen, ontstaan in deze fase vaak nieuwe klachten. Het kind en zijn ouders zullen bij het verschijnen van deze nieuwe klachten aandringen op diagnostiek. Dit heeft geen zin; ze zijn een variant van de oude. Keer op keer zal herhaald moeten worden dat er geen somatische oorzaak is voor de klachten en dat er een psychische component in het spel is. Het is van belang om als team op één lijn te blijven, omdat kind en/of ouders in deze fase er vaak op uit kunnen zijn de teamleden tegen elkaar uit te spelen. Het is niet altijd eenvoudig hiermee om te gaan. Het kan zinvol zijn dat de arts dagelijks met het kind en zijn ouders spreekt.

In deze fase heeft reeds psychiatrische consultatie plaatsgevonden en is de kinderpsychiater medebehandelaar. Samen met het kind en zijn ouders zal gezocht worden naar een passende behandelstrategie, waarin ook ruimte is voor eerherstel. Tijdens deze fase van de opname zal het kind nog wel eens pogingen ondernemen om onder de behandelstrategie uit te komen. Het is belangrijk om te beseffen dat dit niet altijd onwil is, maar dat dit gedrag ook gevoed wordt door angst. Een aanpak waarbij het kind niet veroordeeld, maar evenmin beloond wordt voor het ontlopen van het behandelregime, is vereist. Samen met het kind zal een strategie ontwikkeld moeten worden om de moeilijke stappen te kunnen nemen. Als de klachten geleidelijk aan verminderen is er uitzicht op ontslag. In dit laatste traject van de opname wordt nagedacht over de vervolgbehandeling, waarin overdracht van zorg en voorbereiding van kind en ouders op de nieuwe setting tot de taken van de verpleegkundige behoren.

Het spreekt voor zich dat er in alle fasen van de opname niet alleen aandacht voor het kind is, maar dat er ook veel ruimte voor de ouders dient te zijn. Het is heel logisch dat de manifestatie van een dergelijk klachtenpatroon tot hevige ongerustheid leidt. Het is dus ook begrijpelijk dat het ontbreken van een somatische verklaring niet direct te accepteren is. Daarbij kan het voor de ouders pijnlijk zijn om te constateren dat de probleemhantering van hun kind op een dergelijke manier gestalte heeft gekregen. En ten slotte zullen ook zij te maken krijgen met de niet altijd even begripvolle reacties van anderen. Begeleiding van de ouders is dus noodzakelijk. Ouderbegeleiding is onderdeel van het ambulante behandeltraject. Tijdens de opname valt deze begeleiding onder de verantwoording van het maatschappelijk werk. Echter ook de opstelling van de verpleegkundige jegens de ouders is van wezenlijk belang.

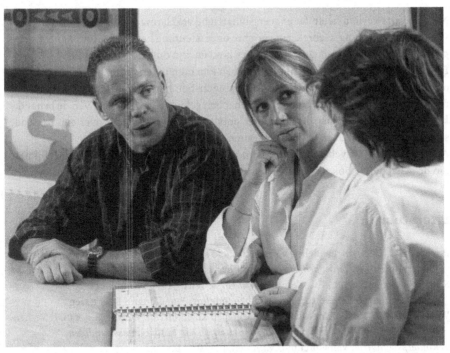

FIGUUR 5.4 EEN NIET-VEROORDELENDE ATTITUDE VAN DE VERPLEEGKUNDIGE IS BELANGRIJK IN HET CONTACT MET DE OUDERS

5.6 Tot slot

In dit hoofdstuk is de zorg voor kinderen met onbegrepen klachten beschreven. Dit zijn kinderen met ernstige lichamelijke klachten die niet verklaard worden door onderliggende somatische pathologie. Aan het ontstaan van de problematiek ligt een psychische component ten grondslag. Hiervan is het kind zich niet altijd bewust.

De problematiek is vaak van dien aard dat het kind in het ziekenhuis wordt opgenomen. Voor de problematiek van deze doelgroep is niet altijd evenveel begrip. Dit is ook wel begrijpelijk, gezien de aard van de huidige ziekenhuispopulatie, waarbij het aantal kinderen met een ernstige en soms levensbedreigende ziekte omvangrijk is. Dit dient echter niet ten koste te gaan van de zorg voor de in dit hoofdstuk beschreven groep. Men dient zich er te allen tijde van bewust te zijn dat er geen sprake is van opzet. Er is sprake van onmacht, van een noodsprong, omdat het kind niet in staat is om de problematiek op een andere manier op te lossen.

De verpleegkundige zorg dient gekenmerkt te zijn door een positieve attitude, met begrip en steun. Desnoods moeten collega's en andere disciplines over de aard en ernst van de problematiek geïnformeerd worden. Een niet-veroordelende attitude is ook van belang voor een objectieve gegevensverzameling. Hierin heeft de verpleegkundige een belangrijke taak. Haar observaties zijn medebepalend voor het beleid.

Nadat de arts verteld heeft dat er geen somatische verklaring is voor de klachten, is opvang van groot belang. Gebrek aan gerichte ondersteuning kan leiden tot *medical shopping*. Deze fase van de opname is voor het kind en zijn ouders erg moeilijk.

De behandeling van een kind met onbegrepen klachten is gericht op het elimineren van de klachten, het minimaliseren van de ziektewinst en het behandelen van de oorzaken die tot het ontstaan van de problematiek hebben geleid. Een groot deel van de behandeling is ambulant. Voordat het kind met ontslag gaat, is nagedacht over een passende strategie om 'gezichtsverlies' te voorkomen.

Acceptatie van de psychische component van de klachten, en de wil en de mogelijkheid om de behandeling ook na ontslag voort te zetten, zijn bepalend voor de prognose.

Literatuur

Jaspers, J.P.C (1994). 'Behandeling van functionele klachten in de medische setting van de kinderkliniek'. In: *Tijdschrift voor Psychotherapie* 20, pp. 215-226.

Sanders-Woudstra, J.A.R., F.C. Verhulst & H.F.J. de Witte (1996). *Kinder- en jeugdpsychiatrie. Psychopathologie en behandeling.* Van Gorcum B.V., Assen.

Weel, E.A.F. van (1991). 'Het kind met onbegrepen klachten'. In: Weel, E.A.F. van, F. Verheij & J.A.R. Sanders-Woudstra (red.), *Raakvlakken tussen kindergeneeskunde en kinderpsychiatrie.* Van Gorcum B.V., Assen, pp. 103-111.

Winterberg, D.H. (1991). 'Diagnose en behandeling van patiënten met vage klachten'. In: Weel, E.A.F. van, F. Verheij & J.A.R. Sanders-Woudstra (red.), *Raakvlakken tussen kindergeneeskunde en kinderpsychiatrie.* Van Gorcum B.V., Assen, pp. 113-118.

M.A. Meulenberg-Geurtsen

Kinderen met ontwikkelings- en gedragsproblemen

6.1 Inleiding

In dit hoofdstuk zal een aantal psychiatrische ziektebeelden gerelateerd aan ontwikkelings- en gedragsproblemen worden besproken waar men in een algemeen ziekenhuis mee te maken kan krijgen. De selectie is gebaseerd op de mate van voorkomen van het ziektebeeld, gerelateerd aan de kans dat een verpleegkundige op de kinderafdeling ermee te maken zal krijgen.

Gekozen is voor de psychiatrische ziektebeelden psychose, depressie, borderline, ADHD, autisme en aanverwante contactstoornissen en gedragsstoornissen. Voor de ziektebeelden psychose, depressie en borderline geldt dat de opname in het algemene ziekenhuis direct te maken kan hebben met het ziektebeeld. Een psychotisch meisje kan in verwarde toestand van het balkon zijn gesprongen, een depressieve jongen kan te veel medicijnen hebben geslikt en een meisje met borderline kan te diep hebben gekrast in haar polsen, met een flinke wond als gevolg. Daarnaast heeft hun stoornis invloed op de opname en de behandeling.

Voor de andere drie stoornissen, ADHD, autisme en gedragsstoornissen, geldt dat een opname op de kinderafdeling van een algemeen ziekenhuis meestal losstaat van de stoornis zelf, maar dat het gedrag van het kind invloed heeft op de opname, de behandeling en de manier waarop gedurende de opname met hem wordt omgegaan.

Om een beeld te schetsen van een bepaalde aandoening wordt er eerst een algemeen beeld gegeven, waarna een bespreking van de symptomen volgt. Vervolgens wordt in het kort verteld hoe binnen een psychiatrische setting de behandeling eruitziet en wordt besproken waar men op kan letten in de omgang met de kinderen/jongeren en hun ouders tijdens een ziekenhuisopname.

Bij het bespreken van de symptomen komt steeds de DSM-IV (1994) terug. Met dit classificatiesysteem wordt binnen de psychiatrie veel gewerkt. Aan de hand van de symptomen kan een patiënt ingedeeld worden bij een bepaald ziektebeeld, waarna een behandeling kan worden ingezet. Het kan zijn dat een patiënt aan de hand van de DSM-IV bij meerdere ziektebeelden ingedeeld kan worden. Er is dan sprake van comorbiditeit en er wordt een meersporenbehandeling ingezet.

6.2   Psychosen bij kinderen en jongeren

Het gedrag dat psychotische kinderen vertonen, is vaak vreemd en bizar. De oorzaak van dit bizarre gedrag ligt in het vertekende beeld van de realiteit dat deze kinderen hebben. Hun contact met de werkelijkheid is gestoord.

Een psychose kan ontstaan wanneer de draaglast voor een kind/jongere groter is dan zijn draagkracht. Het kan zijn dat het leven hem letterlijk boven het hoofd groeit en dat een psychotische decompensatie het gevolg is. De psychose is dan een reactie op een trauma als mishandeling, seksueel misbruik, overlijden van een van de ouders, enzovoort.

Casus

Maria (15 jaar), een Bosnische vluchtelinge, functioneert goed in Nederland. Ze woont hier inmiddels vijf jaar. Ze spreekt goed Nederlands, komt goed mee op school en heeft vriendinnen gemaakt. Het zien van oorlogsbeelden op televisie maakt de herinneringen aan haar eigen oorlogsverleden echter weer zo sterk, dat ze decompenseert en langzaam in een psychose raakt. Ze wordt steeds angstiger en verwarder. Haar Nederlands gaat merkbaar achteruit; ze vermijdt contact met leeftijdsgenoten. Ze komt niet meer mee op school en uiteindelijk wordt ze opgenomen in een kliniek.

Ook bij jonge kinderen kunnen psychosen voorkomen, alhoewel dat niet zo heel veel voorkomt. Vanaf het zevende/achtste levensjaar kunnen psychosen ontstaan.

Casus

Jan (9 jaar) trekt zich steeds meer terug in zijn eigen wereldje. Hij wordt steeds stiller, speelt niet meer en spreekt nog amper. Hij reageert bijna niet meer op wat er om hem heen gebeurt. Hij raakt het contact met zijn omgeving kwijt. Hij mompelt in zichzelf en wiegt heen en weer op zijn plek. Hij kan ineens heel hard gaan lachen. Wanneer iemand hem probeert te bereiken, reageert hij heel agressief en begint te schreeuwen en te slaan.

Er zijn verschillende vormen van psychosen te onderscheiden. In de meeste gevallen is het onderscheid terug te voeren op de oorzaak van de decompensatie.

- *Ontwikkelingspsychose*: deze vorm openbaart zich al voor het 3e levensjaar van het kind en is niet van voorbijgaande aard. Het is een zogenoemde ontwikkelingsstoornis.
- *Puberteitspsychose*: in de puberteit beginnen adolescenten een eigen identiteit te ontwikkelen. Dit houdt in dat ze zich langzaam losmaken van hun ouders. Dit kan echter een moeilijk en belastend proces zijn voor jongeren en het gezin waarvan ze deel uitmaken. Daarnaast verandert hun lichaam onder invloed van hormonen en wordt het seksueel rijp. Bij jongeren die van zichzelf geen sterke persoonlijkheid hebben kunnen deze veranderingen die hun leven uit balans brengen, leiden tot een psychotische decompensatie. De draagkracht van de jongere en zijn ouders speelt daarbij een grote rol.

- *Drugspsychose*: deze vorm van een psychose wordt direct veroorzaakt door het gebruik van drugs. Deze vorm manifesteert zich met wanen en hallucinaties.

Schizofrenie

Schizofrenie is een ernstige psychiatrische aandoening die zich meestal openbaart tussen het 16e en 30e levensjaar. Dit geldt zowel voor mannen als voor vrouwen. Schizofrenie is niet te genezen. Door behandeling kan men leren omgaan met de ziekte en de gevolgen ervan verzachten. Om de diagnose schizofrenie te stellen, moet er sprake zijn van een aantal verschijnselen die zich bij de patiënt voordoen. Deze verschijnselen hoeven zich niet allemaal gelijktijdig voor te doen. Het meest opvallende verschijnsel van schizofrenie is de psychose.

> ## Casus
>
> André (17 jaar) raakt in verwarde toestand na een zonsverduistering. Hij verwacht dat God hem komt straffen. Hij wordt hoe langer hoe angstiger en wantrouwender. Hij staat vaak in het raamkozijn, maakt bezwerende gebaren en spreekt wartaal. Wanneer zijn moeder hem probeert aan te spreken, reageert hij agressief. Hij reageert langzaam wanneer hem iets wordt gevraagd en lacht veel zonder duidelijke reden (oninvoelbaar).

In de perioden na of tussen psychotische episoden treden de andere verschijnselen op de voorgrond. Dit zijn:
- minder blij of verdrietiger zijn dan voorheen;
- problemen met concentreren;
- meer behoefte hebben om alleen te zijn, om zich terug te trekken;
- minder aandacht hebben voor de persoonlijke verzorging;
- veel op bed liggen, omdat men zich moe voelt;
- wel plannen maken, maar niet tot uitvoering ervan komen.

6.2.1   Symptomen

De volgende verschijnselen kunnen zich voordoen tijdens een psychotische episode:
- grote moeite hebben om gedachten op een rijtje te houden;
- een teveel aan gedachten hebben, waardoor verwarring ontstaat;
- stemmen horen (auditieve hallucinaties); deze stemmen kunnen gewoon aanwezig zijn, maar ze kunnen ook opdrachten geven of commentaar leveren op gedrag of gedachten;
- dingen zien (visuele hallucinaties), bijvoorbeeld ogen of mensen;
- denken dat anderen je gedachten kunnen lezen of het gevoel hebben dat anderen de gedachten uit je hoofd trekken;
- het idee hebben dat anderen niet te vertrouwen zijn: angst en wantrouwen voelen;
- allerlei dingen in of aan je lichaam voelen: hypochondrie;
- erg veel moeite hebben met de zelfverzorging en daardoor verwaarlozing.

Casus

Judith (16 jaar) is opgenomen in verband met toenemende verwardheid. Na een wandeling met haar moeder komt ze opgewonden binnen, want er is een aanslag op haar gepleegd die ze maar ternauwernood heeft overleefd. Haar moeder probeert het verhaal wat af te zwakken, maar de reactie van Judith daarop is dat ze boos reageert met: 'Ik weet toch wat ik gezien heb, ik ben niet gek hoor! Ze hadden zo'n heel klein pistool en ik heb het gezien, want ik let altijd heel goed op.'

6.2.2 Behandeling

Wanneer een psychose als zodanig gediagnosticeerd is, zal zo snel mogelijk gestart worden met antipsychotica. Veelgebruikte antipsychotica zijn haloperidol (Haldol®), risperidon (Risperdal®), Lithium® of olanzapine (Zyprexa®) (zie ook paragraaf 1.6.1). In deze eerste periode is het belangrijk dat een jongere voldoende rust krijgt. Ook na een psychotische episode zal de patiënt veel behoefte aan rust hebben. Het lichaam heeft een grote klap te verduren gehad. Duidelijkheid en regelmaat maken het voor de patiënt en de verpleegkundigen makkelijker om deze episode te boven te komen.

Wanneer de psychotische episode achter de rug is, kan een begin worden gemaakt met de vervolgbehandeling, waarin wordt gewerkt aan het weer terugkeren naar huis en naar het maatschappelijke en sociale leven. Vaak wordt er gestart met psycho-educatie, het geven van voorlichting over de aard van de stoornis, de prognose, de behandeling en adviezen voor de patiënt en de andere gezinsleden. Wanneer een jong kind of een adolescent met een eerste psychose te maken krijgt, is het nog niet mogelijk om te voorspellen of het een eenmalige episode is geweest of dat er mogelijk een ontwikkeling tot schizofrenie volgt. De patiënt en de gezinsleden moeten over deze diagnostische onzekerheid geïnformeerd worden.

Bij patiënten die een of meer psychosen hebben gehad, worden vaak functiestoornissen van geheugen, aandacht, automatische informatieverwerking en planning aangetroffen. De patiënt kan leren omgaan met zijn tekorten door middel van cognitieve vaardigheidstherapie, waarbij alternatieven worden aangeleerd en hulpmiddelen aangereikt. De ontstane functietekorten zijn meestal blijvend.

6.2.3 Opname

De reden dat een kind of jongere met een psychose opgenomen wordt op een kinderafdeling is meestal een verwonding veroorzaakt tijdens een psychose. Zo kan de jongere uit het raam of van een balkon zijn gesprongen, kan hij zichzelf verminkt hebben met een scherp voorwerp of iets giftigs hebben ingenomen. De psychose is in zo'n geval al aanwezig en meestal duidelijk. De patiënt is verward, achterdochtig en kan agressief zijn. De behandeling is erop gericht om het lichamelijke aspect zo snel mogelijk te stabiliseren en een psychiater in te schakelen. Een dergelijke patiënt heeft hulp nodig die in een ziekenhuis niet geboden kan worden.

Het is belangrijk de jongere in de realiteit te houden en in de benadering moet daar dan ook rekening mee worden gehouden. Dit kan door het vragen naar en benoemen van dag, jaar, tijd en plaats van het heden. Meepraten met de wanen en hallucinaties heeft geen zin, maar het is wel belangrijk om ze niet te ontkennen, want voor de patiënt is wat hij ziet heel reëel. Voor wat betreft angsten en argwaan is het zaak deze proberen weg te nemen door de patiënt gerust te stellen.

Het komt voor dat de jongere in zijn psychose zichzelf of anderen wil verwonden. Het kan dan noodzakelijk zijn een patiënt op bed of in een (rol)stoel te fixeren of in een afzonderingsruimte te separeren. Dit kan alleen wanneer een patiënt een rechterlijke machtiging (RM) heeft of een inbewaringstelling (IBS) volgens de BOPZ (Wet Bijzondere Opnames in Psychiatrische Ziekenhuizen). Deze kunnen aangevraagd worden door een arts/psychiater (zie ook paragraaf 1.5.1).

Afhankelijk van de uitingen van de jongere is het raadzaam om hem zo mogelijk een eigen kamer te geven. Dit ter bescherming van hemzelf en zijn medepatiënten. Wanneer een patiënt in zijn verwarring een gevaar is voor zichzelf, zijn medepatiënten of voor het personeel, is het raadzaam om in overleg met een psychiater een IBS aan te vragen. Wanneer deze is afgegeven, is het mogelijk om een verwarde patiënt medicijnen te geven, te fixeren of, in het ernstigste geval, af te zonderen in een aparte ruimte, oftewel te separeren, tegen zijn wil. Wanneer de ernstigste somatische klachten verholpen zijn, kan het in het belang van de patiënt en anderen beter zijn dat de patiënt opgenomen wordt op de psychiatrische afdeling van het ziekenhuis of elders.

6.3 Depressie

Tot in de jaren zestig van de twintigste eeuw werd binnen de psychiatrie bij kinderen en jeugdigen niet gesproken over depressie. Er was sprake van een zwijgende samenzwering om elk fenomeen van depressie bij kinderen te loochenen (Sandler 1965).

Vanaf de jaren zestig tot heden zijn er verschillende meningen geweest over het al dan niet vóórkomen van depressies bij kinderen en jeugdigen. Twee daarvan zijn belangrijk voor de huidige visie.

- De eerste opvatting is dat er geen verschil bestaat tussen een depressie op de kinderleeftijd en een depressie op volwassen leeftijd. Het gevolg van deze opvatting is dat er in de DSM-IV geen aparte classificatie bestaat voor depressies bij kinderen en jeugdigen. Wel is er een beperkt aantal criteria toegevoegd.
- De tweede opvatting, die het meest aansluit bij de praktijk, gaat ervan uit dat depressies bij kinderen en jeugdigen (relatief) frequent voorkomen. Ze kunnen worden veroorzaakt door zowel psychosociale als biologische factoren en hebben een specifieke symptomatologie, die afhankelijk is van of sterk bepaald wordt door de leeftijd en het ontwikkelingsniveau van het kind of de jeugdige.

Het is belangrijk om te weten dat depressieve gevoelens horen bij de normale ontwikkeling van kinderen. Een bekend voorbeeld daarvan is de adolescentieperiode. In deze periode zoekt de adolescent naar meer zelfstandigheid en onafhankelijkheid. Dit geeft spanningen tussen ouders en kind. Het is een periode van geven en nemen, waarbij gevoelens van neerslachtigheid, eenzaamheid en onmacht veel voorkomen. Het gaat hier dan over een tijdelijke en voorbijgaande stemmingswisseling. Men gaat ervan uit dat iedere ontwikkelingsstap van een kind, waarbij dus een bekend en vertrouwd stadium wordt achtergelaten, angst, maar ook depressieve gevoelens oproept. Sandler (1965) noemt dit een *basic affective state of the ego*. Angst en depressie horen bij de normale gang van zaken.

Veel kinderen en jeugdigen zullen in hun jeugd te maken krijgen met teleurstellingen en verdriet. Dit kan stemmingsschommelingen veroorzaken. Deze zijn echter veelal tijdelijk en vormen een onderdeel van het normale verwerkingsproces. Pas wanneer deze stemmingsschommelingen of depressieve gevoelens abnormaal lang aanhouden of ongewoon intens zijn, kan men spreken van een depressieve stemmingsstoornis. Het gaat daarbij om een grondhouding of stemming die gekenmerkt wordt door het besef dat het kwade wint van het goede en door de overtuiging dat uiteindelijk alles mis zal gaan. Deze grondhouding is niet te beredeneren, maar is zodanig aanwezig dat ze verstorend kan werken op elke handeling en uiting van impulsen (Hart de Ruyter 1974).

6.3.1   Symptomen

Volgens de DSM-IV is er sprake van een depressie als is voldaan aan de volgende voorwaarden.

A Ten minste vijf van de volgende symptomen zijn twee weken of langer aanwezig:
  • een depressieve, sombere stemming gedurende het grootste gedeelte van de dag;
  • een duidelijk verlies van interesse of plezier in bijna alle activiteiten gedurende de hele dag;
  • een verandering in eetlust, met een duidelijke gewichtsvermindering of gewichtstoename; bij kinderen geldt dat de verwachte gewichtstoename niet wordt bereikt;
  • bijna dagelijks last van slapeloosheid (insomnia) of juist te veel slapen (hypersomnia);
  • psychomotore onrust of remming, die zich bijna dagelijks voordoet; hierbij moet worden uitgegaan van de waarnemingen van derden en niet van de beleving van de persoon zelf;
  • bijna altijd klachten over moeheid en verlies van energie;
  • bijna constant gevoel van niets waard zijn, of extreme, irreële schuldgevoelens;
  • verminderd denkvermogen en concentratieverlies, bijna dagelijks;
  • terugkerende gedachten aan dood en suïcidepogingen, al dan niet gepaard met suïcideplannen.

B Er is geen sprake van een gelijktijdig aanwezig zijn van manische en depressieve symptomen.

C De symptomen veroorzaken duidelijk lijden of vormen een belemmering in het functioneren op verschillende levensterreinen, zoals op sociaal gebied of tijdens dagelijkse bezigheden als werk of school.

Casus

Lisa (14 jaar) is altijd actief betrokken in het sociale leven. Na een telefoontje van een bezorgde leerkracht blijkt echter dat Lisa de laatste maanden steeds minder goed presteert op school en stiller wordt in de klas. Ook valt het haar ouders op dat ze buiten school steeds minder onderneemt met haar vriendinnen, veel vaker thuisblijft en geen plezier meer beleeft aan sporten en de buurtclub. Uiteindelijk is Lisa helemaal niet meer te bewegen om nog uit te gaan. Ze lijkt nergens meer plezier in te hebben.

D De symptomen zijn niet het gevolg van inname van bepaalde stoffen of van een lichamelijke ziekte.

E De symptomen zijn geen uiting van rouw.

Symptomen en ontwikkelingsniveau

Zoals al eerder in dit hoofdstuk werd vermeld, heeft iedere fase in de ontwikkeling van een kind zijn eigen symptomatologie voor wat betreft depressies. Naast de ontwikkelingsfase en de leeftijd van het kind spelen ook zijn persoonlijkheidsstructuur en geslacht, en de reactie van de naaste omgeving een rol.

De eerste twee levensjaren van een kind

In de jaren veertig is onderzoek gedaan onder zuigelingen in een tehuis (Spitz 1946). Een klein gedeelte van deze kinderen vertoonde in de tweede helft van hun eerste levensjaar opvallende verschijnselen. Baby's die eerst normaal gedrag vertoonden, werden huilerig, weerden contact af en reageerden steeds minder op hun omgeving en verzorgers. Ze weigerden voedsel, sliepen slecht en leken vatbaarder voor eczeem en infecties. Na twee maanden leek de ontwikkeling tot stilstand te zijn gekomen en vertoonden de kinderen een soort van bevriezing. Wanneer dit beeld langer dan drie maanden aanhield, was het proces onomkeerbaar en raakten de kinderen in een staat van totale uitputting of overleden aan een infectie. Als reden gaf Spitz dat deze kinderen plotseling hun moeder moesten missen na een periode waarin ze een liefdevolle band met haar hadden gehad. Gelukkig wordt deze ernstige vorm van depressie in de westerse wereld van vandaag de dag niet meer gezien. Wat wel gezien wordt bij deze groep jonge kinderen is een minder ernstige vorm, waarbij sprake is van een ernstig of langdurig tekort aan positieve, affectieve stimulans. Vaak speelt daarbij afwijzing of mishandeling een grote rol. Deze jonge kinderen hebben nog niet de mogelijkheid om zich verbaal te uiten. De symptomen liggen meer in de sfeer van psychosomatische uitingen, slaap-, eet- en groeistoornissen. Het kind huilt erg veel, lacht zelden, weert contact af en lijkt ontevreden.

De peuter- en kleuterleeftijd

In deze periode staat bij de depressie angst in veel gevallen voorop. De kinderen vluchten als het ware voor het leven. Wat opvalt aan deze kinderen is dat ze erg onzeker zijn, geremd, angstig, en dat ze zich onveilig lijken te voelen. Er is vaak sprake van vage lichamelijke klachten en claimend, zeurend contact.

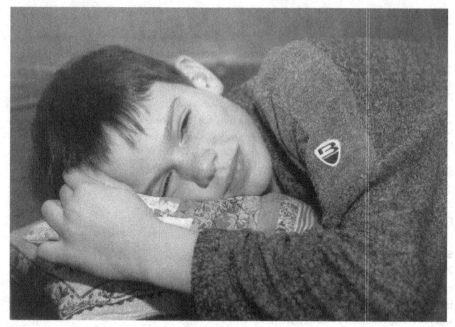

FIGUUR 6.1 KINDEREN DIE DEPRESSIEF ZIJN, LIJKEN NERGENS MEER PLEZIER AAN TE BELEVEN

Symptomen in deze leeftijdsgroep zijn:
- constant een sombere, verdrietige uitdrukking;
- de te verwachten gewichtstoename wordt niet bereikt;
- geen levenslust;
- extreme scheidingsangst en claimend gedrag ten aanzien van ouders of verzorgers.

Depressies op deze leeftijd kunnen ontstaan na het verlies of de scheiding van een liefdesobject. Het kind reageert daarop met irreële schuldgevoelens en irreële ideeën over het eigen aandeel. Daarnaast bestaat een neiging tot zelfstraffing.

De leeftijd van zes tot twaalf jaar
Bij kinderen uit deze leeftijdsgroep valt vaak als eerste een teruggang in schoolprestaties op. De interesse voor de leerstof neemt af en de concentratie wordt minder. Op sociaal gebied neemt de belangstelling voor leeftijdgenoten en sportverenigingen en clubs af. De kinderen zijn veel moe en komen tot weinig meer. Wat opvalt is de prikkelbare stemming, met huilbuien en woedeaanvallen. Andere duidelijke symptomen, die deze kinderen ook verbaal kunnen uiten, zijn een verminderd gevoel van eigenwaarde, schuldgevoelens, machteloosheid en suïcidegedachten.

Adolescentie
De puberteit is een kwetsbare periode. Deze jongeren zijn op zoek naar zelfstandigheid en hun eigen identiteit, maar kunnen die eigenlijk nog niet zelfstandig aan. Daarnaast neemt de lichamelijke groei snel toe, met al zijn hormonale veranderingen. Sombere ge-

voelens horen daar ook bij. Bij een depressie is er echter meer aan de hand. De jongeren voldoen in hun symptomatologie aan de categorieën van de DSM-IV, bijvoorbeeld lusteloosheid, verminderde eetlust en negativisme. Daarnaast zijn er vaak lichamelijke klachten als duizeligheid, buikpijn en hoofdpijn. Sommige adolescenten verstoppen hun depressieve gevoelens achter agressief gedrag, alcoholmisbruik of vandalisme. Het suïciderisico bij adolescenten is groot. De emoties zijn vaak erg hevig en de agitatie is groot.

6.3.2   Oorzaken

Een depressie kan door verschillende factoren worden veroorzaakt. In veel gevallen gaat het echter om een combinatie van psychische, somatische en biologische factoren.

Psychische factoren
- plotseling verlies of separatie van een geliefd object (ook zich herhalende separaties spelen een rol);
- ernstige narcistische krenkingen (deuken in het gevoel van eigenwaarde);
- chronische onthouding van een positieve affectieve stimulans, vaak gecombineerd met afwijzing;
- onheilsdreigingen, mishandeling en/of misbruik;
- depressieve stoornissen bij een of beide ouders.

Somatische/biologische factoren
De rol van genetische factoren bij het ontstaan van een depressie is nog onduidelijk (Strober 1992). Verder onderzoek moet daar in de toekomst meer duidelijkheid over bieden.

Depressie komt meer voor bij kinderen die somatisch ziek zijn. Voor het merendeel zullen omgevingsfactoren als de ziekenhuisopname en de separatie van ouders de oorzaak zijn. Er zijn echter ook somatische aandoeningen die een directe oorzaak kunnen zijn voor een depressie, zoals infectieziekten, hersentumoren, schildklierafwijkingen of vitaminetekorten.

Ook hormonale factoren kunnen een rol spelen bij het ontstaan van een depressie, met name door het toenemen van de intensiteit van de seksuele en agressieve driftimpulsen. Op veel meer vlakken zijn onderzoeken gaande naar een biologische oorzaak van depressies. Aangezien deze onderzoeken nog weinig concrete uitkomsten hebben opgeleverd, zullen ze hier niet besproken worden.

6.3.3   Behandeling

Waar mogelijk moet een depressie behandeld worden door het wegnemen van de oorzaak. Dit kan bijvoorbeeld door een kind weer te verenigen met zijn ouder, of door een somatische ziekte te genezen. In de meeste gevallen is dat niet mogelijk. De voorkeur gaat dan uit naar poliklinische behandeling.

Er zijn echter gevallen waarin dat niet mogelijk is en gekozen wordt voor een klinische opname, namelijk:

- wanneer suïcide dreigt;
- wanneer de gezinssituatie ernstig verstoord is;
- wanneer er naast de depressie sprake is van een ernstige gedragsstoornis.

Er kan gekozen worden voor een behandeling met of zonder medicatie. In het laatste geval zijn er de volgende mogelijkheden.

- Individuele psychotherapie
  Bij individuele psychotherapie zal men via een lange weg proberen zelf inzicht te bieden in de achterliggende mechanismen en oorzaken van de depressie.
- Ouderbegeleiding
  Het doel van ouderbegeleiding is het geven van inzicht in de behoeften van het kind. Daarnaast krijgen de ouders steun en advies. Men zal proberen eventuele negatieve spiralen in het gezinsmilieu te doorbreken.
- Gezinstherapie
  Gezinstherapie wordt vaak gebruikt om de mechanismen binnen het gezin die de depressie bij het kind onderhouden, te laten zien en te corrigeren. Deze mechanismen zijn meestal onbewust aanwezig. Het hangt dan ook erg van de medewerking van de ouders af of deze therapie werkt. Soms ook houdt het kind de mechanismen zelf in stand.
- Psychomotorische therapie
  Psychomotorische therapie kan een waardevolle aanvulling zijn. Het kind leert omgaan met spanning en ontspanning, en met lichamelijke prikkels, wat een positieve invloed kan hebben op zijn zelfbeleving. Daarnaast is het een goede manier om het kind te leren omgaan met agressie.

In een heel enkel geval wordt er gebruikgemaakt van elektroconvulsieve therapie (ECT). In principe is deze therapie contra geïndiceerd bij kinderen, vanwege het dreigende en agressieve karakter ervan. Daarnaast bestaat een kans op beschadiging of functiestoornissen van de hersenen, bijvoorbeeld vergeetachtigheid en concentratieverlies; deze beschadigingen zijn echter tijdelijk.

Over het gebruik van medicatie bij jonge depressieve kinderen is nog weinig bekend. Dit heeft deels te maken met de jarenlange onduidelijkheid over het vóórkomen van depressie bij jonge kinderen. Daarnaast schrijven kinder- en jeugdpsychiaters in het algemeen minder snel medicijnen voor vanuit het idee dat medicijnen slechts de symptomen bestrijden en niet de achterliggende mechanismen en oorzaken. Medicatie kan worden gezien als een belangrijke aanwinst binnen de behandeling van depressie, mits ze gecombineerd wordt met andere methoden zoals hiervoor genoemd. Hierbij moet worden vermeld dat pas vanaf de leeftijd van zes jaar antidepressiva mogen worden voorgeschreven.

6.3.4 Opname

Een depressie is nooit de reden van opname in het ziekenhuis. De gevolgen van een depressie of de symptomen ervan zijn dat echter wel. Een jong kind kan last hebben van pijnklachten zonder dat er een medische oorzaak voor lijkt te zijn. Een jonge adolescent kan een suïcidepoging hebben gedaan.

Het is belangrijk om alert te zijn op de symptomen van een depressie en bij een vermoeden daarvan een kinder- en jeugdpsychiater te consulteren. De verpleegkundige moet, behalve alert zijn, ook proberen het kind of de jongere te steunen in zijn verdriet of somberheid. Probeer het kind afleiding te bezorgen. Dwingen heeft geen zin; wanneer het kind zich niet wil laten afleiden, is het belangrijk dat te accepteren. Zo wordt voorkomen dat het zich nog meer afgewezen voelt. Probeer niet direct in te gaan op achterliggende oorzaken of gevoelens. Dit zal in de meeste gevallen het kind afschrikken.

Informeer bij de ouders naar het kind en overleg met hen over de te nemen stappen richting een psychiater. Ouders zullen zich gepasseerd voelen wanneer dit buiten hen om geregeld wordt.

6.4 Aandachtstekortstoornis (ADHD)

ADHD staat voor *attention deficit and hyperactivity disorder*, oftewel aandachtstekortstoornis met hyperactiviteit. ADHD is sinds enkele jaren de aanduiding van een stoornis die gekenmerkt wordt door druk, hyperactief gedrag bij kinderen en volwassenen. De term ADHD duidt een cluster aan van psychiatrische aandoeningen met overwegend externaliserend gedrag. Binnen dit cluster zijn twee dimensies te onderscheiden, namelijk aandachtsproblemen en hyperactiviteit-impulsiviteit.

6.4.1 Symptomen

Voor beide dimensies geldt dat er een aantal criteria zijn waaraan voldaan moet worden om over een probleem te mogen praten (DSM-IV 1994). Voor aandachtsproblemen zijn deze criteria dat het kind:
- vaak niet goed let op details of slordigheidsfouten maakt in schoolwerk, werk of andere activiteiten;
- vaak moeite heeft de aandacht bij een taak of spel te houden;
- vaak niet lijkt te luisteren wanneer iemand het woord tot hem richt;
- vaak moeite heeft instructies volledig te volgen en schoolwerk, taken of verplichtingen op het werk niet afmaakt;
- moeite heeft met het organiseren van taken en activiteiten;
- taken die een langdurige mentale inspanning vergen, zoals huiswerk, uit de weg gaat en er een hekel aan heeft of tegenzin toont om ermee te beginnen;
- vaak dingen kwijtraakt die nodig zijn voor taken en bezigheden, zoals pennen, boeken, opgaven van school, enzovoort;
- snel wordt afgeleid door uitwendige prikkels;
- vaak vergeetachtig is bij dagelijkse bezigheden.

Casus

Peter (11 jaar) zit op school. Tijdens zijn rekenwerk is hij inmiddels al drie keer van tafel gelopen om wat anders te gaan doen. Hij schuifelt heen en weer, want achter hem hoort hij de juf praten met een klasgenootje en hij wil ook graag wat vertellen. Wanneer het hem te lang duurt, gooit hij zijn schriftje van tafel en gaat hij naar de speelhoek.

Voor hyperactiviteit gelden de volgende criteria. Het kind:
- beweegt vaak onrustig met handen of voeten, of wiebelt op zijn stoel;
- staat op van zijn plaats in de klas of in andere situaties waar wordt verwacht dat het blijft zitten;
- rent in situaties waarin dit ongepast is, of klautert overal in;
- heeft vaak moeite zich rustig bezig te houden met spel of vrijetijdsactiviteiten;
- is vaak in volle actie of gedraagt zich alsof een motortje hem aandrijft;
- praat vaak buitensporig veel.

Casus

Tijdens het spelen in de speeltuin rent Menno (8 jaar) van het ene speeltoestel naar het andere zonder ergens ook maar echt aan het spelen te gaan. Even op de wip, een paar keer heen en weer zo hard als hij kan, door naar de schommel om die een harde duw te geven en dan op naar de draaimolen.

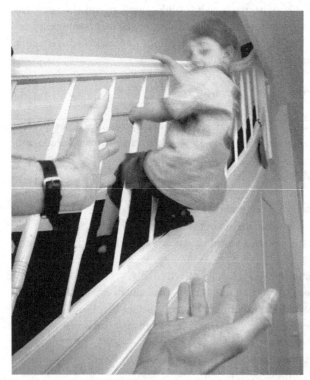

FIGUUR 6.2 BIJ HYPERACTIEVE KINDEREN MOET JE CONTINU ALERT ZIJN OP DE ONVERWACHTE EN MOGELIJK GEVAARLIJKE ACTIVITEITEN DIE ZE ONDERNEMEN

Voor impulsiviteit gelden de volgende criteria. Het kind:

- gooit vaak het antwoord op vragen eruit voordat de vraag helemaal is gesteld;
- heeft er moeite mee om op zijn beurt te wachten;
- onderbreekt of stoort anderen vaak.

Voor beide dimensies geldt dat er sprake moet zijn van ten minste zes van de criteria, minstens een half jaar lang, en dat het gedrag niet overeenkomt met het verstandelijke niveau van het kind. Verder gelden de volgende vier voorwaarden:

1 de problemen moeten al opgetreden zijn voor het zevende levensjaar;
2 de problemen moeten zich voordoen binnen twee of meer verschillende sociale con-texten;
3 er moeten klinische signalen zijn voor disfunctioneren op sociaal vlak of leervlak;
4 andere symptomen moeten uitgesloten zijn, zoals andere psychiatrische stoornissen als stemmings-, angst- en persoonlijkheidsstoornissen.

De meest voorkomende vorm van ADHD is het gecombineerde type. Dit type gaat vaak gepaard met agressief en delinquent gedrag. Het is een externaliserende vorm en derhal-ve de meest opvallende. Doordat deze jongeren zoveel problemen geven, wordt er veel gevraagd van de draagkracht van het gezin. Er zal hulp worden ingeroepen wanneer de draaglast groter wordt dan de draagkracht. De overwegend hyperactieve vorm komt pro-centueel het meest voor bij jongens en kinderen uit de lagere sociaal-economische klas-se. De aandachtstekortvariant uit zich in onderactiviteit, apathie en slaperigheid. Deze vorm wordt minder teruggezien in de hulpverlening, omdat deze minder problemen oplevert voor de omgang met het kind in het gezin.

6.4.2   Behandeling

Genezing van ADHD is niet mogelijk. Het is een blijvende aandoening waarmee men moet leren leven. Het hoofddoel van de behandeling van ADHD-patiënten is dan ook om de door de hyperactiviteit gestagneerde sociale, emotionele en cognitieve ontwikkeling weer op gang te brengen en oplossingen te zoeken voor de bijkomende problemen.
De behandeling kan ambulant of klinisch gebeuren, afhankelijk van de draagkracht van het gezin en de zwaarte van de problematiek. De behandeling bestaat uit gedragsthera-pie, eventueel ondersteund door medicatie, bijvoorbeeld Ritalin®. Ritalin® (methylfeni-daat) stimuleert het centrale zenuwstelsel. Hoe het precies werkt, weet men nog steeds niet, maar men gaat ervan uit dat het de voorhoofdskwab (het 'opdrachtcentrum') en de hersenstam (het systeem dat de opdrachten/prikkels ontvangt en aanzet tot actie of af-remmen) via de neurotransmitters dopamine en norepinefrine/noradrenaline activeert. Inkomende prikkels worden door Ritalin® gefilterd, met als gevolg dat de mogelijkheid ontstaat om zich op één ding te focussen, in plaats van op alles wat er om iemand heen gebeurt. Eenvoudig gezegd, de remfunctie van de hersenen wordt versterkt.
Gedragstherapie kan plaatsvinden via de opvoeder, mediatietherapie genoemd, of door middel van cognitieve therapie. Bij cognitieve therapie wordt gepoogd om de gedrags-verbeteringen te generaliseren naar andere situaties dan de leersituatie. Bij deze thera-

pie zijn de effecten langduriger. De gedragsverbeteringen worden geïnternaliseerd, terwijl de bekrachtiging van het gedrag bij de mediatietherapie extern blijft, namelijk bij de leerkracht of de therapeut.

6.4.3 Opname

Het kind met ADHD zal niet op de kinderafdeling worden opgenomen omwille van de ADHD. Er zijn op dat moment somatische klachten bij het kind aan de hand, maar de ADHD is een factor die de opname wel kan beïnvloeden.

Wanneer een kind met ADHD opgenomen moet worden in het ziekenhuis, betekent dat een heleboel nieuwe indrukken en ervaringen voor het kind. Doordat een kind met ADHD niet zelf zijn omgeving kan ordenen, is het belangrijk dat de volwassenen om hem heen dat doen. Dit geldt ook in de ziekenhuissituatie. Het kind heeft behoefte aan duidelijke en heldere regels en afspraken. Voor het kind bieden die zekerheid en veiligheid. Daarnaast is rust en orde te bewerkstelligen door de kamer van het kind zo prikkelarm mogelijk te maken. Een dagprogramma draagt tevens bij aan het creëren van een duidelijke dagstructuur.

Een stelregel is dat een kind met ADHD ongeveer twintig minuten met een en dezelfde taak bezig kan zijn, omdat het niet langer zijn aandacht bij die taak of activiteit kan houden; dit is de zogenoemde spanningsboog. Dat heeft dus de nodige consequenties voor de dagindeling. Het is aan te raden om een dagprogramma te maken waarin om de twintig à dertig minuten een nieuwe taak/activiteit wordt aangeboden. Er kan daarbij hulp worden ingeschakeld van de ouders, familie en de pedagogisch medewerker.

In iedere situatie, dus thuis, op school, maar ook in het ziekenhuis, heeft een kind met ADHD grenzen nodig die duidelijk zijn en door iedereen op dezelfde manier gehanteerd worden. Dat betekent dat binnen het behandelteam overlegd moet worden en overeenstemming moet bestaan, in ieder geval naar het kind toe. De grenzen moeten consequent gehanteerd worden om verwarring bij het kind te voorkomen. Ook een goede verslaglegging van de gemaakte afspraken is van belang.

Een kind dat hyperactief is, zal vaak tot de orde moeten worden geroepen of gecorrigeerd. Om de omgang en relatie met het kind vol te kunnen houden is het belangrijk om gefocust te blijven op de gezonde en positieve kanten van het kind en deze te bekrachtigen. Dat voorkomt dat de relatie negatief getint wordt en de verpleegkundige zich een politieagent gaat voelen. Boos worden heeft niet altijd zin. Door de boosheid krijgt het kind een wirwar aan prikkels te verwerken, met als gevolg druk en impulsief gedrag. Wanneer het kind gezien wordt als een kind met een lichte handicap, wordt de acceptatie bevorderd.

6.5 Autisme en aanverwante contactstoornissen

Er is veel geschreven over autisme en de verschillende vormen waarin het voorkomt. Kanner (1943) is een van de eersten geweest die een duidelijke beschrijving heeft gegeven van het fenomeen autisme en het als zodanig benoemd heeft. Veel van zijn bevindingen zijn vandaag de dag nog terug te vinden in de omschrijvingen die gehanteerd worden in de DSM-IV.

Binnen de DSM-IV wordt er gesproken over *pervasive developmental disorder* (PDD). In de Nederlandse vertaling gebruikt men de term 'autisme en aanverwante contactstoornissen'. Met deze groep wordt gedoeld op kinderen en volwassenen die lijden aan een niet te genezen handicap op het gebied van sociale en communicatieve vaardigheden. Deze vaardigheden zijn minder dan op basis van hun algemene mentale ontwikkeling te verwachten zouden zijn.

De stoornissen die worden aangeduid als pervasieve ontwikkelingsstoornissen bevinden zich op een spectrum dat loopt van heel ernstige naar minder ernstige vormen van autisme. Naast autisme bevinden zich ook het Rett-syndroom en de desintegratieve stoornis van de kinderleeftijd op dit spectrum (zie ook paragraaf 12.5.2). Behalve kinderen die lijden aan deze drie algemene stoornissen op het spectrum zijn er nog kinderen die niet volledig voldoen aan de gestelde criteria van een van de stoornissen. Zij worden ingedeeld onder de noemer PDD-NOS, oftewel *pervasive developmental disorder – not otherwise specified*. Bij deze groep kinderen is echter wel degelijk sprake van een ernstige stoornis in de ontwikkeling van sociale interacties, communicatieve vaardigheden, stereotiepe gedragingen en activiteiten.

6.5.1   Ontwikkelingsgebieden

Bij een kind met PDD is sprake van defecten op verschillende ontwikkelingsgebieden. De mate en intentie waarmee deze verschillende defecten op de verschillende gebieden voorkomen, verschillen per kind. Deze mate en intentie kunnen echter voor een kind ook verschillen ten aanzien van de verschillende momenten in zijn leven. Hier worden kort de ontwikkelingsgebieden beschreven en de manier waarop de defecten tot uiting kunnen komen.

Contact met mensen en dingen
Bij kinderen met PPD is vooral opvallend het gebrek aan uitdrukkingsmimiek en het niet of nauwelijks oogcontact maken met anderen. Er is bijvoorbeeld geen reactie wanneer een speeltje gegeven wordt of wanneer een ouder binnenkomt. Met het vermijden van oogcontact lijken de kinderen anderen te willen ontkennen: 'Als ik je niet zie, dan ben je er ook niet.' Al vroeg in de kinderjaren worden deze symptomen zichtbaar. Als peuter/kleuter zijn deze kinderen erg op zichzelf. Er is geen sprake van natuurlijke nieuwsgierigheid en verkenning, zoals te zien is bij het zich normaal ontwikkelende kind. Er is geen gerichtheid op de buitenwereld. Het kind reageert niet op nieuwe dingen. Het kan wel gefascineerd raken door een object of een geluid, maar dat blijft meestal bij één ding en er zit geen variatie in. Dit wordt omschreven als 'hang naar routine'. Dit wordt verklaard vanuit de angst van het kind voor het nieuwe en onbekende. Een kind kan uren achtereen met hetzelfde blokje rollen, een bordje ronddraaien of naar een geluid luisteren.

Het hechtingsgedrag (het aangaan van een vertrouwensband met een belangrijke volwassene, meestal de ouder) komt bij deze kinderen niet of traag op gang. Wanneer het op gang komt, is het meestal gestoord. Het kan zijn dat de hechting doorschiet naar een symbiotische stoornis. Het kind volgt dan de ouder, verliest deze niet uit het oog, is dwingend in zijn contact en kan scheiding van de ouder niet verdragen. Het kind krijgt daardoor geen kans om autonoom te worden. Er is tevens geen contact met leeftijdgenoten. Het isolement van het kind is niet 100%. Er zijn altijd wel een paar ingangen in het contact, maar deze zijn moeilijk te vinden en rigide.

Spraak en taal

Bij ongeveer 50% van de mensen met PDD kan gesteld worden dat zij geen actief gebruik van taal maken. Het gebruik van taal komt in de meeste gevallen moeilijk en vertraagd op gang. Het taalgebruik wordt gekenmerkt door vreemde zinsconstructies, eigengemaakte woorden en 'papegaaienspraak', het napraten van volwassenen. Dat wat het kind zegt, is vaak te moeilijk voor zijn niveau en past niet in de context. De manier van praten is veelal monotoon en vlak. Dat deze kinderen de inhoud van wat gezegd wordt vaak niet begrijpen, blijkt uit het feit dat ze heel concretiserend denken. Wanneer ze de verwensing 'loop naar de maan' te horen krijgen, zullen ze er niets van snappen. Ze praten vaak over zichzelf in de derde persoon. Ze horen anderen over hen in de derde persoon praten en maken niet de denkslag dat het om henzelf gaat. Ook bij intelligente autisten, die beter in staat zijn om de taal te gebruiken, blijkt dat het meestal niet zozeer gaat om 'een praten met', maar om 'een praten tegen iemand'. Ze luisteren niet naar de ander en er wordt geen rekening gehouden met wat de gesprekspartner zegt.

Motoriek

Bij autisten is een duidelijke achterstand in de ontwikkeling van de motoriek. Uit onderzoek is gebleken dat in veel gevallen een lichte neurologische disfunctie te zien is. Deze disfunctie wordt ook gezien bij kinderen met een organische cerebrale beschadiging. Deze disfunctie uit zich het duidelijkst wanneer het autistische kind rent: het kind loopt op de tenen en heeft de armen in de zogenoemde vleugelstand. De motoriek van het kind is arm en beperkt zich vaak tot enkele stereotiepe handelingen.
Wat betreft uitdrukkingsmotoriek is het kind eveneens erg beperkt. Er is weinig tot geen gezichtsexpressie. Handelingen of uitspraken van het kind worden niet ondersteund door gebaren van armen, handen of lichaam. Wanneer er sprake is van grote opwinding bij het kind gaat het 'fladderen': het fladdert met de handen ter hoogte van het gezicht, terwijl de ellebogen strak tegen het lichaam worden gehouden.

Prikkelverwerking

Iedereen krijgt de hele dag te maken met verschillende prikkels die via onze zintuigen naar binnen komen en verwerkt moeten worden. De prikkelverwerking bij autisten wisselt sterk. Zo kan een autist soms helemaal niet reageren op een prikkel en een andere keer juist heel extreem met schreeuwen, agressie en paniek. Deze beide reacties kunnen worden opgewekt door een en dezelfde prikkel. De extreme wisseling in reactie is te zien bij alle soorten prikkels: geluid, beeld, enzovoort.
Een autist kan heel heftig reageren en helemaal van slag raken als bijvoorbeeld een huishoudelijk apparaat als de wasmachine wordt aangezet. Aan de andere kant kan een au-

tist geen krimp geven wanneer hij een (pijnlijke) injectie krijgt. Veel autisten zijn bang voor het nieuwe en onbekende. Het vervangen van oude en versleten voorwerpen voor nieuwe, bijvoorbeeld kledingstukken, kan moeilijk voor hen zijn. Soms zoeken autisten een bepaalde prikkel juist op als ze die als prettig ervaren, bijvoorbeeld het tikken op een verwarming of het knipperen met een lampje.

Casus

Daan (10 jaar) is gediagnosticeerd met PDD. Op een dag komt een van zijn groepsleidsters op het werk met een kleurtje in haar haar. Als reactie daarop raakt Daan helemaal in de war. Hij wordt heel erg boos en moet niets meer hebben van de groepsleidster. Pas wanneer de kleur na een paar keer wassen als vanouds is, reageert Daan weer rustig.

Algemene ontwikkeling

Waar de normale ontwikkeling van een kind in een vloeiende lijn en met een bepaalde regelmaat verloopt, verloopt die van een autistisch kind allesbehalve vloeiend. In het ene ontwikkelingsgebied blijft het kind achter bij de normale ontwikkeling, terwijl het op een ander gebied ineens een spurt maakt. Bij de vergelijking van de ontwikkelingsgebieden ten opzichte van elkaar is deze gang in sprints en stilstanden te zien, maar ook binnen een ontwikkelingsgebied is deze duidelijk.

Algemene cognitieve ontwikkeling

Uit verschillende onderzoeken is gebleken dat 75% van de autisten op een verstandelijk gehandicapt niveau functioneert (zie ook paragraaf 12.6.2). Deze verminderde intelligentie is op alle vlakken aanwezig. Bij sommige autisten is er een enkel vlak waarop ze uitblinken. Dit kan zijn het bespelen van een instrument, het beoefenen van een hobby of het hebben van een fotografisch geheugen.

6.5.2   Symptomen

De criteria voor autisme volgens de DSM-IV zijn de volgende.
A Het kind moet voldoen aan ten minste zes van de volgende criteria
- Beperkingen in de omgang met andere mensen (ten minste twee items):
  - niet adequaat gebruikmaken van non-verbaal gedrag, zoals oogcontact, mimiek, lichaamshouding en gebaren om de sociale interactie te bepalen;
  - geen leeftijdsadequate relatie op kunnen bouwen met leeftijdgenoten;
  - een tekort in het spontaan kunnen delen van geluk van en met anderen;
  - gebrek aan sociale en emotionele wederkerigheid.

Casus

Wanneer Willem (13 jaar) terugkomt van een weekend thuis, loopt hij direct naar zijn kamer zonder de begeleiding gedag te zeggen. Wanneer de begeleiding hem wel goedendag zegt, kijkt hij verward op en gromt wat. Als de begeleiding hem naar zijn weekend vraagt, reageert hij geïrriteerd: 'Dat

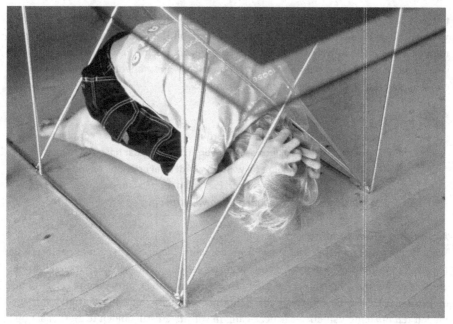

FIGUUR 6.3   ONVERWACHTE PRIKKELS KUNNEN BIJ KINDEREN MET AUTISME EEN STERKE
REACTIE OPROEPEN

weet ik niet hoor, laat me alleen, ik ga naar mijn kamer.' Hij loopt boos weg
en trekt de deur hard achter zich dicht.

• Beperkingen op het gebied van de communicatie (ten minste één item):
  • het ontbreken van de ontwikkeling van gesproken taal, of het hebben van een ach-
    terstand op dat gebied;
  • bij personen met voldoende spraak duidelijke beperkingen in het beginnen of on-
    derhouden van een gesprek met anderen;
  • stereotiep en herhaald taalgebruik of eigenaardig taalgebruik;
  • het ontbreken van een gevarieerd en spontaan 'doe-alsof-spel' of leeftijdsadequate
    (imitatie)spelletjes.

• Beperkte, zich herhalende, stereotiepe gedragspatronen, interesses en activiteiten
  (ten minste één item):
  • preoccupatie met een of meer beperkte interessegebieden die qua intensiteit of
    aard niet normaal zijn.
  • een dwangmatig vasthouden aan specifieke, niet-functionele gewoonten of ritue-
    len;
  • stereotiepe en zich herhalende motorische eigenaardigheden;
  • een persistente preoccupatie met bepaalde (onder)delen van een object.

Casus

Het bekendste voorbeeld van een preoccupatie van een autist met één bepaald onderwerp is te zien in de film *Rainman* (1988). De hoofdpersoon kent daarin het telefoonboek uit zijn hoofd. Zo kan de preoccupatie ook liggen bij bijvoorbeeld paarden, lantaarnpalen of een bal.

B Er moet sprake zijn van een mentale achterstand, dan wel van abnormaal functioneren, beginnend vóór de leeftijd van drie jaar, op ten minste twee van de volgende domeinen
  * sociale interactie;
  * communicatief taalgebruik;
  * symbolisch of fantasiespel.

C De stoornis kan niet worden ondergebracht bij een van de andere domeinen op het spectrum van pervasieve ontwikkelingsstoornissen (Rett-syndroom, desintegratieve stoornis van de kinderleeftijd).

6.5.3   Behandeling

Wanneer een kind autistisch is, wordt het gezin geconfronteerd met een handicap die blijvend en niet te genezen is. Dit heeft gevolgen voor het uitgangspunt van de behandeling. Niet genezen, maar ermee leren leven. Toch is gebleken dat door het creëren van een uitdagende en groeizame omgeving, door gerichte stimulatie en speciaal onderwijs, het mogelijk is om vooruitgang te boeken en de leefsituatie van kind en ouders aanzienlijk te verbeteren.

Van Berckelaar-Onnes en Van Engeland (1992) stellen dat de behandeling van autisten in drie aandachtsgebieden uiteenvalt.

1 Stimulatie van de normale ontwikkeling: een kind moet worden geprikkeld en gestimuleerd om zich blijvend te ontwikkelen. Een kind moet worden aangesproken op het niveau dat hij op dat moment heeft bereikt. Wanneer een kind overprikkeld wordt, kan dat leiden tot frustratie. Een kind mag echter evenmin ondervraagd worden, aangezien het dan geen prikkels krijgt om verder te groeien.

2 Structureren van de leefomgeving: vanuit de starre omgang van autisten met verandering en chaos is het wenselijk om de omgeving van de autist te structureren. Wanneer de omgeving chaotisch is, zal de autist op zijn eigen manier proberen orde en structuur te scheppen door te vervallen in stereotiepe gedragingen en rituelen. Om dit gedrag niet te versterken is een gestructureerde omgeving wenselijk. Het inbouwen van een dagelijkse routine, stapsgewijs, helpt de autist om orde te krijgen. Grote en snelle veranderingen moeten voorkomen worden en veranderingen moeten stapsgewijs aangeboden worden.

3 Behandeling van het storende gedrag: behalve van de typische gedragingen van autisten is er veelal sprake van gedragsproblemen. Het zijn vaak deze problemen waardoor ouders wanhopig worden en zich machteloos voelen. Gedragstherapeutische methoden, vaak in aangepaste vorm, zijn toepasbaar op autisten.

Naast deze drie aandachtsgebieden voor behandeling kan medicatie voorgeschreven worden. Ook hier geldt weer dat medicatie een vermindering van de symptomen van de aandoening kan bewerkstelligen en niet leidt tot genezing. In de loop van de jaren is gebleken dat Haldol® een gunstig effect heeft op de hyperactiviteit, het stereotiepe gedrag, negativisme en agressiviteit.

6.5.4   Opname

De kans is erg klein dat een kind vanwege de symptomen van autisme opgenomen wordt in het ziekenhuis. Zeker ernstige vormen van autisme worden al vroeg onderkend op het consultatiebureau of door de huisarts. Wanneer een kind in het ziekenhuis komt, zal het vanwege een somatische klacht zijn. Voor het kind betekent dat veel veranderingen en daarmee stressveroorzakende en stressverhogende situaties.

Een ouder zal, wanneer de opname wat langer van tevoren bekend is, het kind proberen voor te bereiden op wat er allemaal gaat gebeuren in het ziekenhuis. Zo mogelijk kan een bezoek aan de kinderafdeling gebracht worden voordat het kind opgenomen wordt.

Voor het autistische kind is het wenselijk dat zijn omgeving gedurende de opname zo gestructureerd mogelijk is. Dat betekent een dagprogramma met vaste tijden, liefst zo parallel mogelijk aan een eventueel dagprogramma thuis. Wanneer van het programma afgeweken moet worden, is het belangrijk dit met het kind te bespreken of het kind hierop voor te bereiden. Een voorbeeld van een dagprogramma zou kunnen zijn:

* 7.30   wakker worden;
* 8.00   wassen;
* 8.30   ontbijten aan de tafel;
* 9.00   tandenpoetsen en daarna op bed rusten of lezen;
* 9.30   mamma komt op bezoek;
* 10.30   limonade drinken;
* 11.00   knutselen in de speelkamer;
* 12.00   middageten;

enzovoort.

Zo kan per half uur, soms per kwartier, een activiteit worden ingepland om de dag in te delen en derhalve gestructureerd en duidelijk te maken. De kamer moet zo prikkelarm mogelijk zijn. Indien mogelijk heeft een eigen kamer de voorkeur.

Wanneer een kind in het ziekenhuis ligt, krijgt het te maken met veel verschillende personen: artsen, verpleegkundigen en mensen uit andere disciplines. Het is raadzaam om een kind met zo min mogelijk verschillende mensen te confronteren. Ieder nieuw gezicht is weer een verandering en iedere verandering weer een stressfactor. Het is raadzaam om tijdens de opname zoveel mogelijk dezelfde verpleegkundigen het kind te laten verzorgen.

Overleg met de ouders gedurende de opname is uiterst belangrijk. Zij weten in te schatten waartoe het kind in staat is en hoe het zal reageren in bepaalde situaties. De aanwezigheid van een van de ouders, door middel van *rooming-in,* heeft veelal de voorkeur.

6.6 Borderline persoonlijkheidsstoornis

De vertaling van *borderline* is 'grensgeval' en van een grensgeval is ook letterlijk sprake bij deze persoonlijkheidsstoornis. De patiënt zit op de grens van normaliteit en psychose (Lafeber 1984). De borderline persoonlijkheidsstoornis wordt vaak gezien als een lichte ontwikkelingspsychose bij jongeren, die met enige moeite binnen verschillende sociale contexten te handhaven is. Een belangrijk kenmerk is dat deze jongeren in sterke mate gericht zijn op de thema's leven en dood. Echter, wanneer men praat over een lichte stoornis, moet dit gezien worden in vergelijking met bijvoorbeeld de zwaarte van een psychose. De stoornis zelf mag zeker niet onderschat worden.

De symptomen van een borderline persoonlijkheidsstoornis laten zich meestal voor het eerst zien in de loop van de adolescentie, vanaf twaalf, dertien jaar. Bij de jongeren die lijden aan deze stoornis is het zicht op de werkelijkheid verstoord. Er zijn stoornissen op het gebied van de gevoelswereld, het denken en in het contact met anderen.

De DSM-IV (1994) omschrijft deze stoornis als volgt: 'diepgaand patroon van instabiliteit in de intermenselijke relaties, zelfbeeld en affecten en van duidelijke impulsiviteit, beginnend in de vroege volwassenheid en tot uiting komend in diverse situaties'.

6.6.1 Symptomen

Voor de diagnose 'borderline persoonlijkheidsstoornis' moet het gedrag van de jongere ten minste door vijf van de volgende criteria gekenmerkt worden:

1 krampachtige pogingen om te voorkomen om feitelijk of in verbeelding in de steek gelaten te worden;
2 een patroon van instabiele en intense relaties met anderen, die gekenmerkt worden door wisselingen tussen overmatig idealiseren en kleineren van de ander;
3 identiteitsstoornis: een opvallend en voortdurend instabiel zelfbeeld of zelfgevoel;
4 impulsiviteit op ten minste twee terreinen die de betrokkene mogelijk zelf zou kunnen schaden, bijvoorbeeld geld verkwisten, seks, drugsgebruik, roekeloos autorijden;
5 terugkerende suïcidale gedragingen, dreigingen of automutilatie (zichzelf pijnigen);
6 affectieve instabiliteit als gevolg van opvallende stemmingswisselingen;
7 chronisch gevoel van leegte;
8 onaangepaste, intense woede of gebrek aan beheersing van woede;
9 voorbijgaande, aan stress gerelateerde paranoïde denkbeelden of ernstige dissociatieve symptomen.

Casus

Tineke (18 jaar) weet vaak haar ouders en de begeleiding te verontrusten door te melden dat ze het niet meer ziet zitten en dat ze er misschien morgen wel niet meer zal zijn. Dit doet ze op die momenten dat er eigenlijk geen tijd is om er verder op in te gaan: vlak voor het einde van het bezoek, bij de deur of net vijf minuten voor het einde van de late dienst wanneer ze in bed ligt. Zo probeert ze de ander te verontrusten.

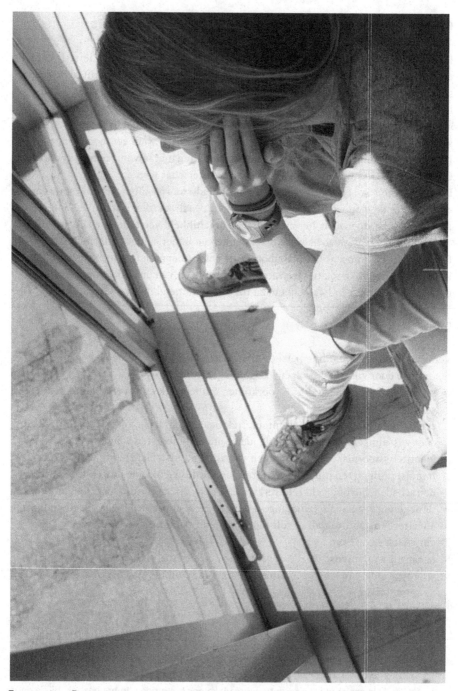

FIGUUR 6.4   BORDERLINEPATIËNTEN KENNEN GEEN GRIJSTINTEN, ZE ZIJN OF SOMBER OF OPGEWEKT

De symptomen van een borderline persoonlijkheidsstoornis zijn in te delen in vier probleemgebieden, namelijk affectregulatie, impulsbeheersing, cognitieve stoornissen en intermenselijke relaties. Deze indeling maakt het beeld van de borderlinestoornis inzichtelijker.

Affectregulatie

De stemming van deze jongeren wisselt veel en snel. Hun stemming is vaak somber, maar kan ineens overgaan in een maniforme (ziekelijke) vrolijkheid. De ondertoon van hun stemming is veelal verwijtend en boos. Een opvallend kenmerk is de chronische instabiliteit op alle niveaus van functioneren van de jongeren. Hun reacties zijn heftig en direct erg extreem. Heel vrolijk of heel verdrietig, heel erg opgewekt of depressief en suïcidaal. Een tussenweg bestaat niet, ze kennen geen grijstinten. Alles wordt gezien in zwart en wit. Deze verdeling van de wereld in goed en slecht, het onvermogen om de wereld ambivalent te beleven, is de oorzaak van splitten. Splitten wordt gezien als een belangrijk kenmerk van borderlinepatiënten. De wereld wordt opgedeeld in *all good* en *all bad* en deze twee groepen worden door de patiënt tegenover elkaar gezet en tegen elkaar uitgespeeld.

Casus

Chantal (16 jaar) heeft een intakegesprek. Ze komt hand in hand binnenlopen met haar moeder. Haar vader loopt achter hen aan met de tas. Chantal gunt haar vader geen blik waardig en begint verachtend te snuiven wanneer hij iets zegt. Tijdens het gesprek is ze vooral op haar moeder gericht. Op vragen van haar vader reageert ze niet.

Impulsbeheersing

Borderlinepatiënten zijn berucht om hun onberekenbare en tekortschietende impulscontrole. Boosheid leidt al snel tot agressieve uitingen, aan seksuele impulsen wordt gehoor gegeven en er zit geen grens aan het consumeren van voedings- en genotmiddelen. In dit rijtje horen ook automutilatie en suïcidepogingen thuis.

Cognitieve stoornissen

De borderlinepatiënten hebben het contact met de realiteit niet verloren, maar dit contact is verstoord. Hallucinaties, paranoïde ervaringen en dissociatieve verschijnselen kunnen wel voorkomen, maar zijn meestal gerelateerd aan stress en zijn van korte duur.

Intermenselijke relaties

Borderlinepatiënten stellen zich erg afhankelijk van anderen op. Ze zijn erg gevoelig voor verlating en hebben in sterke mate last van verlatingsangst. Deze angst geldt voor zowel fysieke verlating als psychologische verlating, zoals deze in de puberteit voorkomt. Vanuit dit symptoom gezien worden problemen bij de separatie/individuatie als grote veroorzakers van de borderlinestoornis genoemd. Mahler (1971) maakt een vergelijking tussen het gedrag dat een borderlinepatiënt laat zien en dat van een peuter: het aantrekken en afstoten, de snelle wisseling van hulp vragen en afwijzen en gedrag met een dwingend karakter. Iemand kan door de borderlinepatiënt als redder geïdealiseerd worden, maar al heel snel weer devalueren wanneer niet voldaan wordt aan de verwachtingen van de borderlinepatiënt.

Gunderson (1984) maakt in het functioneren van de borderlinepatiënt een verdeling in drie niveaus. Hij legt een link tussen het functioneren van de patiënt en het gevoel dat hij op dat moment heeft met betrekking tot de belangrijkste persoon in zijn leven. Dit kan zijn een ouder, een vriendin of een partner.

Niveau 1 De patiënt voelt zich gesteund door de persoon die geïdealiseerd wordt. De patiënt heeft echter per definitie het gevoel niet genoeg steun te krijgen, maar heeft ook de angst dat hij deze persoon verliest als hij te veel eisen stelt. Dit kan leiden tot onderwerping aan deze persoon.

Niveau 2 Door de teleurstelling die de patiënt voelt ten opzichte van de geïdealiseerde persoon ontstaan agressieve gevoelens. Deze komen indirect tot uiting door middel van pesterijtjes, veeleisendheid of sarcasme. Op dit niveau kan gebruik worden gemaakt van manipulatieve suïcidedreiging om de persoon in kwestie vast te blijven houden. Er kan devaluatie volgen van de in eerste instantie geïdealiseerde persoon.

Niveau 3 De patiënt heeft de band met de geïdealiseerde persoon verbroken. Om het gevoel van leegte te vullen dat hij op dat moment ervaart, gaat hij zich impulsief gedragen: overmatig alcoholgebruik, overmatig uitgeven van geld, enzovoort. Deze impulsieve gedragingen zijn tevens een poging om nieuwe contacten te leggen. Om zich te beschermen tegen het gevoel van leegte kan bij de patiënt depersonalisatie (een stoornis in de beleving van het eigen lichaam, de eigen gedachten of gevoelens) of derealisatie (de omgeving wordt als onwerkelijk beleefd) optreden. Hieraan gerelateerd is het krassen, snijden, ofwel automutileren van de borderlinepatiënt. Dit kan de patiënt zo ver doorvoeren dat een acute opname in een ziekenhuis of psychiatrische kliniek onvermijdelijk geworden is.

Het feit dat adolescenten met een borderlinestoornis zo afhankelijk zijn van een ander, hangt sterk samen met het hebben van een gebrekkig ontwikkelde identiteit. Dit veroorzaakt een gevoel van nutteloosheid en stuurloosheid. Hierdoor ontbreken een doel en richting voor de toekomst, zodat zij zich gemakkelijk laten leiden door anderen.

In de loop van de tijd is gebleken dat ongunstige jeugdervaringen een belangrijke oorzaak kunnen zijn van het ontwikkelen van een borderlinepersoonlijkheid. Deze ongunstige ervaringen doen zich vaak gedurende de hele jeugd voor. Er kan sprake zijn van verwaarlozing, afwijzing, mishandeling of incest. Ook herhaald voorgekomen separatie-ervaringen kunnen een oorzaak zijn, zoals echtscheiding of verhuizing.

6.6.2 Behandeling

De behandeling van een borderlinepatiënt zal voornamelijk bestaan uit een individuele, ondersteunende vorm van psychotherapie. Voor een medicamenteuze behandeling wordt nauwelijks gekozen. Deze voorkeur heeft de volgende redenen:

- de patiënt kan het idee hebben weggestuurd te worden met een pilletje;
- 'er is wel iets goed fout bij me wanneer ik een pilletje voor mijn hoofd krijg';
- de verantwoordelijkheid voor het eigen gedrag wordt onderdrukt en bij de medicijnen gelegd.

6.6.3 Opname

De reden voor een ziekenhuisopname kan in het geval van een borderlinepatiënt het gevolg zijn van een suïcidepoging of extreme automutilatie. Wanneer dit het geval is, is het raadzaam om vanaf het begin van de opname alert te zijn op de gevolgen die deze problematiek met zich meebrengt.

Het team moet verder alert zijn op het splittende gedrag van een borderlinepatiënt. Om dit gedrag voor een groot deel te voorkomen is het belangrijk dat het hele team op één lijn staat wat betreft behandeling en begeleiding van de patiënt. Tegenstrijdige boodschappen zijn voor een borderlinepatiënt al reden om een onderscheid te maken. Een patiënt kan twijfel zaaien, met de nodige gevolgen. Het is raadzaam dat één persoon de coördinatie heeft en dat er een duidelijke taakverdeling is. Dan is voor de patiënt duidelijk wie het aanspreekpunt is.

Een borderlinepatiënt kan tijdens de opname doorgaan met automutilerend gedrag. De meest gangbare manier van omgaan met dit gedrag is het zakelijk te benaderen, zonder in te gaan op de gevoelskant van de handeling. Men loopt anders onbewust het risico te veel positieve aandacht te geven. Zich neutraal opstellen, geen waardeoordeel geven en de wond, alleen wanneer het echt nodig is, verbinden. In sommige behandelingsinstellingen laat men de patiënt zijn eigen wonden verbinden om hem zo de verantwoordelijkheid voor zijn daden te laten dragen. De boodschap die op die manier gegeven wordt, is dat automutileren niet de juiste manier is om spanning te ontladen of met problemen om te gaan.

De patiënt ervaart de (onbekende) buitenwereld als agressief en onbetrouwbaar. De behandelaar moet daarom proberen betrouwbaar te zijn en de patiënt geen reden te geven tot paranoïde ideeën. Dan bestaat namelijk de kans dat de borderlinepatiënt de behandelaar afstoot, als minder belangrijk ervaart en dat er geen mogelijkheden meer zullen zijn om de vertrouwensband te herstellen.

De borderlinepatiënt heeft een gestoorde kijk op de realiteit. Tijdens de omgang met een borderlinepatiënt is het belangrijk om aandacht te besteden aan de actualiteit, het heden, en niet mee te gaan in zijn verhalen over fantasieën en herinneringen. Wanneer men dit wel doet, wordt zijn gestoorde kijk op de realiteit versterkt en zal het contact steeds moeilijker te herstellen zijn, omdat hij zijn ideeën bevestigd ziet worden. Het is wel belangrijk om een luisterend oor te bieden, zodat de patiënt zich niet afgewezen voelt.

Een borderlinepatiënt kan hevige tegenoverdrachtgevoelens (onbewuste reactie van de hulpverlener op de projecties van de jongere) oproepen bij een behandelteam door zijn splittende gedrag, zijn automutilatie, maar ook door zijn veelvuldig en hardnekkig liegen, wat een manier is om opschudding te veroorzaken en medeleven te bewerkstelligen. Het gaat daarbij meestal om verzonnen vervelende ervaringen, bijvoorbeeld ondergane mishandelingen of het overlijden van een vriend of familielid. Een therapeut die geconfronteerd wordt met deze onwaarheden kan erg geraakt worden wanneer blijkt dat zijn vertrouwen is geschaad door leugens.

Grenzen stellen is het sleutelwoord bij de behandeling en omgang met borderline-patiënten. Dat betekent duidelijk zijn en grenzen stellen die de patiënt niet mag overtreden. Deze grenzen kunnen van toepassing zijn op automutilerend gedrag, op weglopen, enzovoort. De grenzen mogen echter niet gesteld worden met als doel een borderlinepatiënt tot iets te dwingen. Wanneer hij dwang voelt, zal hij defensief reageren. De borderlinepatiënt is meester in het afdwingen en zal zich tegen de behandelaar keren. Om de patiënt tot iets te motiveren is het het best om hem te adviseren en zelf een keuze te laten maken. Op deze manier wordt voorkomen dat de patiënt argwaan krijgt, het vertrouwen verliest en in het verzet komt.

6.7   Gedragsstoornissen

Er wordt al snel gesproken over antisociaal gedrag wanneer gedragsstoornissen aan de orde komen. Gedrag wordt ervaren als een stoornis wanneer het door de personen in de omgeving van de jeugdige of door hemzelf als problematisch wordt ervaren of beoordeeld.

Gedrag wordt gezien als antisociaal wanneer andere personen erdoor benadeeld worden of wanneer normen en regels worden overtreden, zoals het geval is bij vechten, openlijk dingen doen die anderen ergeren, stelen, liegen, opstandig zijn tegen volwassenen, te laat thuiskomen, enzovoort.

Veel kinderen laten wel eens gedrag zien dat als antisociaal omschreven zou kunnen worden. Dit past echter in de normale ontwikkeling. Pas wanneer ze gedurende langere tijd herhaaldelijk meerdere antisociale gedragingen vertonen, is er sprake van een psychiatrische stoornis: een gedragsstoornis.

Er wordt onderscheid gemaakt tussen antisociaal gedrag en een antisociale gedragsstoornis. De diagnose 'antisociaal gedrag' kan bij een kind of jongere worden gesteld wanneer sprake is van probleemgedrag dat niet het gevolg is van een psychische stoornis of een gebrekkige beheersing van impulsen.

Er bestaan meerdere theorieën over het ontstaan van gedragsstoornissen. Daar het niet een puur organische stoornis is, maar ook omgevingsfactoren een grote rol spelen, worden de verschillende theorieën hier kort genoemd.

- Het leertheoretisch gezichtspunt gaat ervan uit dat alle gedrag wordt aangeleerd en derhalve ook weer kan worden afgeleerd. Dit gebeurt door middel van straffen en belonen of door middel van *modeling* (voordoen en imiteren van gedrag).
- Het gezinstheoretisch gezichtspunt richt zich op de relatie tussen het kind met zijn symptomen en de problematiek van het gezin.
- Bij het sociaal gezichtspunt wordt gekeken naar de positie van het gezin in de maatschappij. De status en de normen en waarden van een gezin zijn belangrijke factoren die een kind overneemt en zich eigenmaakt.

- In het psychodynamisch gezichtspunt wordt agressie gezien als een drift, waarvoor naar ontlading wordt gestreefd. Bij een gedragsstoornis worden de agressie-impulsen niet beheerst, door een tekort in de egofunctie en een achterstand in de ego-ontwikkeling.
- Het biologische gezichtspunt gaat ervan uit dat antisociaal gedrag biologisch/genetisch bepaald is. Dit wordt echter pas duidelijk in de volwassenheid.

6.7.1 Symptomen

De DSM-IV-criteria (1994) voor een antisociale gedragsstoornis, zijn de volgende.

A Een herhaaldelijk en hardnekkig gedragspatroon, waarbij fundamentele rechten van anderen en regels en normen geweld wordt aangedaan gedurende minimaal twaalf maanden achtereen:
- agressie gericht op mensen en dieren;
- vernielen van eigendommen;
- leugenachtigheid of diefstal;
- ernstige schending van regels.

B Het antisociale gedrag veroorzaakt in belangrijke mate beperkingen in het sociale functioneren in het algemeen, op school en/of op het werk.

C Indien de betrokkene achttien jaar of ouder is en niet wordt voldaan aan de criteria van een antisociale persoonlijkheid, kan de diagnose 'antisociale gedragsstoornis' gesteld worden.

Wanneer een jongere met een antisociale gedragsstoornis de volwassen leeftijd heeft bereikt en het antosociale gedrag diep verankerd is in de persoon, wordt gesproken van een antisociale persoonlijkheidsstoornis.

De criteria voor het stellen van de diagnose 'antisociale persoonlijkheid' luiden als volgt:
- een diepgaand patroon van gebrek aan achting voor en schending van de rechten van anderen, vanaf het vijftiende jaar aanwezig, bijvoorbeeld: niet in staat zijn zich te conformeren aan de maatschappelijke norm dat men zich aan de wet moet houden, constant onverantwoordelijk gedrag vertonen, geen spijtgevoelens hebben;
- de leeftijd is ten minste achttien jaar;
- er zijn aanwijzingen voor een gedragsstoornis beginnend voor het vijftiende jaar;
- het antisociale gedrag komt niet uitsluitend voor in het kader van schizofrenie of manische episoden.

In de aard van de symptomen wordt onderscheid gemaakt tussen openlijk antisociale gedragingen (*overt*) en bedekte antisociale gedragingen (*covert*). Van openlijk antisociale gedragingen hebben derden direct last: schreeuwen, koppig zijn, aanranden, ruziemaken, vechten, vloeken, enzovoort. Tot de bedekte antisociale gedragingen behoren onder andere: liegen, vernielen, stelen, spijbelen, slechte vrienden hebben, gebruik van alcohol en drugs.

Slecht luisteren staat precies in het midden op de lijn tussen *overt* en *covert* gedrag. Het kan zich in beide uitersten manifesteren. Slecht luisteren kan derhalve gezien worden als het sleutelsymptoom van de antisociale gedragsstoornis.

6.7.2 Ontwikkelingsgebieden

De ontwikkeling van een kind met gedragsproblemen is vaak op meerdere gebieden verstoord.

- Op sociaal gebied, bijvoorbeeld door uitstoting door de groep leeftijdgenoten. De kinderen roepen met hun antisociale gedrag vaak gevoelens van ergernis op, niet alleen bij leeftijdgenoten, maar ook bij ouders en leerkrachten. Voor de opvoeders vormen deze kinderen vaak een zware belasting. Deze langdurige belasting kan leiden tot opvoedingsvermoeidheid en gevoelens van afkeer.

- Op emotioneel gebied, bijvoorbeeld door verhoogde krenkbaarheid. Het tonen van emoties is voor het kind met een gedragsstoornis *not done*, want het is een uiting van kwetsbaarheid en dat is juist wat ze willen voorkomen. Ze lijken in eerste instantie dan ook niet angstig, maar toch laten ze met hun gedrag diepliggende angsten zien:
  - het zich overal mee willen bemoeien verwijst naar de angst voor controleverlies;
  - de overactieve opstelling bij het vragen van aandacht verwijst naar de angst om geen aandacht of affectie te krijgen;
  - het uitlokken van afwijzing en het in de steek laten van een ander hangt samen met de angst om afgewezen respectievelijk in de steek gelaten te worden;
  - bravouregedrag verwijst naar angst om te falen;
  - gevoelens van grootheid en onkwetsbaarheid bedekken het geringe gevoel van eigenwaarde, de krenkbaarheid en de gevoeligheid voor kritiek.

- Op cognitief gebied, bijvoorbeeld door leerachterstanden.

Het gezin kan op twee manieren betrokken zijn bij het ontstaan van een gedragsstoornis. Het kan zijn dat een kind uit een redelijk harmonieus gezin komt, maar dat het aandeel van ongunstige, kindgebonden factoren groot is bij het ontstaan van de gedragsstoornis. Deze factoren, bijvoorbeeld ADHD of een moeilijk temperament, betekenen een verzwaring van de opvoeding. Deze kinderen hebben meer zorg nodig dan het gemiddelde kind. Wanneer ouders daar niet optimaal mee om kunnen gaan of wanneer er niet de juiste hulp wordt geboden, kan dat leiden tot een gedragsstoornis. Vaker echter betreft het gezinnen waarin de ouders niet over de juiste opvoedingsmogelijkheden beschikken. Door een combinatie van factoren, zoals de persoonlijkheid van de ouders, de kwaliteit van de relatie, de sociaal-economische status, wordt het opvoedingsaanbod beperkt. De ouders zijn niet of minder in staat om het kind te ondersteunen en het gedrag van het kind te reguleren.

De groep gedragsgestoorde kinderen kan in twee groepen verdeeld worden wanneer we kijken naar de manier waarop een relatie met derden wordt aangegaan. Aan de ene kant staat de controlebehoeftige groep jongeren, die een horizontale relatie aangaan met volwassenen. Dat wil zeggen dat er niets aan de hand is zolang ze hun gang kunnen gaan. Maar zodra er regels en eisen worden gesteld, is het verzet van de jongeren groot. Ze hebben moeite met de afhankelijkheid in relatie tot volwassenen. Dit blijkt ook uit het feit dat ze slecht kritiek en correcties kunnen verdragen. Ze schermen zich af van volwassenen. Tegenover leeftijdgenoten zijn ze overheersend en ze hebben weinig oog voor de mening van anderen.

Tegenover deze controlebehoeftige jongeren staan de afhankelijke jongeren. Zij laten zich in hun gedrag sterk bepalen door de steun en aanmoediging van volwassenen, maar zijn ook erg gevoelig voor de negatieve beïnvloeding van leeftijdgenoten. Voor deze groep jongeren geldt dat ze in hun gedrag en beleving te veel onder invloed staan van directe behoeftebevrediging en te weinig worden bijgestuurd door de belangen van anderen.

Er zijn verschillende stoornissen binnen de psychiatrie waarbij storend gedrag en agressie een onderdeel vormen van de symptomatologie. Dit is bijvoorbeeld het geval bij ADHD, depressie en schizofrenie. Er kan echter ook sprake zijn van comorbiditeit, waarbij zich een gedragsstoornis heeft ontwikkeld naast de al bestaande psychiatrische stoornis.

6.7.3 Behandeling

De prognose voor kinderen met een gedragsstoornis is relatief slecht zonder behandeling. De stoornis kan zich zonder behandeling doorzetten in de adolescentie en eventueel overgaan in delinquent gedrag en verslaving in de volwassenheid. Het is van maatschappelijk belang dat de ongunstige ontwikkeling van het gedrag van deze kinderen wordt omgebogen.

De behandeling van deze stoornis is echter moeilijk. Uit ervaring is inmiddels gebleken dat gedragstherapeutische methoden het meest effectief zijn. Ze richten zich specifiek op de verandering van het gedrag van het kind of de jongere.

Grenzen stellen aan het gedrag en het kind voortdurend confronteren met de realiteit is erg belangrijk. De therapeut moet op den duur gaan functioneren als een positieve identificatiefiguur. Het kind moet leren om zijn impulsen te beheersen: eerst denken, dan doen.

Intensieve ouderbegeleiding is hierbij onontbeerlijk. De ouders worden getraind in hun opvoedingsvaardigheden zodat ze leren het gedrag van hun kinderen te beïnvloeden. De ouders moeten zich echter kwetsbaar durven opstellen. Hun houding ten opzichte van het kind zal moeten veranderen.

Daarnaast worden de kinderen getraind in sociale-probleemoplossing. Daarbij wordt ervan uitgegaan dat er tekorten zijn bij de kinderen en jongeren op het gebied van sociale en cognitieve vaardigheden om alledaagse sociale problemen op te lossen. Bij deze training leren ze alledaagse problemen te onderkennen, juist te interpreteren, oplossingen te voorspellen en de juiste te kiezen en deze uit te voeren.

Er zal meestal gekozen worden voor een langdurige klinische setting, met waar mogelijk intensieve betrokkenheid van de ouders. Binnen deze behandeling moet eerst een vertrouwensband groeien tussen kind en behandelaar, zodat het kind vanuit die ver-trouwensband ander gedrag kan aanleren.

6.7.4 Opname in het ziekenhuis

Een gedragsstoornis is geen opname-indicatie voor de kinderafdeling van een algemeen ziekenhuis. Toch kan het verpleegkundig team te maken krijgen met een kind of een jongere die antisociaal gedrag laat zien. Een opname in het ziekenhuis is vaak te kort om een zodanige band te kunnen opbouwen met het betreffende kind dat er qua gedrag iets zal veranderen. Voor het team is het belangrijk om voor ogen te houden waarom het kind reageert zoals het reageert en wat de achterliggende angsten zijn. Probeer duidelijk te zijn en consequent. Eventueel gedrag bestraffen door het onthouden van privileges kan een manier zijn om het kind duidelijk te maken dat zijn gedrag niet gewenst is. Pro-beer duidelijk te maken dat het gedrag van het kind afgewezen wordt en niet het kind zelf. Geef eventueel, wanneer het kind daarvoor openstaat en er cognitief toe in staat is, een beter alternatief. Wees een voorbeeld voor het kind. 'Agressie kan niet en wordt niet geaccepteerd' is in de hele benadering de belangrijkste boodschap.

Probeer naar de ouders toe eveneens duidelijk en consequent te zijn. Probeer hen niet te beschuldigen van het gedrag van hun kind. Daar is tijdens de opname niet de tijd voor en het is evenmin de juiste plaats. De kans is groot dat ouders zich erdoor beledigd voe-len en niet meer openstaan voor de hulp die het kind nodig heeft.

6.8 Tot slot

Dit hoofdstuk heeft een impressie gegeven van ziektebeelden binnen de kinder- en jeugdpsychiatrie. Zo'n impressie kan al voldoende zijn om de omgang met kinderen met ontwikkelings- en gedragsproblemen te vergemakkelijken. Psychiatrie is voor veel mensen een onbekend en vaak beladen onderwerp. Er bestaan veel vooroordelen en standaardbeelden over psychiatrie en dat kan het spannend en eng maken. Deze beelden blijken in de praktijk vaak excessen te zijn en met een aantal duidelijke omgangsregels en achtergrondinformatie blijkt dat ook een verpleegkundige met weinig psychiatrische achtergrond zorg en begeleiding aan kind en ouders kan geven.

Informatie

Algemene informatie is te vinden op de website: www.psychiater.pagina.nl
Meer informatie is te vinden bij de volgende (patiënten)verenigingen.

Balans
Landelijke vereniging voor ontwikkelings-, gedrags- en leerproblemen
Postbus 93
3720 AB Bilthoven

telefoon: 030-225 50 50
e-mail: redactie@balanslb.demon.nl
website: www.balanspagina.demon.nl

Nederlandse Vereniging voor Autisme (NVA)
Prof. Bronkhorstlaan 10
3723 MB Bilthoven
telefoon: 030-229 98 00
e-mail: info@autisme-nva.nl
website: www.autisme-nva.nl

Anoiksis
Patiëntenvereniging voor mensen met een psychose of schizofrenie
Gansstraat 67a
3582 EC Utrecht
telefoon: 030-254 61 13
e-mail: anoiksis@anoiksis.nl
website: www.anoiksis.nl

Ypsilon
Vereniging voor familieleden van mensen met schizofrenie of een psychose
Kerkhoflaan 306
3034 TJ Rotterdam
telefoon: 010-404 51 66
e-mail: ypsilon@ypsilon.org
website: www.ypsilon.org

Stichting Borderline
Weerdsingel O.Z. 61
3514 AG Utrecht
telefoon: 030-276 70 72
e-mail: stichting@stichtingborderline.nl
website: www.stichtingborderline.nl

Literatuur

APA (American Psychiatric Association) (1994). *Diagnostic and statistical manual of mental disorders*. (4e editie). Washington DC.
Berckelaar-Onnes, I.A. van & H. van Engeland (1992). *Kinderen en autisme*. Boom, Meppel.
Cuisinier, M. (2001). 'Kinderen met ADHD of autisme in het ziekenhuis. De ouder als tolk'. In: *Nursing* juli, pp. 51-54.
Gunderson, J.G. (1984). *Borderline personality disorder*. American Psychiatric Press, Washington DC.

Hart de Ruyter, Th. & H. de Witte (1974). 'Depressie bij kinderen'. In: Praag, H.M. van & H.G.M. Rooymans (red.) *Stemming en ontstemming*. De Erven Bohn, Amsterdam.

Kanner, L. (1943). 'Autistic disturbances of effective contact'. In: *Nervous child* 2, pp. 217-250.

Lafeber, Chr. (1984). *Psychotische kinderen*. Lemniscaat, Rotterdam.

Mahler, M.S. (1971). 'A study on the separation-individuation process and its possible application to borderline phenomena in the psychoanalytic situation'. In: *The Psychoanalytic Study of the Child* 26, pp. 403-424.

Meekeren, E. van (1999). *'Alles of niets'. Informatie en adviezen voor patiënten en betrokkenen, betreffende: de borderlinestoornis*. 4e druk. Verkrijgbaar via Stichting Borderline, Cliëntenbond en Stichting Labyrint in Perspectief.

Peperstraten, H. van (1997). *Schizofrenie, wat is het en hoe kun je er mee leven?* 5e druk. Vereniging Ypsilon.

Sanders-Woudstra, J.A.R., F.C. Verhulst & H.F.J. de Witte (1996). *Kinder- en jeugdpsychiatrie I, psychopathologie en behandeling*. Van Gorcum B.V., Assen.

Sandler, J. & W.G. Joffe (1965). 'Notes on childhood depression'. In: *International Journal of psychoanalysis* 46, pp. 88-96.

Spitz, R. & K.N. Wolf (1946). 'Analytic depression'. In: *Psychoanalytic Study of the Child* 2, pp. 313-342.

Strober, M. (1992). 'Relevance of early age-of-onset in genetic studies of bipolar affective disorder'. In: *Journal of the American Academy of Child and Adolescent Psychiatry* 32, pp. 760-769.

Verhulst, F.C. & F. Verhey (2000). *Adolescentenpsychiatrie*. Van Gorcum B.V., Assen.

Westerveld, H.J. (2000). *Kinderen en adolescenten met ontwikkelingsstoornissen*. Elsevier gezondheidszorg, Maarssen.

Kind en handicap

Woord vooraf

Dit boek komt tegemoet aan de wens van ouders dat hun gehandicapte kind goede zorg en aandacht krijgt gedurende de ziekenhuisopname. Het gaat om het kind, dat in de eerste plaats kind is en dat daardoor alleen al een bijzondere plaats vraagt binnen het ziekenhuis. Maar het kind heeft daarbij ook nog een handicap met specifieke beperkingen en stoornissen, waardoor extra zorg en aandacht nodig zijn.

Ouders van een kind met een handicap weten dat regelmatige opname in ziekenhuis of zorginstelling noodzakelijk is voor de algehele lichamelijke conditie van hun kind. Toch geven ouders hun kind met moeite uit handen, zelfs als het in de deskundige handen van de verpleegkundige is. Ouders weten immers precies hoe hun kind is, hoe het reageert, waar het bang voor is, wat het kind lekker en leuk vindt. Ouders hebben bij een opname niet zozeer twijfels over een deskundige professionele hulp, zij vragen zich veel meer af of er wel genoeg aandacht aan het kind gegeven wordt, of het wel liefde krijgt en hoe banaal ook, of het kind wel genoeg te eten en te drinken krijgt. Er zijn zoveel kinderen op een afdeling die aandacht en zorg vragen en veel van deze kinderen kunnen immers niet of onvoldoende aangeven waar hun behoeftes liggen.

Deze angst en bezorgdheid zijn een logisch gevolg van het feit dat ouders van een gehandicapt kind hun leven lang het gevoel hebben dat juist dit kind extra zorg en aandacht nodig heeft en blijft hebben. Zij denken dat er maar weinig mensen zijn die dat zo goed kunnen als zij. Het uit handen geven van de zorg is daarom extra moeilijk. Het is dus van het grootste belang dat verpleegkundigen hun kennis uitstralen en tonen. In de eerste plaats om de ouders te overtuigen dat hun kind in goede handen is en op de tweede plaats om het kind op zijn gemak te stellen, waardoor het afscheid voor ouders en kind gemakkelijker wordt gemaakt.

Een rustige houding en kennis van zaken bij de intake is een eerste stap. De zekere omgang met het kind en zijn handicap is de tweede. Hoofdstuk 9 bevat een duidelijke lijst met aandachtspunten voor de opname en voor de uitvoering van de zorg. Deze lijst is niet alleen geschikt voor kinderen met een auditieve handicap, maar is zeker ook goed bruikbaar, in aangepaste vorm, bij opname en verzorging van alle kinderen met een handicap (en hun ouders).

Een goede aanvulling van dit boek zou een belevingsverhalenbundel van ouders kunnen zijn. Wat zijn hun ervaringen met de (regelmatig terugkerende) opnames? Na opname komt ontslag en dan... dan komt de verwerking in huiselijke kring. Begeleiding van de verwerking is nog steeds geen item. Jammer, want de verwerking van de opgedane ervaringen is voor deze kinderen en het gezin vaak de opmaat voor een nieuwe opname.

M.C.A.A. Ruigrok-Verreijt
voorzitter BOSK-vereniging van motorisch gehandicapten en hun ouders

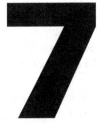

E. Sulkers

Kinderen met een handicap

7.1 Inleiding

Dit hoofdstuk gaat over de zorg voor kinderen met een handicap. Een aantal van deze kinderen komt in aanmerking voor revalidatie. Bij anderen zal de nadruk liggen op begeleiding en het leren omgaan met de handicap. Het zal blijken dat het begrip handicap een moeilijk te definiëren begrip is. Dat heeft onder andere te maken met het feit dat deze term de afgelopen decennia onderwerp van discussie is geweest. In paragraaf 7.2 zal getracht worden het begrip nader te omschrijven. De doelgroep waar we het in dit hoofdstuk over hebben, wordt beschreven in paragraaf 7.3. Het zal duidelijk zijn dat een uitgebreid zorgaanbod nodig is om de zorg voor de doelgroep adequaat te kunnen realiseren. Tegenwoordig is er een groot netwerk van voorzieningen. Dit is niet altijd zo geweest, wat blijkt uit paragraaf 7.4 waarin een historisch overzicht van de zorgverlening wordt gegeven. In dezelfde paragraaf wordt ingegaan op de huidige situatie, waarbij kan worden opgemerkt dat het huidige zorgaanbod inmiddels verankerd is in een passende wet- en regelgeving. Verder wordt in deze paragraaf aandacht besteed aan een specifieke groep kinderen, namelijk kinderen met een andere culturele achtergrond.

7.2 Begripsdefiniëring

Over het begrip 'handicap' bestaat veel onduidelijkheid. Vroeger was dit begrip synoniem met het begrip functiestoornis in de enge zin van het woord. Met de term handicap werden motorische, zintuiglijke en cognitieve functiestoornissen bedoeld. Visueel gehandicapte kinderen zijn volgens deze definitie kinderen die een stoornis in de visuele functie hebben.
Behalve dat er iets aan de hand is met een bepaalde lichaamsfunctie, geeft deze definitie weinig informatie. De definitie zegt bijvoorbeeld niets over de gevolgen van de functiestoornis. Ze geeft bijvoorbeeld geen antwoord op vragen over het gezichtsvermogen van het kind en evenmin op de vraag of het kind wel of niet in staat is om naar de reguliere

basisschool te gaan. Om deze vragen te kunnen beantwoorden wordt tegenwoordig niet alleen naar de functiestoornis gekeken, maar ook naar het persoonlijk en maatschappelijk functioneren van het kind.

Deze laatste manier van redeneren is gebaseerd op de ICIDH, de *International Classification of Impairments, Disabilities and Handicaps*. De ICIDH is een internationaal toegepast classificatiesysteem, dat in 1980 door de *World Health Organization (*WHO*)* is opgesteld. Inmiddels is er in 1999 een (voorlopige) revisie verschenen onder de titel *The International Classification of Functioning and Disability*. De afkorting ICIDH blijft echter gehandhaafd, omdat deze zo wijdverbreid bekend is.

In de ICIDH worden drie dimensies onderscheiden, te weten het functioneren van het menselijk lichaam, het persoonlijk functioneren (activiteiten) en het maatschappelijk functioneren (participatie). Deze drie dimensies vormen samen de gezondheidstoestand van een persoon.

Op basis van de ICIDH kan iemands gezondheidstoestand beschreven worden, aan de hand van de drie genoemde dimensies. Dit leidt tot de volgende mogelijkheden.

*   Dimensie 1: het functioneren van het menselijk lichaam:
    *   goed;
    *   slecht (stoornis); deze stoornis kan op twee niveaus beschreven worden, namelijk op het niveau van de anatomische eigenschappen van het organisme (de structuur) en op het niveau van de functies.

*   Dimensie 2: het persoonlijk functioneren (activiteiten):
    *   goed;
    *   slecht (beperking).

*   Dimensie 3: het maatschappelijk functioneren (participatie):
    *   goed;
    *   slecht (participatieprobleem); participatieproblemen werden in de oorspronkelijke versie van de ICIDH aangeduid met de term 'handicap'.

Casus

Manon heeft spina bifida. Dit is een stoornis in de structuur van het ruggenmerg. Als gevolg hiervan heeft ze stoornissen in de functies van het bewegingssysteem en de urogenitale functies. Met het gebruik van beugels is ze in staat te lopen en doordat ze zichzelf katheteriseert en dagelijks een darmspoeling uitvoert, is ze nauwelijks beperkt in haar persoonlijk functioneren. Door haar stoornis is ze echter toch anders dan de andere kinderen in haar klas en dat maakt haar tot het mikpunt van spot. Iedere dag komt ze huilend thuis en ondanks het feit dat de leerkracht van alles onderneemt om het pestgedrag te reduceren voelt Manon zich niet gelukkig. Bij Manon is sprake van een participatieprobleem en dit is de reden dat ze na de grote vakantie naar het speciaal onderwijs gaat.

Uit het voorgaande wordt duidelijk dat tegenwoordig met het begrip 'handicap' iets anders wordt bedoeld dan vroeger. Vroeger verwees het begrip naar het functioneren van het menselijk lichaam en tegenwoordig naar het functioneren in de maatschappij.

Als men zich strikt zou houden aan de definitie van de ICIDH, dan zou de beschrijving van kinderen met een handicap beperkt moeten blijven tot degenen met een disfunctie ten aanzien van de derde dimensie, het maatschappelijk functioneren. Er is hier echter voor gekozen om de gehele gezondheidstoestand van de kinderen te beschrijven. Behalve over participatieproblemen van de doelgroep wordt dus ook over stoornissen en beperkingen in het lichamelijk en persoonlijk functioneren gesproken.

In dit hoofdstuk wordt gebruikgemaakt van de overkoepelende term 'gezondheidstoestand'. Een gezondheidstoestand kan functioneel zijn of disfunctioneel. Een disfunctionele gezondheidstoestand wordt ook wel aangeduid met de term 'gezondheidsprobleem'.

Het is belangrijk om te vermelden dat de gezondheidstoestand (dimensies 1, 2 en 3) niet een opzichzelfstaand gegeven is. Deze toestand is het resultaat van de invloed van meerdere factoren en betreft:

- de aan- of afwezigheid van ziekte of aandoeningen;
- contextuele factoren;
- persoonlijke factoren, zoals leeftijd en psychische aanpassingsmogelijkheden van het kind;
- omgevingsfactoren, zoals de aan- of afwezigheid van hulpmiddelen, dienstverlening, een ondersteunend sociaal netwerk en de houding van de samenleving.

Casus

Joseph komt oorspronkelijk uit Rwanda. Na de dood van zijn ouders is hij samen met zijn zusje en zijn oom en tante naar Nederland gevlucht. Hij verblijft nu in een asielzoekerscentrum. Joseph heeft een motorisch gezondheidsprobleem. Hij mist zijn rechterarm en zijn linkerhand. Dit is tijdens de genocide gebeurd.

Uit deze casus kan geconcludeerd worden dat gezondheidsproblemen zowel door ziekten als door contextuele factoren veroorzaakt kunnen worden, alsmede dat het effect van ziekten of aandoeningen door de interactie met contextuele factoren niet eenduidig is. Dit heeft tot gevolg dat de doelgroep heterogeen van samenstelling is.

7.3   De doelgroep

De doelgroep is onder te verdelen in vier (zorg)categorieën, te weten:
- kinderen met motorische gezondheidsproblemen (houding- en bewegingsapparaat);
- kinderen met zintuiglijke gezondheidsproblemen (auditief en visueel);
- kinderen met gezondheidsproblemen in relatie tot spraak en taal;
- kinderen met cognitieve gezondheidsproblemen, ofwel verstandelijke beperkingen.

Daarnaast zijn er kinderen met een meervoudig gezondheidsprobleem. Vaak betreft dit een combinatie van een motorisch en een cognitief gezondheidsprobleem. Andere combinaties zijn ook mogelijk.

De zorgcategorieën zullen beschreven worden aan de hand van de drie dimensies van de ICIDH: stoornissen (met betrekking tot structuur en functie), beperkingen en participatieproblemen.

TABEL 7.1 DIMENSIE 1

Stoornissen in structuur	Stoornissen in functie
Hersenen, ruggenmerg en aanverwante structuren	Mentale functies
Structuren betrokken bij stem en spraak	Stem en spraak
Structuren betrokken bij horen en deel uitmakend van het vestibulaire systeem	Horen en evenwicht
Oog en aanverwante structuren	Zien
Structuren betrokken bij de circulatie en de ademhaling	Cardiovasculaire en respiratoire functies
Structuren behorend tot het spijsverteringssysteem en betrokken bij het metabolisme	Spijsvertering, voeding en metabole functies
Structuren behorend tot het afweersysteem en hormoonstelsel	Immunologische en endocriene functies
Structuren behorend tot het urogenitale stelsel en betrokken bij continentie en voortplanting	Urogenitale functies
Structuren betrokken bij bewegen	Functies van het bewegingssysteem en met bewegen gepaard gaande functies
Huid en aanverwante structuren	Functies van de huid en aanverwante structuren

Uit: ICIDH Beta-2 voorstel 1999.

TABEL 7.2 DIMENSIE 2

Beperkingen
Zien, horen en herkennen
Leren, kennis toepassen en taken uitvoeren
Communicatieactiviteiten
Bewegingsactiviteiten
Voortbewegen
Activiteiten van het Dagelijks Leven (ADL)
Huishoudelijke activiteiten
Interpersoonlijk gedrag
Omgang met bijzondere situaties
Gebruik van hulpmiddelen, ondersteunende technologie en daaraan gerelateerde activiteiten

Uit: ICIDH Beta-2 voorstel 1999.

TABEL 7.3   DIMENSIE 3

Participatieproblemen
Participatie in de eigen verzorging
Participatie in mobiliteit
Participatie in informatie-uitwisseling
Participatie in sociale relaties
Participatie in domeinen van scholing, werk, vrije tijd en spiritualiteit
Participatie in het economisch leven
Participatie in het burgerlijk en maatschappelijk leven

Uit: ICIDH Beta-2 voorstel 1999.

Het zal na lezing van het voorgaande duidelijk zijn dat de gezondheidsproblemen van kinderen met vergelijkbare ziekten en aandoeningen kunnen variëren. In de paragrafen 7.3.1 tot en met 7.3.4 worden de mogelijke problemen behandeld. Omdat het kind groeit en zich ontwikkelt, is een beschrijving van de gezondheidstoestand geen permanent gegeven; deze zal regelmatig hernieuwd moeten worden.

7.3.1   Kinderen met motorische gezondheids- problemen

Diverse ziekten en aandoeningen kunnen aanleiding geven tot een motorisch gezondheidsprobleem. Tabel 7.4 geeft een overzicht van veelvoorkomende aandoeningen bij kinderen met motorische gezondheidsproblemen.

TABEL 7.4   VEELVOORKOMENDE AANDOENINGEN BIJ KINDEREN MET MOTORISCHE
GEZONDHEIDSPROBLEMEN

Infantiele encefalopathie
Spina bifida
Aangeboren afwijkingen aan de ledematen
Osteogenesis imperfecta
Multipele congenitale contracturen
Neuromusculaire aandoeningen
Niet-aangeboren hersenletsel (NAH)
Letsel aan het ruggenmerg
Letsel aan de ledematen
Chronisch pijnsyndroom

Deze ziekten en aandoeningen kunnen aangeboren zijn of verworven. Verder kan er sprake zijn van een stationaire of een progressieve aandoening. Bij een progressieve aandoening nemen de gezondheidsproblemen toe naarmate het kind ouder wordt, zoals het geval is bij de ziekte van Duchenne. De ziekten en aandoeningen kunnen verschillende oorzaken hebben. Het kan bijvoorbeeld gaan om erfelijke aandoeningen, metabole stoornissen, trauma's, tumoren, infecties, bloedingen en zuurstoftekort in de hersenen.

Mogelijk verstoorde lichaamsstructuren	Mogelijke stoornissen in lichaamsfuncties	Mogelijke beperkingen in het persoonlijk functioneren	Mogelijke beperkingen in het maatschappelijk functioneren (participatieproblemen)
Structuren betrokken bij het bewegingsapparaat (botten, spieren, gewrichten) Hersenen Ruggenmerg	Verstoorde functie van de botten en de gewrichten: – verstoorde beweeglijkheid van de botten en gewrichten Verstoorde spierfunctie: – parese – paralyse – monoplegie – diplegie – hemiplegie – tetraplegie – paraplegie Verstoorde bewegingen: – ataxie – chorea – tremor – athetose	Communicatieactiviteiten Bewegingsactiviteiten Voortbewegen Activiteiten van het Dagelijks Leven Huishoudelijke activiteiten	Participatie in de eigen verzorging Participatie in mobiliteit Participatie in informatie- uitwisseling Participatie in domeinen van scholing, werk en vrije tijd

7.3.2   Kinderen met zintuiglijke gezondheids- problemen

Deze zorgcategorie bevat de volgende groepen kinderen:
• kinderen met visuele gezondheidsproblemen;
• kinderen met auditieve gezondheidsproblemen.

Kinderen met visuele gezondheidsproblemen

Ziekten en aandoeningen die aanleiding kunnen geven tot visuele gezondheidsproble-men zijn cataract, glaucoom, retinopathie, amblyopie, retinoblastoom, oogbeschadiging en een aandoening aan de oogzenuw of de visuele cortex. Deze ziekten en aandoeningen kunnen onder andere het gevolg zijn van genetische factoren, pre,- peri- en postnatale infectieziekten (herpes, chlamydia, toxoplasmose, meningitis), trauma, een te hoge zuurstoftoediening aan premature pasgeborenen en kindermishandeling.

Er is sprake van blindheid indien het gezichtsvermogen 5% of minder is, dan wel wan-neer het beste oog een gezichtsveld heeft van 20 graden of minder. Men spreekt van slechtziendheid bij een gezichtsvermogen tussen de 10 en 50%. Het zien van voorwer-pen dichtbij is gemakkelijker dan het waarnemen van objecten die verder weg liggen.

TABEL 7.6   VISUELE GEZONDHEIDSPROBLEMEN

Mogelijk verstoorde lichaamsstructuren	Mogelijke stoornissen in lichaamsfuncties	Mogelijke beperkingen in het persoonlijk functioneren	Mogelijke beperkingen in het maatschappelijk functioneren (participatieproblemen)
Structuren betrokken bij het oog en aanverwante structuren Hersenen	Verstoorde visuele functie	Zien: – slechtziendheid – blindheid Bewegingsactiviteiten Voortbewegen Activiteiten van het Dagelijks Leven Huishoudelijke activiteiten Communicatie	Participatie in de eigen verzorging Participatie in mobiliteit Participatie in informatie-uitwisseling Participatie in domeinen van scholing, werk en vrije tijd

Kinderen met auditieve gezondheidsproblemen

Auditieve gezondheidsproblemen kunnen het gevolg zijn van de volgende ziekten en aandoeningen: aandoeningen van het middenoor, zoals otitis media met effusie (OME), aanlegstoornissen van het oor, aandoeningen aan de gehoorzenuw of de auditieve cortex. Deze ziekten en aandoeningen worden onder andere veroorzaakt door pre-, peri- en postnatale infecties (cytomegalie, rubella, meningitis), zuurstoftekort in de hersenen, toxische invloeden (ototoxische antibiotica), hyperbilirubinemie of extreme geluidsoverlast.

TABEL 7.7   AUDITIEVE GEZONDHEIDSPROBLEMEN

Mogelijk verstoorde lichaamsstructuren	Mogelijke stoornissen in lichaamsfuncties	Mogelijke beperkingen in het persoonlijk functioneren	Mogelijke beperkingen in het maatschappelijk functioneren (participatieproblemen)
Structuren betrokken bij het horen Hersenen	Verstoorde gehoorfunctie	Horen: – slechthorendheid – doofheid Communicatie	Participatie in informatie-uitwisseling Participatie in sociale relaties Participatie in domeinen van scholing, werk en vrije tijd

Er wordt onderscheid gemaakt tussen doofheid en slechthorendheid. Bij doofheid is er sprake van een hoordrempel (aan het beste oor) van 81 dB of hoger. Bij slechthorendheid varieert de hoordrempel tussen de 26 en 80 dB.

7.3.3   Kinderen met gezondheidsproblemen in relatie tot spraak en taal

Spraakproblemen kunnen het gevolg zijn van aandoeningen aan de spraakorganen, zoals macroglossie, een te korte tongriem, een gespleten gehemelte, stembandproblematiek, aandoeningen aan het cerebellum. Taalproblemen komen ook voor bij gehooraandoeningen, afasie, taalontwikkelingsstoornissen en als gevolg van cognitieve gezondheidsproblemen.

TABEL 7.8 GEZONDHEIDSPROBLEMEN IN RELATIE TOT SPRAAK EN TAAL

Mogelijk verstoorde lichaamsstructuren	Mogelijke stoornissen in lichaamsfuncties	Mogelijke beperkingen in het persoonlijk functioneren	Mogelijke beperkingen in het maatschappelijk functioneren (participatieproblemen)
Structuren betrokken bij stem en spraak Structuren betrokken bij het horen Hersenen	Verstoorde stem- en/of spraakfunctie: – verstoord stemgeluid – verstoorde articulatie – stotteren Verstoorde taalfunctie: – verstoord taalbegrip – verstoord taalgebruik	Communicatie	Participatie in informatie-uitwisseling Participatie in sociale relaties Participatie in domeinen van scholing, werk en vrije tijd

7.3.4 Kinderen met cognitieve gezondheidsproblemen

Deze categorie betreft kinderen met verstandelijke beperkingen. Bij dit type gezondheidsprobleem is sprake van een disfunctioneren van belangrijke delen van de hersenschors. Dit kan komen door genetische oorzaken, zoals bij het syndroom van Down, maar ook door zuurstoftekort in de hersenen, trauma's, tumoren, kindermishandeling, pre-, peri- en postnatale infecties, toxische invloeden tijdens de zwangerschap en metabole stoornissen.

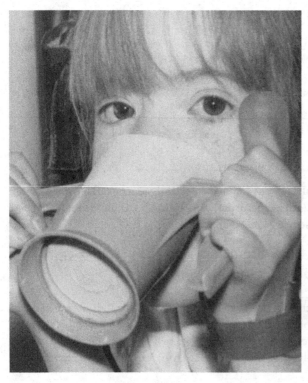

FIGUUR 7.1 HULP-MIDDELEN ZIJN BELANGRIJK OM AAN VOLDOENDE INTAKE TE KOMEN

TABEL 7.9 COGNITIEVE GEZONDHEIDSPROBLEMEN

Mogelijk verstoorde lichaamsstructuren	Mogelijke stoornissen in lichaamsfuncties	Mogelijke beperkingen in het persoonlijk functioneren	Mogelijke beperkingen in het maatschappelijk functioneren (participatieproblemen)
Hersenen	Verstoring van de mentale functies: – bewustzijnsstoornissen – verstoring van de intellectuele functies – aandachtsstoornissen – verstoring van de geheugenfuncties – taalverwervingsstoornissen – verstoorde oriëntatie in tijd, plaats en persoon – verstoorde regulering van emoties – verstoorde intrinsieke motivatie – perceptiestoornissen	Herkennen Leren, kennis toepassen en taken uitvoeren Communicatie Voortbeweging Activiteiten van het Dagelijks Leven Huishoudelijke activiteiten Interpersoonlijk gedrag Omgang met bijzondere situaties Gebruik van hulpmiddelen, ondersteunende technologie en daaraan gerelateerde activiteiten	Participatie in de eigen verzorging Participatie in mobiliteit Participatie in informatie-uitwisseling Participatie in sociale relaties Participatie in domeinen van scholing, werk en vrije tijd

Door de functiestoornissen kunnen er allerlei problemen ontstaan. Kenmerkend is dat de meeste kinderen met cognitieve gezondheidsproblemen moeite hebben met het verwerken van informatie. Hierdoor hebben ze beperkingen ten aanzien van het leren, het toepassen van kennis en het uitvoeren van taken. Participatie in het reguliere onderwijs is daardoor niet altijd mogelijk. Sommige kinderen hebben ook moeite om te leren praten.

De groep kinderen met cognitieve gezondheidsproblemen is erg heterogeen. Zo zijn er kinderen bij wie de meeste van de eerdergenoemde functies verstoord zijn, maar ook kinderen bij wie de problematiek minder ernstig is. Bij de groep kinderen met ernstige verstandelijke beperkingen is nogal eens sprake van een verlaagd bewustzijn en een verstoorde intrinsieke motivatie. Hierdoor tonen deze kinderen meestal weinig initiatieven. Ze zullen niet snel aangeven dat ze honger, dorst, behoefte aan zintuiglijke stimulatie of gezelschap hebben. Bij deze kinderen is het belangrijk om bij te houden hoeveel ze eten en drinken.

Verder is er soms ook sprake van een perceptiestoornis. Perceptie is het herkennen en interpreteren van zintuiglijke indrukken. Door de perceptiestoornis komen de zintuiglijke prikkels soms vervormd binnen. Dit kan, in combinatie met een verstoorde regulatie van emoties, de oorzaak zijn van de gedragsproblematiek die nogal eens gezien wordt bij deze kinderen.

Bij autistische kinderen met een verstandelijke beperking komen bijvoorbeeld zwakke prikkels soms heel sterk over, waardoor ze erg schrikken en soms ook boos worden. Boosheid kan ook het gevolg zijn van een verstoring van het precaire evenwicht tussen de verschillende neurotransmitters in de hersenen. Het kind kan dan plotseling heel boos worden zonder dat er enige aanleiding toe bestaat.

Bij kinderen met minder ernstige verstandelijke beperkingen zijn er andere problemen. Deze worden bijvoorbeeld veroorzaakt door het feit dat ze beseffen dat ze anders zijn dan andere mensen en minder kunnen dan hun leeftijdgenoten. Het komt ook vaak voor dat de beperking niet zo opvalt, waardoor de mensen uit de omgeving aan het kind normale eisen stellen en het kind in feite overvragen. Dit kan veel stress opleveren.

7.4   Zorgverlening

Het doel van de zorgverlening aan deze doelgroep is de negatieve gevolgen van de stoornissen en beperkingen te minimaliseren en de resterende mogelijkheden van het kind optimaal te benutten. Hiermee hoopt men te bereiken dat het kind, ondanks zijn beperkingen, zo normaal mogelijk kan functioneren binnen zijn leeftijdsgroep en culturele context.

Zorgverlening vindt plaats vanuit een bepaalde visie. Een visie is geen vastomlijnd, vaststaand gegeven, maar wordt zeer sterk door de sociale context bepaald. Deze sociale context is het gevolg van allerlei maatschappelijke en economische ontwikkelingen. In de geschiedenis van de mensheid heeft men telkens op een andere wijze naar het kind met stoornissen en beperkingen gekeken. In paragraaf 7.4.1 worden deze historische ontwikkelingen besproken. Vervolgens wordt in paragraaf 7.4.2 een beeld van de huidige opvattingen over de zorgverlening geschetst. In paragraaf 7.4.3 volgt een overzicht van de zorgvragen van kind en ouders en in paragraaf 7.4.4 een opsomming van het huidige zorgaanbod, verdeeld over de vier zorgcategorieën. De wet- en regelgeving en de financieringssystematiek rond de zorgverlening komen aan de orde in paragraaf 7.4.5. Paragraaf 7.4.6 besteedt kort aandacht aan de beroepsbeoefenaren die in deze sector van de gezondheidszorg werkzaam zijn en paragraaf 7.4.7 ten slotte handelt over de zorgverlening aan kinderen met een andere culturele achtergrond.

7.4.1   Historisch overzicht

Aanvankelijk bestond een erg negatieve waardering voor kinderen met de eerdergenoemde gezondheidsproblemen. Zo had, vóór de jaartelling, in de klassieke oudheid de vader van een misvormd geboren kind het wettelijke recht het kind te doden. Als dit niet gebeurde, werd het te vondeling gelegd, of ergens ver van de bewoonde wereld achtergelaten.

Met de opkomst van het christendom kwam officieel een einde aan deze gewoonte. Dat betekende niet dat de kinderen het daarna veel beter hadden. Onder invloed van de kerk ontstonden nieuwe ideeën over mensen met beperkingen en de manier waarop met hen moest worden omgegaan. Er waren twee visies. Aan de ene kant werden ze als een straf van God gezien en daarmee als zondaar. Aan de andere kant vormden ze een dankbaar doelwit voor de christelijke moraal van barmhartigheid en naastenliefde. Als gevolg van de eerste visie werden de kinderen erg slecht behandeld. Velen van hen werden misbruikt, anderen werden als slaaf verkocht, waarbij ze soms verminkt werden om bij het bedelen nog meer geld op te kunnen halen. Ook werden ze soms door rijke mensen in huis genomen om de functie van nar te vervullen, als bron van vermaak tijdens feesten en partijen. De tweede visie lijkt een positiever beeld te schetsen. Toch zaten hier ook minder gelukkige kanten aan. Het doel van de zorgverlening was namelijk niet primair op het welzijn van het kind gericht, maar op het zielenheil van de gever, zodat deze na zijn dood meer kans maakte om in de hemel terecht te komen.

Na de Middeleeuwen begon er geleidelijk het een en ander te veranderen. Door de toegenomen civilisatie werd men fijngevoeliger voor zichtbaar leed. Daarbij trokken, als gevolg van een sterke bevolkingsgroei en de opkomst van het kapitalisme, steeds meer mensen naar de stad. De steden raakten overvol. Dit had allereerst gevolgen voor mensen met cognitieve gezondheidsproblemen. Door hun stoornissen en beperkingen zorgden ze nogal eens voor overlast. Om de maatschappij hiertegen te beschermen werden instituten opgericht waar deze storende elementen, zoals ze in die tijd werden genoemd, opgesloten konden worden. Deze instituten, die dolhuizen werden genoemd, raakten geleidelijk aan overvol. Men kreeg steeds meer een afkeer van mensen die anders waren. Dit had tot gevolg dat er behalve mensen met beperkingen ook bedelaars, prostituees en criminelen werden opgesloten. Van enige differentiatie tussen de verschillende doelgroepen was in die tijd nog geen sprake.

Aan het eind van de achttiende, begin negentiende eeuw, kwam hier verandering in. De zorg voor mensen met de eerdergenoemde gezondheidsproblemen scheidde zich af van de armenzorg en de zorg voor andere groepen minderbedeelden. Er kwamen voor hen aparte instituten. Langzamerhand werd de zorg steeds meer gespecialiseerd. In 1796 werd het eerste doveninstituut opgericht, gevolgd door het Amsterdamse Instituut tot Onderwijs aan Blinden in 1808, het Gesticht voor Minderjarige Zwakzinnigen in 1855 en een instituut voor kinderen met motorische gezondheidsproblemen in 1900. Deze differentiatie van zorg was een geleidelijk proces. Tot ver in de twintigste eeuw verbleven mensen met cognitieve gezondheidsproblemen in een psychiatrische inrichting. Dit had mede te maken met het feit dat een cognitief gezondheidsprobleem in die tijd als een vorm van krankzinnigheid werd beschouwd.
Er was erg veel belangstelling voor de instituten. Als gevolg van de industriële revolutie en de daarmee gepaard gaande toegenomen verstedelijking, begonnen de tot dan toe bestaande grote gezinsverbanden uiteen te vallen. Doordat het merendeel van het werk buitenshuis plaatsvond, was er niemand meer die voor de persoon met de beperking kon zorgen. Bovendien realiseerde men zich pas toen de instituten er eenmaal waren, hoe zwaar en duur de zorgtaak in feite was.
In de instituten was behalve medische zorg (men was ervan overtuigd dat mensen met deze gezondheidsproblemen genezen konden worden), aandacht voor arbeidsintegratie. Er werden speciale hulpmiddelen ontwikkeld zodat mensen met een zintuiglijk gezondheidsprobleem in staat waren om aan het arbeidsproces deel te nemen en in hun eigen levensonderhoud te voorzien. Dit was heel belangrijk, omdat er in die tijd nog geen sociale wetgeving bestond. Ook in de hierna ontstane instituten die specifiek gericht waren op kinderen, was een belangrijk aandeel van de zorg gericht op scholing en beroepsoriëntatie.

De gedachte dat de stoornissen en beperkingen bij deze gezondheidsproblemen te genezen waren, wordt het 'medische model' genoemd. Als gevolg hiervan hadden medici een prominente plaats in de zorginstellingen. Dit model heeft tot halverwege de twintigste eeuw standgehouden.

In de jaren zestig begon kritiek te ontstaan op het medische model. De gedachte dat mensen met deze gezondheidsproblemen te genezen waren, werd losgelaten. Tegelijkertijd kwam een beweging op gang die protesteerde tegen de leefomstandigheden in de grote instituten. Men stelde dat het gedrag van de bewoners niet zozeer te wijten was aan hun gezondheidsprobleem, maar aan het feit dat ze door de omstandigheden werden gedwongen tot een passieve levenshouding. Ze leefden in een geïsoleerde situatie. Hierin moest verandering komen en dit gebeurde ook. Er werden allerlei acties ondernomen om de integratie van deze mensen in de maatschappij te bevorderen. Dit had onder andere tot gevolg dat de grote instituten plaatsmaakten voor kleinere instellingen die in gewone woonwijken gesitueerd werden. Voor een succesvolle integratie was het tevens nodig dat de bewoners zich zodanig aanpasten dat hun gedrag niet meer afweek van dat van andere mensen in de maatschappij. Dat betekende bijvoorbeeld voor een kind met een auditief gezondheidsprobleem dat het moest leren praten en voor een kind met cognitieve problematiek dat het op een gewone fiets moest leren fietsen in plaats van op de driewieler waarop hij zelfstandig kon fietsen. Er werden gedragswetenschappers aangesteld om de verpleegkundigen en leerkrachten te instrueren over de juiste aanpak tot gedragsverandering.

Het bezwaar tegen deze aanpak van zorg, ook wel het 'ontwikkelings- of normalisatiemodel' genoemd, was dat zorgverleners bepaalden wat het kind moest leren. Dit leidde uiteindelijk tot verzet van de kant van de doelgroep. Mensen met stoornissen en beperkingen en ouders kwamen op voor hun situatie. Voorbeelden hiervan zijn Deaf Pride en het eerste congres voor mensen met cognitieve gezondheidsproblemen in 1984. Het kernthema is dat men zelf wil bepalen hoe men het leven vorm wil geven. De opvatting dat mensen met stoornissen en beperkingen dezelfde rechten hebben als anderen vereist ook het een en ander van de maatschappij. Bijvoorbeeld dat leerkrachten uit het reguliere onderwijs zich bekwamen in de Nederlandse Gebarentaal (NGT), zodat kinderen met auditieve gezondheidsproblemen op een gewone school terecht kunnen. Maar ook dat gebouwen rolstoeltoegankelijk worden, dat de attitude ten opzichte van deze kinderen verandert en dat er financiële regelingen getroffen worden, waardoor 'gelijke kansen' voor iedereen aanwezig zijn.

7.4.2   Huidige opvattingen

Het voorgaande heeft tot gevolg dat de zorgverlening zich momenteel richt op de mogelijkheden van het kind, binnen het door het kind en zijn ouders gekozen toekomstperspectief. Omdat deze mogelijkheden voor elk kind anders zijn, vereist dit een op het individu gerichte zorg. Dit wordt ook wel 'zorg op maat' genoemd. Daar het kind groeit en in ontwikkeling is, zullen de zorgvragen per ontwikkelingsfase variëren. Hierdoor zal de zorgverlening regelmatig geëvalueerd moeten worden.

De zorgverlening is holistisch van opzet. Dat betekent dat er aandacht is voor de fysieke, psychische en sociale aspecten van het kind en de ouders.

De laatste jaren heeft een verschuiving in de zorg plaatsgevonden. Steeds meer intramurale zorgvoorzieningen zijn vervangen door ambulante zorgvoorzieningen, waardoor de meeste kinderen tegenwoordig thuis blijven wonen. Dit is aan de ene kant een gunstige ontwikkeling; het gezin is immers de plaats waar het kind hoort. Aan de andere kant vraagt dit veel van de ouders. Pedagogische ondersteuning maakt dan ook een wezenlijk deel van de zorgverlening uit. Een goede begeleiding van de ouders is in het belang van het kind.

7.4.3   Zorgvragen

De zorgvragen van het kind en zijn ouders hebben niet alleen betrekking op het gezondheidsprobleem zelf, maar op alles wat daarmee te maken heeft. Ze hebben in het algemeen betrekking op:

- diagnostiek;
- behoefte aan informatie;
- hulp bij de verwerking van de diagnose;
- begeleiding bij opvoedingsvragen;
- praktische ondersteuning.

Diagnostiek

Soms is de diagnose meteen al duidelijk, bijvoorbeeld bij een kind met spina bifida aperta met een grote meningomyelokèle. Het komt echter ook voor dat de ouders gedurende lange tijd twijfels hebben over het ontwikkelingsverloop van hun kind. Omdat het totale beeld vaak nog niet direct duidelijk is, duurt het vaak enige tijd voordat wordt doorverwezen.

Behoefte aan informatie

Als het gezondheidsprobleem eenmaal onderkend is, hebben de ouders vaak veel vragen. Daarbij gaat het in eerste instantie om de volgende zaken: de betekenis van de diagnose, de behandelingsmogelijkheden, de gevolgen voor de toekomst en een inschatting van de herhalingskans bij een eventuele volgende zwangerschap. Als het betreffende kind al wat ouder is, heeft het zelf ook behoefte aan informatie.

Vervolgens is er behoefte aan informatie over het zorgaanbod. Kind en ouders worden met vele keuzemomenten geconfronteerd, bijvoorbeeld ten aanzien van een eventuele uithuisplaatsing of de meest geschikte vorm van onderwijs. Het spreekt voor zich dat het kind en zijn ouders goed geïnformeerd moeten worden, zodat ze een juiste keuze kunnen maken. Ook moeten ze informatie krijgen over geschikte hulpmiddelen, ondersteunende technologie en het gebruik daarvan. Dit biedt immers mogelijkheden om de impact van de beperkingen te beïnvloeden.

Het grootbrengen van een kind met een gezondheidsprobleem brengt vaak extra kosten met zich mee. Een deel van die kosten wordt vergoed. De ouders dienen op de hoogte gesteld te worden van de diverse mogelijkheden tot financiële ondersteuning en de daarbijbehorende aanvraagprocedures.

Hulp bij de verwerking

Emotionele ondersteuning van de ouders is erg belangrijk. Het horen van de diagnose is een ingrijpende gebeurtenis. Het toekomstperspectief moet vaak bijgesteld worden. Dit kan leiden tot gevoelens van schuld, schaamte, boosheid en verdriet. De aard van die gevoelens en ook de manier van uiten kunnen per ouder verschillen. Zo kan de ene ouder veel behoefte hebben om te huilen, terwijl de ander meer met boosheid te kampen heeft. Daarnaast hebben de ouders te maken met de mensen uit hun omgeving. Sommige ouders raken vrienden en kennissen kwijt. Dit kan te maken hebben met het feit dat anderen zich geen houding weten te geven, maar ook met het feit dat de ouders zich terugtrekken uit het sociale leven. De opvoeding van een kind met een gezondheidsprobleem vereist veel zorg en kan niet zomaar uit handen gegeven worden. Sociale isolatie is hiervan soms het gevolg.

Begeleiding bij opvoedingsvragen

De opvoeding van een kind met een gezondheidsprobleem gaat niet vanzelf. De ouders voelen zich vaak onzeker in de omgang met hun kind en met betrekking tot de verwachtingen die ze aan hem kunnen stellen. Ze vragen zich bijvoorbeeld af of ze van hun kind met een cognitief gezondheidsprobleem kunnen verwachten dat het zich zelfstandig aankleedt, of hoe ze het duidelijk moeten maken dat iets niet mag. Ook kunnen ze vragen hebben over bepaalde ontwikkelingstaken, bijvoorbeeld over de juiste aanpak bij zindelijkheidstraining. Bij opvoedingsonzekerheid is het gedrag van de ouders niet altijd even goed afgestemd op de behoeften van het kind. Gedragsproblematiek kan dan het gevolg zijn.

Een ander aspect is dat veel aandacht in het gezin uitgaat naar het kind met het gezondheidsprobleem. Soms gaat dit ten koste van de andere kinderen. Dit kan ertoe leiden dat zij met probleemgedrag gaan reageren, om op die manier de aandacht van de ouders naar zich toe te trekken.

Ook de andere kinderen hebben vaak veel vragen over het gezondheidsprobleem. Bij erfelijke aandoeningen is het ook mogelijk dat ze zich schuldig voelen ten opzichte van het zieke kind omdat zij wel gezond zijn en hun broer of zus niet. Voor de ouders is het niet altijd even gemakkelijk een passende uitleg te vinden en voor passende opvang te zorgen.

Praktische ondersteuning

Zojuist werd al genoemd dat de opvoeding en verzorging van een kind met een gezondheidsprobleem veel tijd vragen en dat dit soms ten koste gaat van de overige gezinsleden. Het probleem is dat de zorg voor een kind met een gezondheidsprobleem zo specifiek is dat deze niet zomaar uit handen gegeven kan worden. Een dergelijk kind kan niet zomaar uit logeren gaan en ook het vinden van een geschikte oppas is niet zo eenvoudig. Een ander probleem betreft de verzorging van het kind. Als het nog klein is, is dat vaak nog niet zo'n probleem, maar bij het ouder worden van het kind neemt de fysieke belasting van de verzorging toe.

7.4.4   Zorgaanbod

Het zorgaanbod is gericht op de volgende aspecten:
*   diagnostiek;
*   behandeling;
*   omgang met het gezondheidsprobleem;
*   wonen en dagbesteding.

Diagnostiek

Als bij de geboorte direct duidelijk is dat er iets aan de hand is, wordt naar de kinderarts verwezen voor verdere diagnostiek. Afhankelijk van de bevindingen worden eventueel andere specialisten geconsulteerd.

Het komt echter ook vaak voor dat de verschijnselen zich pas later openbaren. Onderkenning hiervan vindt vaak op het consultatiebureau plaats tijdens het lichamelijk onderzoek, de gehoortest of bij afname van een ontwikkelingstest. Afhankelijk van de bevindingen wordt het kind dan doorgestuurd naar de kinderarts voor verdere diagnostiek. Verder is er het vto-team. vto staat voor vroegtijdige onderkenning, en het doel van dit team is om (potentiële) problemen in de groei en ontwikkeling van het kind tijdig te onderkennen. De doelgroep wordt gevormd door kinderen van nul tot en met zes jaar. De ouders kunnen het kind zelf bij een vto-team aanmelden. Na aanmelding volgt een intakegesprek met de ouders, gevolgd door het opstellen van een plan van aanpak. Afhankelijk van de zorgvraag zijn er diverse mogelijkheden, bijvoorbeeld een consult bij de kinderarts, eventueel gevolgd door een opname. In de diagnostische fase worden diverse onderzoeken gedaan, zoals bloed- en urineonderzoek, röntgenonderzoek, vinden er consulten plaats bij de oogarts, de kno-arts of een kinderneuroloog en soms wordt er een mri-scan gemaakt. Het is ook mogelijk dat een aantal afspraken met een psycholoog worden gemaakt voor psychodiagnostisch onderzoek. Sommige onderzoeken worden poliklinisch of in dagbehandeling gedaan.

Behandeling

Als eenmaal bekend is wat het kind heeft, wordt zo snel mogelijk een passende behandelingsstrategie gezocht. Bij kinderen met motorische gezondheidsproblemen is een belangrijk deel van de behandeling gericht op het behandelen van de (functie)stoornis en de daaraan gerelateerde beperkingen. Tevens wordt veel aandacht besteed aan het voorkomen van complicaties.

Revalidatie neemt in de behandeling een belangrijke plaats in. Revalidatie is bedoeld voor kinderen met tijdelijke of blijvende motorische gezondheidsproblemen. Combinaties met andere gezondheidsproblemen kunnen eveneens voorkomen. Revalidatie richt zich op het optimaliseren van de resterende vermogens van het kind. Daarnaast wordt getracht de beperkingen die voortvloeien uit het gezondheidsprobleem door het gebruik van hulpmiddelen en paramedische therapie te minimaliseren. Jonge kinderen worden zoveel mogelijk thuis behandeld door eerstelijnshulpverleners, zoals vrijgevestigde fysiotherapeuten en logopedisten; soms wordt deze hulpverlening gecombineerd met poliklinische controles vanuit een revalidatiecentrum of ziekenhuis.

Als het kind anderhalf jaar oud is, kan het toegelaten worden tot een therapeutische peutergroep. Dit is een specifieke vorm van revalidatiebehandeling voor kinderen van anderhalf tot vier jaar. Bij deze vorm van zorg wordt de paramedische behandeling gecombineerd met ontwikkelingsbegeleiding en gerichte pedagogische hulp.

Revalidatiebehandeling vindt tegenwoordig voornamelijk poliklinisch en in dagbehandeling plaats. Er zijn slechts enkele situaties die opname in een revalidatiecentrum noodzakelijk maken, bijvoorbeeld de revalidatie bij een dwarslaesie of bij niet-aangeboren hersenletsel.

Voor kinderen met zintuiglijke gezondheidsproblemen bestaan er speciale instellingen, zoals het doveninstituut in Sint Michielsgestel en het blindeninstituut in Huizen. Maar ook elders in het land bestaan dergelijke instituten. Hier leren de kinderen speciale vaardigheden aan om de gevolgen van hun functiebeperking zoveel mogelijk te minimaliseren, zoals communiceren met behulp van de Nederlandse Gebarentaal (NGT), leren lezen in braille en lopen met een blindenstok. Bij kinderen met gezondheidsproblemen in relatie tot spraak en taal zal zo snel mogelijk logopedische hulp gestart worden en voor kinderen met cognitieve gezondheidsproblemen zijn er speciale programma's ontworpen om de ontwikkeling te stimuleren.

Tot slot dient vermeld te worden dat veel kinderen door de aard van hun gezondheidsproblemen aangewezen zijn op een behandeling in het ziekenhuis. Voorbeelden daarvan zijn een ooroperatie bij een kind met een auditief gezondheidsprobleem, operatieve correctie van een scoliose bij een kind met een motorisch gezondheidsprobleem en de behandeling van frequent optredende luchtweginfecties bij kinderen met ernstige cognitieve gezondheidsproblemen.

Omgang met het gezondheidsprobleem

Een belangrijk aspect van de zorgverlening is gericht op het bieden van praktische en emotionele ondersteuning. Dit betreft:

- informatievoorziening;
- emotionele ondersteuning;
- opvoedingsondersteuning;
- praktische ondersteuning.

Informatievoorziening

Informatie over het gezondheidsprobleem en daaraan gerelateerde aspecten is verkrijgbaar uit drie belangrijke bronnen, te weten hulpverlener(s), lotgenoten en schriftelijke informatie in de vorm van boeken en webpagina's.

Lotgenoten zijn verenigd in ouder- en patiëntenverenigingen. De belangrijkste daarvan voor deze doelgroep zijn de volgende.

- Patiëntenverenigingen voor kinderen met motorische gezondheidsproblemen:
  - Vereniging van motorisch gehandicapten en hun ouders (BOSK);
  - Stichting Hersenletselorganisaties Nederland (SHON);
  - Vereniging Osteogenesis Imperfecta (VOI);
  - Vereniging Samenwerkende Ouder- en Patiëntenorganisaties betrokken bij erfelijke en aangeboren afwijkingen (VSOP);
  - Vereniging Spierziekten Nederland (VSN).

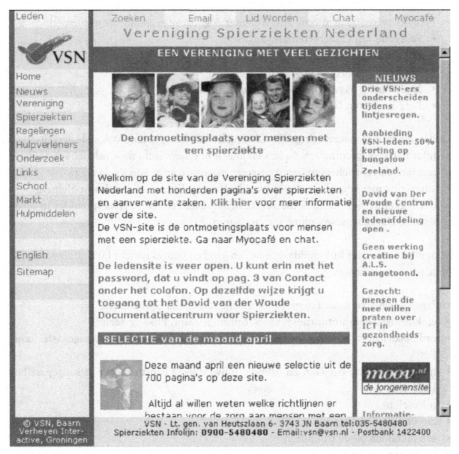

FIGUUR 7.2 VEEL RELEVANTE INFORMATIE IS TEGENWOORDIG OOK BESCHIKBAAR VIA INTERNET

- Patiëntenverenigingen voor kinderen met zintuiglijke gezondheidsproblemen en kinderen met gezondheidsproblemen in relatie tot spraak en taal:
  - Nederlandse Vereniging voor Blinden en Slechtzienden;
  - De Nederlandse Federatie van Organisaties van Ouders van Dove Kinderen (FODOK);
  - Stichting Belangen Nederlandse Dove Jongeren (SBNDJ);
  - Slechthorende Jongeren Organisatie (SJO);
  - De Nederlandse Federatie van Organisaties van Ouders van Slechthorende kinderen en kinderen met Spraak-taalmoeilijkheden (FOSS);
  - Nederlandse Stichting voor het Dove en Slechthorende Kind (NSDSK);
  - Federatie van Ouders van Visueel Gehandicapte Kinderen (FOVIG);
  - Slechtzienden- en Blindenlijn (SB);
  - Stichting Doof-Blinden.

- Patiëntenverenigingen voor kinderen met cognitieve gezondheidsproblemen:
  - Federatie van Ouderverenigingen (FVO);
  - Stichting Down's Syndroom (SDS);
  - Prader-Willi/Angelman Vereniging;
  - Nederlandse Vereniging voor Autisme (NVA);
  - Rett Syndroom Netwerk Nederland.

Ouder- en patiëntenverenigingen houden zich vaak bezig met de volgende activiteiten:
- informatievoorziening aan ouders en anderen: telefonisch, door middel van folders, internet en voorlichtingsbijeenkomsten, cursussen en gezinsweekenden;
- advisering met betrekking tot hulpmiddelen, regelingen, specifieke problemen;
- ontwikkeling van specifiek materiaal, bijvoorbeeld een serie videosprookjes in gebarentaal, een gebarenwoordenboek op cd-rom, enzovoort.

Voor informatie over hulpmiddelen kunnen kind en ouders terecht bij de hulpverleners of de patiëntenvereniging.

Hulpmiddelen voor kinderen met motorische gezondheidsproblemen:
- elektronisch communicatiesysteem (communicator, Bliss-systeem);
- orthopedische hulpmiddelen (beenbeugels, aangepaste schoenen, aangepaste loopfiets);
- hulpmiddelen bij het eten en drinken (bijvoorbeeld een tuitbeker of aangepast bestek);
- rolstoelen;
- zit- en ligaanpassingen;
- een dictafoon bij de computer;
- kledingaanpassingen.

Hulpmiddelen bij zintuiglijke gezondheidsproblemen en gezondheidsproblemen in relatie tot spraak en taal:
- loep;
- telescoopbril;
- brailleschrift;
- boeken met grote letters;
- cassettebanden met gesproken tekst;
- optacon: elektronisch apparaat dat gedrukte tekst omzet in trillingen;
- taal- en spreekcomputer;
- hoorapparaat (mogelijk vanaf de leeftijd van een jaar);
- communicator;
- beeldtelefoon;
- doventolk;
- plaatjesboeken.

Veel van deze hulpmiddelen kunnen soms ook gebruikt worden bij kinderen met een cognitief gezondheidsprobleem.

Voor informatie of advies kunnen de ouders ook terecht bij de Sociaal Pedagogische Dienst (SPD). Deze dienst verzorgt de coördinatie van de ambulante dienstverlening. Bij de SPD werken consulenten die kind en ouders kunnen ondersteunen bij vragen op het gebied van wonen, werken, vrije tijd en dagbesteding, scholing/onderwijs, wetgeving/regelingen/procedures, hulpmiddelen, zorginstellingen en revalidatiecentra.
Vroeger was de SPD alleen bedoeld voor mensen met cognitieve gezondheidsproblemen. Recentelijk is het zorgaanbod echter uitgebreid. Het richt zich nu ook op kinderen met motorische en zintuiglijke gezondheidsproblemen. Het vinden van de weg naar de juiste instanties is voor kind en ouders vaak ingewikkeld. Velen ervaren het zorgaanbod als een doolhof vol met hindernissen. Een zorgconsulent van de SPD helpt het kind en zijn ouders bij het verkrijgen van passende zorg. Ook kan de zorgconsulent voor bemiddeling zorgen als er problemen ontstaan met een bepaalde instantie. Informatie over het zorgaanbod kan ook door de medisch specialist of de dienst maatschappelijk werk van het ziekenhuis geboden worden.

Emotionele ondersteuning
Emotionele begeleiding van kind en ouders kan individueel of groepsgewijs plaatsvinden. In de ambulante situatie kan men hiervoor terecht bij een consulent van de SPD. Indien nodig wordt doorverwezen naar een hulpverlener. In zorginstellingen zoals revalidatiecentra en op scholen voor speciaal onderwijs wordt de psychosociale begeleiding meestal verzorgd door een maatschappelijk werker of een psycholoog.
Lotgenotencontact kan erg belangrijk zijn, zowel voor het kind als voor zijn ouders, maar ook voor zijn broertjes en zusjes. Deelname aan een gespreksgroep kan zeer waardevol zijn. Gespreksgroepen worden georganiseerd door de SPD, instellingen en ouder- en patiëntenverenigingen. Veel ouder- en patiëntenverenigingen verzorgen behalve gespreksgroepen ook speciale gezinsweekenden. Tijdens deze weekenden is er aandacht voor een specifiek zorgaspect, bijvoorbeeld 'het communiceren in gebaren'; daarnaast worden activiteiten voor de kinderen georganiseerd. Voor broertjes en zusjes zijn soms aparte weekenden.
Kinderen met gezondheidsproblemen voelen zich soms erg kwetsbaar in hun interactie met gezonde kinderen. De attitude van mensen uit de omgeving varieert. Het komt nogal eens voor dat het kind met zijn afwijkende uiterlijk of zijn beperking gepest wordt. Om de kinderen weerbaarder te maken zijn speciale trainingen opgezet die tot doel hebben hun sociale vaardigheid en assertiviteit te vergroten.
Ten slotte is uit onderzoek gebleken dat met name kinderen met auditieve gezondheidsproblemen nogal eens te kampen hebben met psychische en gedragsproblematiek. Omdat communicatie bij de diagnostiek en behandeling van psychische problemen zo cruciaal is, zijn er speciale voorzieningen voor dove kinderen met psychische problemen getroffen: een afdeling voor dove kinderen binnen een intramurale voorziening voor kinder- en jeugdpsychiatrie en een woon-werkproject voor dove jongeren met ernstige gedragsproblematiek.

Opvoedingsondersteuning

Deze vorm van hulp kan door een instelling worden georganiseerd, maar ook ambulant plaatsvinden. In dit laatste geval zorgt de zorgconsulent van de SPD ervoor dat de hulp gestart kan worden.

Er zijn diverse vormen van opvoedingsondersteuning. Enkele voorbeelden zijn video-hometraining, praktisch-pedagogische gezinsbegeleiding (PPG) en orthopedagogische thuisinterventie. Bij videohometraining komt een hulpverlener, gedurende enkele maanden tot een half jaar, één keer per week in het gezin om video-opnamen te maken van alledaagse gezinssituaties. Vaak gaat het om situaties waarbij de interactie tussen het kind en de overige gezinsleden moeilijk verloopt. Nadien worden de opnamen samen met de ouders bekeken en besproken. Op basis hiervan krijgen de ouders advies over een andere omgangsstrategie, waarbij uitgegaan wordt van de positieve contactmomenten tussen kind en ouder.

PPG is alleen bedoeld voor kinderen met een ontwikkelingsachterstand en/of een cognitief gezondheidsprobleem. PPG vindt eveneens in de thuissituatie plaats en is bedoeld om de ouders bij een vastgelopen opvoedingssituatie zodanig te begeleiden dat ze weer op eigen kracht verder kunnen. Door middel van gesprekken kunnen ouders advies krijgen over het leren hanteren van het (moeilijke) gedrag van het kind, eventuele ontwikkelingsstimulering en mogelijkheden om de (verstoorde) relatie met het kind te herstellen. Voor ontwikkelingsstimulering zijn er ook speciale programma's ontwikkeld. De meest bekende daarvan zijn het *Portage Programma Nederland* en het *Macquarie Programma*.

Orthopedagogische thuisinterventie is alleen bedoeld voor kinderen met motorische gezondheidsproblemen. Deze interventie richt zich op de preventie van een ontwikkelingsachterstand. In dit kader krijgen de ouders wekelijks thuis informatie over de keuze en uitvoering van ontwikkelingsactiviteiten.

Praktische ondersteuning

Om het gezin te ontlasten zijn er talloze mogelijkheden. Door middel van praktisch-pedagogische thuishulp, een vorm van hulpverlening die door de SPD gecoördineerd wordt, kunnen ouders een beroep doen op vrijwilligers voor oppas, speelhulp of andere vormen van ondersteuning, zoals het naaien van aangepaste kleding.

Daarnaast bestaat de mogelijkheid van logeeropvang in logeerhuizen, -gezinnen of -projecten. Ouders maken hier soms gebruik van tijdens vakanties, maar ook in geval van ziekte van een van de ouders, tijdens een crisissituatie of wanneer plaatsing in een instelling erg lang op zich laat wachten.

Praktische ondersteuning betreft ook gezinszorg en ondersteuning bij de ADL door de thuiszorg of de particuliere verpleging.

Wonen en dagbesteding

Eerder is al aangegeven dat de meeste kinderen thuis blijven wonen. Er kunnen echter situaties zijn die uithuisplaatsing noodzakelijk maken. Dit is bijvoorbeeld het geval bij ernstige gedragsproblematiek, een grote verzorgingsbehoefte van het kind of verzwarende gezinsomstandigheden. Het kan ook zijn dat het gezondheidsprobleem hulp vereist die alleen in een speciale instelling geboden kan worden. Als de afstand tot het ouderlijk huis te ver is om dagelijks te overbruggen, verblijft het kind door de week in een internaat.

Woonvormen

Jonge kinderen die niet thuis kunnen wonen, worden meestal opgevangen in een pleeggezin. Andere mogelijkheden zijn het kindergezinsvervangend tehuis en de internaten die aan de meeste instituten voor kinderen met zintuiglijke gezondheidsproblemen verbonden zijn.

Voor oudere kinderen zijn er, afhankelijk van de ernst van hun gezondheidsprobleem en hun wensen, vijf mogelijkheden: de eerdergenoemde internaten, zelfstandig wonen, begeleid zelfstandig wonen, een verblijf in een woonvoorziening en het verpleeghuis.

Dagbesteding

Voor kinderen van nul tot vier jaar zijn er de volgende mogelijkheden: het medisch kleuterdagverblijf (MKD), het kinderdagcentrum (KDC) en de reguliere kinderopvang.

Het MKD is bestemd voor kinderen van twee tot zeven jaar bij wie de ontwikkeling verstoord is als gevolg van lichamelijke, psychische en/of sociale factoren.

Kinderen met cognitieve gezondheidsproblemen kunnen terecht in het KDC. Deze voorziening is bedoeld voor kinderen vanaf drie jaar. Oudere kinderen die niet naar school kunnen, kunnen hier ook terecht. Er wordt veel aandacht besteed aan gerichte ontwikkelingsstimulatie. Op beperkte schaal is ook paramedische hulp mogelijk. Daarnaast biedt de voorziening in geringe mate opvang aan kinderen met meervoudige gezondheidsproblemen.

Dagopvang is ook mogelijk binnen de reguliere opvang. In het kader van het project 'Integrale vroeghulp' zijn er mogelijkheden voor gerichte begeleiding van kinderen met gezondheidsproblemen in de kinderopvang en de peuterspeelzaal. De zorg wordt dan geleverd door middel van ambulante begeleiding door gespecialiseerde hulpverleners. Dit kan betekenen dat een fysiotherapeut het centrum bezoekt om met het kind te oefenen, maar ook dat de leiding van de kinderopvang geïnstrueerd wordt over de juiste zithouding van het kind.

Vanaf vier jaar gaan de meeste kinderen naar school. Ouders hebben dan de keuze tussen regulier en speciaal onderwijs. Bij een keuze voor het reguliere onderwijs is ambulante begeleiding door leerkrachten uit het speciaal onderwijs mogelijk. Soms zijn wel aangepaste leer- en hulpmiddelen nodig om het reguliere onderwijs te kunnen volgen. Ondanks het feit dat deelname aan het reguliere onderwijs de integratie met gezonde kinderen bevordert, is dit niet voor alle kinderen geschikt. Voor deze kinderen is er het speciaal onderwijs.

Er zijn de volgende scholen voor speciaal onderwijs:
- mytylscholen: bedoeld voor kinderen met motorische gezondheidsproblemen;
- tyltylscholen: bedoeld voor kinderen met cognitieve en motorische gezondheidsproblemen;

- scholen voor kinderen met andere meervoudige gezondheidsproblemen, bijvoorbeeld doof-blinde kinderen;
- scholen voor dove kinderen;
- scholen voor slechthorende kinderen;
- scholen voor kinderen met spraak- en taalproblemen die niet voortkomen uit doofheid of slechthorendheid;
- scholen voor blinde en slechtziende kinderen;
- scholen voor moeilijk lerende kinderen (MLK);
- scholen voor zeer moeilijk lerende kinderen (ZMLK).

Na de speciale basisschool kunnen kinderen tussen twaalf en twintig jaar het voortgezet speciaal onderwijs (vso) volgen. Behalve opleidingen op het niveau van vmbo, havo en vwo verzorgt het vso programma's die de leerlingen voorbereiden op een beschermde werksituatie.

De scholen voor speciaal onderwijs zijn momenteel niet evenredig verspreid over Nederland. Dit gaat in de toekomst veranderen. Men is bezig met de oprichting van regionale expertisecentra (REC's). Een REC bestaat uit een samenwerkingsverband tussen een aantal scholen voor speciaal onderwijs. Hiermee wordt de expertise gebundeld. Het is de bedoeling dat de REC's hun aanbod over meerdere locaties spreiden. Tot de kerntaken van de REC's behoren: het verzorgen van speciaal onderwijs en ambulante begeleiding aan leerlingen met gezondheidsproblemen in het reguliere onderwijs, consultatie en het beheren van een hulpmiddelendepot. Halverwege 2001 zijn alle speciale scholen aangesloten bij een REC.

Nadat de jongere het voortgezet onderwijs heeft afgesloten, kan hij verder gaan studeren of zich gaan voorbereiden op een plaats op de arbeidsmarkt. Naast de reguliere studiemogelijkheden bestaat ook de mogelijkheid tot het volgen van een vakopleiding die is afgestemd op mensen met functiebeperkingen. Om de kansen op arbeidsdeelname te vergroten worden verschillende reïntegratie-instrumenten gehanteerd. Voorbeelden daarvan zijn arbeidsbemiddeling en *supported employment*. Voor sommigen is de reguliere arbeidsmarkt echter niet geschikt. Voor hen bestaat de mogelijkheid betaald werk te verrichten binnen de sociale werkvoorziening.

7.4.5 Wet- en regelgeving

Er is in Nederland veel geregeld voor mensen met gezondheidsproblemen. In deze paragraaf volgt een overzicht van de belangrijkste wetten en regelingen.

Verzekering van ziektekosten

Er zijn drie soorten zorgverzekeringen: het ziekenfonds, regelingen voor ambtenaren en de particuliere zorgverzekering. De aard en de hoogte van de vergoedingen verschillen per zorgverzekering. De zorgverzekeraar vergoedt de geneesmiddelen en de medische hulpmiddelen. Vaak wordt een eigen bijdrage gevraagd. Voor sommige hulpmiddelen is een maximumbedrag vastgesteld. Problematisch hierbij is dat van bepaalde hulpmiddelen wordt verwacht dat ze een bepaalde tijd meegaan. Dat kan betekenen dat een kind bijvoorbeeld ergens uitgegroeid is of dat het hulpmiddel versleten is en dat men toch moet wachten om het te vervangen omdat de tijd die ervoor staat nog niet voorbij is. Wat ook nogal eens voorkomt, is dat de levering van een hulpmiddel erg lang op zich laat wachten. Tegen de tijd dat het is gearriveerd, is de situatie alweer zo veranderd dat het hulpmiddel niet meer adequaat is.

De verstrekking van een vergoeding voor rolstoelen komt bij thuiswonende kinderen voor rekening van de gemeente in het kader van de Wet Voorzieningen Gehandicapten (WVG). Als het kind in een instelling verblijft, wordt de rolstoel gefinancierd vanuit de Algemene Wet Bijzondere Ziektekosten (AWBZ). De kosten van de specialist, het ziekenhuis en het revalidatiecentrum worden tot een jaar na opname vergoed door de zorgverzekeraar; daarna neemt de AWBZ het over. De AWBZ vergoedt ook de kosten van begeleiding door de SPD, opname in een woonvorm, een gezinsvervangend tehuis, een verpleeghuis en een instelling voor kinderen met zintuiglijke gezondheidsproblemen. Mensen die in een AWBZ-instelling verblijven, moeten vaak fors zelf bijdragen aan de kosten. In principe komt iedereen in aanmerking voor de AWBZ, met uitzondering van de in Nederland verblijvende illegalen.

Financiële ondersteuning van ouders van thuiswonende kinderen

Als thuiswonen voor een kind met een gezondheidsprobleem haalbaar is, dient aan een aantal voorwaarden voldaan te worden: de woning moet worden aangepast, er moet extra financiële ondersteuning geboden worden en er moeten vervoersfaciliteiten ter beschikking worden gesteld.

Bij woningaanpassingen kan het gaan om het plaatsen van een handgreep bij het toilet, maar ook om grote aanpassingen, waarvoor een verbouwing nodig is. Woningaanpassingen dienen schriftelijk aangevraagd te worden. De gemeente schakelt vervolgens een adviesdienst in die de woonsituatie komt beoordelen. Vaak komen er zowel een arts als een ergotherapeut op bezoek. De arts komt voor het doornemen van de medische situatie en de ergotherapeut voor het beoordelen van de huidige woonsituatie op ergonomische belemmeringen. De adviesdienst schrijft vervolgens een rapport aan de gemeente. Als het advies klaar is, kunnen de volgende dingen gebeuren.

* Het advies om te verhuizen naar een andere (al aangepaste) woning.
* Contact tussen de gemeente en de verhuurder met betrekking tot het aanbrengen van aanpassingen in de woning. Een deel van de kosten kan de gemeente verhalen op de verhuurder die dat bij de betrokkenen in rekening brengt in de vorm van huurverhoging. Een deel van deze huurverhoging wordt gecompenseerd door huursubsidie.
* Het advies aan de ouders om contact op te nemen met een aannemer in verband met het opstellen van een offerte voor de woningaanpassingen. Dit is het geval indien de ouders zelf eigenaar van de woning zijn. De offerte dient vervolgens bij de gemeente ingediend te worden, die de offerte moet goedkeuren. Indien de offerte wordt goedgekeurd, dienen de ouders zelf de aannemer in te schakelen en te betalen. De kosten kunnen achteraf (gedeeltelijk) bij de gemeente worden teruggevorderd. Indien de woningaanpassing volgens de offerte duurder wordt dan 20.420 euro, dan moet de gemeente advies vragen bij het Regionaal Indicatie Orgaan (RIO).

Dure woonaanpassingen worden alleen gesubsidieerd als daarmee voorkomen kan worden dat het kind in een nog duurdere AWBZ-instelling, zoals een woonvorm of verpleeghuis, moet worden opgenomen. Indien de woningaanpassing meer dan 45.378 euro gaat bedragen, wordt subsidie slechts bij hoge uitzondering verleend.

Bij de meeste woningaanpassingen geldt een eigen bijdrage. Deze kan afhankelijk van de draagkracht van de ouders flink oplopen. Vergoeding van aanpassingen geschiedt nooit achteraf. Men moet de aanvraag vooraf indienen bij de gemeente of de zorgverzekeraar. De procedure neemt veel tijd in beslag.

Sommige ouders bouwen en exploiteren zelf een woning om hun kind in onder te brengen en te laten verzorgen. Het kind verblijft dan in een andere woning dan het ouderlijk huis. Meestal is dat verblijf wel in de buurt van de woning van de ouders gesitueerd.

De opvoeding van een kind met een gezondheidsprobleem is erg kostbaar. Voor thuiswonende kinderen tussen de drie en zeventien jaar met een cognitief of motorisch gezondheidsprobleem kan een tegemoetkoming in de kosten gegeven worden, mits het kind duidelijk meer afhankelijk is van verzorging, begeleiding en toezicht dan andere kinderen van dezelfde leeftijd. Dit wordt de 'tegemoetkoming onderhoudskosten thuiswonende meervoudig en ernstig gehandicapte kinderen' (TOG) genoemd. Om voor de TOG in aanmerking te komen moeten de ouders een verzoek indienen bij de Sociale Verzekeringsbank (SVb). Deze vraagt vervolgens medisch advies aan Argonaut/Zorgvoorzieningen Nederland (ZVN). Als de tegemoetkoming eenmaal is toegekend, volgt geen periodieke herbeoordeling meer. Het bedrag wordt dan blijvend toegekend totdat het kind de leeftijd van achttien jaar bereikt. Mensen met een laag inkomen kunnen een beroep doen op de Algemene Bijstandswet (ABW) voor vergoeding van de hoge kosten van bijvoorbeeld extra slijtage van kleding en beddengoed en extra was-, stook-, telefoon- en voedingskosten.

Sommige gezinnen hebben ondersteuning van beroepskrachten nodig voor de verzorging en verpleging van het kind of het verrichten van huishoudelijke taken. Deze hulp wordt geleverd door de thuiszorg. Ouders kunnen zelf contact opnemen met de plaatselijke thuiszorginstelling. Deze aanvraag wordt vervolgens beoordeeld door een Regionaal Indicatie Orgaan (RIO). Als de aanvraag goedgekeurd is, komt men in aanmerking voor thuiszorg. Dit betekent dat er maximaal drie uur per dag hulp gegeven wordt door een verpleegkundige of een ziekenverzorgende. Als dit niet voldoende is, kan men een beroep doen op de regeling voor intensieve thuiszorg. Huishoudelijke hulp is ook mogelijk; deze zorg wordt geleverd door een alfahulp. Thuiszorg wordt vergoed in het kader van de AWBZ. Er geldt wel een eigen bijdrage.

In sommige regio's zijn wachtlijsten voor de thuiszorg. In dat geval kan een persoonsgebonden budget (PGB) een alternatief zijn. Het PGB is bedoeld voor mensen die langer dan drie maanden zorg of hulp nodig hebben. Bij het PGB kan het gezin zelf hulp inhuren. Dit is mogelijk bij de thuiszorginstellingen, bij particuliere bureaus, bij vrijgevestigde hulpverleners, maar ook bij familie of vrienden. Om voor een PGB in aanmerking te komen moeten de ouders een aanvraag indienen bij het regionale kantoor van de zorgverzekeraar. Het zorgkantoor stuurt de aanvraag voor beoordeling door naar het RIO. Uiteindelijk beslist de zorgverzekeraar over de toekenning en de hoogte van het PGB. Een belangrijk nadeel van een PGB is de grote hoeveelheid administratie voor de gebruiker. De belangenvereniging Per Saldo geeft daarom ondersteuning aan mensen met een PGB.

Onderwijs

Het speciaal onderwijs wordt vergoed op grond van de Wet op de Expertisecentra (WEC). Ouders kunnen hun kind in principe zelf aanmelden bij het speciaal onderwijs. De school beslist over de toelating van het kind. De school laat zich daarbij adviseren door een commissie van deskundigen, de zogenoemde Commissie van Onderzoek. Vaak moet het kind ver reizen om deze school te kunnen bezoeken. Voor het vervoer naar school kan een aanvraag ingediend worden bij de gemeente, in het kader van de WVG. Meestal wordt het vervoer collectief geregeld door middel van taxi's of busjes. Als het kind naar het reguliere onderwijs gaat, geldt dezelfde regeling. Voor vervoer naar het regulier voortgezet onderwijs, het beroepsonderwijs en het hoger onderwijs dient een aanvraag bij het GAK ingediend te worden in het kader van de Wet op de (Re-)integratie Arbeidsgehandicapten.

Eerder werd de mogelijkheid genoemd van ambulante begeleiding vanuit het speciaal onderwijs binnen de reguliere school. Dit werd tot voor kort gefinancierd door de overheid, door extra geld aan de scholen toe te kennen. Met ingang van augustus 2001 is dit veranderd. Het geld dat nodig is voor extra ondersteuning en speciale leermiddelen wordt niet meer aan de scholen maar aan de leerling toegekend, in de vorm van een leerlinggebonden budget. Dit wordt ook wel 'het rugzakje' genoemd. Voor de aanvraag van een leerlinggebonden budget dienen de ouders zich te wenden tot een commissie. Een leerlinggebonden budget wordt toegekend voor de duur van twee jaar. Daarna vindt herindicatie plaats.

De wet- en regelgeving voor mensen met gezondheidsproblemen is uitgebreid. Het is soms moeilijk het juiste loket te vinden. Sommige mensen krijgen geen vergoeding omdat ze niet op de hoogte zijn van de mogelijkheid tot een tegemoetkoming in de kosten. Anderen vallen net boven de vergoedingsdrempel en weer anderen hebben kosten waarvoor geen vergoedingen bestaan, zoals kosten die het gevolg zijn van de situatie waarbij een kind steeds zijn kleren kapot scheurt en het huis molesteert.

7.4.6   Beroepsbeoefenaren

De zorgverlening aan kinderen met eerdergenoemde gezondheidsproblemen is multidisciplinair van opzet. De volgende disciplines zijn erbij betrokken: artsen, verpleegkundigen, pedagogisch geschoolde medewerkers, fysiotherapeuten, ergotherapeuten, logopedisten, leerkrachten, jobcoaches, arbeidstherapeuten, maatschappelijk werkenden en gezondheidszorgpsychologen. De disciplines waar het kind mee te maken krijgt, variëren per zorginstelling.

De arts

Op het medische vlak komt het jonge kind in aanraking met de consultatiebureau-arts. Bij gewone problemen wordt een beroep gedaan op de huisarts en bij een verblijf in het ziekenhuis krijgt het kind met medisch specialisten te maken. Een arts is verantwoordelijk voor het medische beleid. Bij de zorg kunnen verschillende medisch specialisten betrokken zijn. Bij het eerste bezoek aan het ziekenhuis krijgt het kind meestal te maken met een kinderarts. Vaak vindt daarna verwijzing naar een ander specialisme plaats, zoals neurologie, KNO of oogheelkunde. Als het kind geopereerd wordt, valt het onder de verantwoordelijkheid van een neurochirurg of (orthopedisch) chirurg. De revalidatiebehandeling ligt in handen van een revalidatiearts. Revalidatieartsen zijn zowel aan ziekenhuizen als aan revalidatiecentra verbonden. Aan grote instellingen voor mensen met een cognitief gezondheidsprobleem zijn soms artsen verbonden die deskundig zijn ten aanzien van de specifieke gezondheidsproblematiek van deze doelgroep. Deze arts wordt een 'arts voor mensen met een verstandelijke handicap' genoemd. In het dagelijks spraakgebruik wordt dit afgekort tot AVG-arts.

Verpleegkundigen en pedagogisch geschoolden

Verpleegkundigen zijn verantwoordelijk voor de dagelijkse zorg aan het kind en zijn ouders. Hun takenpakket omvat het verlenen van basiszorg, het uitvoeren van verpleegtechnische handelingen, observatie, ouderbegeleiding en GVO. De verpleegkundige kan in diverse settings werkzaam zijn, bijvoorbeeld in de divisie Ouder- en kindzorg van de thuiszorg, in een (kinder)ziekenhuis, in een revalidatiecentrum, op een school voor kinderen met een zintuiglijk gezondheidsprobleem, in een verpleeghuis of in een instelling voor kinderen met een cognitief gezondheidsprobleem. In deze laatste setting werken niet alleen verpleegkundigen, maar ook groepsbegeleiders. Dit zijn medewerkers met een pedagogische achtergrond. De groepsbegeleiders verlenen dezelfde zorg als de verpleegkundigen. Voor het verrichten van voorbehouden handelingen wordt een beroep gedaan op de verpleegkundigen.

Pedagogisch geschoolde medewerkers zijn ook werkzaam in ziekenhuizen, in de functie van pedagogisch medewerker. Zij zijn medeverantwoordelijk voor het pedagogische beleid op de afdeling en de sociaal-emotionele ondersteuning van het kind.

Paramedische begeleiding: de fysiotherapeut, de ergotherapeut en de logopedist

Paramedische disciplines zoals fysiotherapie, ergotherapie en logopedie zijn in bijna alle zorginstellingen voor deze doelgroep werkzaam. Ze kunnen verbonden zijn aan het ziekenhuis of revalidatiecentrum, maar ook aan scholen of kinderdagcentra. Ook wordt vaak een beroep gedaan op een vrijgevestigde therapeut.

Een fysiotherapeut behandelt afwijkingen met behulp van fysische middelen, zoals elektriciteit, warmte, straling, licht, massage, oefeningen, warmte en kou.

Ergotherapie richt zich op het stimuleren van de ADL (activiteiten dagelijks leven), door middel van specifieke motorische oefeningen en het aanbieden van hulpmiddelen zoals aangepast bestek, zodat bijvoorbeeld een kind met een motorisch gezondheidsprobleem zelfstandig kan eten.

Logopedie richt zich onder andere op het verbeteren van de spraak. Deze discipline is erg belangrijk voor kinderen met een auditief gezondheidsprobleem, maar een gestoorde spraak komt ook in de andere zorgcategorieën voor. De therapie kan zich richten op het verbeteren van de spraak, maar ook op het bevorderen van de communicatiemogelijk-heden van het kind, bijvoorbeeld door het aanleren van andere communicatiemethoden zoals de Nederlandse Gebarentaal (NGT), BLISS, communiceren met behulp van een communicator of 'spraakafzien'. Logopedie biedt verder ondersteuning voor kinderen met voedingsproblemen ten gevolge van langdurige toediening van sondevoeding of een stoornis in de mondmotoriek.

Begeleiding bij de dagbesteding: de leerkracht, de jobcoach en de activiteitenbegeleider

Leerkrachten zijn verbonden aan de scholen voor speciaal onderwijs of de ziekenhuis-school. De meeste leerkrachten hebben een specifieke opleiding gevolgd om de doel-groep op een optimale manier te kunnen onderwijzen.

Jobcoaches bieden mensen met een cognitief gezondheidsprobleem begeleiding in de ar-beidssituatie. De begeleiding bestaat uit een assessment (waarbij de sterke en de zwak-ke punten van de jongere in kaart worden gebracht), jobanalyse met betrekking tot de vereiste vaardigheden, het vinden van de juiste werksituatie en het begeleiden bij de uitvoering van de werkzaamheden. Als de jongere in staat is om de werkzaamheden zelfstandig uit te voeren, trekt de jobcoach zich geleidelijk van de werkplek terug. Hij blijft het bedrijf echter regelmatig bezoeken en blijft op de achtergrond altijd voor aan-vullende ondersteuning beschikbaar.

In andere settings, zoals in grote instellingen voor kinderen met een cognitief gezond-heidsprobleem, ligt de verantwoordelijkheid voor de dagbesteding in handen van activi-teitenbegeleiders.

Maatschappelijk werkenden en psychologen

Psychosociale hulp wordt geboden door maatschappelijk werkenden en gezondheids-zorgpsychologen. Maatschappelijk werkenden kunnen ondersteuning bieden bij ver-werkingsproblematiek, bij het zoeken van oplossingen voor financiële problemen en bij het vinden van een passend zorgaanbod.

De gezondheidszorgpsycholoog is de benaming voor de nieuw gecombineerde functie van klinisch psycholoog en orthopedagoog. Gezondheidszorgpsychologen kunnen op twee manieren ondersteuning bieden, namelijk directe hulp aan kind en ouders in de vorm van diagnostiek, psychotherapie of pedagogische advisering, of indirecte hulp door het geven van adviezen over de aanpak van het kind aan verpleegkundigen en/of de groepsbegeleiding.

Voor een optimale zorgverlening dienen de verschillende facetten van het zorgaanbod goed op elkaar afgestemd te zijn. Dit vereist goed overleg. Dit wordt gerealiseerd door middel van multidisciplinaire overlegvormen en gestandaardiseerde overdrachtproce-dures.

7.4.7 Zorgverlening aan kinderen met een andere culturele achtergrond

Nederland is een multiculturele samenleving. Het gebruik van gezondheidszorgvoorzieningen door kinderen met een andere culturele achtergrond is de laatste jaren enorm gestegen. Het betreft kinderen uit migrantengezinnen, maar ook kinderen met een vluchtelingenstatus. Andere culturen hebben andere opvattingen over het begrip gezondheid en andere verwachtingen ten aanzien van de zorgverlening. Er dient echter gewaakt te worden voor generalisatie. Het gaat hier om mensen met heel verschillende achtergronden. Sommigen wonen al generaties lang in Nederland en hebben zich aangepast aan de Nederlandse cultuur, terwijl bij anderen de normen en waarden uit het land van herkomst gelden. Kinderen van Chinese afkomst kunnen immers niet vergeleken worden met hun Somalische leeftijdgenootjes. Net zomin als Turkse kinderen te vergelijken zijn met kinderen uit Suriname. Bovendien kunnen mensen uit dezelfde cultuur onderling ook nog eens erg verschillen.

Verschillen in denkbeelden over de oorzaak van het gezondheidsprobleem

Ten aanzien van de oorzaak van de stoornis, de beperkingen en de behandelingsmogelijkheden bestaan soms verschillen tussen de allochtone ouders en de zorgverleners. Mensen uit andere culturen zijn soms slecht op de hoogte van de bouw van het menselijk lichaam en de processen die zich hierin afspelen. Hierdoor is men nogal eens geneigd om gezondheidsproblemen toe te schrijven aan bovennatuurlijke oorzaken. Zo zou een kind een klompvoet hebben gekregen omdat de moeder in de zwangerschap naar een schildpad heeft gekeken. Andere oorzaken kunnen zijn: het boze oog, een straf van God, zich niet houden aan de geboden, een vliegreis of het kijken naar een griezelfilm tijdens de zwangerschap. De Nederlandse zorgverleners hanteren daarentegen medische verklaringen voor een gezondheidsprobleem.

Verschillen in denkbeelden over het omgaan met het gezondheidsprobleem

Mensen uit andere culturen zijn soms geneigd om meer zwart-wit over ziekte en gezondheid te denken. Men is ofwel gezond ofwel ziek. In Nederland wordt een gezondheidsprobleem eerder als iets gradueels gezien. Dit betekent dat een kind ondanks het feit dat het een gezondheidsprobleem heeft en gehinderd wordt door de daaruit voortvloeiende beperkingen, toch in staat kan worden gesteld om redelijk maatschappelijk te functioneren.

Toch neemt men in andere culturen niet zomaar de ziekterol aan. Aan die ziekterol zijn namelijk nadelen verbonden. Door de ziekte verkeert de persoon in een uitzonderingspositie, iets wat niet strookt met het gewenste gedrag binnen een groepscultuur. Zo zullen ouders veel doen om te voorkomen dat hun kind een buitenbeentje wordt, zoals het kind binnenshuis houden, geen aangepaste woning accepteren en slecht gebruikmaken van hulpmiddelen.

Soms kan men echter niet om het gezondheidsprobleem heen, ook niet voor de buiten- wereld. In dat geval is men geneigd om het gezondheidsprobleem op de voorgrond te plaatsen. Het aannemen van de ziekterol staat dan gelijk aan helemaal niet meer kun- nen functioneren. Dat leidt er bijvoorbeeld toe dat een kind met een hemiplegie dat nog wel een beetje kan lopen, gedragen wordt en niet wordt aangemeld voor school.

Verschillen in verwachtingen ten aanzien van de zorgverlening

Ouders die geloven in een bovennatuurlijke verklaring voor het gezondheidsprobleem doen nogal eens een beroep op traditionele geneeswijzen, zoals een bezoek aan gespecia- liseerde magiërs of het gebruik van kruiden met een bovennatuurlijke werking. Deze ouders staan meestal niet open voor erfelijkheidsonderzoek of *genetic counseling* om de herhalingskans bij een eventuele volgende zwangerschap te voorkomen.

Ouders die wel een verband leggen met een fysieke oorzaak maken wel gebruik van de reguliere gezondheidszorg. Vaak hebben ze hoge verwachtingen van de westerse genees- kunde, namelijk dat de medische zorg het kind zal genezen. Als ze horen dat dit niet binnen de mogelijkheden ligt en dat het doel van de zorgverlening is om de gevolgen van het gezondheidsprobleem zoveel mogelijk te minimaliseren, bezoeken ze vaak vele instanties.

De overtuiging dat een kind met een gezondheidsprobleem ziek is en daardoor niet meer kan functioneren, leidt vaak tot misverstanden met de zorgverleners. In het Ne- derlandse zorgsysteem is er namelijk veel aandacht voor het vergroten van de zelfstan- digheid en de zelfredzaamheid van het kind. Daarbij strookt het beeld dat veel allochto- ne mensen van het zorgaanbod hebben niet met de werkelijke situatie. Dit heeft te ma- ken met de situatie in het land van herkomst, waar sommige voorzieningen niet be- staan of een andere functie hebben.

Ten aanzien van het gedrag van de beroepsbeoefenaren zijn er ook andere verwachtin- gen. Van de zorgverlener wordt deskundigheid en duidelijke advisering verwacht. Ou- ders verwachten van professionele zorgverleners dat zij weten hoe het moet. Dit is wel eens in strijd met de Nederlandse visie, waarin een actieve inbreng van de ouders ten aanzien van het meedenken over de behandeling van hun kind wordt bepleit. De zorg- verleners storen zich op hun beurt soms aan de passieve houding van de allochtone ou- ders. Dit heeft niet alleen betrekking op het voorgaande, maar ook op de communicatie. Nederlandse zorgverleners verwachten van ouders dat ze om uitleg vragen als de infor- matie niet goed begrepen is. Dit zullen mensen met een andere culturele achtergrond uit schaamte of uit beleefdheid niet snel doen. Misverstanden ontstaan ook omdat mensen uit een andere cultuur vaak met onduidelijke vragen komen. Het werkelijke probleem wordt pas voorgelegd als er een vertrouwensband met de zorgverlener is opgebouwd.

Ten slotte is het opvallend dat men van de zorgverlener voornamelijk praktische hulp vraagt, zoals informatie over het zorgaanbod, over financiële regelingen en hulp bij het invullen van papieren. De ouders hebben over het algemeen weinig behoefte aan psychosociale ondersteuning. Dit is voor de Nederlandse zorgverleners een onwennige situatie. In Nederland is men immers gewend aan de opvatting dat verdriet verwerkt wordt door erover te praten. Allochtone ouders zijn dit minder gewend en als ze er al over spreken, gebeurt dit in familieverband. Over het algemeen is men van mening dat praten in dit soort situaties zinloos is: het kind wordt er immers niet beter van. Men zegt bijvoorbeeld: 'Over de wil van Allah heb je geen zeggenschap.'

Adviezen

Knelpunten in de zorgverlening ontstaan dus niet alleen door taalproblemen, maar ook door cultureel bepaalde discrepanties in denkbeelden en verwachtingen. Om een goede zorgverlening te kunnen garanderen is het allereerst noodzakelijk dat communicatie-problemen zoveel mogelijk voorkomen worden door de inzet van tolken en het ontwikkelen van schriftelijk en audiovisueel materiaal voor mensen uit een andere cultuur. Er dient veel aandacht besteed te worden aan informatievoorziening en hulp bij het vinden van praktische oplossingen. Pas als de ouders wegwijs zijn gemaakt in het Nederlandse zorgsysteem, kunnen ze keuzes maken wat betreft de toekomst van hun kind.

Zorg op maat is pas mogelijk als de zorgverlening is afgestemd op de culturele achtergrond van het kind en zijn ouders. Dat betekent dat de zorgverleners hun eigen normen en waarden soms opzij moeten zetten en in dialoog met de ouders op zoek moeten gaan naar de meest geschikte (be)handelingsstrategie voor het kind. Deskundigheidsbevordering van de zorgverleners is daarbij wenselijk. Daarnaast valt er te denken aan het opleiden en aanstellen van allochtone zorgbemiddelaars. Deze zorgbemiddelaars vormen dan de schakel tussen het allochtone gezin en de zorgverlening.

Verder is het van belang dat er op landelijk niveau aandacht voor deze doelgroep is. Om dit te realiseren heeft de stichting Dienstverleners Gehandicapten (SDG) in 1997 een Landelijk Platform Migranten met een Handicap opgericht. Belangenbehartiging van

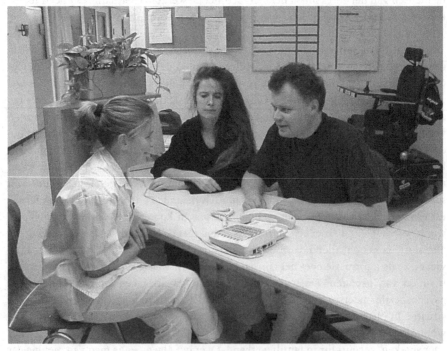

FIGUUR 7.3 HET GEBRUIK VAN DE TOLKENTELEFOON IS AAN TE BEVELEN

migranten met gezondheidsproblemen is een van de kerntaken van dit platform. Inmiddels zijn er, naast dit landelijke platform, ook enkele regionale platforms opgericht.

7.5 Tot slot

In dit hoofdstuk is aandacht besteed aan de problematiek van kinderen met gezondheidsproblemen in relatie tot hun motoriek, zintuigen, spraak, taal en cognitie. Bij deze gezondheidsproblemen kan sprake zijn van stoornissen, beperkingen en participatieproblemen. De zorgverlening richt zich op het minimaliseren van de stoornissen en beperkingen en het optimaliseren van de resterende vermogens van het kind. Men hoopt hiermee te bereiken dat het kind, ondanks zijn gezondheidsprobleem, in staat is om zo normaal mogelijk te functioneren binnen zijn leeftijdsgroep en culturele context. Omdat de doelgroep erg heterogeen is samengesteld, is het nodig om zorg op maat te bieden. Dat wil zeggen dat het zorgaanbod zoveel mogelijk moet zijn afgestemd op de zorgvragen van het individuele kind en zijn ouders. Er dient rekening gehouden te worden met het gezondheidsprobleem, de leeftijd van het kind, de copingstijlen van kind en ouders, hun culturele achtergrond en de behoefte aan ondersteuning. Om dit te kunnen verwezenlijken wordt ook het een en ander van de maatschappij gevraagd, zoals een gunstige financieringssystematiek, een uitgebreid netwerk van voorzieningen en een positieve attitude van de maatschappij.

Terugkijkend op de geschiedenis hebben ten aanzien van de zorgverlening aan deze doelgroep gunstige ontwikkelingen plaatsgevonden. Dit dient echter niet tot een statische situatie te leiden. De komst van nieuwe doelgroepen, zoals kinderen en ouders uit andere culturen, vraagt weer om andere voorzieningen.

Om blijvend een goede kwaliteit van zorg te kunnen garanderen, dient de zorgverlening regelmatig geëvalueerd te worden. Het gaat hierbij om zorg op micro-, meso- en macroniveau. Dit dient in samenspraak met de betrokkenen te gebeuren, zodat de afstemming op de doelgroep gewaarborgd is.

Informatie

Websites:
- www.bosk.nl
- website: www.cg-raad.nl
- www.home.concepts.nl/~schrauwe/handicap.html
- www.revagids.nl
- www.rivm.nl
- www.rivm.nl/publichealth/whocc-icidh/index.html
- www.thuishulpcentrale.nl
- www.vsn.nl
- www.vsop.nl
- www.pgb.nl

- www.fvo.nl
- www.who.int/icidh

Literatuur

Bakker, E. & J. Rinck (1990). *Pilot-study: erfelijkheidsvoorlichting aan migranten.* Onderzoeksburo OKU, Utrecht.

Beneken, M.M. (1999). *Evaluatie GOG-werkgroep allochtonen en het programma 'Allochtonen en gehandicaptenzorg' 1995-1998.* sDG, Utrecht.

Bos, A. van den (1997). *Samen werken aan integrale vroeghulp: een handleiding voor de praktijk.* NIZW, Utrecht.

Brennikmeijer, J.H. (1997). *Basisboek handicap en samenleving.* De Tijdstroom, Utrecht/Open Universiteit, Heerlen.

Coultre, R. le (1997). *Kinderneurologie.* Bohn, Scheltema & Holkema, Utrecht/Antwerpen.

Fennis, A.J.M. (1987). *Etnische minderheden in de gehandicaptensector: van observatie naar handelen.* Stichting Dienstverleners Gehandicapten, Utrecht.

Gemert, G.H. & R.B. Minderaa (red.) (1997). *Zorg voor mensen met een verstandelijke handicap.* Van Gorcum B.V., Assen.

Groot, R. de & J.D. van der Ploeg (red.) (1999). *Het kind van de eeuw: het kind van de rekening.* Bohn Stafleu Van Loghum, Houten.

Habekothé, R. & E. Leemans (1999). *Integrale vroeghulp.* NIZW, sDG, Utrecht.

ICIDH Beta-2 voorstel (1999). Internationale classificatie van het menselijk functioneren. Halbertsma, J., Y.F. Heerkens, W.M. Hirs, M.W. de Kleijn-de Vrankrijker, C.D. van Ravensberg & H. ten Napel. RIVM Rapport 279930004.

Kroesen, M. (1998). *Allochtone zorgconsulent: een brug tussen hulpverlener en cliënt.* Eindrapportage van het project Allochtone Zorgconsulenten. PPCP-Utrecht, Utrecht.

Meihuizen-de Regt, M.J., J.M.H. de Moor & A.H.M. Mulders (1996). *Kinderrevalidatie.* Van Gorcum B.V., Assen.

Moor, J.M.H. de (1987). *Therapeutische peutergroep en revalidatiedagbehandeling: een inventariserend onderzoek bij kinderen met motorische stoornissen.* Swets & Zeitlinger, Lisse.

Moor, J.M.H. de (1999). *100 jaar Kinderrevalidatie.* Galerie Magenta, Nijmegen.

Mos, J., H.P. Jurg & C. Leenders (2000). *Jongleren met beperkingen: Een scenario-analyse voor het revalideren van kinderen in de toekomst.* Stichting Toekomstscenario's Gezondheidszorg (STG), Zoetermeer.

Raghoebier, R., T. van Dillen & F. van Es (1996). *Migranten over de zorg voor gehandicapten.* Combi '95, Zeist.

Schippers, A. & A. van Gennep (red.) (1999). *Een goede vraag een passend antwoord. Fricties in de gehandicaptenzorg.* NIZW, Utrecht.

Smit-Venhuizen, M.A. (1987). *De hulpverlening aan visueel, auditief en motorisch gehandicapten uit etnische minderheden.* NIMAWO, Den Haag.

Tiel, M.J. van & M.C.M. den Os (1993). *Zij kennen ons en wij kennen hen niet: inventariserend onderzoek naar de zorgbehoefte en wensen van Turkse en Marokkaanse verstandelijk gehandicapten.* Provinciale Raad voor Volksgezondheid In Zuid-Holland, Den Haag.

Thomas, R., L. Mans, M.A. Kijlstra, e.a. (1999). *Allochtonen en revalidatiezorg.* ZorgOnderzoek Nederland, Den Haag.

Aanbevolen literatuur

Aarst, M. van, A. Dallinga & F. Smeur (1999). *Omgaan met diversiteit: interculturalisatie in de zorg voor mensen met een functiebeperking, deel 2: praktijkonderzoek.* Schakels, Utrecht.

Balkom, H. van & M. Welle Donker-Gimbrère (1994). *Kiezen voor communicatie: een handboek over communicatie van mensen met een motorische of meervoudige handicap.* Intro, Nijkerk.

Bellemakers, C. (1999). 'Worstelen met het persoonsgebonden budget: wat bezielt de budgethouder'. In: *Tijdschrift voor de Sociale Sector* 53 nr. 1/2 (jan/feb), pp. 34-39.

Bommel, I. van (1992). 'Geef allochtone ouders voldoende tijd'. In: *BOSK nieuws* (juli), pp. 6-7.

Bosch, L. & M. de Nijs (1999). *Gewoon een leuke baan: wensen en ideeën over stage en werk van jongeren met een handicap.* NIZW, Utrecht.

BOSK (1999). *Schoolkeuze voor kinderen met spraak/taalstoornissen.* BOSK, Den Haag.

Brandsma, J., R. Franke & H. van Rossum (1999). *Kinderen met spraak- en taalmoeilijkheden.* Seminarium voor Orthopedagogiek, Utrecht.

Brink, Y. van den (1998). 'Zoek de overeenkomsten: transculturele zorg in de praktijk'. In: *Tijdschrift voor verzorgenden* 30 (sept).

Crul, I. (1999). 'Gehandicapte en gezonde kinderen onder één dak: gecombineerde opvang in Naaldwijk'. In: *Vng-magazine* 53, 42 (22 okt.), pp. 12-13.

Goorhuis-Brouwer, S.M. (2000). *Aan het woord doen.* Rijksuniversiteit Groningen, Groningen.

Houx, L. & J. Jongma (1999). *Eindrapport Meldpunt 'Ervaringen van jongeren met een handicap of chronische ziekte en werk'.* JOPLA en Gehandicaptenraad, Utrecht.

Huizen, R.S. van, E.M. Visser, A.C. Vros, e.a. (1998). *Pesten; een extra handicap: een exploratief onderzoek naar de beleving van pesten bij lichamelijk gehandicapte en/of chronisch zieke kinderen in de leeftijd van 10 tot 15 jaar.* Universiteit Utrecht, Utrecht.

Jukema, J.S. & N.P. Wilts (1996). *Gezondheidszorg door de ogen van vluchtelingen: pilot-onderzoek naar de ervaren toegankelijkheid en verwachtingen met betrekking tot de Nederlandse gezondheidszorg.* PCP Zwolle, Zwolle.

Kraaijeveld, H. (1999). 'RIO's maken zorgveld overzichtelijker'. In: *Sociaal bestek* 61, nr. 9 (sep.), pp. 25-27.

Lengkeek, A. & C. Blauw (1999). *20 jaar Thuishulpcentrale: 20 jaar praktische thuishulp door vrijwilligers voor kinderen en volwassenen met een handicap of chronische ziekte in 23 gemeenten in de provincie Utrecht, 11 oktober 1979 – 11 oktober 1999.* Stichting Thuishulpcentrale, Utrecht.

NIZW (1998). *Welkom in het kindercentrum: integratie van kinderen met een handicap in de kinderopvang.* Stichting Dienstverleners Gehandicapten/Spectrum, Utrecht.

Nortier, T., E. Hoenderkamp & H. Knoors (1996). *Oor voor allochtone ouders: onderzoek naar ouderparticipatie van allochtone ouders op scholen voor dove en slechthorende kinderen en kinderen met spraak-taalstoornissen.* Stichting Dienstverleners Gehandicapten, Utrecht.

Rapon, A. (1993). 'Allochtonen en zelfhulp'. In: *Maatgevend* (okt.) pp. 7-8.

Teunissen, T. (2000). 'Zorg allochtone cliënt schiet doel voorbij: thuiszorg in intercultureel perspectief'. In: *Zorgvisie* nr. 3, pp. 24-27.

Timmers, K. (1999). 'Je eigen leven inrichten: wonen met een handicap'. In: *AanZet* febr./mrt., pp. 8-10.

Visio (1999). *Wonen in combinatie met revalidatie: van kortdurend verblijf tot langduriger wonen voor slechtziende en blinde kinderen en jongeren.* Visio, Huizen.

Werkgroep 2000 (1990). 'Migranten en patiëntenorganisaties'. Themanummer. In: *Nieuwsblad 2000*, juni.

Ybeles Smit, P. (1999). 'Goddelijk ingrijpen is onberekenbaar: visie op handicap en ziekte in de wereldgodsdiensten'. In: *Wigwijs* 23, nr. 5, dec., pp. 4-8.

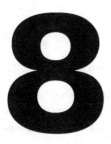

J. Heurter-Driessen

Kinderen met een motorische handicap

8.1   Inleiding

Een van de terreinen binnen de gezondheidszorg waar de kinderverpleegkundige werkzaam is, is de kinderrevalidatie. Dit hoofdstuk gaat over klinische kinderrevalidatie, waar een belangrijke taak is weggelegd voor de verpleegkundige, gezien de vierentwintiguurszorg die hier geboden wordt. Het hoofdstuk begint met een algemeen beeld te geven van kinderrevalidatie. Vervolgens wordt de werkwijze in een revalidatiecentrum uitgelegd en ten slotte worden enkele diagnosegroepen binnen de kinderrevalidatie aan de hand van een casus verder uitgewerkt. De volgende definitie van kinderrevalidatie wordt gehanteerd:

> 'Kinderrevalidatie is een specialisatie in de geneeskunde die zich richt op kinderen, die in hun ontwikkeling worden bedreigd door beperkingen, voornamelijk op basis van motorische stoornissen. De kinderrevalidatie beoogt herstel van de (potentieel) verstoorde interactie met de omgeving en het bereiken van een optimale graad van autonomie en sociale integratie. Het onderzoek en de behandeling vinden plaats in een pedagogisch kader en richten zich zowel op de ontwikkeling van het kind als op de gevolgen daarvan voor het gezin.' (Uit: *Kinderrevalidatie*, Meihuizen-de Regt 1998.)

De kinderrevalidatie richt zich op onderzoek, diagnosticering, behandeling, begeleiding van en nazorg aan kinderen. Hierbij wordt alle expertise ingezet die nodig is voor een analyse van de revalidatiegeneeskundige problematiek, voor de vaststelling van doelstellingen van de behandeling zelf en voor de nazorg. Derhalve is er in de kinderrevalidatie sprake van een medische specialisatie, waarbij een multidisciplinaire betrokkenheid in alle fasen van het revalidatieproces gewaarborgd is. De revalidatie-indicatie vormt daarbij het startpunt.

8.2   De revalidatie-indicatie

Verwijzing naar het revalidatiecentrum kan verlopen via een revalidatiearts, huisarts, kinderarts of via andere specialisten, zoals de orthopeed of neuroloog. De revalidatie-indicatie is de start van het revalidatieproces. De indicatie is afhankelijk van verschillende factoren. Zo wordt in de meeste revalidatiecentra gesteld dat:

* het kind tot een substantieel hoger niveau van functioneren te revalideren is, waarbij deze verbetering niet enkel te wijten is aan spontaan herstel;
* het kind naar verwachting de mogelijkheid heeft om naar zijn eigen, zo nodig aangepaste, leefomgeving terug te keren;
* het kind een ongestoord bewustzijn heeft en redelijk instrueerbaar is (bij jonge kinderen die niet trainbaar zijn, kunnen de revalidatiediagnostiek en interventie zich richten op de ouders);
* het kind voldoende fysiek belastbaar is of dit binnen afzienbare tijd zal worden om in een revalidatieprogramma te participeren;
* het kind medisch stabiel is;
* het kind en zijn ouders bereid zijn om actief deel te nemen aan revalidatie-oefenprogramma's en trainingsprogramma's;
* de kosten van klinische revalidatie vergoed worden door de zorgverzekeraar.

De geboden behandeling moet effectief zijn. Daarom is het noodzakelijk dat de revalidatiearts vóóraf inschat en duidelijk maakt wat het te verwachten effect is van de revalidatiebehandeling en wat de prognose is als deze behandeling niet plaatsvindt. Ten slotte wordt in de kinderrevalidatie meestal een leeftijdsgrens gehanteerd van maximaal achttien jaar; in sommige centra ligt die grens bij eenentwintig jaar.

8.3   Vormen van behandeling

Als de revalidatiearts de indicatie voor revalidatiebehandeling stelt, wordt daarin ook de complexiteit van de aandoening gewogen. Een groot deel van de geïndiceerde kinderen wordt poliklinisch behandeld. Hiervoor zijn de volgende mogelijkheden.

* Eerstelijns poliklinische behandeling, bijvoorbeeld alleen fysiotherapie in verband met het trainen van de spieren na een ongeval. Dit kan bijvoorbeeld plaatsvinden in een particuliere praktijk.
* Complexere multidisciplinaire poliklinische behandeling, bijvoorbeeld fysiotherapie in verband met het trainen van de spieren na een ongeval én ergotherapie in verband met de aanvraag van (tijdelijke) aanpassingen in huis. Deze behandeling vindt meestal plaats in een revalidatiecentrum.
* Dagbehandeling in combinatie met peuteropvang of school. De school is dan een mytylschool (voor kinderen met een lichamelijke handicap) of een tyltylschool (voor kinderen met een lichamelijke en verstandelijke handicap).

Wanneer poliklinische dagbehandeling niet mogelijk is of niet intensief genoeg is, zal klinische behandeling geïndiceerd worden. Meestal wordt deze gecombineerd met onderwijs aan een aan het revalidatiecentrum verbonden mytylschool.

8.4 Samenstelling van het team

Een revalidatieteam is multidisciplinair samengesteld, gezien de complexiteit van de problematiek. Tot de vaste disciplines behoren in ieder geval de volgende.

* De revalidatiearts
  Superviseert het multidisciplinaire behandelteam en heeft de eindverantwoordelijkheid over de behandeling.
* De (kinder)verpleegkundige/ziekenverzorgende
  Door de vierentwintiguursaanwezigheid van de verpleegkundige/ziekenverzorgende is deze de spil binnen het revalidatieproces. Haar voornaamste taken zijn signaleren, observeren en rapporteren. Alle vaardigheden die kinderen verwerven tijdens therapiesituaties, worden door de verpleegkundige vertaald naar vaardigheden in het dagelijks leven.
* De fysiotherapeut
  Oefent voornamelijk de grove motoriek van een kind, zoals lopen, fietsen, sporten, enzovoort. Een fysiotherapeut kan ook hulpmiddelen aanvragen ter ondersteuning van lopen, fietsen en sporten.
* De ergotherapeut
  Oefent voornamelijk de fijne motoriek van een kind, zoals schrijven en knippen. Een andere belangrijke taak van de ergotherapeut is de aanvraag van voorzieningen. Het gaat met name om voorzieningen ten behoeve van de thuissituatie en om voorzieningen ter ondersteuning van de fijne motoriek.
* De logopedist
  Oefent de mondmotoriek, slikfunctie, spraak- en taalontwikkeling. Tevens kan de logopedist hulpmiddelen aanvragen ter ondersteuning van deze spraak- en taalontwikkeling. Denk bijvoorbeeld aan een computer die voor het kind uitspreekt wat hij intoetst.
* De maatschappelijk werkende
  Geeft voornamelijk de ouders begeleiding. Deze kan praktisch van aard zijn, zoals bij de vraag: hoe regel ik aangepast schoolvervoer. De begeleiding richt zich ook vaak op de enorme verandering binnen de gezinssituatie. Veel relaties komen door een ingrijpende gebeurtenis met het kind onder grote druk te staan.
* De (kinder)psycholoog
  Geeft voornamelijk het kind begeleiding, bijvoorbeeld bij de verwerking van een ongeval of bij een veranderd concentratievermogen. Door middel van neuropsychologisch onderzoek wordt het huidige functioneren van het kind getest.
* De pedagogisch medewerker
  Zorgt voor een prettig en (voldoende) ontspannen behandel- en leefklimaat op de afdeling.

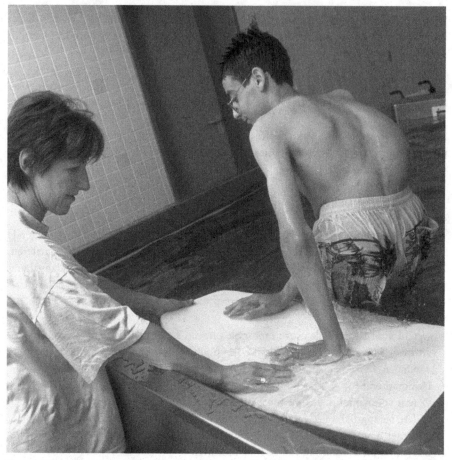

FIGUUR 8.1 OEFENINGEN IN WATER WORDEN GEDAAN OM DE GROVE MOTORIEK VAN KINDEREN TE OEFENEN

Binnen de meeste revalidatiecentra zijn vestigingen te vinden van firma's die onder-steunende diensten verrichten, zoals orthopedische schoenmakers, instrumentmakers, rolstoelwerkplaatsen, enzovoort.

Binnen een revalidatieteam is sprake van interdisciplinaire samenwerking. Er wordt een gezamenlijk behandelplan opgesteld, waarbinnen elk teamlid verantwoordelijk is voor zijn eigen vakgebied. Tijdens de behandeling wordt gestreefd naar een zo goed mo-gelijke aanvulling op elkaars vakgebied. Het revalidatiebehandelplan is in beginsel al-tijd gebaseerd op de hulpvraag van ouders en kind. Daarnaast wordt gekeken naar het-geen de verschillende disciplines als grootste probleem (kernprobleem) ervaren. Als dit overeenkomt met de hulpvraag van ouders en kind, kan direct gestart worden met de formulering van doelen. Is er een discrepantie tussen de hulpvraag van ouders en kind en het kernprobleem zoals dat wordt gezien door de verschillende disciplines, dan zal eerst naar een compromis gezocht moeten worden. Een voorbeeld hiervan is de wens dat het kind weer zelfstandig naar zijn oude school gaat; dit is de hulpvraag van ouders en kind. Het kernprobleem gezien vanuit de verschillende disciplines is dat door het gebrek aan ziekte-inzicht het kind verkeersonveilig is en het niet zelfstandig naar zijn ou-de school kan gaan. In overleg met ouders kan worden besloten dat ofwel het kind onder begeleiding naar zijn oude school gaat, ofwel dat eerst aan zijn verkeersveiligheid wordt gewerkt.

8.5 De rol van de (kinder)verpleegkundige in de kinderrevalidatie

De verpleegkundige is binnen het revalidatieteam de meest centrale persoon. Doordat er vierentwintiguurszorg gegeven wordt, zijn met name de verpleegkundige observaties van essentieel belang voor het multidisciplinaire team. Therapeuten die de kinderen hooguit een uur per dag zien, moeten blind kunnen varen op de observaties en vaak ook interpretaties van de verpleegkundigen. Op hun beurt geven zij aan de verpleegkundige door hoe ver een kind tijdens de therapiesessies is gekomen. De verpleegkundige ver-taalt deze (op)nieuw verworven vaardigheden naar activiteiten van het dagelijks leven (ADL). Tijdens de therapie leert een kind bijvoorbeeld op te staan vanaf de behandel-bank. De verpleegkundige laat het kind opstaan uit zijn bed, van de eetkamerstoel en de bank.

Doordat er 24 uur per dag verpleegkundige zorg aanwezig is, is de verpleegkundige voor het opgenomen kind vaak dé persoon om een vertrouwensband mee aan te gaan. De verpleegkundige behartigt voor een deel de belangen van het opgenomen kind en zal zich daarom ook moeten kunnen inleven in zijn belevingswereld.

Daarnaast is de begeleiding van de ouders een belangrijke taak van de verpleegkundi-ge.

De verpleegkundige zal streven naar een zo groot mogelijke zelfredzaamheid van het opgenomen kind, waarbij zij rekening houdt met de prognose van het ziektebeeld, het ontwikkelingsniveau en de leeftijd van het kind. Bovendien zal zij de activiteiten coör-dineren die rondom het opgenomen kind worden georganiseerd en die zo nodig beter op elkaar afstemmen. Door de grote begeleidende, motiverende en stimulerende rol van de revalidatieverpleegkundige wordt ook wel gezegd: revalidatieverpleegkunde is verple-gen met de handen op de rug!

De eerstverantwoordelijke verpleegkundige (EVV)
In de meeste revalidatiecentra wordt gewerkt volgens het systeem van eerstverantwoor-delijke verpleegkundige.

De EVV-er:
- is eindverantwoordelijk voor het zorgproces, zoals de arts dat is voor het behandel-plan;
- houdt van de aan haar toegewezen kinderen de rode draad van het revalidatieproces in de gaten, vanaf opname tot en met ontslag;
- is voor het kind en zijn familie, alsook voor het behandelteam, het aanspreekpunt over het kind en zijn revalidatieproces;

- stelt in overleg met het kind en zijn ouders het verpleegplan op en draagt er zorg voor dat zowel de hulpvraag van de ouders alsook die van het kind bekend worden binnen het multidisciplinaire team;
- heeft regelmatig overleg met het kind en zijn ouders over de voortgang van het revalidatieproces en stelt zo nodig het verpleegplan bij.

Juist bij klinische revalidatie is deze centrale positie van de EVV-er belangrijk. Een kind heeft met zoveel verschillende disciplines te maken en maakt vaak zo'n emotionele en onzekere tijd door, dat het noodzakelijk is dat één persoon het revalidatieproces voor hem blijft bewaken. Vooral ook voor de ouders is het een geruststellend idee dat iemand de belangen van hun kind behartigt als zij daar zelf niet toe in staat zijn of niet aanwezig zijn. Ouders maken veelal een emotionele en uitputtende tijd door en hebben niet zelden wekenlang voor het leven van hun kind gevreesd.

In de poliklinische situatie is de revalidatiearts de coördinator. Is er sprake van dagbehandeling, dan berust deze taak veelal bij de groepsleiding. Dit zijn meestal pedagogisch medewerkenden, soms verpleegkundigen.

8.6   Diagnosegroepen

Als gekeken wordt naar de diagnosegroepen zoals ze landelijk binnen de klinische kinderrevalidatie voorkomen, dan valt direct de enorme diversiteit op. Toch zijn de afgelopen jaren (1998, 1999 en 2000) twee diagnosegroepen te noemen die verreweg het meest voorkomen. Dit zijn de groepen kinderen met niet-aangeboren hersenletsel (NAH) en die met functionele klachten. Beide nemen ongeveer een kwart (25%) van de landelijk beschikbare bedden van de kinderrevalidatie in beslag. De overige 50% wordt gedeeld door tal van kleine diagnosegroepen, die bestaan uit kinderen met een dwarslaesie, juveniele chronische artritis, neuromusculaire aandoeningen, enzovoort. De twee grootste diagnosegroepen worden aan de hand van een casus verder uitgewerkt.

8.6.1   Niet-aangeboren hersenletsel

Niet-aangeboren hersenletsel wordt als volgt gedefinieerd:

> 'hersenletsel ten gevolge van welke oorzaak dan ook, anders dan rond of vanwege de geboorte ontstaan, dat leidt tot een onomkeerbare breuk in de levenslijn en tot het aangewezen zijn op hulpverlening'.

Deze definitie van het LCP (Landelijk Coördinatiepunt niet-aangeboren hersenletsel 1992) omvat alle oorzaken. Vaak wordt een onderscheid gemaakt tussen traumatisch en niet-traumatisch letsel. Dit onderscheid is met name belangrijk om de aard en de gevolgen van het letsel te kunnen vaststellen. In tabel 8.1 staan de mogelijke oorzaken genoemd.

TABEL 8.1 ONDERSCHEID TRAUMATISCH/NIET-TRAUMATISCH LETSEL

Traumatisch	Niet-traumatisch

Zonder schedelletsel
– (verkeers)ongeval
– val
– zwaar voorwerp tegen het hoofd
Met schedelletsel
– binnendringen van botgedeelten als gevolg van sche-
  delbreuk
– binnendringen van een vreemd voorwerp zoals kogel,
  steekwapen, ijzeren voorwerp
	Hypoxie/anoxie ten gevolge van:
	– hartstilstand
	– bijna-verdrinking
	– strangulatie
	– rookvergiftiging
	Encefalitis
	Cerebro Vasculair Accident (CVA)
	Tumor
	Intoxicatie (drugs, rook, alcohol)
	Epilepsie
	Metabole aandoeningen
	Degeneratieve ziekten

Tabel overgenomen uit: *Kinderrevalidatie*, Meihuizen-de Regt 1998.

Binnen de kinderrevalidatie is veel aandacht voor niet-aangeboren hersenletsel. De meeste revalidatiecentra hebben hiervoor gespecialiseerde afdelingen of teams. Er zijn in de loop der jaren zintuiglijke stimuleringsprogramma's ontwikkeld. Deze hebben als doel het tot stand brengen en uitbouwen van enig bewustzijn. Er worden volgens een vast schema prikkels toegediend. Dit kunnen allerlei prikkels zijn: tastprikkels, bewegings-prikkels, pijnprikkels, visuele prikkels, auditieve prikkels, enzovoort. Door zintuiglijke stimulatie worden zenuwcellen geactiveerd: ze worden actief als er prikkels binnen-komen. Is er sprake van bewustzijn, dan wordt overgegaan op cognitieve stimulering.

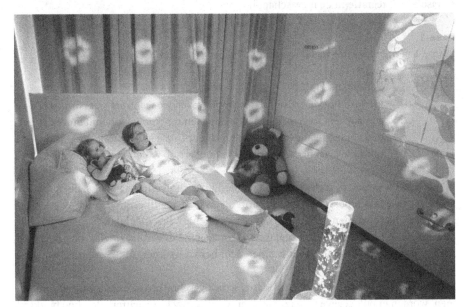

FIGUUR 8.2   HET TOT STAND BRENGEN VAN BEWUSTZIJN WORDT ONDER ANDERE GEDAAN DOOR
HET GEVEN VAN LICHT- EN GELUIDSPRIKKELS

Casus

Marieke (16 jaar) zit bij een vriendin achterop de brommer als ze door een auto geschept worden. Marieke loopt ten gevolge van dit ongeluk verschillende breuken en hersenletsel op. De eerste twee weken na het ongeluk ligt ze in coma, waarna ze langzaam weer bijkomt. Omdat ze medisch stabiel is, wordt ze overgeplaatst naar het revalidatiecentrum. In het revalidatiecentrum kan Marieke niet praten, is ze volledig ADL-afhankelijk en kan ze nog niet zitten. De weken erna vertoont ze een grote bewegingsonrust en gaat ze langzaam weer praten, waardoor haar desoriëntatie in tijd, plaats en persoon op de voorgrond komt te staan.

In de tijd die volgt knapt Marieke lichamelijk zienderogen op. Ze heeft nog wel veel last van concentratieproblemen en wisselende stemmingen. Haar oude schoolniveau is niet meer haalbaar. Familie en vrienden van Marieke kennen haar niet meer terug en weten zich met de situatie niet goed raad.

Tijdens het herstel van hersenletsel zijn vijf fasen te onderscheiden. Deze fasen zijn herkenbaar aan specifieke problemen en aandachtspunten. De fasen lopen in elkaar over en soms duurt de ene fase langer dan de andere. Het komt ook voor dat een kind in een bepaalde fase blijft hangen. Dit is afhankelijk van de ernst en de locatie van het letsel. Achtereenvolgens spreken we over:

- fase 1: herstel van de vitale functies;
- fase 2: heroriëntatie;
- fase 3: herstel van de vaardigheden;
- fase 4: toepassen van de vaardigheden;
- fase 5: reïntegratie in de maatschappij.

Fase 1

In fase 1 wordt een kind veelal aangemeld bij een revalidatiecentrum.

Vervolg casus

Marieke ligt de eerste dagen in het revalidatiecentrum veel in bed. Ze zit soms in een rolstoel met allerlei steunen rondom haar hoofd omdat ze nog geen hoofdbalans heeft. Voeding krijgt ze via een neussonde. Marieke geeft geen blijk van herkenning als haar ouders en vrienden op bezoek zijn.

In fase 1 vindt de eerste stap binnen de methodische zorgverlening plaats: de opname. De eerste fase is een observatiefase, waarin door alle disciplines problemen worden gesignaleerd. Deze worden gebundeld in een gezamenlijk behandelplan. Daarnaast heeft de verpleging haar eigen verpleegplan, waarin specifieke verpleegproblemen staan. In het geval van Marieke zouden dit kunnen zijn: het voorkómen van decubitus, van contracturen en van spasmeopbouw.

Behalve dat er in deze eerste fase aandacht wordt geschonken aan deze verpleegproblemen, worden er ook gegevens verzameld; er wordt getracht te achterhalen hoe het kind premorbide (voor het ongeval) functioneerde: wat het schoolniveau was, of het concentratie- en leerproblemen had, enzovoort. Via ouders en school wordt zoveel mogelijk informatie verkregen. Ook is het belangrijk om te weten wat het karakter van het kind was. Vaak treden na hersenletsel namelijk blijvende gedragsveranderingen op. In deze fase dient de verpleegkundige de ouders gedoseerd informatie te geven. Meestal wordt de ouders uitleg gegeven over de vijf fasen van herstel van hersenletsel. Het komt vaak voor dat de informatie die aan de ouders gegeven wordt een uur later alweer is weggezakt, omdat er zo ontzettend veel op hen afkomt. Herhaling is dus erg belangrijk; het is het beste als door alle disciplines dezelfde informatie gegeven wordt.

De methodische zorgverlening komt in alle fasen terug: elke fase vraagt opnieuw plannen, coördineren, rapporteren, uitvoeren en evalueren van zorg.

In deze eerste fase is het belangrijk te waken voor overprikkeling, om overbelasting van de hersenen te voorkomen. Overbelasting is bijvoorbeeld te herkennen aan onrustig gedrag of overmatig geeuwen/slapen. Een doel zou kunnen zijn Marieke gedoseerd prikkels aan te bieden volgens een strak schema. De reacties op die prikkels worden nauwkeurig geobserveerd en gerapporteerd. Het kind wordt op een eenpersoonskamer verpleegd volgens een strak dagprogramma, zodat elke dag dezelfde structuur heeft. Hierdoor wordt voor het kind de dag zo overzichtelijk mogelijk gehouden en worden onverwachte 'stoorzenders' zoveel mogelijk buitengesloten. Activiteiten worden afgewisseld met rust.

Het Revalidatie Activiteiten Profiel (RAP) is ontwikkeld als hulpmiddel voor het formuleren en evalueren van doelstellingen (zie figuur 8.3).

Fase 2

In fase 2 verblijft het kind meestal al enkele weken in een revalidatiecentrum.

Vervolg casus

Marieke begint langzaam haar ouders en vrienden te herkennen. Ze krijgt meer hoofdbalans en na een week noemt ze haar eigen naam. Haar ouders zijn dolblij met de vooruitgang, maar maken zich ernstig zorgen over de toekomst. Ze willen graag precies weten in hoeverre Marieke zal herstellen en ze leggen deze vraag bij elke discipline neer. Niemand geeft hun een bevredigend antwoord.

Door het hele multidisciplinaire team worden doelen gesteld voor de komende weken. Elke afzonderlijke discipline gaat op haar eigen vakgebied aan het werk, al bestaan er natuurlijk grote overlappingen.

De verpleegkundige begeleiding vindt voornamelijk op psychisch en sociaal vlak plaats, maar behelst ook het geven van informatie. Een duidelijke prognose kan op dit moment niet gegeven worden, ook al zijn de ouders daar vaak naar op zoek. De verpleegkundige kan in deze fase de ouders enkel steunen in hun onzekere toekomst. Het is belangrijk dat geen valse verwachtingen worden gewekt. Voor ouders is dit vaak een verdrietige en moeilijke fase. Ook nu is het belangrijk dat steeds dezelfde informatie wordt gegeven door dezelfde personen en dat deze informatie herhaald wordt. De verpleegkundige

RAP discipline formulier

Naam: _____   Invuldatum: _____

Geslacht: _____   Patiëntnummer: _____

Geboortedatum: _____   Eerste teambespreking: _____

Diagnose: _____   Volgende teamdatum: _____

Arts: _____   Voorlopige ontslagdatum: _____

Discipline: _____   Ingevuld door: _____

Communicatie

Bevindingen/plannen: _____

Doel: _____

Mobiliteit

Bevindingen/plannen: _____

Doel: _____

Persoonlijke verzorging

Bevindingen/plannen: _____

Doel: _____

Dagbesteding

Bevindingen/plannen: _____

Doel: _____

Relaties

Bevindingen/plannen: _____

Doel: _____

Algemene opmerkingen/aanwijzingen

Bijzonderheden: _____

Therapiefrequentie: _____

Overnamecode: _____

Logeerkamer: _____

Proefwoning: _____

Meeloopdag: _____

FIGUUR 8.3   RAP-FORMULIER.

richt zich in deze fase op de begeleiding van de ouders. Er is 24 uur per dag een verpleegkundige aanwezig en zo kunnen de ouders op elk moment steun krijgen in deze moeilijke tijd.

De maatschappelijk werkende is natuurlijk ook intensief met ouderbegeleiding bezig, al is haar rol duidelijk anders. Zij is er alleen voor de ouders en zal van de ouders bepaalde verwachtingen hebben, zoals het bespreekbaar maken van bepaalde zaken. De verpleegkundige is er ook voor het kind en zij zal eerder van de ouders accepteren dat bepaalde zaken nog te moeilijk zijn om te bespreken.

In deze fase biedt de verpleegkundige het kind na een multidisciplinair overleg voldoende structuur, veiligheid en regelmaat aan (dagelijks dezelfde volgorde in ADL in dezelfde ruimte, een vast dagprogramma, veel rustmomenten in een prikkelarme omgeving). Er kan gestart worden met het stimuleren van actie vanuit het kind, bijvoorbeeld in de ADL. Voorzichtig kan begonnen worden met kleine beetjes vaste voeding en eventueel kan gekeken worden naar een alternatieve manier om te communiceren, zoals het gebruik van een letterkaart. Tijdens therapiesituaties zal vooral gewerkt worden aan het mobiliseren van het kind en aan het activeren van zijn motorische functies.

Fase 3

In fase 3 wordt er volop geoefend in het revalidatiecentrum.

> #### Vervolg casus
>
> Marieke gaat lichamelijk goed vooruit. Haar breuken genezen dusdanig dat ze meer mag gaan belasten. Vaste voeding krijgt ze op een veilige manier binnen, waardoor ze weer aansterkt. Doordat haar oog-handcoördinatie echter niet optimaal is, heeft ze hulp nodig bij het eten en overige ADL. Ook heeft ze problemen met haar evenwicht, waardoor ze nog niet veilig alleen kan lopen. Ze lijkt dit zelf niet te zien, waardoor regelmatig onveilige situaties dreigen te ontstaan. Bovendien gaat de verwerking van nieuwe informatie traag en is het onthouden ervan moeilijk; Marieke is niet gemotiveerd om te oefenen en wil naar huis.

Ook in deze fase staat het multidisciplinaire werken op de voorgrond. Alle problemen die rond een patiënt bestaan, moeten door de verschillende disciplines op dezelfde manier benaderd worden. Denk daarbij aan gedragsproblemen, aandachtsstoornissen, geheugenstoornissen en motorische beperkingen. De loopfunctie bijvoorbeeld moet behalve door gerichte fysiotherapie zowel thuis, op de afdeling als bij een gesprek met de psycholoog op dezelfde manier getraind en gestimuleerd worden. Er wordt ook wel gesproken van cognitieve revalidatie.

Cognitie is het geheel aan vaardigheden waarmee we informatie verwerven: het opnemen, verwerken, vastleggen en gebruiken van informatie (Van Balen 1990). Om zelfstandig te kunnen functioneren zijn deze vaardigheden belangrijker dan de fysieke. Cognitieve revalidatie beperkt zich niet tot een paar sessies per week. Door continue oefening binnen het revalidatie-, woon- en leefprogramma worden vaardigheden aangeleerd.

In deze fase begeleidt de verpleegkundige ouders en kind bij de verwerking van hetgeen gebeurd is. Er vindt vaak verliesverwerking plaats. Het kind en zijn ouders lijken te beseffen wat er gebeurd is en wat de gevolgen hiervan (kunnen) zijn. Vaak hebben kinderen in deze fase heimwee, wat versterkt kan worden door een beperkt ziekte-inzicht. Het motiveren tot revalidatie komt hierdoor op de voorgrond te staan. Hierbij kunnen ouders uiteraard een grote rol spelen.

Meestal wordt in deze fase weer gestart met onderwijs, zodat het kind weer went aan een onderwijsprogramma. Veelal wordt begonnen met individueel onderwijs, waardoor rekening gehouden kan worden met de belastbaarheid en het individuele niveau van functioneren.

Als lid van het multidisciplinaire team begeleidt de verpleegkundige de ouders en het kind in het verwerken van hun verlies. Door middel van gesprekken worden ouders geholpen de nieuwe situatie te accepteren. Door hen frequent uit te nodigen om mee te kijken in therapiesituaties worden ze geholpen de nieuwe situatie een plaats te geven. Het is belangrijk ouders de gelegenheid te geven hun verdriet en eventuele boosheid te uiten.

Fase 4

In fase 4 neemt de zelfredzaamheid toe.

> #### Vervolg casus
> Marieke kan zelf haar boterham smeren en zonder grote problemen komt die boterham ook in haar mond terecht. Lopen gaat al beter: zonder begeleiding legt ze de afstanden binnen het revalidatiecentrum af. In het verkeer gaat het minder. Als onverwachts een brommer voorbijscheurt, weet Marieke niet meer hoe ze verder moet. Ze blijft stokstijf midden op de weg staan en reageert pas als de therapeut haar bij de arm pakt. Toch vindt Marieke zelf dat het goed met haar gaat. Ze is ervan overtuigd dat ze terug kan naar haar oude schoolklas, ook al is het nog steeds moeilijk nieuwe informatie te onthouden.

De verpleegkundige zal in deze fase het kind en zijn ouders leren de (op)nieuw verworven vaardigheden toe te passen in het dagelijks leven, bijvoorbeeld door middel van een instructieformulier dat meegaat op weekendverlof. Voordat een weekendverlof plaats kan vinden, moeten noodzakelijke, eventueel tijdelijke, voorzieningen getroffen zijn. Zo nodig kan thuiszorg ingeschakeld worden of kan het revalidatiecentrum bepaalde hulpmiddelen uitlenen. Na een weekendverlof vindt uitgebreide evaluatie met ouders en kind plaats. Problemen waar ze in het weekend tegen aangelopen zijn, worden direct in het behandelprogramma verwerkt. Bijvoorbeeld in het geval dat is gebleken dat er thuis maar één leuning aan de trap zit, terwijl in het revalidatiecentrum werd geoefend met twee leuningen. Ook het vergroten van de leefwereld hoort in deze fase thuis. Het weekendverlof zal uitgebreid worden en soms wordt een bezoek aan de oude school gebracht. Er wordt door psycholoog, ouders en kind een keuze gemaakt voor het te volgen onderwijs, waarbij ambulante begeleiding geïndiceerd kan zijn. Het kind krijgt extra begeleiding bij het leren gebruiken van tijdelijke of permanente hulpmiddelen, om zo zijn zelfredzaamheid te vergroten. Denk bijvoorbeeld aan krukken, een agenda met klokken om de dag te verduidelijken, enzovoort. Ouders krijgen begeleiding bij de ervaren problemen tijdens weekendverlof en bij het emotionele aspect dat hun kind nooit meer de 'oude' zal worden. Hier gaat de maatschappelijk werkende uitgebreid mee aan de slag. Zij zal door middel van gesprekken met de ouders de nieuwe situatie hanteerbaarder maken en zo nodig praktische handvatten aanbieden. Het ontslag kan worden voorbereid.

Gedurende de hele opname hebben, volgens de WGBO, het kind en zijn ouders recht op inzage in het dossier. Voor de verpleegrapportage houdt dit het volgende in: ouders van kinderen tot en met twaalf jaar hebben het recht om samen met de verpleegkundige en eventueel het kind het dossier te lezen. Kinderen tussen de twaalf en zestien jaar mogen ook zonder hun ouders, met de verpleegkundige het dossier lezen. Ook de ouders mogen het dossier lezen met de verpleegkundige. Boven de zestien jaar beslissen kinderen bij opname of hun ouders het dossier mogen lezen. Schaduwrapportage is volgens de wet verboden; alleen persoonlijke werkaantekeningen mogen voor zowel ouders als kind achtergehouden worden.

Fase 5
In fase 5 gaat het kind naar huis.

Vervolg casus
Marieke gaat naar huis. Ze gaat weer naar haar oude klas en volgt dit jaar drie van de zes vakken, met extra begeleiding. Volgend jaar doet ze de andere drie vakken, zo heeft ze met school afgesproken. Marieke kan lopend naar school en haar moeder heeft geregeld dat op de heenweg altijd een docent met haar meeloopt die in de straat woont. Een vriendin brengt Marieke altijd thuis. Aan het eind van een schooldag is Marieke erg moe, maar ze weet dat dit er voorlopig bij hoort. Daarom gaat ze na school altijd eerst een uur thuis rusten, voordat ze eventueel met vriendinnen afspreekt. Twee keer in de week heeft ze fysiotherapie bij haar in de wijk. Het brommerongeluk is ruim een half jaar geleden.

De verpleegkundige draagt in deze fase zorg voor het afronden van het hulpverleners-contact. De gehele opname wordt ten aanzien van de verpleegkundige zorg geëvalueerd. De verpleegkundige doet dit aan de hand van een ontslagformulier. Tijdens de ontslagfase is het belangrijk met kind en ouders stil te staan bij mogelijke vragen die kunnen voorkomen na ontslag, zoals de volgende.
- Waar kunnen het kind en zijn ouders terecht bij lichamelijke terugval?
- Waar kunnen het kind en zijn ouders terecht met vragen en problemen op psychosociaal vlak?
- Hoe kunnen het kind en zijn ouders zo zelfstandig mogelijk functioneren: waar vinden ze de nodige hulpmiddelen en de nodige steun?

• Wat zijn de verwachtingen van het kind en zijn ouders ten aanzien van het revalidatiecentrum na ontslag en zijn deze verwachtingen reëel?

Er zal altijd gestreefd worden naar een zo zelfstandig mogelijk invoegen in de maatschappij, eventueel met (tijdelijke) voorzieningen. Nazorg wordt meestal poliklinisch gegeven, zodat kan worden ingegrepen bij onverwachte problemen.

8.6.2 Functionele klachten

Een functionele klacht kan als volgt worden gedefinieerd:

> 'mentale of lichamelijke stoornis die niet verklaard kan worden door een somatische aandoening, hoewel het aannemelijk is de oorzaak te zoeken in de somatische sfeer'.

De psychiatrische diagnose conversie zou gezien kunnen worden als een ernstige variant van functionele klachten.
Bij functionele klachten wordt gezocht naar een lichamelijke verklaring, maar deze blijkt het klachtenpatroon onvoldoende te kunnen verklaren. De kinderen worden aangemeld voor revalidatie met diagnoses als chronische pijn, posttraumatische dystrofie, chronisch vermoeidheidssyndroom, onverklaarbare loopstoornissen, fibromyalgie. De leeftijd van kinderen met functionele klachten ligt meestal boven de tien jaar en over het algemeen worden meer meisjes dan jongens met deze problematiek gezien.

Casus

Ilse (17 jaar) wordt aangemeld in het revalidatiecentrum met een posttraumatische dystrofie van het linkerbeen. De voorgeschiedenis vertelt dat ze is gevallen en in het begin weinig pijn had. Na een aantal dagen kreeg ze meer pijn aan haar enkel en problemen met lopen. Vervolgens kreeg ze in het ziekenhuis een gipsspalk. De pijn verminderde niet en de diagnose posttraumatische dystrofie werd gesteld. Ze werd hiervoor in het ziekenhuis op de hiervoor aangewezen manier behandeld. Helaas trad geen verbetering op. Uiteindelijk volgde aanmelding voor klinische revalidatie.

Verklaringsmodellen voor dit klachtenpatroon zijn terug te vinden in diverse theorieën. We gaan ervan uit dat drie groepen factoren een rol spelen in het totale plaatje, namelijk:
1 lichamelijke factoren, denk bijvoorbeeld aan overbelasting of een trauma;
2 psychische factoren, zoals die zich bijvoorbeeld kunnen voordoen na het doormaken van een ingrijpende gebeurtenis als een scheiding, het overlijden van iemand uit de nabije omgeving van het kind of seksueel misbruik; ook het hebben van beperkte mogelijkheden om met problemen om te gaan wordt hiertoe gerekend;
3 omgevingsfactoren, zoals problemen thuis of pesterijen op school.

Vaak is sprake van een start op lichamelijk vlak, zoals het geval is bij Ilses valpartij en geblesseerde enkel. Vervolgens gaat de omgeving hierop reageren en het kind merkt dat de probleemvolle situatie waarin het zat verandert: andere problemen schuiven naar de achtergrond en de lichamelijke klachten komen op de voorgrond te staan. Dit betekent dat het kind op korte termijn wel degelijk lichamelijk ongemak en pijn ervaart, maar dat de situatie voor hem op de een of andere manier gemakkelijker hanteerbaar wordt. Alle aandacht gaat naar de lichamelijke problemen en moeilijkheden op een ander vlak vallen weg. Op dat moment kunnen het kind en zijn omgeving in een soort valstrik vast komen te zitten.

Het kind heeft onbewust een soort uitweg gevonden voor de moeilijke problemen die het op psychosociaal gebied tegenkomt. Op de korte termijn heeft het kind pijn. Op de lange termijn moeten de mogelijke gevolgen niet onderschat worden: het kind gaat steeds minder doen en neemt steeds minder deel aan alle activiteiten die passen in het gewone dagelijkse leven. Dit kan zover gaan dat het kind uiteindelijk in een rolstoel of in bed belandt.

Kinderen die worden aangemeld bij een revalidatiecentrum met functionele klachten krijgen vóór opname een poliklinische intake waar de revalidatiearts, psycholoog en maatschappelijk werkende bij aanwezig zijn. Zij schatten in of het daadwerkelijk om functionele klachten gaat, of dat er iets anders aan de hand is. Twee belangrijke kenmerken van functionele klachten zijn:

- inconsistentie: de ene keer meer beperkingen tonen dan de andere keer;
- opgewekte stemming: de stemming klopt niet bij de ernst van de zaak.

Vervolg casus

Ilse is poliklinisch door de arts, de psycholoog en de maatschappelijk werkende gezien. Na deze intake hoort ze dat ze ter observatie wordt opgenomen en dat na twee weken wordt bekeken of ze in het revalidatiecentrum kan blijven. Ilse en haar ouders zijn opgelucht. Al enige tijd werden haar klachten bestempeld als iets wat tussen haar oren zit. Nu worden ze eindelijk serieus genomen.

De eerste twee weken worden gebruikt als observatieperiode. Het multidisciplinaire behandelteam zal de observatie richten op van tevoren afgesproken punten. Tijdens deze weken zal duidelijk moeten worden of er ingang voor verandering is; met andere woorden, of het kind revalideerbaar is. Ook zal in deze periode zeker gekeken worden naar actieve verschijnselen van de dystrofie tijdens het opbouwen van oefeningen. Inconsistenties zullen worden genegeerd door het behandelteam.

Vervolg casus

Na twee weken observatie heeft het multidisciplinaire behandelteam de volgende gegevens verzameld.

1 Lichamelijk: Ilse kan geen enkele aanraking aan haar voet en been hebben: kleding en schoenen kan ze niet verdragen. De arts vindt bij lichamelijk onderzoek geen actieve dystrofie: er is geen duidelijke verkleuring waar-

neembaar, spieren functioneren goed en er is geen waarneembaar verschil in omvang en temperatuur tussen beide voeten.

2 Psychologisch: Ilse vermijdt problemen en conflicten. Ze ervaart de scheiding van haar ouders en met name de problemen die de bezoekregeling geeft als ingrijpend.

3 Omgevingsfactoren: school is geen probleem. Ilse woont met haar zus bij haar vader. Sinds kort woont de nieuwe vriendin van hem bij hen.

De volgende conclusie wordt getrokken: het gaat om een 17-jarig meisje dat mogelijk dystrofie heeft gehad van de linkerenkel. Op dit moment zijn er geen dystrofische verschijnselen. Complexe factoren hebben invloed op het klachtenpatroon. Het multidisciplinaire team besluit Ilse te gaan behandelen omdat men mogelijkheden ziet om vooruitgang te boeken.

De behandeling van een kind met functionele klachten zal op twee sporen plaatsvinden: somatisch en psychisch.

- *Somatisch*: het aanleren van gezond gedrag en het afleren van ziektegedrag door middel van intensieve fysio- en ergotherapie. Al het aangeleerde in therapiesituaties wordt door de verpleegkundige ingebouwd in dagelijkse activiteiten en handelingen. Door deze intensieve revalidatie wordt ouders en kind een alibi/mogelijkheid geboden om van de klachten af te komen, om de vicieuze cirkel te doorbreken.
- *Psychisch*: inzicht, uitleg en advies aan ouders en kind geven. Dit zal gefaseerd gebeuren als ouders en/of kind eraan toe zijn. Het grootste voorwerk van deze taak zal door de psycholoog worden gedaan, daarna neemt het multidisciplinaire team onder begeleiding van de psycholoog deze taak gedeeltelijk over.

Het doel van de opname is ouders en mogelijk ook het kind bewust te maken van de manier waarop de situatie ontstaan is. Aan het begin wordt een verklaringsmodel gebruikt, om de eerste stap in de goede richting te zetten.

Vervolg casus

Als de behandeling eenmaal gestart is, heeft Ilse een gesprek met de arts. Deze wil precies weten wat Ilses einddoelen van de behandeling zijn. Samen komen ze tot een lijstje met doelen als: twintig minuten fietsen, traplopen thuis en op school en een uur sporten. Ilse vindt het prettig dat zijzelf kan bepalen waar ze aan gaat werken in het revalidatiecentrum en raakt daardoor gemotiveerder dan ze al was. Toch vraagt ze zich af wat er nu aan haar been mankeert, vooral omdat anderen zeiden dat het tussen de oren zou zitten. De arts geeft als verklaring dat ze een afwijkend bewegingspatroon heeft ontwikkeld doordat ze aan het begin van de dystrofie veel pijn heeft gehad. Doordat ze onbewust de pijn probeerde te voorkomen, is ze haar been gaan ontzien. Nu zijn haar spieren al een tijd niet meer gebruikt en zijn ze daardoor zwak en gevoelig geworden. Met intensieve training krijgen ze het wel weer op peil.

Ilse verlaat opgelucht de kamer van de arts en denkt: eigenlijk is het zo logisch als wat!

Aan de ouders wordt hetzelfde verklaringsmodel gegeven. Toch wordt bij hen ook geprobeerd om voorzichtig te zoeken naar een reden achter het ziektegedrag. Er zal worden uitgelegd wat de mogelijke functie van de klachten kan zijn en wat door het kind als ziektewinst ervaren kan worden. De verbondenheid tussen psychisch welbevinden en lichamelijk functioneren zal worden uitgelegd. Naarmate de opname vordert, zal het verklaringsmodel veranderen. Langzaamaan kunnen termen als 'ziektewinst' aan de ouders worden verklaard.

Het kind krijgt de mogelijkheid om door hard te trainen de klachten en beperkingen meester te worden. Tegelijkertijd leert het een adequate manier van problemen oplossen aan. Het kind kan gezond gedrag laten zien en daar alle aandacht voor krijgen.

Vervolg casus

Ilse heeft het moeilijk met de situatie thuis. Ze wil graag de vrede bewaren tussen haar biologische ouders, maar dat gaat moeizaam. Toch hoort de maatschappelijk werkende tijdens gesprekken met haar ouders dat Ilse thuis laat zien dat ze steeds beter in staat is om problemen en conflicten die zich voordoen zelf aan te pakken. Een belangrijke stap in de goede richting.

Zoals al eerder is gezegd, is revalideren verplegen met de handen op de rug. Dat is bij deze groep kinderen helemaal het geval. Als verpleegkundige is het belangrijk om het kind te blijven stimuleren, ook al heeft het soms pijn. De positieve dingen worden door de verpleegkundige en door de andere disciplines benadrukt en de negatieve worden genegeerd. De verpleegkundige stimuleert het kind om te werken aan de gestelde doelen, ze waakt ervoor dat het kind meer doet, of juist minder. Aan het niet behalen van de doelen kunnen consequenties verbonden worden die veelal vooraf besproken worden.

Vervolg casus

Ilse heeft het helemaal gehad op de kinderafdeling. Ze is al enorm vooruitgegaan, maar nu is haar motivatie ver te zoeken. Het is ook zo ontzettend spannend om volgende week een halve dag naar haar school te gaan. Wat zullen haar klasgenoten van haar vinden? Ilse besluit er voor deze week de brui aan te geven. Ze zegt: 'Dan haal ik mijn doelen toch niet? Wat kan mij dat nu schelen?'

Aan het eind van de week hoort ze van de arts dat ze haar doelen nog niet heeft behaald en dat ze het weekend in het revalidatiecentrum moet blijven om te oefenen als het zo doorgaat. Daar heeft Ilse geen rekening mee gehouden. Bijna iedereen gaat op weekendverlof, dus Ilse besluit om nog even keihard te gaan oefenen om alsnog haar weekdoelen te behalen. Ze haalt het net.

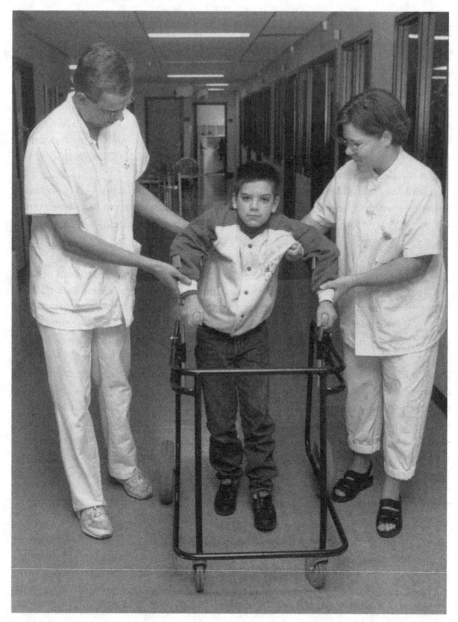

FIGUUR 8.4 VERPLEEGKUNDIGEN STIMULEREN HET KIND OM DE WEKELIJKS VASTGESTELDE DOELEN TE BEHALEN

De gestelde doelen vormen de rode draad tijdens de opname. Er wordt zo min mogelijk van afgeweken. Meestal zijn ze vertaald naar weekdoelen, waardoor elke week succes te behalen valt. In week 7 heeft Ilse bijvoorbeeld de volgende doelen staan:

- elke dag minimaal drie keer vijf minuten zelfstandig het been volledig belasten;
- dagelijks twee keer met de verpleegkundige de spierversterkende oefeningen doen zoals de fysiotherapeut ze heeft uitgelegd;

- dagelijks vijftien minuten buiten in het park lopen;
- dagelijks drie trappen op- en aflopen met de therapieassistent.

Naarmate de opname vordert, kunnen verworven vaardigheden ook in de weekenden thuis toegepast worden. Uiteindelijk zullen de weekenden verlengd worden met een dag, om ook op de eigen school te kunnen proefdraaien.

De meerwaarde van klinische revalidatie

Doordat het kind uit de thuissituatie wordt weggehaald, kunnen psychosociale factoren die thuis zo'n belangrijke invloed kunnen hebben op de klachten, even op afstand worden gezet. Dat verstoort minder. Verder kan het kind worden ondergedompeld in revalidatie en training. Weer controle krijgen over zijn lichamelijke mogelijkheden is prioriteit nummer één. Bovendien gaan we ervan uit dat de hulpvraag centraal staat; het kind en de ouders zoeken hulp voor lichamelijke klachten en kunnen in eerste instantie vaak geen kant op met de verklaring 'het zit tussen de oren'.

> ## Vervolg casus
>
> Na twaalf weken opname heeft Ilse haar doelen bereikt. Het hele lijstje dat ze met de arts had opgesteld, is behaald en lichamelijk is ze weer helemaal de oude. Tijdens de opname heeft ze veel over zichzelf geleerd. Zo heeft ze ontdekt dat haar lichaam een prima manier had gevonden om met psychosociale problemen om te gaan. Gelukkig weet Ilse dit nu. Ze kan in de toekomst proberen deze valkuil te voorkomen. Om haar nog verder te helpen bij het omgaan met conflicten en moeilijke situaties gaat Ilse na ontslag nog een aantal keren naar de Riagg, waar ze verder begeleid zal worden. Over twee maanden heeft ze nacontrole in het revalidatiecentrum, samen met haar ouders.
>
> Als Ilse en haar ouders na het ontslag het revalidatiecentrum verlaten, zegt Ilse: 'Gek hè, twaalf weken geleden zou ik nooit akkoord zijn gegaan met een verwijzing naar de Riagg. Nu ik lichamelijk weer opgeknapt ben, heb ik toch geleerd dat er een sterk verband kan zijn tussen lichamelijk en psychosociaal functioneren. Nu ben ik blij met die verwijzing!'

8.6.3 Overige diagnosegroepen

Behalve de twee grootste, hiervoor genoemde diagnosegroepen, komen in de kinderrevalidatie tal van kleinere diagnosegroepen voor. Elke diagnosegroep vraagt om een eigen behandeling in een specifiek pedagogisch klimaat, met specifieke aandachtspunten. Enkele (zeer beknopte) voorbeelden zijn de volgende.

- Juveniele chronische artritis: de behandeling zal voornamelijk gericht zijn op het aanleren van 'leefregels' aan de kinderen, waardoor zij leren een evenwicht te vinden tussen inspanning en ontspanning. Op deze manier wordt hun duidelijk gemaakt dat hun handelen van vandaag, zoals de hele dag buitenspelen, gevolgen kan hebben voor morgen: de hele dag erg veel pijn. Door inzicht te geven in de consequenties van hun handelen krijgen de kinderen meer mogelijkheden om met hun beperkingen om te gaan op de manier zoals zij dat graag zouden willen.

- Dwarslaesie: naast de pure lichamelijke revalidatie zal bij de behandeling van kinderen met een dwarslaesie ook preventie een belangrijke rol spelen. Te denken valt aan het voorkómen van blaasontsteking als gevolg van het katheteriseren, het voorkómen van decubitus (dat al veroorzaakt kan worden door de naden van een hippe spijkerbroek), het voorkómen van contracturen door goed (passief) te bewegen, enzovoort.
- Spina bifida: als deze kinderen in een revalidatiecentrum terechtkomen, is er vaak iets aan de hand, zoals een decubitusplek die niet wil genezen of een operatie die net heeft plaatsgevonden. Ook bij spina bifida speelt preventie een grote rol, alsmede het leren omgaan met loophulpmiddelen of een nieuwe rolstoel.
- Neuromusculaire aandoeningen (NMA): afhankelijk van de prognose en het stadium waarin een kind met een NMA zich bevindt, kan de behandeling variëren van het zichzelf leren voortbewegen met een loophulpmiddel tot het omgaan met een ondersteunende beademing (in samenwerking met het ziekenhuis).
- Kinderen met meervoudige handicaps: zij kunnen met verschillende hulpvragen in een revalidatiecentrum komen. Vaak zal het gaan om een verandering in het functioneren van het kind, waardoor aanpassingen nodig zijn op het vlak van hulpmiddelen. Meestal heeft het kind dan ook nieuwe vaardigheden nodig om opnieuw zo zelfstandig mogelijk te kunnen functioneren.

8.7 Tot slot

Uit de casuïstiek zal duidelijk zijn gebleken dat voor elke diagnosegroep specifieke verpleegkundige interventies vereist zijn. Als daar nog de verschillende ontwikkelingsfasen aan gekoppeld worden, dan is het duidelijk dat een kinderafdeling in een revalidatiecentrum een diversiteit aan ziektebeelden kent. Dit vraagt flexibiliteit, deskundigheid en kennis van het verpleegkundig personeel.

Het gaat binnen de kinderrevalidatie vaak om een opnameperiode van enkele maanden. De kinderverpleegkundige moet in staat zijn tijdens deze periode gerichte begeleiding te geven in een proces van verlies naar verwerking en vervolgens naar een start van de acceptatie, voor zowel kind als ouders. Voor het kind en het gezin waarvan het deel uitmaakt, heeft opname grote gevolgen op sociaal vlak. Van de ouders wordt bijvoorbeeld verwacht dat ze actief betrokken zijn bij het revalidatieproces. Dit kan gevolgen hebben voor de werksituatie van een of beide ouders. Ook voor eventuele andere kinderen thuis kunnen de gevolgen van een opgenomen broer of zus aanzienlijk zijn. Denk maar aan een verandering van school of aan de verhuizing naar een aangepaste woning.

De kinderrevalidatie biedt de kinderverpleegkundige een werkveld waarbinnen de begeleidende aspecten op de voorgrond staan, en tal van diagnosegroepen op de achtergrond.

Informatie

BOSK, vereniging voor mensen met een motorische handicap, schisis of spraak/taalstoornis
Postbus 3359
3502 GJ Utrecht
telefoon: 030-245 90 90
e-mail: info@bosk.nl
website: www.bosk.nl

Nederlands Centrum Hersenletsel
Landelijk centrum voor advies, scholing, onderzoek en informatie op het gebied van de zorg voor mensen met niet-aangeboren hersenletsel
Postbus 9696
3506 GR Utrecht
telefoon: 030-273 92 98
e-mail: centrum@hersenletsel.nl
website: www.hersenletsel.nl

Vereniging Cerebraal
Vereniging voor mensen met niet-aangeboren hersenletsel en direct-betrokkenen
Postbus 8579
3503 RN Utrecht
telefoon: 030-296 44 69
e-mail: secr@cerebraal.nl
website: www.cerebraal.nl

Vereniging van Revalidatie Instellingen in Nederland (VRIN)
Postbus 9696
3506 GR Utrecht
telefoon: 030-273 93 84
e-mail: info@vrin.nl
website: www.revalidatie.nl

Literatuur

Balen, H.C.G. van, Beers, K.A. en Groet, E., (1990). *Revalidatiepsychologie*. Van Gorcum B.V., Assen.

Benders, H., (1988). *Functionele klachten van kinderen*. Swets & Zeitlinger, Lisse.

Benders, H., (1999). *Conversiehysterie of functionele klacht? Functionele klacht!*

Eek, H. van & J. Vlayen (1990). *Chronische pijn in het houdings- en bewegingsapparaat*. Van Gorcum B.V., Assen.

Hörmann, H. (1999). 'Niet Aangeboren Hersenletsel.' In: *Tijdschrift Kinderverpleegkunde* nr. 3, p. 30-33.

Huizinga, G. e.a. (1998). *Basisboek Kinderverpleegkunde*. Elsevier/De Tijdstroom, Maarssen.

Landelijk Coördinatiepunt (1992). *Niet-aangeboren hersenletsel*. LCP, beleidsplan 1991-1995, activiteitenplan 1991-1993, NZf Utrecht.

Meihuizen-de Regt, M.J., J.M.H. de Moor & A.M.H. Mulders (1998). *Kinderrevalidatie*. Van Gorcum B.V., Assen.

Minisymposium Kinderrevalidatie; Revalidatiecentrum Rijndam Rotterdam, september 2000.

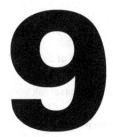

A.M. Schuurman-Louwerse en M.H. Ens-Dokkum

Dove en slechthorende kinderen

9.1   Inleiding

Doofheid of slechthorendheid, vooral wanneer die ontstaan is vóór het derde levensjaar, heeft een grote invloed op de ontwikkeling van een kind. Aangezien het om een specifieke aandoening gaat, worden er bijzondere eisen gesteld aan degenen die met het kind omgaan, evenals aan de leefomgeving.

In dit hoofdstuk worden de belangrijkste oorzaken en soorten van doofheid en slechthorendheid genoemd en wordt aandacht besteed aan een aantal aspecten die inzicht geven in de problematiek rondom deze stoornis. Naast doofheid of slechthorendheid kan er tevens sprake zijn van een andere stoornis, bijvoorbeeld autisme of van een visuele handicap. Enkele van deze stoornissen worden in dit hoofdstuk eveneens belicht. Tevens worden praktische tips aangereikt voor de uitvoering van de zorg in het ziekenhuis en worden adressen gegeven waar meer informatie aangevraagd kan worden.

Casus

Vanaf zijn geboorte wordt Jeroen, zoals de meeste kinderen in Nederland, regelmatig onderzocht op het consultatiebureau. Wanneer hij negen maanden oud is, wordt zijn gehoor getest. Hij zit bij zijn moeder op schoot. Vóór hen staat de assistente van het bureau, die zijn aandacht trekt met een speelgoedbeer. Achter hen (onzichtbaar voor Jeroen) laat de arts van het bureau door een computer geluiden van verschillende toonhoogten voortbrengen. Zij merkt op dat hij niet, zoals bij deze test zou horen, zijn hoofd telkens omdraait als hij een geluid hoort. Hij blijft vrolijk naar de beer lachen. Omdat hij wat verkouden is, neemt zij aan dat hij hierdoor wat minder hoort. Zij vertelt dit aan zijn moeder en vraagt haar een afspraak te maken voor herhaling van dit onderzoek over ongeveer een maand.

Wanneer Jeroen na een maand weer onderzocht wordt, reageert hij opnieuw niet goed, hoewel zijn verkoudheid over is. De consultatiebureau-arts zegt dat dit wel vaker voorkomt, doordat kinderen na een verkoudheid vaak langdurig vocht in hun middenoor hebben. Om te onderzoeken of dit ook bij Jeroen het geval is, moet hij naar een KNO-arts. Zijn moeder belt de huisarts op, die haar een verwijsbrief geeft. Vervolgens maakt ze een afspraak voor de KNO-arts.

De KNO-arts constateert dat Jeroen inderdaad vocht in het middenoor heeft. Wanneer dit bij de volgende controle een maand later nog steeds zo blijkt te zijn, zegt hij dat Jeroen trommelvliesbuisjes nodig heeft, omdat hij anders niet goed kan horen. Onder een lichte narcose worden de trommelvlies-buisjes de week daarop ingebracht.

Bij de controle een maand later vertelt zijn moeder dat ze ongerust is. Zij is gaan opletten hoe Jeroen reageert op geluiden en het is haar opgevallen dat hij helemaal niet reageert als ze achter hem staat en zijn naam roept. De KNO-arts probeert het ook en merkt, net als zijn moeder, geen reactie. Hij verwijst Jeroen met zijn moeder naar het audiologisch centrum, waar Jeroen al na een week terecht kan.

In het audiologisch centrum wordt Jeroen in een geluiddicht kamertje gezet en krijgt hij dier- en autogeluiden te horen. Behalve op een heel hard brom-merachtig geluid reageert hij niet op geluiden. Zijn moeder, die bij het on-derzoek aanwezig is, is nu erg ongerust geworden. Haar bange vermoeden dat Jeroen niet goed hoort, wordt door de audioloog die even later naar haar toe komt bevestigd: Jeroen is slechthorend of doof. Hij stelt een onder-zoek onder narcose voor, om meer zekerheid over de ernst van de gehoor-stoornis te krijgen. De narcose is nodig omdat Jeroen een hele tijd stil moet liggen.

Voor het onderzoek krijgt Jeroen plakkertjes met elektroden op zijn hoofd en een koptelefoon op voor het geluid. De elektroden lopen naar een apparaat dat registreert of de elektrische reacties van de hersenstam op geluid nor-maal optreden. Wanneer blijkt dat dit zelfs bij heel harde geluiden niet het geval is, krijgt zijn moeder te horen dat hij doof is. Op haar vraag hoe het dan kan dat hij soms wel reageert, bijvoorbeeld als er een motor voorbij-komt, antwoordt de audioloog dat dit komt doordat dove kinderen wel op trillingen reageren.

Hij vertelt dat hij begrijpt dat dit een grote schok voor haar is en dat ze wil weten hoe het nu verder moet. Allereerst zal hij een afspraak maken om hoorapparaatjes bij Jeroen aan te meten. Omdat Jeroen wat restgehoor heeft in het lage-tonengebied zal hij hiermee iets gaan horen. De apparaat-jes moeten in het begin regelmatig bijgesteld worden om te voorkomen dat hij schrikt van geluiden: hij is daar immers helemaal niet aan gewend. Hij zal hoortraining nodig hebben om te leren wat de betekenis is van geluiden die hij opvangt. Omdat hij geen restgehoor heeft in het hogere-tonengebied, zal hij ondanks training niet of nauwelijks spraak kunnen leren verstaan. Daar-om zal hij ook in de toekomst visuele ondersteuning door gebaren en mondbeeld nodig hebben om te kunnen begrijpen wat er gezegd wordt. De audioloog zal de moeder van Jeroen het adres en telefoonnummer van de gezinsbegeleidingsdienst geven zodat zij een afspraak kan maken. Hij zal zijn gegevens ook opsturen aan de orthopedagoog van deze dienst. Deze kan haar vertellen hoe je het best met een doof kind kunt communiceren en waar je dit kunt leren.

Ook kan de orthopedagoog haar andere praktische informatie geven, bijvoorbeeld ten aanzien van boeken over de opvoeding van en het onderwijs aan dove kinderen en over de oudervereniging.

9.2 Doofheid/slechthorendheid

De definitie van doofheid kan, afhankelijk van de bron, verschillen. Hierdoor verschillen ook de in de literatuur genoemde aantallen dove en slechthorende mensen binnen een bepaalde bevolking of bevolkingsgroep. In dit hoofdstuk zal het begrip 'doof' gebruikt worden zoals dit gedefinieerd is door de WHO:

> 'een zeer ernstig gehoorverlies, dat wil zeggen een hoordrempel (zonder hoorapparatuur) aan het beste oor van 81 dB of hoger, of het onvermogen om stemgeluid waar te nemen, zelfs wanneer er geschreeuwd wordt.' (World Health Organization 1997)

Bij een geringer gehoorverlies zal van slechthorendheid gesproken worden. Slechthorendheid kan variëren van geringe slechthorendheid (hoordrempel 26-40 dB), via matige slechthorendheid (hoordrempel 41-60 dB), tot ernstige slechthorendheid (hoordrempel 61-80 dB), dit alles aan het beste oor en zonder hoorapparatuur.

Geschat wordt dat het aantal prelinguaal dove en ernstig slechthorende kinderen per jaargroep in Nederland ongeveer 85 bedraagt (Van Eldik 1998). Prelinguaal doof wil zeggen doof geboren of doof geworden vóór de leeftijd waarop de spraak goed op gang komt, dat is vóór het derde jaar. Het aantal gering of matig slechthorende kinderen ligt aanzienlijk hoger.

Relatief gezien komt doofheid en slechthorendheid bij kinderen niet zo vaak voor. In het ziekenhuis komt het behandelend of verpleegkundig personeel daardoor niet vaak in contact met een doof of slechthorend kind.

9.2.1 Soorten doofheid/slechthorendheid

Een gehoorstoornis kan berusten op een conductief of perceptief gehoorverlies. Bij een conductief verlies, ook wel geleidingsverlies geheten, is de geleiding van het geluid door de uitwendige gehoorgang of het middenoor gestoord. Dit kan bijvoorbeeld het gevolg zijn van een te nauwe of ontbrekende gehoorgang, van vocht in het middenoor of van een vergroeiing in de gehoorbeentjesketen (zie figuur 9.1). Bij een perceptief verlies is de geleiding van het geluid door de gehoorgang en het middenoor wel goed, maar kan het geluid toch niet waargenomen worden.

Een perceptief verlies is doorgaans sterker dan een conductief verlies. Mengvormen van beide soorten zijn ook mogelijk; er wordt dan gesproken van een gemengd gehoorverlies. Doofheid en ernstige slechthorendheid zijn altijd het gevolg van perceptief verlies, soms in combinatie met conductief verlies. Minder ernstige slechthorendheid (minder dan 50 dB verlies) kan zowel het gevolg zijn van perceptief verlies als van conductief verlies.

Conductief verlies kan het gevolg zijn van een te nauwe of ontbrekende gehoorgang, van vocht in het middenoor of van een vergroeiing in de gehoorbeentjesketen. Een veel-voorkomende oorzaak van tijdelijk geleidingsverlies bij kinderen is chronische ooront-steking met vocht in het middenoor (otitis media met effusie = OME), ook wel lijmoren genoemd (Zielhuis 1990). Een aangeboren vernauwing of afwezigheid van de gehoor-gang als oorzaak voor geleidingsverlies komt nogal eens voor bij aangeboren afwijkin-gen van het aangezicht, zoals deze gezien worden bij sommige syndromen, bijvoorbeeld bij de CHARGE associatie en bij craniofaciale dysostosen. Bij dergelijke syndromen komt vaak tevens perceptief gehoorverlies voor.

Perceptief verlies wordt meestal veroorzaakt doordat de haarcellen, die zich in het bin-nenoor bevinden en die dienen om geluid op te vangen en om te zetten in elektrische prikkels, niet aangelegd of beschadigd zijn. Soms wordt het veroorzaakt doordat de ge-hoorzenuw, die de elektrische prikkels vervolgens naar de hersenen moet vervoeren of het deel van de hersenen dat de prikkels moet verwerken, niet goed aangelegd of bescha-digd is.

Bij conductief verlies kan een operatieve ingreep de oorzaak van het gehoorverlies nogal eens verhelpen. Bij perceptief verlies is dit niet mogelijk.

Wanneer er gehoorverlies aan één oor bestaat, spreekt men niet van slechthorendheid of doofheid wanneer het andere oor normaal hoort. Bij een kind met een dergelijk pro-

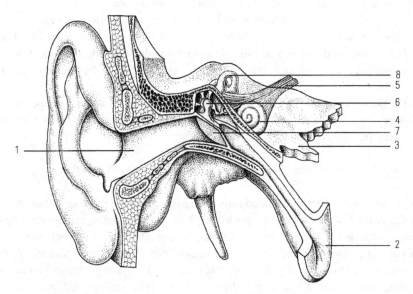

FIGUUR 9.1   HET GEHOORORGAAN
1 uitwendige gehoorgang, 2 buis van Eustachius, 3 rotsbeen, 4 slakkenhuis, 5 gehoorzenuw, 6 middenoorholte met gehoorbeentjesketen, 7 trommelvlies, 8 drie halfcirkelvormige kanalen

bleem moet er echter wel rekening mee gehouden worden dat spraak in een lawaaiige omgeving, of zachte geluiden aan de kant van het slechte oor, niet verstaan kunnen worden. Ook bij slapen of liggen op het goede oor is het gehoor verminderd.

9.2.2 Screening op gehoorstoornissen bij kinderen

In Nederland wordt bij vrijwel alle kinderen op de leeftijd van negen maanden een gehoorscreeningstest op het consultatiebureau gedaan. Dit gebeurt met behulp van de Ewing-test, of met de geautomatiseerde versie hiervan, de CAPAS (Theunissen 2000). Hierbij worden geluiden van verschillende sterkte en toonhoogte door een onderzoeker of via een computer aangeboden terwijl het kind bij een van de ouders op schoot zit en afgeleid wordt. De uitkomst is voldoende wanneer het kind het hoofd telkens in de richting van het geluid draait. Een onvoldoende reactie op deze tests kan op tijdelijk of blijvend gehoorverlies duiden, maar ook op onvoldoende concentratie of een te laag ontwikkelingsniveau van het onderzochte kind.

Recent zijn enkele nieuwe screeningsmethoden beschikbaar gekomen. Deze maken gebruik van otoakoestische emissies (OAE's) of van automatisch verwerkte auditieve hersenstamresponsies (*automated auditory brainstem responses* = AABR). Onderzoek met deze methoden neemt weinig tijd in beslag. De methoden zijn objectiever dan de Ewing-test en de CAPAS doordat geen actieve medewerking van het kind nodig is. Hierdoor is de voorspellende waarde ten aanzien van gehoorverlies betrouwbaarder. Dit maakt ze geschikt voor onderzoek van zeer jonge kinderen en kinderen of volwassenen met een laag ontwikkelingsniveau, een slechte concentratie, enzovoort (Oudesluys-Murphy 2000).

Deze nieuwe screeningsmethoden worden onderzocht op hun bruikbaarheid als landelijk gehoorscreeningsinstrument bij pasgeborenen in Nederland. Voor kinderen met een verhoogd risico op gehoorverlies die verblijven op de neonatale intensive-care-units (afdelingen voor intensieve zorg aan pasgeborenen: NICU) is de AABR-screening in 2001 aan het normale zorgpakket toegevoegd. Vanaf april 2002 is een implementatieproject gestart waarin 'gewone' pasgeborenen gescreend gaan worden door middel van de OAE-methodiek.

9.2.3 Diagnostiek van gehoorstoornissen

Wanneer een kind bij herhaling onvoldoende reageert op een screeningstest, is nader onderzoek nodig. Via de huisarts vindt verwijzing plaats, doorgaans naar een KNO-arts. Deze kijkt of er sprake is van vocht in het middenoor, waardoor een geleidingsverlies kan ontstaan. Als dit het geval is, wordt dit probleem behandeld. Wanneer het gehoorverlies blijft bestaan, wordt doorverwezen naar een audiologisch centrum. Hier kan een audiogram gemaakt worden: bij jonge kinderen is dit een spelaudiogram, met geluiden die voor hen interessant zijn, zoals diergeluiden; bij oudere kinderen en volwassenen een toonaudiogram. Doordat een audiogram de reactie op geluid van de onderzochte persoon weergeeft, is dit onderzoek alleen betrouwbaar bij voldoende ontwikkelingsniveau en concentratie. Een meer objectieve methode van meting is het BERA-onderzoek. Hier-

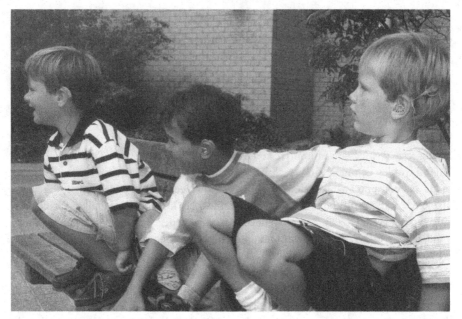

FIGUUR 9.2   VERSCHILLENDE HULPMIDDELEN VOOR GELUIDSWAARNEMING, V.L.N.R. OORHANGER
MET KASTTOESTEL, OORHANGER, COCHLEAIR IMPLANTAAT

bij wordt met behulp van elektroden op het hoofd de elektrische reactie van de hersenstam op geluiden van verschillende sterkte gemeten. Een nadeel van dit onderzoek is echter dat de onderzochte persoon gedurende langere tijd helemaal stil moet liggen. Voor degenen die dit niet kunnen, zoals jonge of angstige kinderen en personen met een laag ontwikkelingsniveau, is een narcose nodig.

9.2.4   Hulpmiddelen voor geluidswaarneming

Bij perceptief gehoorverlies waarbij nog hoorresten (dat wil zeggen functionerende haarcellen in het binnenoor) aanwezig zijn en bij de meeste vormen van geleidingsverlies kan een hoorapparaat, dat werkt door middel van geluidsversterking, ondersteunend werken. Wanneer er geen hoorresten zijn, kan een cochleair implantaat (CI) dat werkt door directe stimulering van de gehoorzenuw, tot geluidswaarneming leiden (Daya 1999). Bij een CI wordt een deel van de apparatuur operatief ingebracht; een ander deel wordt extern gedragen. Om profijt van deze ingreep te kunnen hebben, moet het kind aan bepaalde voorwaarden voldoen. Zo moet het normaal contact kunnen maken en een redelijk ontwikkelingsniveau hebben. Zij moeten de betekenis van geluiden leren begrijpen. Met name moeten zij leren met behulp van datgene wat ze horen en zien (gebaren en/of mondbeeld) te begrijpen wat er gezegd wordt.

Bij een zeer ernstige of ernstige gehoorstoornis, maar ook bij een gehoorstoornis van geringere ernst, kan er dus niet vanuit worden gegaan dat het kind met hoorapparatuur wel zal verstaan wat er gezegd wordt. Extra aandacht voor visuele ondersteuning van de communicatie blijft nodig.

9.2.5 Oorzaken van doofheid en slechthorendheid bij kinderen

In een derde tot de helft van de gevallen heeft prelinguale doofheid bij kinderen een erfelijke oorzaak (Gorlin 1995). Wanneer er naast de doofheid geen andere stoornissen of afwijkingen zijn, is er vaak sprake van recessieve overerving en zijn de ouders dus normaal horend. Soms zijn de ouders ook doof of slechthorend. Bij erfelijk bepaalde slechthorendheid kan de erfgang zowel dominant als recessief zijn. Ook kan er sprake zijn van een progressief gehoorverlies. Wanneer naast de doofheid of slechthorendheid andere stoornissen of afwijkingen aanwezig zijn volgens een min of meer vast patroon, spreken we van een syndroom met doofheid of slechthorendheid. Dergelijke syndromen kunnen al dan niet erfelijk bepaald zijn. De wijze van overerving bij erfelijke syndromen hangt af van het soort syndroom.

Doofheid of slechthorendheid kan ook veroorzaakt worden door overdracht van bepaalde infecties via de moeder op het ongeboren kind. Dergelijke infecties verlopen vaak onopgemerkt doordat zwangere vrouwen hierbij geen of slechts banale klachten ervaren. Bij het kind ontstaan naast de stoornis in de gehoorfunctie vaak ook stoornissen op andere gebieden. Een bekend voorbeeld is de rodehondinfectie in de eerste drie maanden van de zwangerschap. Door de vaccinatie (BMR) tegen rodehond op de kinderleeftijd hebben de meeste zwangere vrouwen die in Nederland geboren zijn tegenwoordig antistoffen. Zij lopen geen gevaar dat hun baby doof wordt ten gevolge van een aangeboren rodehondsyndroom. In landen met een minder goede preventieve gezondheidszorg is deze vaccinatie nog niet ingevoerd. Bij kinderen uit deze landen komt een gehoorstoornis door aangeboren rodehond nog regelmatig voor.

Een ander, minder bekend virus dat een gehoorbeschadiging bij het ongeboren kind of de neonaat kan veroorzaken, is het cytomegalievirus (CMV). Dit virus komt wereldwijd in het milieu voor; besmetting kan dus optreden vanuit de leefomgeving. Het virus kan ook worden overgedragen door contact met lichaamsvloeistoffen van besmette personen. De kans op infectie hierdoor is echter niet groot. De prevalentie van een aangeboren cytomegalie-infectie schommelt van land tot land tussen de 0,4 en 7,4% en is het hoogst bij bevolkingsgroepen met een lage levensstandaard (Glasgow 1983). Het cytomegalievirus kan, evenals het rodehondvirus, behalve het gehoor ook andere organen aantasten. De gevolgen voor het kind zijn in de eerste maanden na de geboorte nog niet altijd duidelijk. Een optredend gehoorverlies kan progressief zijn. Wanneer de stoornissen bij het kind eenmaal duidelijk worden, is de oorzaak vaak niet meer met zekerheid aan te tonen.

Sommige medicijnen kunnen het gehoor van de vrucht in de baarmoeder of van het kind na de geboorte beschadigen. Een berucht voorbeeld hiervan zijn aminoglycosiden, die vaak gebruikt worden ter bestrijding van ernstige infecties bij pasgeborenen.

Doofheid of slechthorendheid komt bij kinderen die op een NICU gelegen hebben ongeveer tien- tot vijftienmaal zo vaak voor als bij andere kinderen (Veen 1993). Dit komt door een combinatie van risicofactoren, zoals hersenbloedingen, zuurstoftekort, hyperbilirubinemie, gebruik van ototoxische medicatie, enzovoort.

Horende kinderen kunnen doof worden door hersenvliesontsteking (meningitis), vooral wanneer deze bacterieel van aard is (Van Dijk 1989). Bij elk kind dat een meningitis doorgemaakt heeft, zou dan ook vóór ontslag uit het ziekenhuis audiologisch onderzoek plaats moeten vinden. Met name wanneer de meningitis veroorzaakt wordt door een pneumokok is het risico op gehoorverlies groot. Helaas is nog geen algemeen bruikbaar vaccin tegen deze bacterie gevonden. Vaccinatie tegen de haemophilus influenzae type-B-bacterie, ook een veroorzaker van meningitis, is sinds enige jaren wel aan het vaccinatiepakket toegevoegd.

Ook door ongevallen, tumoren, enzovoort kan doofheid ontstaan. Door deze oorzaken is het functioneren op andere gebieden dan het gehoor ook nogal eens verstoord.

Op dit moment is de oorzaak van ernstige gehoorstoornissen nog altijd in ongeveer eenderde van de gevallen onbekend (Das 1996). Ontwikkelingen op onder andere genetisch gebied maken het waarschijnlijk dat in de nabije toekomst frequenter een oorzaak gevonden zal kunnen worden.

9.2.6 Verschillen tussen doofheid en slechthorendheid

Het essentiële onderscheid tussen doofheid en slechthorendheid is, dat dove mensen geen spraak kunnen verstaan, óók niet met gebruik van hoorapparatuur. Slechthorende mensen kunnen dit, weliswaar meestal met gebruik van hoorapparatuur, wel (Freeman 1981).

Voor doven, en met name prelinguaal doven, is de gebarentaal de natuurlijke taal. Uit een recent onderzoek betreffende de Nederlandse Gebarentaal (NGT) blijkt dat gebarentaal een volwaardige taal is met alle kenmerken van dien (Schermer 1991). Gebarentalen uit verschillende landen verschillen sterk van elkaar. Daarnaast wijken zij ook af van de gesproken taal van het land door een andere zinsbouw. Naast een eigen taal kennen dove mensen, met name prelinguaal doven, ook een eigen cultuur, met een eigen manier van omgaan met elkaar, een eigen verenigingsleven en eigen kunstuitingen in gebarentaal. Binnen hun eigen cultuur voelen dove mensen zich beslist niet gehandicapt. Veel dove mensen hebben er daarom bezwaar tegen om als gehandicapt aangeduid te worden.

Voor slechthorenden ligt dit anders. Hun primaire taal is het gesproken Nederlands. Afhankelijk van de mate van gehoorverlies wordt daarbij gebruikgemaakt van ondersteuning met gebaren. We spreken dan van Nederlands met Gebaren (NMG). Anders dan NMG is NGT een volwaardige taal, waarbij niet gesproken hoeft te worden. Omdat slechthorende mensen moeite hebben met het verstaan van gesproken Nederlands, maar ook de NGT niet beheersen en geen deel uitmaken van de dovencultuur, kunnen zij zich erg geïsoleerd voelen.

Dove kinderen volgen meestal onderwijs op een school voor doven, soms op een school voor slechthorenden. Slechthorende kinderen volgen doorgaans onderwijs op een school voor slechthorenden. Er zijn echter ook dove en slechthorende kinderen die met ondersteuning van een tolk of met behulp van ambulante begeleiding vanuit het dovenonderwijs of met behulp van tolkende ouders het reguliere onderwijs volgen.

Bij onderwijs aan doven wordt de taal visueel aangeboden. Hierdoor onderscheidt deze vorm van onderwijs zich van het reguliere onderwijs. Het slechthorendenonderwijs is een aangepaste vorm van het reguliere onderwijs. De Nederlandse taal wordt er ook gesproken aangeboden, zo nodig wel ondersteund met gebaren.

9.3 Doofheid of slechthorendheid en communicatie

Communiceren betekent letterlijk 'in verbinding staan met anderen' (Niersman 1998). Een boodschap wordt door de verzender overgebracht aan de ontvanger. De functie van communiceren is dus overdracht van informatie. Communicatie is voor ieder menselijk wezen van groot belang. Wanneer communicatie ontbreekt of gebrekkig verloopt, ontstaat een isolement. In onze maatschappij wordt veel informatie overgebracht door middel van gesproken of geschreven taal.

Een kind dat doof geboren is of doof is geworden vóór de spraakontwikkeling op gang is gekomen, heeft niet de beschikking over taal als communicatiemiddel zoals horende kinderen dat hebben. Een horende baby hoort de deur opengaan, hoort de voetstappen van zijn ouders, hoort woorden; kortom, hij vangt geluiden op en leert de betekenis daarvan vanzelf. Een dove baby hoort de deur niet opengaan, hoort geen voetstappen en geen woorden. Een dove baby kan dan ook schrikken wanneer iemand in de wieg kijkt. Omdat het kind ook geen woorden opvangt, mist het deze manier van communicatie. Het jonge kind zal op een andere manier dan met woorden communiceren en de omgeving zal dit ook moeten doen. Het maken van gebaren is voor het kind de belangrijkste manier om zich uit te drukken. Uit onderzoek is gebleken dat doofgeborenen van nature een gebarentaal ontwikkelen.

Niet alleen gebaren, ook lichaamshouding en mimiek dragen bij aan het overbrengen of uitdrukken van de boodschap. Een doof kind is hier dan ook vaak zeer gevoelig voor. Het zal snel denken dat iemand boos op hem is wanneer deze persoon een slechte dag heeft en daardoor wat nors kijkt.

Het is van groot belang dat de ouders en zij die in de onmiddellijke nabijheid van het kind verkeren zo snel mogelijk gebaren leren, zodat zij met het kind kunnen communiceren waardoor het zich begrepen voelt. Nadat doofheid bij een kind vastgesteld is, verwijst het audiologisch centrum dan ook door naar een van de regionale begeleidingsdiensten voor gezinnen met een doof of slechthorend kind. Tot de taken van deze diensten behoort het vertrouwd maken van kind en gezinsleden met de gebarentaal (Toekomstscenario gezinsbegeleiding 1988).

Het feit dat een doof of ernstig slechthorend kind geen woorden opvangt, vormt een enorme belemmering voor de taalontwikkeling (Schlesinger 1978). Voor horende mensen is het nauwelijks voor te stellen wat het betekent om nooit een woord gehoord te hebben. Horende kinderen horen bij herhaling woorden en leren van de meeste woorden spelenderwijs de betekenis. Voor een doof kind moet een woord en de betekenis ervan zichtbaar gemaakt worden. Het zichtbaar gemaakte woord, gekoppeld aan de betekenis ervan, moet het dove kind onthouden. Het herhalingseffect is voor hen veel minder aan-

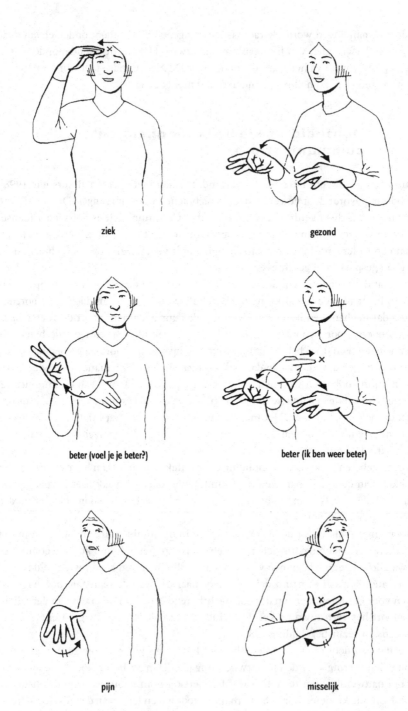

ziek

gezond

beter (voel je je beter?)

beter (ik ben weer beter)

pijn

misselijk

FIGUUR 9.3 GEBARENTAAL

wezig dan voor horende kinderen. De taalverwerving is daardoor voor een doof kind een moeizaam proces. Het zal duidelijk zijn dat zijn woordenschat doorgaans veel kleiner is dan die van een horend leeftijdgenootje. Het dove kind is zeker niet dom wanneer het een woord, ook al is het zichtbaar gemaakt, nog niet begrijpt. Het opbouwen van de woordenschat duurt immers lang. Ook de verdere taalontwikkeling van dove kinderen is doorgaans vertraagd.

Wanneer een doof kind een woord kan lezen en de betekenis ervan begrijpt, betekent dit nog niet dat het dat woord ook uit kan spreken. Nu volgt het tweede moeizame proces: het leren spreken. Wanneer een kind geen woorden hoort en ook zijn eigen stem niet hoort, kost het heel veel tijd en oefening of blijkt het zelfs onmogelijk te leren een woord goed uit te spreken. Het mag duidelijk zijn dat, door het ontbreken van auditieve feedback, het leren spreken een moeizaam proces is. Meestal klinkt de stem van dove mensen anders dan de stem van horenden. Hún spraak is niet altijd eenvoudig te verstaan. Soms wordt hun spreken als raar ervaren. Maar als men bedenkt dat dove mensen hun eigen stem niet kunnen horen, kan het onbegrip plaatsmaken voor bewondering.

Als een doof kind drie jaar is, gaat het doorgaans naar school. Daar wordt het onder andere intensief begeleid door een logopedist. Bij logopedie staat de communicatie centraal. Er wordt aandacht besteed aan mondmotoriek, adembeheersing, stemgebruik, hoortraining en spraak- en taalontwikkeling.

Voor dove kinderen is de NGT de natuurlijke, eerste taal. Daarnaast wordt op school veel aandacht besteed aan het verwerven van de tweede taal: het gesproken en geschreven Nederlands.

9.4   Problematiek van meervoudige handicaps

Behalve van een auditieve handicap kan er ook nog sprake zijn van een andere stoornis. Soms stelt de andere aandoening extra eisen aan de wijze van omgaan met het kind. Op de combinatie van een auditieve handicap met een aantal andere handicaps of problemen, zal kort worden ingegaan.

9.4.1   Het kind met een auditieve en verstandelijke handicap

Het communiceren met een kind met een auditieve en verstandelijke handicap vraagt, afhankelijk van de ernst van de verstandelijke handicap, veel inventiviteit (zie ook hoofdstuk 12). De combinatie van handicaps leidt tot een extra probleem in de communicatie. Slechthorende kinderen met een verstandelijke handicap zullen daardoor eerder als een doof kind functioneren. Om het kind een veilig gevoel te geven zal geprobeerd moeten worden om op zijn niveau contact te maken. Wanneer het niet in het vermogen van het kind ligt gesproken taal te horen of te begrijpen en wanneer het evenmin gebarentaal beheerst, kunnen eenvoudige gebaren, tekeningen en pictogrammen uitkomst bieden (zie figuur 9.4). Pictogrammen zijn meestal een goed hulpmiddel om de gebeurtenissen van de komende dag of de eerstvolgende uren duidelijk te maken. Neem het

dagprogramma, gemaakt met pictogrammen, met het kind door en hang dit in zijn nabijheid op om telkens te kunnen laten zien wat er gaat gebeuren. Hoe lager het verstandelijke niveau van het kind, hoe korter de periode moet zijn tussen uitleg en uitvoering
van de handeling. Verpleegkundigen in het ziekenhuis zullen zich door de ouders of verzorgers van het kind uitvoerig moeten laten inlichten over de wijze waarop het best met
het kind gecommuniceerd kan worden.

9.4.2 Het kind met een auditieve handicap en autisme

Veel autistische kinderen wekken de indruk doof te zijn. Dit is echter vaak niet het geval. Autistische kinderen sluiten zich veelal af voor zowel verbaal als non-verbaal contact met anderen. Als er contact ontstaat, is dat vaak erg vluchtig. Geen of weinig oogcontact of lichamelijk contact maken behoort tot de problematiek van autisme (zie
hiervoor ook paragraaf 6.5). Hierdoor is de communicatie met deze kinderen erg moeilijk. Autistische kinderen zijn vanwege hun handicap vaak angstig. Deze angsten zijn
meestal moeilijk invoelbaar. De kinderen kunnen bijvoorbeeld bang zijn voor een bepaalde kleur. Autistische kinderen zijn vaak erg beweeglijk, kunnen zich moeilijk concentreren en reageren fel op veranderingen in hun bestaan en op prikkels. Onderzoek
en/of opname in een ziekenhuis is voor deze kinderen dan ook een enorme belasting.
Vanwege hun angstige, felle reactie is het soms noodzakelijk een onderzoek of behandeling onder narcose te verrichten. Uiteraard is uitvoerige voorlichting over de benaderingswijze van het kind door de ouders of verzorgers noodzakelijk om zo deskundig mogelijk met hen om te kunnen gaan. Vaststaat dat het voor het kind zeer belangrijk is een
vaste structuur te hebben. Een dagindeling maken met behulp van pictogrammen (de
klok, eten, drinken, bezoek, enzovoort), proberen dit programma samen door te nemen
en het onder handbereik van het kind plaatsen, is dan ook van groot belang en zal het
kind een stukje houvast en rust geven.

9.4.3 Het kind met een auditieve en visuele handicap

Het kind met een auditieve handicap is voor informatie aangewezen op de ogen. Wanneer het gezichtsvermogen van een doof of slechthorend kind verminderd is, levert dit
een extra grote handicap op. Wanneer men niets of weinig hoort en ook weinig ziet, kan
dit een groot isolement veroorzaken. Vooral in een vreemde omgeving zal een kind zich
onzeker, ongelukkig en eenzaam voelen. Het is duidelijk dat een goede opvang en omgang met het kind haast van levensbelang zijn.
De verminderde visus kan diverse oorzaken hebben. Wanneer de visus gecorrigeerd kan
worden met een bril, is het erg belangrijk dat het kind de bril altijd op heeft of bij de
hand heeft. Wanneer de oorzaak van de verminderde visus niet in de lens gelegen is, kan
een bril het visustekort niet opheffen. Er zal dan, afhankelijk van de ernst van de stoornis, naar een aangepaste vorm van communicatie gezocht moeten worden.

Sommige dove kinderen lijden aan het syndroom van Usher. Naast doofheid of slecht-horendheid treedt bij hen in de loop van de jaren degeneratie van het netvlies op, waar-door het gezichtsveld steeds kleiner wordt. Het centrale gezichtsveld blijft gelukkig meestal intact. Het is van belang ervoor te zorgen dat alles wat men een dergelijk kind aan communicatie aanbiedt op ooghoogte van het kind plaatsvindt. Wanneer er nog maar een klein centraal gedeelte van het gezichtsveld over is, zal een kind schrikken wanneer er plotseling iemand voor hem verschijnt. Het heeft immers de persoon niet gehoord en evenmin zien aankomen. Probeer daarom vroegtijdig in het gezichtsveld van het kind te komen. Kinderen met het syndroom van Usher zijn vaak nachtblind. Een goede verlichting (niet te fel) is noodzakelijk. Wanneer het kind moet worden opgeno-men, is het belangrijk een goede plaats van het bed uit te zoeken (tegenover de deur, goed licht, overzicht over andere kinderen). Overleg hierover met zijn ouders en/of ver-zorgers; hun aanwijzingen voor de omgang met het kind zijn uitermate belangrijk.

9.4.4 Het kind met een auditieve en motorische handicap

Een kind met een auditieve stoornis kan tevens een motorische handicap hebben, waar-door het niet in staat is om gebaren te maken of het vingeralfabet te gebruiken. Met de ouders of verzorgers zal zorgvuldig overleg nodig zijn om dit kind op de juiste manier te kunnen benaderen. Tekeningen en pictogrammen zijn vaak een goed hulpmiddel.

9.4.5 Het allochtone kind met een auditieve handicap

Allochtone kinderen met een gehoorstoornis hebben, wanneer de ouders de Nederland-se taal nog niet beheersen, een dubbel probleem wat betreft hun taalontwikkeling en taalbegrip. Ook hier geldt weer dat gecommuniceerd moet worden op het niveau van het kind. Wanneer de ouders de Nederlandse taal nog niet goed spreken en/of begrijpen, zal het nodig zijn een tolk in te schakelen bij gesprekken die over de benadering en wij-ze van omgaan met het kind gaan en bij andere belangrijke gesprekken. Soms zal het no-dig zijn twee tolken in te schakelen, een tolk die de gebarentaal beheerst en een tolk die de taal van het allochtone kind en zijn ouders spreekt.

Een bijkomende moeilijkheid voor allochtone ouders van dove kinderen met een isla-mitische achtergrond is dat er geen gebaren bestaan voor woorden en begrippen uit de koran. Aangezien veel begrippen uit de koran hun toepassing vinden in het dagelijks le-ven, vormt het ontbreken van gebaren hiervoor een probleem. Een voorbeeld hiervan is dat er geen gebaar bestaat voor de rituele wassing die moet plaatsvinden vóór het bid-den. Eveneens ontbreekt het gebaar voor de rituele wassing die nodig is om de moskee te mogen binnengaan. Het project Korangebaren, aangestuurd door Effatha, is onlangs gestart en hoopt medio 2002 een gebarenboek, video en cd-rom te kunnen presenteren met een ondertiteling in diverse talen, zoals het Turks en Arabisch.

9.5 Aandachtspunten voor begeleiding bij opname in het ziekenhuis

Een doof of slechthorend kind dat behandeld of opgenomen moet worden in een ziekenhuis zal zich zonder goede begeleiding erg ongelukkig, eenzaam, angstig en onbegrepen voelen. Bij een klein intern onderzoek op Instituut Effatha onder dove jongeren tussen twaalf en zestien jaar aan wie gevraagd werd de gevoelens van een doof kind zonder goede begeleiding in een ziekenhuis weer te geven, waren de kernwoorden: bang, angstig, eenzaam, ongelukkig en onbegrepen, dit alles meer dan nodig of normaal is. Om het dove of slechthorende kind goed te kunnen begeleiden en ondersteunen, en daardoor deze negatieve gevoelens zoveel mogelijk weg te nemen, is het gewenst aandacht te besteden aan de volgende punten.

9.5.1 Aandachtspunten bij het plannen van de opname

- Wanneer de ouders van een kind doof zijn of wanneer het om een doof kind gaat dat op een leeftijd is dat het ook zonder ouders met de behandelaars spreekt, zal waarschijnlijk een doventolk ingeschakeld moeten worden. Vraag aan de ouders of er een (doven)tolkvoorziening is aangevraagd. De ouders moeten zelf de tolk aanvragen (wanneer het ziekenhuis dit doet, zijn er kosten aan verbonden). Neem bij onduidelijkheden hierover telefonisch contact op met Oorakel Informatie en Advies te Leiden (zie Informatie). Ga na, indien er in een tolk voorzien kan worden, wanneer deze gewenst is, zodat hij tijdig aangevraagd kan worden.
- Indien dove ouders met een horend of doof kind, of horende ouders met een doof kind dat in het ziekenhuis opgenomen wordt, behoefte hebben aan gespecialiseerde praktische of pedagogische begeleiding, kan een ouderbegeleider die met deze problematiek bekend is, ingeschakeld worden; voor informatie hierover en doorverwijzing kan contact opgenomen worden met Oorakel Informatie en Advies te Leiden (zie Informatie).

9.5.2 Aandachtspunten bij de opname

- Bespreek met de ouders wat de beste wijze van communiceren met het kind is. Soms kan volstaan worden met langzaam en duidelijk spreken, soms moet dit ondersteund worden door gebaren, soms moeten pictogrammen gebruikt worden.
- Maak met de ouders afspraken over het dragen van hoorapparatuur.
- Maak afspraken over wat te doen wanneer de apparatuur niet functioneert of stukgaat.
- Vraag de ouders uit te leggen hoe de apparatuur aangebracht, ingesteld en schoongemaakt moet worden (zie figuur 9.6).
- Noteer in overleg met de ouders het telefoonnummer van de school van het kind. Scholen waar dove of slechthorende kinderen verblijven, beschikken doorgaans over bruikbare kennis en instructiemateriaal, zoals pictogrammen en afbeeldingen van gebaren, en geschikt speelgoed.

- Laat ouders en kind de kamer zien waar het kind komt te liggen, evenals de speelkamer en stel de pedagogisch medewerker en andere belangrijke personen in het ziekenhuis aan hen voor.
- Instrueer zoveel mogelijk iedereen die betrokken is bij het kind ten aanzien van de begeleiding.
- Vraag of een van de ouders of iemand anders die goed met het kind kan communiceren zoveel mogelijk aanwezig kan zijn, ook 's nachts.
- Informeer naar belangrijke gewoonten van het kind.
- Vraag de ouders geliefd speelgoed, knuffel enzovoort, van het kind mee te nemen.

9.5.3 Aandachtspunten bij het uitvoeren van de zorg

- Geef het kind een plaats op de kamer waar het de deur en de andere kinderen kan zien.
- Wapper, als het kind je niet heeft zien aankomen, met je hand in het gezichtsveld van het kind ten teken dat er iemand is of doe (als een sein) het licht aan en uit. Wordt ook dit niet opgemerkt, tik het kind dan voorzichtig aan, bijvoorbeeld op de hand.
- Ga altijd vóór het kind staan en kijk het aan wanneer je spreekt en/of gebaren maakt.
- Zorg ervoor in het licht te staan, zodat handen en gezicht goed te zien zijn. Let er daarbij echter op dat het dove/slechthorende kind niet tegen fel licht of zonlicht in hoeft te kijken. Spreek langzaam, duidelijk en goed gearticuleerd. Gebruik eenvoudige woorden en korte zinnen. Herhaal tot je zeker weet dat alles goed is begrepen. Gebruik tijdens het spreken zoveel mogelijk gebaren, mimiek en lichaamstaal.
- Probeer wanneer met het kind gesproken wordt omgevingsgeluiden tot een minimum te reduceren.
- Vermijd zoveel mogelijk het dragen van een mondmasker; de mond moet goed te zien zijn.
- Zorg bij een kind dat gebaren gebruikt, dat het naamgebaar van dit kind bekend is, evenals enkele andere belangrijke gebaren, zoals mamma, pappa, drinken, eten, plassen, morgen, slapen, enzovoort (zie ook figuur 9.4).
- Hang deze lijst aan of bij het bed van het kind, evenals de afbeeldingen van het handalfabet, indien de ouders aangeven dat het kind dit alfabet kent (zie figuur 9.5).
- Leg, als het kind kan lezen en schrijven, een communicatieschrift aan, waarin verteld kan worden wat met gebaren niet lukt.
- Zorg voor pen/potlood en papier in de nabijheid van het kind.
- Soms kunnen tekeningetjes iets verduidelijken, maak er gebruik van. Denk ook aan foto's, plaatjes en dergelijke.
- Schakel zo nodig een doventolk in.
- Controleer regelmatig of de hoorapparatuur goed functioneert en maak het oorstukje schoon volgens de instructie (zie figuur 9.6).
- Leg het hoorapparaat op een vaste plaats, daar waar het kind er zelf bij kan (indien het in staat is dit apparaat zelf te hanteren).
- Denk aan reservebatterijtjes.

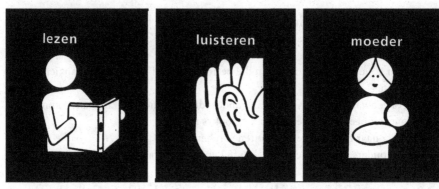

FIGUUR 9.4

- Leg aan de andere kinderen uit dat het kind niet kan horen, en daardoor ook niet kan praten zoals een horend kind en dat zijn stem daardoor ook anders klinkt.
- Een doof of slechthorend kind wil er ook graag bij horen. Vertel dit aan de andere kinderen. Probeer hun wat gebaren te leren of vraag het dove of slechthorende kind dat te doen of erbij te helpen. Dat bevordert het contact en horende kinderen vinden het interessant.
- Bereid een doof of slechthorend kind altijd bewust voor op wat er gaat gebeuren. Denk eraan dat het kind uit een gesprek dat in zijn tegenwoordigheid plaatsvindt, niets kan opmaken.
- Vertaal voor het kind zoveel mogelijk wat er bij (het bed van) het kind door anderen besproken wordt; het zal zich anders ongelukkig en angstig voelen omdat het niet kan horen wat er gezegd wordt.
- Maak bij de voorbereiding zoveel mogelijk zichtbaar wat er gaat gebeuren, bijvoorbeeld bij het geven van een injectie.
- Laat, wanneer het kind voor onderzoek of behandeling naar een andere afdeling moet (röntgenafdeling, laboratorium, enzovoort), moeder, vader of een ander vertrouwd persoon die goed met het kind kan communiceren, meegaan.
- Het is bij deze kinderen van extra belang dat er zo weinig mogelijk wisseling van verpleegkundigen plaatsvindt.
- Een doof kind heeft minder afleiding dan een horend kind. Schakel daarom zo snel mogelijk een goed voorbereide pedagogisch medewerker in.
- Indien toegestaan, is het kijken naar een geschikt kinderprogramma (liefst ondertiteld) of een video een goede afleiding.
- Ga 's avonds voor het licht getemperd wordt naar het kind toe om te vertellen dat het licht (gedeeltelijk) uitgaat.
- Zorg ervoor dat het kind zich nooit volledig in het donker bevindt (laat altijd een lampje branden). De informatiebronnen van een kind dat doof of slechthorend is, zijn de ogen!
- Maak met behulp van tekeningetjes, foto's, pictogrammen of woorden de indeling van de dag duidelijk, indien mogelijk met behulp van een planbord.
- Als het kind kan klokkijken, zorg dan voor een klok in zijn gezichtsveld. Dan kan het zelf zien wanneer er iets gaat gebeuren en wanneer er bezoek komt.

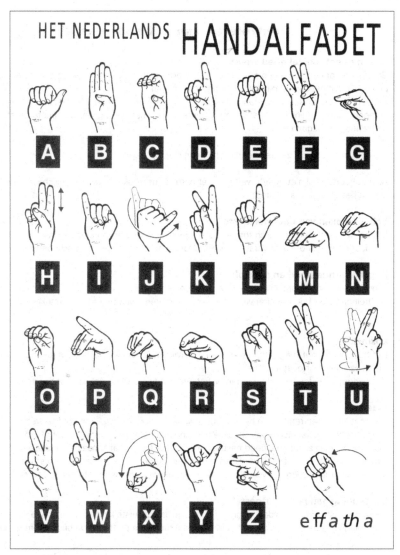

FIGUUR 9.5 HANDALFABET

- Noteer in het dossier van het kind punten die van belang zijn voor een goede zorg en communicatie, zoals wijze van communiceren, bepaalde gewoonten, het al dan niet dragen van hoorapparatuur, enzovoort.
- Probeer bij een langer durende opname in samenspraak met de ouders iemand van het doven- of slechthorendenonderwijs in te schakelen.
- Het is voor alle kinderen van groot belang dat de communicatie van de verpleegkundigen en artsen met de ouders optimaal is. Voor dove of slechthorende kinderen is dit van extra groot belang, om de kans op misverstanden bij de bemoeilijkte communicatie zo klein mogelijk te houden.

Controleren van het hoortoestel

Testen of het toestel goed werkt

Controleren of de batterij nog goed is en het hoortoestel werkt kan eenvoudig met behulp van het piepgeluid dat het apparaat maakt door het 'rondzingen'.

Zet het hoortoestel aan in de stand M en de volumeregelaar op volle sterkte. Als je nu een hand er-omheen houdt, begint het hoortoestel te piepen. Blijft dat piepsignaal op constante sterkte, dan werkt het toestel goed.

Let op: in de stand T zal een hoortoestel nooit piepen.

Als het hoortoestel niet (goed) werkt, zijn er normaal gesproken twee mogelijkheden: de batterij is leeg of het oorstukje is verstopt.

Schoonmaken van het hoortoestel

Het schoonmaken beperkt zich tot het oorstukje. Dit wordt altijd na enige tijd vies en het kanaaltje kan door oorsmeer of vocht verstopt raken. Daarom moet het regelmatig schoongemaakt worden.

Dagelijks onderhoud en controle

Voor dagelijks onderhoud is het meestal voldoende het oorstukje met een watje schoon te wrijven. Controleer altijd of de opening verstopt is met oorsmeer. Dan moet het oorstukje worden gewas-sen.

Losmaken

Het hoortoestel zelf mag niet nat worden. Daarom moet als eerste het oorstukje los worden ge-maakt van het hoortoestel.

Het slangetje kan losgemaakt worden bij het doorzichtige bochtje dat aan het hoortoestel vastzit.

Wassen

Het beste kan men regelmatig het oorstukje wassen door het 15-20 minuten te weken in een lauw sopje. Er zijn bij de audicien ook speciale reinigingsmiddelen te koop (vloeistof of tabletten).

Als het oorstukje schoon is: goed naspoelen onder de kraan, het kanaaltje leegblazen en afdrogen. Om achterblijvend vocht weg te blazen zijn er blaasbalgjes verkrijgbaar. Het oorstukje en slangetje moeten helemaal droog zijn voordat het weer wordt vastgemaakt aan het hoortoestel.

Bevestiging aan het hoortoestel

Let bij het vastmaken erop dat het goede oorstukje aan de juiste kant en in de goede stand komt. De kromming volgt de kromming van het hoortoestel terwijl de punt naar de binnenkant is gericht.

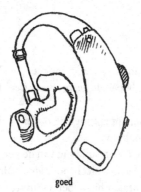
goed

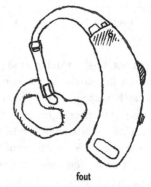
fout

Inzetten van het hoortoestel

1 Draai bij het inzetten en uitnemen van het hoortoestel de volumeregelaar in de laagste stand, terwijl de schakelaar op M staat. Anders gaat het scherp fluiten in het oor. Sommige mensen zetten het juist 'fluitend' in, vraag dus hoe men het wil. Dan zet je het toestel in met het volume op de normale stand.
2 Pak het oorstukje bij het slangetje tussen duim en wijsvinger, zodat de punt naar het oor wijst.
3 Breng het toestel naar het oor en plaats de punt van het oorstukje in de gehoorgang. Zo nodig de oorschelp met de andere hand wat naar onder en boven bewegen. Het oorstukje zo naar achter draaien dat het precies aansluit op de vorm van het oor.
4 Til het hoortoestel over de oorschelp. Let erop dat het flexibele slangetje niet gedraaid zit.
5 Controleer langs de rand van het oorstukje of dit overal goed zit. Het mag niet uitsteken of een kier open laten. Dan gaat het geluid 'lekken' en begint het toestel te fluiten.
6 Nu kan het volume ingesteld worden.

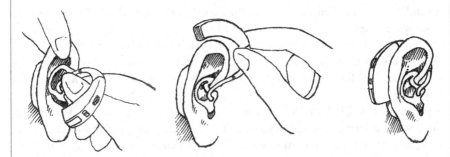

Uitnemen

Bij het uitnemen van het oorstukje zet je eerst het volume omlaag. Pak vervolgens net als bij het inzetten het slangetje dicht bij het oorstukje tussen duim en wijsvinger. Trek het rustig naar buiten.

Als het hoortoestel fluit of piept wanneer het in het oor zit

Dit betekent dat geluid 'lekt' dat eigenlijk in het oor moet komen. Ga dan na wat de oorzaak kan zijn:

– Controleer eerst of het oorstukje goed aansluit en zet het zo nodig opnieuw in. Als het oorstukje goed zit maar niet (meer) goed past, moet de audicien dit verhelpen.
– Controleer of er een lek zit in het slangetje of bij de verbinding met het toestel. Vervang dan het slangetje. Dit moet ook vernieuwd worden als het hard wordt.
– De gehoorgang kan verstopt zijn door een prop oorsmeer. De huisarts kan deze verwijderen.

FIGUUR 9.6 HELPKAART

- Schakel, wanneer de ouders van het kind ook doof zijn, bij belangrijke gesprekken een doventolk in.
- Dove mensen vinden het vaak vervelend om aan horenden te laten blijken dat ze iets niet begrepen hebben. Daarom is het belangrijk dove kinderen en volwassenen te laten herhalen wat er uitgelegd is en zo te checken of de boodschap goed overgekomen is.

9.6 Tot slot

Dove en slechthorende kinderen leven in een stille wereld. Zij missen informatie die horende kinderen via hun gehoor opvangen. De volwassenen rondom het kind dat doof of slechthorend is, moeten daarom voortdurend aan het kind duidelijk maken wat er in de omgeving gezegd wordt. Op die manier kan het kind zoveel mogelijk meebeleven wat er zich in zijn nabijheid afspeelt. Het is niet aan horenden om te beslissen wat wel of niet belangrijk is om te vertalen voor het kind met een gehoorstoornis. In principe moet alles wat een horend kind hoort, ook duidelijk gemaakt worden aan het kind met hoorproblematiek.

De omgang met het kind dat doof of slechthorend is, vraagt extra tijd, creativiteit en geduld. Deze investering is echter zeer de moeite waard: het kind zal zich veel gelukkiger voelen, zich beter kunnen ontwikkelen en zich opgenomen weten in de gemeenschap.

Informatie

Algemene informatie
Algemene informatie over doven en slechthorenden is te vinden op de websites:
- www.doven.pagina.nl
- www.slechthorenden.pagina.nl

Oorakel Informatie en Advies
Oorakel is een initiatief van nvvs (Nederlandse Vereniging voor Slechthorenden), Nationale Hoorstichting en Effatha
Poortgebouw, Rijnsburgerweg 10
2333 AA Leiden
telefoon: 071-523 42 42
fax: 071-523 42 43
teksttelefoon: 071–523 42 44
e-mail: info@oorakel.nl
website: www.oorakel.nl

Nationale Hoorstichting
De Nationale Hoorstichting organiseert en stimuleert activiteiten op het gebied van voorlichting, preventie, revalidatie en wetenschappelijk onderzoek

Poortgebouw, Rijnsburgersweg 10
2333 AA Leiden
telefoon: 071-523 42 45
e-mail: info@hoorstichting.nl
website: www.hoorstichting.nl

FODOK, Nederlandse Federatie van Organisaties van Ouders van Dove Kinderen
Postbus 754
3500 AT Utrecht
telefoon: 030-290 03 60
e-mail: fodok@wxs.nl
website: www.fodok.nl

Literatuur

Das, V.K. (1996). 'Aetiology of bilateral sensorineural hearing impairment in children: a 10 year study'. In: *Arch Dis Child* 74, pp. 8-12.

Daya, H., J.C. Figueirido, K.A. Gordon, e.a. (1999). 'The role of a graded profile analysis in determining candidacy and outcome for cochlear implantation in children'. In: *Int J Pediatr Otorhinolaryngol* 49 (2), pp. 135-42.

Dijk, J.H. van (1989). 'Meningitis als oorzaak van prelinguale doofheid'. In: *Ned Tijdschr Geneeskd* 133 (22), pp. 1125-27.

Eldik, T.T.H. van (1998). *Psychische problemen, gezinsbelasting, gezinsfunctioneren en meegemaakte stress bij dove kinderen. Een klinisch-epidemiologisch onderzoek.* Academisch Proefschrift. Erasmus Universiteit, Rotterdam.

Freeman, R.D., F.C. Clifton & R.J. Boese (1981). *Als je kind niet horen kan.* Ambo bv, Baarn.

Glasgow, L.A., Overall, J.C. Jr., 'The fetus and the newborn infant'. In: *Textbook of Pediadrics*, 2nd Ed. Saunders, 1983.

Gorlin, R.J., H.V. Toriello & M.M. Cohen Jr. (1995). 'Hereditary Hearing Loss and Its Syndromes'. In: *Oxford Monagraphs on Medical Genetics* 28, p. 9. Oxford University Press Inc., New York, Oxford.

Hanshaw, J.B., A.P. Scheiner, A.W. Moxley, e.a. (1976). 'School failure and deafness after "silent" congenital cytomegalovirus infection'. In: *N Engl J Med* 295, p. 468.

Huizinga, G., e.a. (1998). *Basisboek kinderverpleegkunde.* Elsevier/De Tijdstroom, Maarssen.

International Classification of Impairments, Activities and Participation (ICIDH-2). (1997). World Health Organization, Geneva.

Niersman, M. (1998). *Wie niet horen kan... moet iets anders,* scriptie Juliana Kinderziekenhuis, Den Haag.

Oudesluys-Murphy, A.M., H.L.M. van Straaten, M.H. Ens-Dokkum, e.a. (2000). 'Neonatale gehoorscreening'. In: *Ned Tijdschr Geneeskd* 144, pp. 594-98.

Schermer, T., C. Fortgens, R. Harder, e.a. (1991). *De Nederlandse Gebarentaal.* N.S.D.S.K. Van Tricht.

Schlesinger, H.S. (1978). 'The effects of deafness on childhood development: An Eriksonian perspective'. In: Liben, L.S., *Deaf Children: Developmental perspectives*. Academic Press Inc., New York, pp. 157-169

Theunissen, E.J.J.M. (2000). 'De screening van het gehoor bij kinderen tot 18 maanden oud'. In: *Ned Tijdschr Geneeskd* 144, pp. 589-93.

Toekomstscenario gezinsbegeleiding ten behoeve van ernstig auditief gehandicapte kinderen en hun ouders. (1988). Beleidscommissie Gezinsbegeleiding, Amsterdam.

Veen, S., M.L. Sassen, A.M. Schreuder, R. Brand, e.a. (1993). 'Hearing loss in very preterm and very low birthweight infants at the age of 5 years in a nationwide cohort'. In: *Int J Pediatr Otorhinolaryngol* 26, pp. 11-28.

Zielhuis, G.A., G.H. Rach & P. van den Broek (1990). 'The occurrence of otitis media with effusion in Dutch pre-school children'. In: *Clin. Otolaryngol* 15, pp. 147-53.

10

M. Roza en D. Rijneveld

Blinde en slechtziende kinderen

10.1 Inleiding

Dit hoofdstuk besteedt aandacht aan de signalering van problemen met de visus. Tegelijkertijd wil het inzicht en begrip kweken voor de gevolgen van deze problemen en de
omgang met het visueel beperkte kind en zijn omgeving. Een aanpak op maat zal hierbij
nodig zijn. Het signaleren van een visuele handicap, de mogelijke motorische kenmerken van een blind of slechtziend kind en de bijzonderheden in de communicatie met
een dergelijk kind zijn onderwerpen die in dit hoofdstuk besproken worden. Bovendien
wordt er uitgebreid stilgestaan bij de manier waarop de zorgverlening kan inspelen op
een kind met deze problematiek.

10.2 Een visuele handicap

Op de kinderafdeling van het ziekenhuis kunnen verpleegkundigen in aanraking komen
met kinderen die een visuele beperking hebben of bij wie dit wordt geconstateerd. De
groep kinderen met een visuele beperking is een gevarieerde groep.
Er wordt onderscheid gemaakt tussen blind en slechtziend. Blind zijn betekent niet altijd dat iemand helemaal niets meer ziet. Kan een kind nog licht en donker waarnemen
of contouren onderscheiden, dan noemen we dit kind 'maatschappelijk blind'. Soms
wordt er ook verschil aangeduid door de termen braillelezer en zwartdruklezer. Braille-
lezers kunnen nog wel functionele gezichtsresten hebben, alleen niet voldoende om te
lezen. Het voorbeeld van een kind dat zich zonder problemen binnen- en buitenshuis
kan verplaatsen, maar toch braille leest, berust niet op fantasie.
Daarentegen zijn er kinderen die zich voortbewegen met behulp van een taststok en
vervolgens een boek met piepkleine letters lezen. Dit kind wordt slechtziend genoemd.
Het oogt blind op straat, maar voor wat betreft het zien van details lijkt er niets aan de
hand.

Voor de meeste slechtzienden geldt echter dat het wél moeilijk is om details waar te ne-men. De ene persoon kan behoefte hebben aan veel licht, de andere knijpt zijn ogen er-voor dicht. Daarbij komt dat de gezichtsscherpte van ieder persoon weer anders is. De één ziet een letter op drie meter afstand en de ander op één meter. Ook komt het voor dat het gezichtsveld is aangetast: iemand kijkt bijvoorbeeld als door een klein kokertje, of het rechterdeel van zijn gezichtsveld kan zijn uitgevallen.

De voorgaande voorbeelden geven aan hoe ingewikkeld het is te begrijpen wat een kind wel of niet ziet, maar vooral welke consequenties hieraan verbonden zijn. Bovendien moet kijken worden geleerd, net zoals kruipen en lopen. De visuele waarneming van pasgeborenen is nog nauwelijks ontwikkeld. Aan slechtziende baby's zal visuele infor-matie nadrukkelijker moeten worden aangeboden dan aan hun goedziende leeftijdge-nootjes. Het kind zal dan gaan ervaren dat kijken iets oplevert, dat hij er plezier aan kan beleven. Het is daarom van belang dat slechtziende baby's die langdurig in het zieken-huis verblijven de kans krijgen hun visuele mogelijkheden te ontwikkelen.

10.2.1 Signalering van een visuele handicap

Als een baby blind geboren wordt, zal dit al snel na de geboorte worden ontdekt. Het oogcontact komt niet tot stand en de baby draait zich weg van de ouder. Dit is als volgt te verklaren: doordat het kind niet ziet, gaat het compenseren met het gehoor. Door heel stil te liggen met het oor naar de geluidsbron toe, kan het kind waarnemen.

Slechtziendheid is moeilijker te onderkennen. Soms wordt de diagnose pas gesteld als kinderen starten op de basisschool of zelfs nog later. Door op tijd bepaalde kenmerken en gedragingen te signaleren, wordt het mogelijk in een vroegtijdig stadium eventuele slechtziendheid op te sporen. Uiterlijke kenmerken die kunnen duiden op problemen met het kijken, zijn onder andere: het dichtknijpen van en knipperen met de ogen, een afwijkende oogstand of snelle trillingen van de ogen (nystagmus). Soms is echter aan de ogen of het gezicht helemaal niets te zien. De oorzaak van het slechte zien kan dan bij-voorbeeld op het netvlies liggen, bij de oogzenuw of op de hersenschors.

Voorwerpen dicht naar de ogen brengen, moeite hebben met het fixeren en volgen van speelgoed en personen, afwisselend wel en niet kijken en weinig oogcontact maken, zijn opvallende visuele gedragingen van slechtzienden.

Kinderen die goed zien, kunnen in één oogopslag de ruimte in zich opnemen en bepalen waar de geluiden vandaan komen. Om zich te concentreren op de omgeving zullen kin-deren die problemen hebben met het kijken vaak even met hun spel of activiteit stop-pen. Verder is het mogelijk dat een kind dat niet of weinig ziet, schrikt en gaat huilen als men ineens naast zijn bedje of speelplek staat, omdat hij niemand heeft zien aan-komen. Het kan ook zijn dat hij niet reageert op iemand die binnenkomt of vertrekt. De kijkafstand is voor hem te groot om de persoon te herkennen. Soms verstarren kinderen van houding of stoppen zij met een activiteit, omdat er in hun omgeving geluiden zijn die hun aandacht vragen.Wees er ten slotte op bedacht dat de oorzaak van een achter-stand in de motoriek of van veelvuldig vallen ook kan liggen in problemen met het ge-zichtsvermogen.

10.2.2   Motorische ontwikkeling

Over het algemeen ontwikkelen kinderen met een visuele handicap zich motorisch langzamer dan hun goedziende leeftijdgenootjes. Baby's komen bijvoorbeeld later tot grijpen en pakken. Het komt voor dat ze voorwerpen langdurig met hun mond onderzoeken of eraan ruiken. Dit ziet men eveneens bij goedziende zuigelingen, maar slechtziende en blinde baby's doen dit gedurende een langere tijd. Op deze manier kunnen ze hun visuele beperking met de tast compenseren.

Als een baby niet wordt uitgelokt tot het grijpen van speeltjes, zal hij passief blijven. Het kind moet gaan ervaren dat hij zijn lichaam kan verplaatsen in de richting van het voorwerp waarnaar, of de persoon naar wie het toe wil. Voor een blinde baby moet het speeltje dan vanzelfsprekend te horen zijn. Hij zal zijn oor te luisteren leggen en zijn hoofd naar het geluid draaien. Het op gang komen van deze oor-handcoördinatie is een belangrijke stap in de ontwikkeling van het blinde kind. Voor het kind is het eveneens van belang dat het voorwerp waarnaar hij zoekt prettig is om te voelen. Het is een bekend gegeven dat blinde kinderen tactiele reacties kunnen hebben. Te denken valt aan afweer van materialen als klei of plaksel. Dit is enerzijds te verklaren door het altijd onvoorbereid in contact komen met diverse materialen. Anderzijds kan het een neurologische achtergrond hebben.

Blinde of ernstig slechtziende baby's en peuters zullen speeltjes die uit hun handen gevallen zijn, niet snel weer opzoeken, doordat zij ze niet zien en niet meer horen of voe-

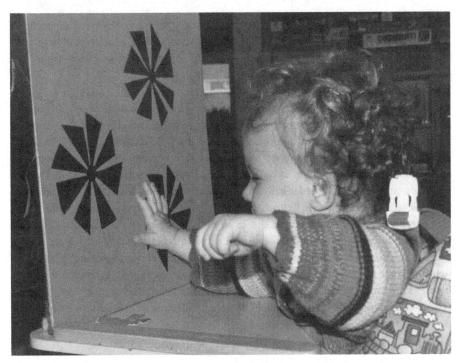

FIGUUR 10.1   SPELEN IN EEN BEGRENSDE RUIMTE MET HELDERE KLEUREN STIMULEERT DE ONTWIKKELING VAN HET KIND

len. Het besef dat speelgoed, mamma, pappa en andere personen blijven bestaan, ook al zijn ze niet hoorbaar of voelbaar, dringt bij blinde baby's slechts langzaam door. Vaak moeten ze geholpen worden om deze zogenoemde objectpermanentie te leren. Door een baby of peuter te laten spelen op een vaste en niet te grote plek, zoals in de box, een grote doos of een babybadje, leert hij dat zijn speeltjes niet zomaar verdwijnen nadat hij ze heeft losgelaten. In zo'n kleine ruimte komt hij ze immers uiteindelijk vanzelf weer tegen. Zijn handen geleiden naar het verloren speeltje en benoemen wat er is gebeurd, geeft inzicht.

Nadat een baby zijn handjes heeft ontdekt en kan grijpen en reiken naar voorwerpen, zal het rollen, kruipen, staan en lopen op gang komen. Met name bij blindgeboren kinderen kan dit onzeker of houterig ogen. Kinderen met een ernstige visuele beperking hebben vaak een aarzelend bewegingspatroon, zeker als er hoogteverschillen moeten worden overwonnen. Slechtziende kinderen kunnen bovendien moeite hebben met overgangen tussen licht en donker, waardoor de kans bestaat dat ze eerder vallen en struikelen of hun voeten hoger optillen dan nodig is.

Een kind dat vanaf de geboorte niet ziet, vertoont veelal stereotiep gedrag, bijvoorbeeld heen en weer wiegen, schudden met het hoofd of met een vinger in het oog boren. Bij het zien hiervan moet niet direct gedacht worden dat het kind verstandelijk gehandicapt is. Bij een kind dat blind geworden is, zien we dit stereotiepe gedrag veelal niet.

10.2.3   Communicatie

Onbekendheid en onervarenheid in de communicatie met blinden en slechtzienden brengt onzekerheid met zich mee. Als de verpleegkundige deze onzekerheid bespreekbaar maakt met de ouders of het kind, kan dit lucht geven in de relatie met elkaar.

Non-verbale communicatie

Iemand die niet of minder ziet, compenseert dit vaak erg goed met de andere zintuigen. Hoe minder de visuele waarneming is, hoe meer een kind afhankelijk zal zijn van onder andere zijn gehoor. Blinde en ernstig slechtziende baby's zijn daarom opvallend vaak stil en liggen met het hoofd afgewend en met hun oor naar de geluidsbron toe. Er wordt al snel gedacht dat het kind niets wil weten van de ouder of verzorger. Dit gevoel wordt soms nog eens versterkt doordat baby's met een ernstig beperkt visueel vermogen vaak een vlakkere gelaatsexpressie hebben dan goedziende zuigelingen. Echter, in de beweging van de vingers en handen drukken ze allerlei gevoelens en emoties uit. Een open hand duidt op ontspanning en toenadering. Een gesloten en gebalde vuist geeft afweer aan. Een strakgespannen lichaamshouding betekent angst. De verpleegkundige moet de lichaamstaal van de visueel gehandicapte baby kunnen observeren en interpreteren om hem te kunnen begrijpen. Blinde en slechtziende kinderen kunnen non-verbale boodschappen missen omdat ze bijvoorbeeld de gezichtsmimiek van de ander niet goed onderscheiden of in het geheel niet zien.

Casus

Als Sam informeert of het maken van een röntgenfoto pijn doet en de verpleegkundige hem wil geruststellen door te zeggen: 'Nou, verschrikkelijk!' en daarbij een gek gezicht trekt waarmee ze haar opmerking ontkracht, gaat dit voorbij aan Sam. Hij zal niet begrijpen dat er een grap is gemaakt en mogelijk toch bang worden.

Verbale communicatie

Het is belangrijk verbale ondersteuning te geven bij wat er gebeurt of bij wat er te zien is. Ook dat wat er tussen mensen gebeurt, moet benoemd worden. Bedenk wat de gevolgen zijn van de selectie van de in woorden vertaalde beelden voor iemand die blind is. Het kind is altijd afhankelijk van de keuze die de ziende 'verslaggever' maakt. Daarom moet er van zoveel mogelijk verslag worden gedaan, zodat het blinde kind zelf conclusies kan trekken of om verduidelijking kan vragen. Als verteld wordt dat er lekkere bloemkool op het bord ligt, moet het kind eerst weten wat er nog meer op het bord ligt voordat het kan zeggen of het lekker lijkt of niet. Wat dit betreft wordt wel eens de vergelijking met een sportwedstrijd gemaakt. Een wedstrijd volgen via de radio is net zo spannend als via de televisie, maar het is daarbij van groot belang hoe de wedstrijd verslagen wordt.

Tegelijkertijd is het goed te bedenken wat wel relevant is te vertellen en wat niet. Dat er bezoek is binnengekomen, heeft het kind waarschijnlijk wel gehoord, maar dat het bezoek voor zaalgenootje Sander is, weet het misschien niet, tenzij het bezoek zich verbaal heeft aangekondigd: 'Ha Sander, je had zeker niet gedacht dat je oom Gijs zou komen!'

Het is lastig in te schatten of een kind dat slecht ziet veel verbale informatie wel prettig vindt. Sommige slechtziende kinderen reageren met: 'Ik ben niet blind hoor!' Een deel van hen neemt op zijn eigen manier waar wie er binnenkomt en wat er gebeurt. Ze accepteren ogenschijnlijk dat niet alle details worden gezien. Veelal verbloemen kinderen dat ze stukjes informatie missen, ze kunnen hier heel handig mee manoeuvreren. Voor de omgeving kan het spitsroeden lopen zijn. Het is daarom vaak moeilijker om te gaan met slechtziendheid dan met totale blindheid: wat ziet iemand wel en wat niet en hoe gevoelig ligt dat? Een kind dat blind is, geeft zich over het algemeen eerder over aan hulp dan een slechtziend kind.

Toch heeft ook een slechtziend kind baat bij een duidelijke communicatie. Zorg voor nabijheid, zodat het kind zicht heeft op de gezichtsuitdrukking van zijn gesprekspartner. Neem verder de tijd om verpleegkundige handelingen uit te leggen en geef het de mogelijkheid de eventueel benodigde instrumenten te bekijken. Handel daarbij alsof het een normale zaak is dat iemand deze informatie krijgt. Geef materiaal in handen zodat het kind zelf de kijkafstand kan bepalen. Wijs op details, benoem deze en moedig aan te kijken. Vermijd bij een slechtziend kind vragen als: 'Wil je even voelen?' In hun idee moeten blinden voelen en heeft het niets met slechtziendheid te maken. Herhaal de informatie desgewenst nog een keer of laat het kind vertellen of naspelen wat er gaat gebeuren.

Voor kinderen die geschreven post niet of erg slecht kunnen lezen, moet deze worden voorgelezen. Bedenk dat als men iets voor een ander voorleest dat in eerste instantie functioneel is. Reageer dus niet op de inhoud.

10.2.4   Blind worden

Kinderen die (goed of slecht) gezien hebben en door een operatie, trauma of een steeds minder wordende kijkfunctie blind worden, hebben bijzondere aandacht nodig. Zij maken niet altijd een blinde indruk door de ziende ontwikkeling die zij hebben doorgemaakt. Deze kinderen doen de dingen veelal nog op hun ziende geheugen, weten hoe de wereld eruitziet en hebben in vergelijking met een kind dat blind is geboren een soepeler en beweeglijker motoriek.

Als gevolg van het blind worden, zal vroeg of laat een rouwproces op gang komen over het zicht dat is verloren. Acceptatie van wat niet meer kan, duurt soms jaren. Het is van groot belang dat deze kinderen gaan ervaren wat zij nog wel kunnen: een nummer intoetsen op de telefoon kan op de tast gebeuren, een glas limonade inschenken tot de juiste hoogte is mogelijk door één of twee vingerkootjes over de rand van het glas te houden en verpleegkundige Ria kan worden herkend aan haar geurige eau de toilette.

Voor ouders is het vanzelfsprekend een schok te vernemen dat hun kind niet of nauwelijks meer kan zien. Behalve dat ze zelf verdriet hebben, moeten ze ook hun verdrietige kind opvangen. Vaak hebben ze praktische vragen over voorzieningen, maar ook over de manier waarop ze het best met hun kind kunnen omgaan in deze nieuwe situatie. Ouderbegeleiding vanuit een regionaal centrum voor mensen met een visuele handicap kan hierbij een steun zijn (zie Informatie).

Gezien het feit dat veel vormen van slechtziendheid en blindheid erfelijk zijn, kunnen verpleegkundigen ook te maken krijgen met ouders die visueel gehandicapt zijn. Het is goed mogelijk dat bij een verslechtering in de visuele mogelijkheden van hun zoon of dochter, zij zich geconfronteerd zien met hun eigen mogelijkheden en beperkingen.

10.3   Kinderen met een meervoudige handicap

Op de kinderafdeling in het ziekenhuis komt een verpleegkundige kinderen met diverse aandoeningen en beperkingen tegen. Tot nu toe is dit hoofdstuk met name ingegaan op kinderen met enkel een visuele handicap. Het kan echter ook voorkomen dat een kind meerdere beperkingen heeft, zoals een visuele beperking in combinatie met problemen op het gebied van de motoriek, het gehoor of de mentale ontwikkeling. Een visuele stoornis in combinatie met andere zintuiglijke of mentale problemen is meer dan een optelsom van de verschillende beperkingen. De compensatiemogelijkheden die een blind of slechtziend kind heeft, zijn dan immers verminderd. Een blind kind dat spastisch is kan moeilijk gebruikmaken van zijn tast. Een slechtziend kind met een verstandelijke handicap zal bijvoorbeeld minder op zijn geheugen kunnen rekenen. In alle gevallen zal meer tijd en meer herhaling nodig zijn om met het kind te kunnen communiceren, de wereld voor hem duidelijk te maken en hem er grip op te laten hebben.

Bij kinderen met een hersenbeschadiging is vaak sprake van een dergelijke meervoudige problematiek. Bovendien kan het zijn dat deze kinderen slecht zien, terwijl er geen aantoonbare functionele afwijkingen aan het oog zelf te vinden zijn. De oorzaak van de visuele handicap moet dan gezocht worden in de visuele banen die liggen tussen het corpus geniculatum en de hersenschors, of in de hersenschors zelf. Het probleem ligt hierbij in de verwerking van de visuele informatie; de informatie komt niet of slechts gedeeltelijk aan. Men spreekt hier van een cerebrale visuele inperking (cvi). Enkele karakteristieke kenmerken bij kinderen met een cvi kunnen zijn:

- het niveau van visueel functioneren kan erg wisselen van dag tot dag en zelfs van uur tot uur;
- het kind toont een gebrek aan kijkbehoefte;
- de visus wordt weinig en kortdurend gebruikt;
- plaatjes zijn moeilijker te herkennen dan voorwerpen;
- de ruimtelijke oriëntatie kan ernstig verstoord zijn;
- gezichten herkennen kan opvallend moeilijk of zelfs onmogelijk zijn;
- er zijn problemen in de figuur-achtergrondwaarneming;
- aan de ogen is in de meeste gevallen niets bijzonders te zien.

Voor deze kinderen is het van belang hun visuele attentie te verhogen. Probeer het kind kort en vaak te stimuleren om te kijken en probeer deze pogingen zoveel mogelijk te integreren in het dagelijks leven. Zorg dat het kind in een ontspannen houding zit. Een goed contrast met de achtergrond, heldere kleuren, goede verlichting, eenvoudige omtrekken van vormen en voldoende tijd en herhalingen zijn onder meer nodig om het kind optimale kansen te geven om de visuele informatie te verwerken.

10.4 Prematuren

Een bijzondere groep kinderen bestaat uit baby's die veel te vroeg geboren zijn. Zij brengen de eerste weken van hun leven door in de couveuse. Er volgt een spannende tijd voor de ouders. In deze periode is het vaak onduidelijk of hun kind zich zal ontwikkelen tot een gezonde baby of dat er complicaties zullen optreden. Door het toedienen van zuurstof kunnen bijvoorbeeld netvliesproblemen ontstaan, met visuele beperkingen als gevolg. Ouders zoveel mogelijk betrekken bij de verzorging van hun baby en, indien mogelijk, ingaan op hun wensen, zal rust en vertrouwen geven. Tegenwoordig krijgen ouders de mogelijkheid om te kangoeroeën met hun kindje, waardoor ze al in een vroeg stadium lijfelijk contact hebben. In de couveuse een lapje of knuffel leggen met de geur van de moeder kan de baby een geborgen gevoel geven. Het is aan te bevelen de baby niet vrij in de couveuse te laten liggen. Te vroeg geboren baby's nemen niet vanzelf een houding aan waarbij de armen en benen gebogen zijn. Zij hebben niet voldoende kracht door hun lage spiertonus. Toch hebben ook zij behoefte aan begrenzing; ze worden hierbij geholpen door het maken van een 'nestje' in de couveuse. Met behulp van een dekentje of snuggle-up kan een rol gemaakt worden waardoor het kind in een gebogen houding ligt. Het is belangrijk dat het kind in staat is één of beide handen naar de mond te brengen of iets vast te houden. Zo wordt een veilige en beschermde omgeving voor hem gecreëerd.

De couveuseafdeling kan voor een premature baby een kakofonie van geluid en licht zijn. Als verpleegkundige is het goed zich te realiseren dat een couveuse net één grote resonantieruimte is. Indien een schaar op de couveuse valt, veroorzaakt dit binnenin veel lawaai. Probeer het te gebruiken materiaal naast de couveuse te leggen in plaats van erop, zodat de baby niet hoeft te schrikken. Sommige baby's liggen onder speciale lampen, waarbij hun ogen afgeschermd zijn voor het felle licht. Baby's die ernaast liggen, kunnen echter ook last hebben van dit licht. Een handdoek hangen over één kant van de couveuse kan dit verhelpen.

10.5 Aandachtspunten bij de zorgverlening

10.5.1 Verblijf in het ziekenhuis

Opname

Kinderen die worden opgenomen in het ziekenhuis krijgen te maken met een wisseling van omgeving. Het vertrouwde van de thuissituatie maakt plaats voor het onbekende en voor een ander dagritme. Dit kan voor goedziende kinderen al beangstigend zijn, laat staan voor kinderen met een visuele handicap. Vertrouwde voorwerpen van thuis, zoals knuffels, een foto van de ouders of een cassettebandje met hun stemmen erop, kunnen het kind helpen zich veilig te voelen. Het is het best als het kind zoveel mogelijk een vaste verpleegkundige krijgt die het telkens inlicht over wat komen gaat, dit in goed overleg met de ouders. Ouders weten het best hoe hun kind uitleg oppakt en verwerkt. Is dit niet mogelijk, breng collega's dan goed op de hoogte van de manier waarop alles aan het kind is uitgelegd. Het is aan te raden goed contact met de ouders te houden, te bespreken hoe de dingen gaan, wat beter kan en wat hun rol daarin kan zijn. Mocht het kind in een instelling voor kinderen met een visuele handicap verblijven, vraag dan naar een goede overdracht, met name over de betekenis van de visuele handicap in relatie tot het gedrag.

Tijdens de opname moet de verpleegkundige samen met de ouders uitgebreid aandacht besteden aan de visuele handicap van het kind. Het is goed met het kind en zijn ouders te bespreken of het kind zelfstandig kan eten, zich kan aankleden, drinken kan inschenken, de weg naar het toilet kan vinden, naar het toilet kan gaan, enzovoort. Probeer te ontdekken welke hulp het kind nodig heeft. Bespreek welke plaats op de kamer het meest praktisch is voor het kind. Denk daarbij bijvoorbeeld aan meer ruimte voor boeken of een computer, de situering ten opzichte van de andere kinderen en het zelfstandig kunnen vinden van het bed. Geef het kind een vaste plek en probeer ervoor te zorgen dat er verder zo min mogelijk met bedden wordt geschoven; het kind kan zo altijd zijn slaapplaats terugvinden. Informeer bij het kind naar de manier waarop het zijn bed herkent. Misschien is het een idee een voelbaar herkenningsteken aan het voeteneind aan te brengen of, bij slechtziende kinderen, een gekleurde sloop om het kussen.

Informeer ook of er een herkenningsteken nodig is op de deur van de kamer of het toilet. Een touwtje aan de deurkruk kan voor een blind kind al een oplossing zijn. Hiermee onderscheidt de deur zich van de andere deuren op de gang. Voor een kind dat slecht ziet, kan een vel gekleurd papier op de deur een duidelijk herkenningsteken zijn.

Laat het kind zelf zijn kastje inruimen, zijn speelgoed opruimen of betrek het daarbij. Alleen op die manier kan het kind zijn spullen zelf of in ieder geval met zo min mogelijk hulp terugvinden.

Het is wenselijk om samen met het kind de afdeling te verkennen. Neem de tijd om alle ruimten van dichtbij te bekijken. Benoem de kenmerken van de diverse ruimten: 'Het toilet heeft een blauwe deur en ruikt naar groene zeep; de speelkamer ligt op de hoek van de gang, de laatste deur rechts.' Hierdoor wordt het voor het kind gemakkelijker zijn omgeving te herkennen en kan het zelfstandiger functioneren. Het kind zal baat hebben bij herhaling.

Dagprogramma

Bij langdurige opnamen is het in de meeste ziekenhuizen een gewoonte een dagprogramma op te stellen. Dit komt meestal boven het bed van het kind te hangen of is te vinden in het verpleegkundig dossier. Geef, indien mogelijk, het kind het dagprogramma in de hand. Het programma boven het bed ophangen zal voor de meeste kinderen te ver weg zijn. Een blind schoolgaand kind leest – tenzij het net blind is geworden – braille. Kinderen die blind zijn hebben meestal een goedgetraind geheugen en hebben er vaak voldoende aan als het programma één keer wordt voorgelezen. Daarnaast kan men hen helpen informatie te onthouden door het in te spreken op de memorecorder, een minicassetterecorder. Voor een kind dat slecht ziet is een duidelijke, strakke en iets grotere letter noodzakelijk. Te denken valt aan de computerletter Arial 12. Vergrotingen van tekst zijn voor de één een uitkomst en voor de ander een vermindering van het overzicht. Vraag het kind waar het behoefte aan heeft, laat voorbeelden zien.

Medische handelingen

Het dagprogramma wordt onderbroken door behandelingen en onderzoeken. Probeer een kind zoveel mogelijk voor te bereiden op een onderzoek of op medische handelingen. Meestal zijn er voorbereidingsfolders aanwezig die samen met het kind gelezen kunnen worden. Bereid een onderzoek zoveel mogelijk voor op de betreffende afdeling zelf, zo mogelijk in aanwezigheid van de ouders.

Om aan een kind dat niet of slecht ziet goed uit te leggen wat er gaat gebeuren, is meer tijd nodig dan normaal. De meesten, hoewel niet allemaal, willen de voorwerpen met hun handen bekijken of de kijkafstand verkorten door de voorwerpen dichter naar hun ogen te brengen. De uitleg met woorden duurt langer als er niet gebruikgemaakt kan worden van een plaatje of de handeling niet kan worden voorgedaan. Vertel ook welke geluiden bij de apparatuur horen, dit om schrikken tijdens het onderzoek te voorkomen. Wees altijd eerlijk over wat er gaat gebeuren, zeker bij nare onderzoeken, zodat het kind weet wat het kan verwachten.

Afgezien van het ondergaan van een onderzoek is vaak het overgebracht worden naar en het verblijven in een nieuwe ruimte al spannend voor kinderen met een beperkt visueel vermogen. Wordt het bed vooruitgereden, dan kan het kind zich gemakkelijker oriënteren. Breng, indien mogelijk, vooraf een bezoekje aan de onderzoeksruimte, zodat het kind de tijd krijgt eraan te wennen. Zorg er bij slechtziende kinderen voor dat er voldoende verlichting aanwezig is, daar er anders nóg maar weinig te zien valt. Meld tijdens een onderzoek wanneer het licht gedempt wordt of uitgaat. Het komt voor dat kinderen die slecht zien op dat moment niets meer waarnemen. Dit kan voor hen heel beangstigend zijn.

Sommige handelingen kunnen voorafgaand aan het onderzoek al op de kamer gedaan worden, ECG-plakkers kunnen bijvoorbeeld al eerder opgeplakt worden.

10.5.2 Hulp voor optimale waarneming

Het kost kinderen die slecht zien energie om te kijken en overzicht te krijgen. Ze hebben een korte kijkafstand én hebben meer tijd nodig om tot optimale visuele waarneming te komen. Grove vormen kunnen ze vaak van enige afstand wel herkennen, maar voor detailwaarneming is afstandsverkorting noodzakelijk. De verpleegkundige kan het kind behulpzaam zijn door de omgeving visueel duidelijker en aantrekkelijker te maken met behulp van licht, kleuren en contrasten. Daarnaast zijn de andere zintuigen een belangrijk compensatiemiddel voor het slechte zicht.

Licht

Optimale lichtomstandigheden zijn een voorwaarde om zo goed mogelijk te kunnen zien. Wat optimaal is, is afhankelijk van de aard van de visuele beperking. Een bed op een wat donkere plaats zal een baby met lichtschuwheid – extreem last hebben van licht – uitnodigen zijn ogen open te houden en ze te gebruiken. Bij een kind dat veel licht nodig heeft, is het juist beter het bed op een plaats voor het raam te zetten.

Als een kind tegen het daglicht in moet kijken, wordt het verblind. De verpleegkundige kan dit voorkomen door te zorgen dat het kind een plek heeft waarbij het daglicht zoveel mogelijk van opzij valt. Indien een verpleegkundige het kind aanspreekt, kan ze ervoor zorgen goed zichtbaar te zijn door zo ten opzichte van het kind te gaan staan dat het licht van de zijkant valt. Daglicht in haar rug verblindt het kind en als het daglicht van achter het kind komt, zit het in zijn eigen schaduw. Een dergelijke opstelling kan juist wel plezierig zijn voor een kind dat veel last heeft van licht en vooral gaat kijken in de schaduw of in een donker hoekje. Met het kind en zijn ouders kan besproken worden waar het kind het meeste baat bij heeft. Een goede observatie helpt eveneens. Het kind zal immers zelf ook signalen afgeven over wat het al dan niet plezierig vindt. Enkele daarvan zijn: knijpen met de ogen, het hoofd afwenden van de lichtbron en een lichtere of donkere plek opzoeken om te spelen.

Kleur en contrast

De directe omgeving van het kind kan aantrekkelijk worden gemaakt door gebruiksvoorwerpen en speelgoed aan te bieden in heldere, primaire kleuren, zoals rood, geel, groen en blauw. Een duidelijk contrast tussen het voorwerp en zijn achtergrond maakt waarnemen gemakkelijker. Melk in een blauwe beker is beter zichtbaar dan in een wit-

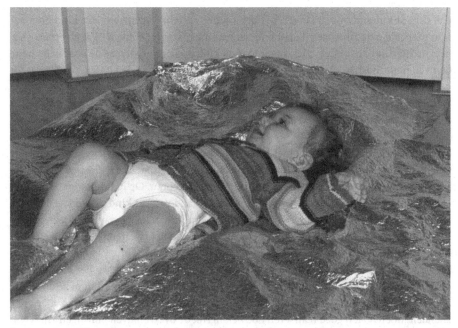

FIGUUR 10.2   KNISPEREND EN GLIMMEND MATERIAAL DAAGT UIT TOT SPELEN

te beker, een puzzel met een afbeelding in primaire kleuren is duidelijker dan één met een afdruk van een vage foto.

Visueel aantrekkelijk spelmateriaal, dat wil zeggen speelgoed met duidelijke, heldere kleuren en licht- of spiegeleffecten zal de zuigelingen boeien. Hierbij kan men denken aan een reddingsdeken van aluminiumfolie, plastic kerstballen, kerstslingers, babymateriaal in zwart-witcontrasten, rammelaars, een spiegelmolen, belletjes, enzovoort. Het kan ook zijn dat de baby vooral op bewegende dingen reageert, zoals op een gezicht dat voor hem beweegt of op flikkerende lichtjes.

Baby's die ernstig slechtziend zijn en slechts reageren op lichtprikkels kunnen uitgenodigd worden om naar felle lichtbundels te kijken, zoals het licht van een zaklamp of naar diaseries met licht-donkereffecten.

Andere zintuigen

Een kind dat slecht ziet, maakt niet automatisch gebruik van zijn andere zintuigen, tenzij het zicht zo slecht is of wordt, dat het niet anders meer kan. Het slechtziende kind blijft kijken, zich soms niet realiserend dat het dingen niet ziet. Het gebruik van het gehoor, de reuk of de tast als ondersteuning moet veelal aangeleerd worden. Als de ouders en hun kind zich bewust worden van de aanvullingsmogelijkheden die gehoor, tast en reuk bieden en deze gaan gebruiken, worden de mogelijkheden tot waarnemen vergroot. Een in bed liggend kind kan opmerkzaam worden gemaakt op de geur van het eten dat wordt binnengebracht. Een rijpe peer kan in de handjes van het kind worden gelegd, zodat het deze kan voelen, besnuffelen en bekijken. Bij kinderen die de associatie met blindheid maken, kunnen dergelijke acties echter gevoelig liggen. Het is raadzaam op een dergelijk moment een beroep te doen op het gezichtsvermogen. Het kind erop attent maken dat de zintuigen elkaar ondersteunen kan hierbij helpen: 'Wat een prachtige peer en hij ruikt zo lekker. Hier, moet je eens kijken.' Leg vervolgens de peer in de handen van het kind.

10.5.3 Omgang met en benadering van blinde en slechtziende kinderen

Het is niet nodig in de omgang met blinden je woordkeus aan te passen: kijken en zien zijn ook voor mensen die niet kunnen zien, dagelijkse begrippen. Zij kijken daarbij echter met hun handen en maken beter gebruik van hun gehoor. Op het moment dat er iets bekeken moet worden, kan de verpleegkundige de hand van het kind pakken en deze geleiden naar het te bekijken voorwerp. Het voorwerp in handen geven is ook een mogelijkheid. Zo wordt het kind de gelegenheid geboden een voorwerp op eigen wijze te bekijken.

Medicijnen kunnen het best in de hand worden gegeven. Indien ze op het kastje naast het bed worden gelegd, is de kans groot dat het kind ze over het hoofd ziet of ze door een zoekbeweging van het kastje schuift.

Zienden moeten zich goed realiseren hoe belangrijk de overgebleven zintuigen zijn voor iemand die er één moet missen. Deze zintuigen worden optimaal benut, hetgeen de veelgehoorde reactie oplevert dat blinden beter kunnen horen. Ze kunnen niet beter horen, ze gebruiken hun gehoor veel intensiever. Indien zienden zich bewust worden van het feit hoe kijkend zij zijn ingesteld en hoe weinig zij gebruikmaken van hun gehoor, dan zullen zij deze uitspraak op waarde schatten.

Een blinde zal eerder naar de huisarts gaan met oorpijn dan wie ook en de handen van iemand die niet ziet, zijn zijn ogen. Voorkom dus dat de handen van het kind beschadigd

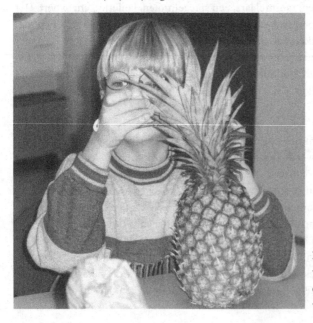

FIGUUR 10.3 KIJKEN,
VOELEN EN RUIKEN:
OPTIMAAL GEBRUIKMAKEN
VAN DE ZINTUIGEN

worden. Bloed prikken in de vingertoppen moet onder alle omstandigheden worden vermeden. Om braille te kunnen lezen zijn de gevoelige vingertoppen van levensbelang. Waar dan wel geprikt moet worden, moet in overleg met ouders en/of kind bepaald worden.

Begeleiden

Moet een kind ergens heen begeleid worden, laat het de begeleider dan een arm geven. Als deze haar arm tegen haar lichaam drukt, kan het kind goed volgen. De begeleider moet zich realiseren dat zij voor twee personen breed moet denken. Jonge kinderen worden vaak aan de hand meegenomen.

Indien het blinde kind naar een stoel begeleid wordt, is het voldoende zijn hand op de rugleuning te leggen en dit te benoemen. Zo'n oriëntatiepunt geeft het kind voldoende informatie om zelf te kunnen gaan zitten. Laat een kind niet los zonder te zeggen waar het zich bevindt of wat er nu gaat gebeuren. Geef het letterlijk een houvast, zodat het niet verloren staat in de ruimte. De kans is anders groot dat het kind zijn oriëntatie kwijtraakt.

Baby's

Blinde en slechtziende baby's kunnen schrikken als ze plotseling opgepakt worden. Het is van belang zo'n handeling aan te kondigen door te zeggen wat men gaat doen of door een liedje te zingen en dit te combineren met het aanraken van de baby. De baby weet nu wat er gaat gebeuren en zal zich verheugen op het contact. Pak een baby niet onverwacht bij de handen vast. Een blinde of slechtziende baby vindt het wel prettig als hij stevig wordt vastgepakt. Dit geeft hem zekerheid. Stevige druk draagt ertoe bij dat hij zijn lichaam gaat voelen en ervaren. Om die reden is ook babymassage aan te bevelen, bij voorkeur toegepast door de ouders.

Voordat verpleegkundige handelingen worden uitgevoerd, kan het best eerst contact worden gemaakt met de baby en moet hij – voorzover mogelijk – worden voorbereid op wat komen gaat. Als een baby in bad wordt gestopt, laat hem dan eerst met de voetjes het water voelen voordat hij helemaal ondergedompeld wordt. Krijgt hij een flesje of hapje, geef hem dan de tijd het flesje te voelen, de geur van het hapje op te snuiven of er met zijn handjes aan te zitten. Bij slechtziende baby's kan er zwart-witgestreepte stof over de fles worden getrokken, zodat deze beter zichtbaar is. Het hapje kan gegeven worden met een felgekleurd lepeltje, waardoor de baby het eten ziet aankomen. Het kind krijgt op die manier de gelegenheid zich voor te bereiden op wat er gaat gebeuren en hoeft niet te schrikken. Dat steeds wisselende verzorgsters voor extra onrust zorgen behoeft geen betoog. Schakel zoveel mogelijk de ouders in, maak goede afspraken over wie wat doet en leg dit vast in het verpleegplan.

Contact

Als een verpleegkundige in een gesprekje met een of meer kinderen iets bespreekt of iemand moed inpraat, gaat dit gepaard met oogcontact en 'spreekt' haar mimiek. De verpleegkundige kan het blinde kind niet met oogcontact laten merken dat ze het tegen hem heeft en moet dat daarom anders kenbaar maken. Dit kan bijvoorbeeld door de naam van het kind dat aangesproken wordt, te noemen. Een tikje geven op de arm werkt ook goed. Kijk het kind wel aan als je tegen hem praat. Zienden beseffen vaak niet wat een blinde allemaal waarneemt: de richting waaruit de stem komt, of de stem afkomstig is van een lang of kort iemand, of de stem moe klinkt of verveeld, of iemand in papieren zit te bladeren tijdens het gesprek, enzovoort.

Bij de kennismaking kan het handen geven onduidelijkheid opleveren. Zeg daarom dat je het kind een hand gaat geven, pak zijn hand en stel je vervolgens duidelijk voor.

Voor het kind is het plezierig als er tijdens een gesprek steeds namen genoemd worden, zodat het kan volgen tegen wie er wat wordt gezegd. Dit geldt met name als er meerdere personen aanwezig zijn. Dit hoeft niet te betekenen dat er een onnatuurlijke situatie ontstaat. Als de verpleegkundige de kamer binnenkomt, is het goed als ze haar eigen naam noemt en eventueel kort vertelt wat ze komt doen. Zeg het ook als je de kamer weer verlaat. Een goedziend kind kan in één oogopslag de ruimte in zich opnemen en zien dat verpleegkundige Barbara iets brengt bij patiënt Alex, nog even bij Bram kijkt en vervolgens weer verdwijnt. Een blind kind kan dit niet.

10.5.4 Spelen

Welk speelgoed is geschikt voor blinde en slechtziende kinderen? Het belangrijkste uitgangspunt is dat er iets aan dit speelgoed te beleven moet zijn. Verkleedspelletjes waarbij kinderen zich kunnen inleven in dokters en verpleegkundigen zijn leuk en functioneel. Een imitatiespel kan goed gebruikt worden als voorbereiding op wat komen gaat. Ook kan zo'n spel heel zinvol zijn bij het verwerken van wat er is gebeurd. Verder geeft het goed aan of kinderen hebben begrepen wat er tijdens bijvoorbeeld een medisch onderzoek is gedaan.

Kinderen die niet kunnen kijken, kunnen erg genieten van fantasiespel. Mogelijk blijft hun handelen wat achterwege, maar in stemmetjes verzinnen zijn veel blinde kinderen kampioen. Een doos met allerlei (onbekende) voorwerpen kan de tijd doen verstrijken. Verhalen op cassettebandjes zijn vaak een favoriet vermaak; zelf een verhaal maken en opnemen is ook leuk. Voor heel jonge kinderen zijn schootspelletjes en het samen zingen van liedjes prettig.

Constructiemateriaal en muziekinstrumenten zijn materialen waarmee ook blinde kinderen uit de voeten kunnen. Van kosteloos materiaal kan een kunstwerk gemaakt worden en van klei een prettig te voelen vorm. Het is de kunst iets te maken zonder directe betekenis, maar wat prettig is om te voelen. Een kind dat nog niet lang blind is, zal een dergelijke opdracht anders ervaren dan een kind dat blind is geboren.

Gezelschapsspelen moeten voor blinde of slechtziende kinderen vaak aangepast worden of zijn in aangepaste vorm te koop bij speciale leveranciers. Zij verkopen ook extra grote dobbelstenen en dobbelstenen die te voelen of te horen zijn. Laat kinderen van huis uit speelgoed meenemen of neem contact op met een regionaal centrum voor visueel gehandicapten in de buurt.

Kinderen die slecht zien, spelen veelal kijkend en hebben dus ook materiaal nodig dat ze goed kunnen zien. Deze kinderen hebben nauwelijks interesse in voelvormen. Contrastrijke en grote overzichtelijke vormen zijn voor hen belangrijk. Een gezelschapsspelletje is leuk mits het niet te veel inspanning vergt om telkens overzicht te krijgen en te houden over het spel. Vertraging doordat het kind veel meer tijd nodig heeft om te kijken, kan leiden tot irritatie. Dobbelstenen raken niet zoek als ze in een doos of deksel van het spel worden geworpen. Ook bestaan er spelen die in vergrote vorm zijn uitgegeven. Daarnaast blijft ook voor deze groep kinderen het imitatie- en fantasiespel een geweldig middel om zich te uiten. Geheugenspelletjes als 'Ik ga op reis en neem mee...', het verzinnen van plaatsnamen met een afgesproken letter, enzovoort, zijn erg geschikt voor kinderen die niet of slecht zien.

Via de blindenbibliotheken zijn boeken op cassette en in braille te leen. Bij openbare bibliotheken zijn grootletterboeken te leen of op te vragen.

10.6 Instellingen voor visueel gehandicapten

In Nederland zijn drie instellingen voor visueel gehandicapte kinderen en volwassenen: Sensis, Visio en Bartiméus. Elke instelling heeft vanuit de overheid een deel van het land toegewezen gekregen. In dat gebied wordt de zorg verleend vanuit zogenoemde regionale centra. Men kan hier terecht met hulpvragen, zowel voor zichzelf als voor een familielid. Ook instellingen als ziekenhuizen kunnen een beroep doen op deze centra. Er wordt een breed scala van begeleidingsmogelijkheden gegeven, zoals speciaal onderwijs, onderwijsbegeleiding in het reguliere onderwijs, dagbehandeling op het centrum, ouderbegeleiding (individueel of in de vorm van cursussen) thuisbegeleiding, voorlichting en informatie.

Verder zijn er ouderverenigingen, patiëntenverenigingen en een belangenvereniging voor blinden en slechtzienden en hun ouders. Zij kunnen hier terecht voor lotgenotencontact en informatie.

Informatie

Bartiméus
Onderwijs, zorg- en dienstverlening aan mensen met een visuele handicap

Hoofdlocatie
Postbus 1003
3700 BA Zeist
telefoon: 030-698 22 11

Visueel Advies Centrum
Bartiméus Doorn
Postbus 87
3940 AB Doorn
telefoon: 0343-52 68 34
e-mail: info@bartimeus.nl
website: www.bartimeus.nl

Sensis, Regionale instelling voor visueel gehandicapten
Postbus 54
5360 AB Grave
telefoon: 0486-47 10 03

Visio, Regionale instelling voor visueel gehandicapten
Amersfoortseweg 180
1272 RR Huizen
telefoon: 035-698 57 11

NVBS, Nederlandse Vereniging van Blinden en Slechtzienden
Postbus 2344
3500 GH Utrecht
telefoon: 030-293 11 41
e-mail: bureau@nvbs.nl
website: www.nvbs.nl

Slechtzienden- en Blindenlijn
Postbus 2062
3500 GB Utrecht
telefoon: 030-294 54 44

FOVIG
Federatie voor Ouders van Visueel Gehandicapten
Postbus 480
3500 AL Utrecht
telefoon: 030-234 34 59
e-mail: fovig@planet.nl
website: www.fovig.nl

sDG, stichting Dienstverleners Gehandicapten
Unit: doofblindheid
Postbus 222
3500 AE Utrecht
telefoon: 030-276 99 70
teksttelefoon: 030–273 04 59

Literatuur

Brambring, M. (1993). *Lehrstunden eines blinden Kindes. Entwicklung und Frühförderung in den ersten Lebensjahren.* GmbH & Co, München.

Boer, M.M. de (1993). *Sensomotorische ontwikkeling van ziende, slechtziende en blinde kinderen.* Visio, Huizen.

Dijk, J. van (1996). *Ben ik in beeld? Presentatie in alledaagse situaties; een praktische handleiding voor visueel gehandicapte jongeren.* Bartiméus, Doorn.

Dik, M. (1988). *Baby's en peuters met een visuele handicap.* Van Loghum Slaterus. (Dit boek is niet meer in de boekhandel te verkrijgen.)

Gringhuis, D., J. Moonen & P. van Woudenberg (1999). *Kinderen die slecht zien.* Bohn Stafleu Van Loghum, Zeist.

Huizinga, G. e.a. (1998). *Basisboek Kinderverpleegkunde.* Elsevier/De Tijdstroom, Maarssen.

Kijk, zo speel ik! Spelen met uw visueel gehandicapte kind. (2001). Bartiméus, Doorn.

Knapen, M. (1999). *Wat er allemaal kan. Vormen van vrijetijdsbesteding voor blinde en zeer slechtziende kinderen.* De Blauwe Kamer Theofaan Groep, Grave.

Meire, F.M., J.W. Delleman & N. La Grange (1995). *Kinderen met een visuele handicap.* Acco, Leuven/Amersfoort.

Rijneveld, D. & J. van Dijk (1998). *Zo kan het ook... Aanleren van praktische vaardigheden; tips voor ouders en verzorgers van blinde en slechtziende kinderen.* Bartiméus, Doorn.

Rijneveld, D. & J. van Dijk (2001). *Zo gaat het verder... Uitbreiden van praktische vaardigheden; tips voor ouders en verzorgers van blinde en slechtziende kinderen.* Bartiméus, Doorn.

Rütter, T. (1993). *Niet in blauwe en roze wolken geboren. Interviews met ouders van blinde en slechtziende kinderen.* De Blauwe Kamer Theofaan Groep, Grave.

Steendam, M., (1989). *Cortical visual Impairment in Children.* Royal Blind Society of New South Wales, Sydney.

Veld, D. in 't (1995). *Tim, plotseling blind.* FOVIG, Utrecht.

Wagner, S. (1986). *Hoe zoen je een blind meisje?* Visio, Huizen.

Videoproducties

De onderstaande producties zijn te bestellen via *Bartiméus* Doorn, telefoon: 0343-526 834

Gringhuis, D. & P. Lagerweij (1997). *Ik zie je. Over slechtziendheid en sociale ontwikkeling.* Bartiméus, Doorn.

Vink, M. & J. IJzerman (1993). *Op eigen benen. Over de ontwikkeling van oriëntatie en mobiliteit bij blinde kinderen van 0-6 jaar.* Bartiméus, Doorn.

Visus 0.1 Algemeen beeld van slechtziendheid met een visus van 0.1. Bartiméus, Doorn.

11

M. Beenakker en J. Dijkstra

Kinderen met problemen rond drinken, eten en spreken

11.1   Inleiding

Problemen rond de communicatie en voeding hebben een grote invloed op kind, ouders en omgeving. Verpleegkundigen en logopedisten zullen, naast diverse andere hulpverleners, vaak een rol spelen in de begeleiding van deze problemen. Voor een goede afstemming van het te volgen beleid is het belangrijk dat er optimaal gebruik wordt gemaakt van de deskundigheid van alle betrokkenen.

De kinderverpleegkundige vervult bij de communicatie en voeding een spilfunctie. Zij draagt de dagelijkse zorg voor het kind, is voor de familie en het kind gesprekspartner en vertrouwenspersoon, handelt in overleg met de betrokken hulpverleners en coördineert de verschillende therapeutische interventies. Hierdoor speelt de verpleegkundige een belangrijke rol in de signalering van problemen rond de communicatie en het eten en drinken.

De logopedist wordt ingeschakeld voor specifiek onderzoek, overleg, advisering en behandeling van kinderen met communicatieve stoornissen en/of problemen met eten en drinken.

Kennis van de normale en afwijkende ontwikkeling van de primaire mondfuncties en de communicatie geven inzicht in de interventiemogelijkheden. Daarom komen in dit hoofdstuk de volgende aspecten aan de orde:

- de normale ontwikkeling van de primaire mondfuncties;
- de normale spraak- en taalontwikkeling;
- eet- en drinkproblemen;
- afwijkende communicatieve mogelijkheden: spraak- en taalproblemen, stotteren, afasie en dysartrie;
- praktische adviezen voor de kinderverpleegkundige.

11.2 De normale ontwikkeling van de primaire mondfuncties

De motoriek en de sensibiliteit zorgen samen voor de ontwikkeling van de primaire mondfuncties. Door te zuigen, te slikken en te kauwen kunnen de spieren in het mond-keelgebied zich ontwikkelen. De primaire mondfuncties zijn belangrijk voor de ontwikkeling van het praten. Op een echo is te zien dat het kind in de baarmoeder al de handjes naar de mond brengt, op zijn vingers zuigt en kan slikken. De meeste van deze bewegingen zijn reflexen en dus onbewust en onwillekeurig. Na de geboorte bepalen de orale reflexen de sensibiliteit. De koppeling tussen sensibiliteit en motoriek ontstaat doordat sensorische prikkels (tactiele prikkels, reuk en smaak) worden gekoppeld aan motorische activiteiten.

Tussen de 3e en de 5e maand neemt de reflexactiviteit af als gevolg van het feit dat de baby de wereld gaat verkennen en zo de tactiele prikkels leert verdragen. Deze prikkels zijn gewoonlijk prettig en positief (bijvoorbeeld aanraken, strelen, stillen van het hongergevoel). Daarnaast rijpt het centraal zenuwstelsel, wat eveneens de reflexactiviteit doet afnemen.

11.2.1 Reflexen

De verschillende reflexen zijn de volgende.

- (Tepel)zoekreflex
  Deze reflex kan opgewekt worden door een prikkel te geven bij de mondhoeken, de wangen of op de boven- of onderlip. De reactie is het zoeken van de bron, het openen van de mond en het starten van de zuigbeweging. De reflex verdwijnt als de baby drie à vier maanden oud is.
- Palmomentaalreflex
  Door de muis van de hand van de baby te masseren wordt de zuig-slikreflex aangezet. De reflex is meestal slechts gedurende enkele dagen na de geboorte opwekbaar.
- Zuig-slikreflex
  Door het geven van een prikkel voor in de mond of op de tong, wordt de zuig-slikbeweging uitgelokt. Dit is een reflex die zich voordoet tot een leeftijd van drie tot vijf maanden, waarna hij overgaat in willekeurige motoriek.
- Bijtreflex
  De bijtreflex is een ritmisch op en neer gaan van de onderkaak. Deze kaakbewegingen worden bij het drinken gecombineerd met zuigbewegingen. Wanneer de baby op de vinger van de onderzoeker zuigt, is de reflex goed te voelen. De reflex is tot circa zes maanden op te wekken door zijdelings, boven aan het tandvlees, stimulatie te geven.
- Wurgreflex
  Dit is een reflex ter bescherming van de luchtwegen. De reflex is op te wekken door met de vinger behoedzaam over de tong of het gehemelte naar achteren te gaan, waardoor de baby op een gegeven moment gaat kokhalzen. Na circa zeven maanden verplaatst deze reflex zich naar achter in de mond door neurologische rijping en tac-

tiele prikkels (voeding, sabbelen op vingers, zuigen op fopspeen enzovoort).

- Hoestreflex

Ook de hoestreflex is een reflex ter bescherming van de luchtwegen en treedt op wanneer er voedsel of speeksel in de bovenste luchtwegen komt.

11.2.2 Primaire mondfuncties

De motoriek van de primaire mondfuncties is in de volgende vijf activiteiten te verdelen.

- Zuigen

Het zuigen aan de tepel of speen is een onwillekeurige activiteit tot een leeftijd van ongeveer drie maanden. Hierna wordt de activiteit willekeuriger.

- Lepelvoeding

Vanaf de leeftijd van drie à vier maanden kan met lepelvoeding gestart worden. De orale reflexactiviteit neemt dan langzamerhand af en er is sprake van beginnende willekeurige motoriek in het mondgebied. De eerste hapjes zullen niet afgehapt maar meer naar binnen gesabbeld worden. Het afhappen met de bovenlip en het naar achteren brengen van het voedsel met de tong zal snel effectiever worden.

- Drinken

Rond de achtste maand kan een baby een paar kleine slokjes uit een beker leren drinken. De baby moet de lippen rond de bekerrand kunnen sluiten zodat er zo weinig mogelijk vocht uit de mond loopt. Vaak duurt het enkele maanden tot een jaar voordat het kind alle vloeistof uit een beker drinkt en de fles niet meer gebruikt. Als met het leren drinken uit een beker wordt gewacht tot na de eerste verjaardag, lijkt dit te leiden tot het moeilijk kunnen afleren van het drinken uit de zuigfles.

- Kauwen

Op de leeftijd van ongeveer acht maanden kan het kind motorisch het eten van vast voedsel aan. Het voedsel wordt afgehapt, de tong verplaatst de voeding afwisselend naar links en rechts tussen de kauwvlakken. Ten slotte wordt de bolus (het voedsel) naar achteren verplaatst om te worden doorgeslikt.

- Zelfstandig drinken en eten

Zelfstandig leren drinken duurt lang omdat dit een combinatie vraagt van arm-hand-coördinatie en een ingewikkelde mondmotorische vaardigheid.

Rond de leeftijd van een jaar ontdekt het kind de lepel, maar speelt het nog graag met zijn handen in de voeding. Op de leeftijd van anderhalf houdt het de lepel vast in de vuistgreep en rond twee jaar kan het redelijk zelfstandig eten. Het kind kan gemiddeld op zesjarige leeftijd met mes en vork eten.

De leeftijd waarop het kind zelfstandig leert drinken en eten, is sterk afhankelijk van de normen van de omgeving.

11.3 De normale spraak- en taalontwikkeling

Spraak is articulatie. Articulatie is de vorming van de spraakklanken of de opeenvolging van de spraakbewegingen. De klank met een betekenisonderscheidende functie wordt een spraakklank genoemd. De 'r' in *rol* is bijvoorbeeld een spraakklank.

De taal kent twee aspecten: het begrijpen van de gesproken taal, wat het taalbegrip wordt genoemd, en het spreken van de taal, wat de taalproductie wordt genoemd. Onder taalbegrip en taalproductie vallen de zinsbouw, de grammaticale regels, de woordenschat en het taalgebruik.

Het tempo waarin kinderen leren spreken, verschilt sterk. Aspecten die hierbij een rol kunnen spelen, zijn het aangeboren taalgevoel, het taalaanbod vanuit de omgeving en de algemene ontwikkeling.

11.3.1 Het 'spreken' van de baby

De eerste maand
Door verschillende manieren van huilen maakt de baby duidelijk dat er iets is: boosheid, verdriet, pijn of onbehagen. Zijn ouders reageren op het huilen en zo ontstaan de eerste communicatiesignalen.

Eén tot vijf maanden oud
Aanvankelijk vocaliseert de baby: hij maakt zelf klinkerachtige geluidjes zoals 'a–a–a' of 'ha–ha–ha'. Het vocaliseren wordt gestimuleerd doordat de mensen uit zijn directe omgeving vriendelijke aandacht tonen en hem toespreken. De geluidjes breiden zich langzamerhand uit en worden gevarieerder; de baby maakt zijn eerste articulatiebewegingen en gebruikt steeds meer medeklinkerachtige klanken. Rond vijf maanden herhaalt de baby de articulatiebewegingen: 'pa-pa-pa' of 'ma-ma-ma'. Het brabbelen is begonnen. In deze periode ontstaat beurtname: een verhaal doen, luisteren en terugpraten. Ouders en kind lijken nu al echte gesprekspartners.

Vijf tot twaalf maanden oud
Alle kinderen over de hele wereld brabbelen ongeveer op dezelfde manier. Onder invloed van de taal die het kind hoort, verdwijnen bepaalde klanken en gebruikt het kind steeds meer klankpatronen uit zijn moedertaal. Het brabbelen krijgt langzamerhand een sociale functie. De omgeving reageert, waardoor het kind plezier krijgt in het verlengen van klankenreeksen ('da-da'). Geleidelijk komt in het brabbelpatroon ook de melodie en intonatie van de taal die in de omgeving wordt gesproken (Koopmans-Van Beinum 1993). Rond de leeftijd van een jaar imiteert het kind klanken en woorden, waaraan het betekenis gaat geven.

11.3.2 Het spreken van de peuter (tussen de een en drieënhalf jaar)

Het kind leert op deze leeftijd dat combinaties van klanken een betekenis hebben. Het gaat nu vaste klankenreeksen gebruiken voor bepaalde personen, gebeurtenissen, emoties of handelingen. Tussen de dertien en achttien maanden zeggen de meeste kinderen hun eerste woordje (vaak 'pappa' of 'mamma'). De opbouw van het woord hoeft dan nog niet volledig te zijn.

Tussen de anderhalf en tweeënhalf jaar begint het kind met de tweewoordzin ('oma lopen', 'poes slapen'). In deze periode legt het kind relaties tussen bepaalde begrippen. Zijn woordenschat breidt zich enorm uit en de taal wordt gekoppeld aan het denken. Het besef dat alle dingen een naam hebben, is aangebroken. Vanaf nu stelt het kind wie-, wat- en waarom-vragen.

11.3.3 Het spreken van de kleuter (tussen de drieënhalf en zes jaar oud)

Het kind gebruikt de taal nu creatief en zijn taalgebruik begint steeds meer te lijken op dat van de volwassene. De taal ontwikkelt zich tot een communicatiemiddel dat ook gebruikt wordt bij vreemden en leeftijdgenootjes. Kenmerken van deze periode zijn de volgende.

- Het kind leert in deze periode vrijwel alle klanken en klankverbindingen te maken. Bepaalde klanken en klankcombinaties worden nog niet perfect uitgesproken omdat ze moeilijk te vormen zijn (bijvoorbeeld 's', 'r' en 'sch').
- De woordenschat breidt zich enorm uit. Ook abstracte begrippen worden geleerd (pijn, kleuren, iedereen, gisteren).
- De zinslengte neemt toe, er komen samengestelde zinnen voor, ontkennende en vragende zinnen ontstaan.
- Het kind begint gebruik te maken van meervouden, persoonlijke voornaamwoorden, voorzetsels, verkleinwoorden, vervoegingen van het werkwoord, lidwoorden en bijvoeglijke naamwoorden.

11.3.4 Het spreken van het kind ouder dan zes jaar

Wanneer een kind bepaalde klanken nog niet goed uitsprak, zal het die nu goed leren uitspreken. Het meest opvallende in deze periode is dat het kind leert lezen en schrijven. Op school wordt het mondelinge taalgebruik geoptimaliseerd. De woordenschat breidt zich verder uit; de woorden die het kind leert, zijn sterk afhankelijk van zijn interesses. Rond de leeftijd van tien jaar begrijpt het kind beeldspraak. Vanaf nu is zijn taalgebruik te vergelijken met dat van de volwassene.

11.4   Eet- en drinkproblemen

De lichamelijke oorzaken en gevolgen van eet- en drinkproblemen kunnen heel divers zijn. De ontwikkeling van bijvoorbeeld de mondfuncties raakt verstoord, er ontstaan problemen in het gedrag, of het kind drinkt of eet te weinig, waaruit weer verschillende lichamelijke stoornissen kunnen voortkomen. De verschijnselen gaan elkaar versterken en er ontstaat een vicieuze cirkel. Voeden wordt een verplichting in plaats van een leuke en gezellige bezigheid. Om te voorkomen dat eten en drinken een probleem wordt, moet vroegtijdig hulp ingeschakeld worden.

Door de grote variatie in eet- en drinkproblemen zal het duidelijk zijn dat er geen eenduidige advisering mogelijk is. Er is daarom gekozen voor een aantal basisadviezen betreffende de aanpak van de problemen. Wanneer deze adviezen niet toereikend zijn, moeten gespecialiseerde disciplines ingeschakeld worden, bijvoorbeeld de diëtist, logopedist of psycholoog.

Voor de groep kinderen met bronchopulmonale dysplasie zijn de adviezen nader uitgewerkt. Bronchopulmonale dysplasie komt steeds vaker voor en de voedingsproblematiek bij kinderen met deze aandoening vraagt om een specifieke aanpak. Soms zullen deze adviezen moeilijk op te volgen zijn binnen een klinische setting.

11.4.1   Oorzaken

Oorzaken van eet- en drinkproblemen bij kinderen zijn:
- anatomische afwijkingen: bijvoorbeeld schisis, afwijkingen aan het maagdarmkanaal, anatomische problemen als onderdeel van een syndroom;
- medische problemen: bijvoorbeeld hart- en/of longproblemen, lever- of nierproblemen, oncologische problemen, stofwisselingsstoornissen, voedselovergevoeligheid;
- neurologische problemen: tonusproblemen, afwijkende reflexactiviteit;
- ervaringstekorten: door bijvoorbeeld langdurige sondevoeding;
- functionele problemen: afwijkende mondgewoonten als gevolg van duimen, het veelvuldig gebruik van een fopspeen, enzovoort;
- gedragsmatige eet- en drinkproblemen: door bijvoorbeeld langdurige negatieve ervaringen en hospitalisering (Van den Engel-Hoek 1999).

11.4.2   Kenmerken

Kenmerken van kinderen met eet- en drinkproblemen zijn:
- de voeding duurt te lang (langer dan een half uur);
- onregelmatig drinkritme, onregelmatige ademhaling;
- snel moe tijdens de voeding;
- onvoldoende krachtig zuigen;
- meeslikken van lucht, veel boeren en windjes;
- benauwd tijdens de voeding;
- motorische onrust/overprikkeld reageren/overstrekken/afweer;
- afwezige of afwijkende reflexactiviteit;

- hoesten of infecties van de luchtwegen als gevolg van aspiratie;
- overmatig kwijlen;
- spugen;
- de voeding komt terug via de neus;
- problemen met de overgang naar andere voeding;
- onvoldoende groei;
- weigeren van voeding.

11.4.3 Adviezen

Aan verpleegkundigen kunnen de volgende algemene adviezen worden gegeven.

Omgeving

Beperk de activiteiten met het kind voordat begonnen wordt met de voeding. Probeer de voeding in een rustige en prikkelarme omgeving te geven. Geef de voeding op vaste tijden en indien mogelijk alleen als het kind uit zichzelf wakker is geworden.

Houding

Het is belangrijk de baby tijdens de eerste maanden in een half liggende, half zittende houding te voeden. Op deze manier kan de baby het best zuigen en slikken en zal hij zich niet zo gauw verslikken. Ook voor de verzorging in en om het mondgebied is dit de goede houding.

Wanneer het kind uit de beker leert drinken, moet het rechtop zitten. Zo komt de vloeistof niet te snel in de keel terecht en wordt de kans op verslikken beperkt.

Duur van de voeding

Neem de tijd voor zowel de flesvoeding als de voeding met een lepeltje (circa twintig tot dertig minuten) en probeer niet te gehaast te beginnen. Bij een slechte lichamelijke conditie van het kind kan de voeding vaker op een dag, in kleinere hoeveelheden, worden gegeven. Stop zodra het kind afweerreacties vertoont.

Materiaal

Maak gebruik van het volgende materiaal.

- Flesvoeding

  Zoek de juiste speen uit door verschillende spenen uit te proberen. Om onder andere de toevoer van de hoeveelheid melk te regelen, het meeslikken van lucht tegen te gaan en het zuigritme van de baby te beïnvloeden, zijn verschillende spenen en flessen verkrijgbaar. De meest gangbare merken (Difrax, Avent, Dodie en Dental) zijn te koop bij de drogisterij. Verkoopadressen voor de veelgebruikte Habermann Feeder zijn op te vragen bij de Firma Welcare (0492-36 24 23).

- Lepelvoeding

  Gebruik een ondiep en smal kunststof lepeltje. Neem een kleine hoeveelheid voedsel vóór op het lepeltje en breng het lepeltje horizontaal en recht van voren in de mond. Haal het er langzaam en ook weer horizontaal uit. Het kind krijgt zo de kans om zelf af te happen.

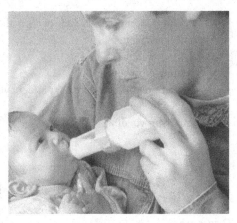

FIGUUR 11.1 OVER DE JUISTE MANIER VAN
VOEDEN BESTAAN VAAK VERKEERDE IDEEËN.

Kleine, platte, ondiepe en kunststof lepeltjes worden verkocht door de firma Thuas-
ne/Vihome (033-247 44 44) en de firma SIGMA (078-676 21 50).

- Drinken uit een beker
  Bij een beker met een wijde rand kan het kind de lippen gemakkelijker om de bekerrand sluiten. Wanneer het doseren van de vloeistof een probleem is, kan een beker
  met een deksel met twee gaatjes erin gebruikt worden (Heidi-beker, firma Medifix,
  013-511 11 11). Een tuitbeker heeft niet de voorkeur omdat deze de sabbelbeweging
  uitlokt.

Consistentie en smaak

Wanneer het kind zich regelmatig verslikt, kan de melk of de vloeistof ingedikt worden.
Bij jonge baby's wordt hiervoor vaak Nutriton gebruikt. Voor oudere kinderen kan gedacht worden aan Nutrix, Bambix of Brinta (let altijd op de individuele behoeften van
het kind, bijvoorbeeld of het een glutenvrij dieet of diabetes heeft). Begin bij lepelvoeding met milde smaakjes en volkomen glad voedsel. Volg zoveel mogelijk de richtlijnen
van het consultatiebureau bij het aanbieden van nieuwe voeding, consistenties en
smaakjes.

11.4.4 Kinderen met bronchopulmonale dysplasie

Veel kinderen met bronchopulmonale dysplasie hebben problemen met de overgang
van sonde- naar flesvoeding, vervolgens van flesvoeding naar lepelvoeding en ten slotte
met de overgang naar vast voedsel. Het kan maanden duren voordat een kind de overgang gemaakt heeft. Belangrijke oorzaken hiervoor zijn overgevoeligheid voor prikkels,
negatieve ervaringen en een ervaringsachterstand in het mondgebied, problemen met
de ademhaling en een slechte lichamelijke conditie. Wanneer orale voeding op een zodanige manier wordt aangeboden dat die zo goed mogelijk past bij de mogelijkheden van
het kind, zullen problemen met de voeding beperkt kunnen worden.

Aan verpleegkundigen die werken met kinderen met bronchopulmonale dysplasie kunnen de volgende adviezen worden gegeven.

Omgeving

Geef de voeding in een rustige ruimte met gedempt licht. Vermijd vóór de voeding te veel vermoeiende prikkels (bijvoorbeeld wassen, prikken of wegen). Bedenk hierbij dat praten, aanraken en soms zelfs oogcontact al te veel kan zijn. Geef de voeding bij voorkeur wanneer het kind uit zichzelf wakker is geworden.

Houding

Plaats de voeten op een verhoging en laat de baby op de bovenbenen rusten. Zo kan iets worden tegemoetgekomen aan zijn behoefte om zich te overstrekken, waardoor zijn borstkas meer ruimte krijgt. Als de baby oogcontact vermijdt, kan hij beter zittend in een maxicosi schuin voor de verzorger gevoed worden.

Aanbieden van de voeding

Het meest ideale is als de ouders de voeding geven. Indien dit moeilijk of niet uitvoerbaar is, heeft het de voorkeur een vaste verzorger het kind te laten voeden, die het zoveel mogelijk op dezelfde manier hanteert. Hierdoor wordt de hoeveelheid prikkels beperkt.

Start de orale voeding op een leeftijd van 34 tot 38 weken postconceptueel; de voedingsreflexen zijn dan optimaal aanwezig en er is dan geen tot nauwelijks sprake van een ervaringsachterstand (Comijs 1991). Eventueel kan hiervoor al een fopspeen aangeboden worden, bij voorkeur tijdens het geven van de sondevoeding.

De zuigreflex is rond de gecorrigeerde leeftijd van drie maanden nagenoeg verdwenen. Wanneer om medische redenen de orale voeding pas op dat moment gestart kan worden, begin dan niet met flesvoeding, maar met lepelvoeding.

Materiaal

Een prematurenspeen of een kleine speen met een verstelbare opening is vaak het meest geschikt voor de allerjongste baby's. Voor de wat oudere baby's kunnen ook andere spenen met een verstelbare opening geschikt zijn. Bij vermoeidheid kan een andere stand gekozen worden, waardoor het kind met minder inspanning toch kan drinken.

Duur van de voeding

Neem voldoende tijd voor de voeding en probeer de baby rustig te hanteren. Wanneer die rust of tijd er niet is, kan er een ongewenste gespannen situatie ontstaan. Dit zal een negatieve invloed op de baby hebben. Het is erg belangrijk dat het kind aan de voeding zoveel mogelijk goede herinneringen overhoudt.

Schoonmaken van het gezicht

Wanneer het kind in het gezicht aangeraakt wordt, zorg dan voor warme handen. Koude handen geven een sterke schrikreactie. Als het kind knoeit tijdens de voeding, maak dan het gezicht niet tijdens, maar na de voeding in één keer schoon. Gebruik eventueel lauw water en dep het gezicht schoon. De aanraking moet vrij stevig zijn, maar niet te hard. Een zacht, strelend contact kan juist een reactie/sterke prikkel opleveren en daardoor een afwerende reactie.

11.4.5 Gebitsverzorging

Omdat elk kind moet wennen aan tandenpoetsen, is het goed hier zo vroeg mogelijk mee te beginnen (vanaf de leeftijd van circa zeven maanden). Maak gebruik van een zachte en kleine tandenborstel, eventueel een vingertoptandenborstel (te verkrijgen bij de drogist). Ook kan het tandvlees voorzichtig met een zacht doekje gemasseerd worden. Voor een frisse smaak kan een beetje peutertandpasta gebruikt worden. Tandpasta is, totdat het kind ongeveer twee jaar oud is, niet nodig. Bij tandenpoetsen kunnen dezelfde houdingen gebruikt worden als bij eten en drinken.

Het oudere kind moet twee keer per dag poetsen of gepoetst worden om tandplak, ontstoken tandvlees, tandbederf en tandsteen te voorkomen. Bovendien kan zo de gewoontevorming van het tandenpoetsen ontstaan.

Voor kinderen met een cerebrale parese is tandverzorging extra belangrijk omdat zij een grotere kans hebben op cariës vanwege weinig kauwen, het achterblijven van etensresten in het speeksel en het niet adequaat doorslikken van dit speeksel. Tevens vinden kinderen met een hersenbeschadiging het vaak vervelend om in het gezicht en het mondgebied aangeraakt te worden. Deze gevoeligheid heeft tot gevolg dat het tandenpoetsen onprettig is en moeizaam verloopt.

Let bij deze groep kinderen op de volgende zaken.

- Geef na de maaltijd een paar slokjes water om eventueel achtergebleven etensresten weg te spoelen.
- Voorkom zoveel mogelijk voeding waaraan suiker is toegevoegd. Overleg daarover eventueel met een diëtist.
- Om (sterke) afweerreacties te beperken, zijn een goed geïnhibeerde houding en een vaste volgorde in het poetsen belangrijk. Begin met de boventanden en kiezen, dan de ondertanden en kiezen (eerst de buitenkant en dan de binnenkant), daarna de kauwvlakken boven en ten slotte de kauwvlakken beneden. Poets hierbij in de mond steeds vanuit het midden naar achteren en weer terug.

11.5 Spraak- en taalontwikkelingsstoornissen

Van een andersoortige of gestoorde taalontwikkeling wordt gesproken wanneer het taalgebruik van een kind kenmerken vertoont die niet in een bepaalde fase van het taalverwerkingsproces thuishoren en die geen samenhangend beeld vormen. In vergelijking met leeftijdgenootjes spreekt het kind opvallend anders (Goorhuis-Brouwer 1994). Hierbij wordt zowel rekening gehouden met de normale verschillen als met de regionale en sociale verschillen tussen zich ontwikkelende kinderen. Er kan sprake zijn van onvoldoende taalbegrip en taalproductie, van voldoende taalbegrip en een onvoldoende taalproductie of onvoldoende taalbegrip en een voldoende taalproductie.

11.5.1   Oorzaken

De oorzaken van spraak- en taalontwikkelingsstoornissen zijn zeer divers. Deze oorzaken vinden hun grondslag in:
- een aangeboren taalontwikkelingsstoornis;
- afwijkingen aan de spraakorganen;
- slechthorendheid of doofheid;
- een cognitieve stoornis;
- een neurologische stoornis;
- een stoornis in de persoonlijkheid (bijvoorbeeld schizofrenie);
- een tracheotomie of een tracheacanule;
- een ziekte (zoals een hersentumor);
- een gering taalaanbod uit de omgeving;
- tweetaligheid.

11.5.2   Kenmerken

Kenmerken van kinderen met een spraak- en taalontwikkelingsstoornis zijn:
- niet spreken: het kind spreekt (nog) helemaal niet;
- onvoldoende taalbegrip: het taalbegrip van het kind past niet bij zijn kalenderleeftijd;
- articulatiestoornis: het kind heeft problemen met het goed uitspreken van spraakklanken;
- syntactische problemen: het kind heeft moeite met het goed opbouwen van de zinnen volgens de regels die daarvoor gelden;
- pragmatische problemen: het kind heeft problemen met handelen door middel van taal; het kan moeilijk bereiken wat het wil met behulp van de taal.

11.5.3   Adviezen

Aan de verpleegkundigen van deze kinderen kunnen de volgende adviezen worden gegeven.
- Herhaal spelenderwijs brabbelreeksen en woorden van het kind bij het wassen, aankleden, eten, spelen, enzovoort.
- Benoem activiteiten die samen met het kind gedaan worden; zo leert het nieuwe woorden. Het kind woorden laten nazeggen kan hem het gevoel geven het niet goed te doen.
- Maak oogcontact voor en tijdens een gesprek.
- Schenk aandacht aan wát het kind wil zeggen door te kijken, te wachten en te luisteren. Schenk geen aandacht aan hóé hij het zegt (zeg bijvoorbeeld niet dat hij iets fout uitspreekt). Het kind wordt beloond doordat hij wordt begrepen: dit zal hem stimuleren vaker iets te vertellen.
- Wanneer een kind met praten niet duidelijk kan maken wat het wil, kan hij gestimuleerd worden het non-verbaal te proberen, met behulp van gebaren, mimiek, kijken, wijzen, geluid voortbrengen, tekenen, schrijven of combinaties hiervan. Maak even-

tueel een schrift met afbeeldingen van bekende personen en voorwerpen die het kind kan aanwijzen.

- Praat niet te snel, maak de zinnen niet te lang, maar gebruik geen kinderlijke taal, zoals 'Tom bah doet'.
- Wees alert op een overvloed aan taalaanbod. Hier is bijvoorbeeld sprake van als men tegen het kind spreekt en tegelijkertijd de radio of televisie aan heeft staan. Het kind kan zich dan juist gaan afsluiten voor taal.

11.6 Stotteren

Stotteren is een stoornis in de vloeiendheid van het spreken. Het stotteren ontstaat meestal op jonge leeftijd en ontwikkelt zich vaak geleidelijk. Bij een klein deel van de kinderen begint stotteren vrij plotseling. De ernst van het stotteren kan sterk variëren, evenals de mate waarin het kind last heeft van het niet-vloeiende spreken. Bijna elk stotterend kind kan ook vloeiend spreken. De spieren, de stemplooien, de zenuwen en dergelijke die nodig zijn voor het praten zijn niet beschadigd. Ze functioneren echter in bepaalde omstandigheden niet goed. Opvallend bij het stotteren is de wisselvalligheid ervan; de ene keer stottert een kind veel meer dan de andere keer. Wanneer een kind druk of spanning ervaart, neemt het stotteren toe, bijvoorbeeld rond zijn verjaardag, tijdens een ziekenhuisopname of met Sinterklaas. Het stotteren kan een ernstige belemmering voor de communicatie vormen.

11.6.1 Ontstaan van stotteren

Veel kinderen maken, wanneer ze leren praten, een periode van herhalend en hakkelend praten door (tussen het tweede en zesde jaar). Ze willen graag veel vertellen, maar kunnen niet snel genoeg de juiste woorden en zinsconstructies vinden. Hierdoor struikelen ze over hun woorden. Dit haperende spreken verloopt zonder spanning en het kind is zich niet van de herhalingen bewust. Het komt vooral voor wanneer een kind enthousiast is of zich opwindt. Het is een verschijnsel binnen de normale taalontwikkeling en vaak verdwijnt het vanzelf.

Bij een klein deel van de kinderen krijgt het niet-vloeiende spreken een meer chronisch karakter. Vloeiende perioden komen minder vaak voor en het kind kan zich bewust worden van het stotteren. Langzamerhand krijgt het kind last van het stotteren en zal het proberen om het te voorkomen. De spanning rond het praten neemt hierdoor toe en er is een grotere kans op toename van het stotteren.

Er zijn verschillende factoren die, waarschijnlijk in combinatie, een rol kunnen spelen bij het ontstaan van stotteren. Dit kunnen factoren *in het kind zelf* zijn, bijvoorbeeld een zwakke spraak- en taalontwikkeling, een niet-optimale coördinatie van spierbewegingen en/of een erfelijke component. Daarnaast zijn er de *omgevingsfactoren*, zoals het stellen van te hoge eisen aan het kind, het afkeurend reageren op het stotterende spreken en/of een te complex taalaanbod van de omgeving.

Starkweather (1990) geeft aan dat stotteren kan ontstaan wanneer er een verstoord evenwicht is tussen de vaardigheden van het kind en de eisen die aan hem worden gesteld. Stotteren kan ook optreden als een verworven stoornis na aantoonbaar hersenletsel.

11.6.2 Kenmerken

Stottergedrag uit zich bij ieder kind weer anders. Behalve variaties in de ernst van het stotteren zijn er grote verschillen in het al dan niet voorkomen van bepaalde stottersymptomen. Het stotteren treedt met tussenpozen op en kan zeer variabel zijn. De belangrijkste symptomen die bij het kind gehoord en gezien worden, zijn de volgende.
- Frequente herhaling
  Klanken, woorddelen, woorden en/of zinsdelen worden herhaald. Voorbeelden: 'd-d-d-d-dat wil ik niet' en 'ik-ik-ik ga nu weg hoor'.
- Verlengen van klanken
  Voorbeelden: 'ggggga je mee?' en 'iiiiiiiik ga zo fietsen'.
- Blokkade
  Het blijven vastzitten op bepaalde klanken met hoorbare en zichtbare spanning. Voorbeelden: 'ik m-(pauze)-moet nu naar school' en 'd-(pauze)-dat kan m-(pauze)-morgen wel'.
- Storingen in de ademhaling
  Voorbeelden hiervan zijn vastzetten van de adem, spreken op de inademing of gespannen uitademing. Vaak gaan deze symptomen samen met gespannen bewegingen van de lippen, de tong, de kaken of andere spieren in het gezicht. Ook kunnen het hele hoofd, de handen en/of de voeten meebewegen.

Naast deze uiterlijke kenmerken speelt zich bij het kind ook veel van binnen af:
- negatief denken over het spreken; het kind eist van zichzelf dat het niet stottert;
- gevoelens van angst, schaamte, boosheid, verdriet, frustratie en soms agressie; deze emoties kunnen samengaan met een verhoogde hartslag, transpireren, klamme handen, een onregelmatige en versnelde ademhaling, blozen, enzovoort;
- vermijdingsgedrag: het kind zegt niet wat het eigenlijk wil zeggen; het gebruikt synoniemen, neemt lange pauzes, formuleert zinnen anders of zwijgt.

11.6.3 Adviezen

Aan verpleegkundigen die met stotterende kinderen werken, kunnen de volgende adviezen worden gegeven.
- Kijk het stotterende kind aan zoals je ook elk ander kind aankijkt. Probeer negatieve non-verbale reacties op het stotterende spreken te voorkomen (bijvoorbeeld fronsen met de wenkbrauwen of een toename van de spanning in de handen). Kinderen nemen deze reacties vaak meteen waar en reageren erop.
- Luister goed en blijf bij de inhoud van de boodschap.

- Geef zelf het goede voorbeeld door langzaam en rustig te praten; vertraag het spreektempo, gebruik korte zinnen en wacht even tussen twee zinnen. Het kind zal deze rust vaak overnemen.
- Val het kind niet in de rede en vul zijn zinnen niet aan.
- Vermijd kritiek op de stotterende manier van spreken van het kind:
  - laat het kind geen woorden nazeggen of opnieuw zeggen;
  - vraag het kind niet om beter te praten;
  - zeg het kind niet dat het even rustig moet nadenken, langzaam moet praten of diep moet ademhalen. Het kind merkt dan dat er iets met zijn manier van praten aan de hand is. Hij kan meer op zijn spreken gaan letten, de spanning rond zijn praten neemt toe en de kans is groot dat het stotteren erger wordt.
- Wanneer het kind zelf over zijn stotteren begint te praten, is het goed om het stotteren niet te ontkennen.
- Vraag aan de ouders van het stotterende kind of het door een stotterdeskundige wordt begeleid en of er specifieke adviezen van toepassing zijn.

11.7   Afasie

Afasie is een taalstoornis ten gevolge van een niet-aangeboren hersenbeschadiging. De aandoening van de hersenen moet aangetoond kunnen worden. Er kunnen moeilijkheden met het begrijpen en met het uiten van taal bestaan. De problemen betreffen mondelinge en schriftelijke taal. Vaak is ook het maken van gebaren gestoord.

Er wordt bij kinderen pas van een afasie gesproken wanneer de taalontwikkeling al normaal op gang gekomen is. Het gaat dus om verlies of desintegratie van taal. Veel afatische kinderen ontwikkelen gedragsproblemen die er vóór het ontstaan van de afasie niet waren. Het onvermogen tot communicatie kan bijvoorbeeld leiden tot een teruggetrokken houding of tot agressief gedrag.

11.7.1   Oorzaken

Er kunnen bij kinderen verschillende oorzaken aan afasie ten grondslag liggen.

- Een stoornis in de bloedvoorziening van de hersenen
  Een verstopping van een bloedvat door een bloedpropje, een hersenbloeding, een belemmering of afsluiting van de bloedsomloop door een verdikking van een vaatwand.
- Een hersentrauma
  Door een hersenoperatie of door een ongeluk kunnen delen van de hersenen beschadigd raken die voor taal belangrijk zijn.
- Een gezwel of ruimte-innemend proces in de hersenen
  Hierdoor kan een bloedvat dichtgedrukt worden of kunnen delen van de hersenen samengedrukt worden.
- Een convulsie
  Als gevolg van een epileptische aanval (die kan samengaan met een vaak kortduren-

de periode van slechthorendheid) verliest het kind geleidelijk het begrip voor taal. Vrij snel daarna ontstaan ook problemen in de taalproductie.
* Een infectie
Voorbeelden van infecties zijn een abces of een meningitis.

11.7.2 Kenmerken

Afasie uit zich bij ieder kind weer anders. Enkele factoren die hierbij een rol spelen, zijn de plaats en de omvang van het hersenletsel, het al dan niet progressief zijn van het letsel, de leeftijd van het kind en/of zijn intelligentie en persoonlijkheid vóór het ontstaan van de beschadiging. Behalve verschillen in de ernst van de afasie bestaan er grote verschillen in het al dan niet vóórkomen van bepaalde afasiesymptomen.

Het taalgedrag van een kind met afasie vergelijken we met normale verschijnselen binnen de taalontwikkeling en met afatische kenmerken bij volwassen patiënten met afasie. Bij jonge kinderen is het lastig de ernst van de afasie te bepalen. Het is moeilijk om een nauwkeurig beeld te krijgen van het oorspronkelijke taalniveau. Het kind zit nog volop in het proces van het leren praten en de afasie zal effect hebben op de wijze waarop de verdere taalverwerving gaat verlopen.

11.7.3 Verschijnselen

Belangrijke verschijnselen van afasie bij kinderen zijn de volgende.
* Problemen met het begrijpen van taal
De mate waarin gesproken taal wordt begrepen, varieert sterk. Het taalbegrip kan in vergelijking met dat van gezonde leeftijdgenootjes niet (dit is uitzonderlijk) tot ernstig gestoord zijn.
* Woordvindingsproblemen
Bijna alle kinderen met een verworven afasie hebben problemen met het vinden van de juiste woorden. Onder invloed van vermoeidheid, spanning, angst en emoties nemen deze moeilijkheden toe. Woordvindingsproblemen komen ook binnen de normale taalontwikkeling voor, maar afatische kinderen kunnen deze problemen niet zo creatief oplossen als kinderen zonder afasie.
* Moeite met het toepassen van grammaticale regels
Afatische kinderen hebben vaak problemen met het hanteren van de regels van de taal. Zinnen worden bijvoorbeeld onvolledig of a-grammaticaal opgebouwd.
* Parafasieën
Dit zijn niet-bedoelde klanken of woorden. Bij kinderen met een afasie komen parafasieën vooral voor op klankniveau ('olistant' is 'olifant') en op woordniveau ('broek' is 'jas'). Parafasieën bij afatische kinderen zijn minder logisch en herkenbaar dan zelfbedachte woorden die passen binnen de normale ontwikkeling van de taal.
* Problemen met de vloeiendheid van het spreken
De meeste afatische kinderen ontwikkelen een niet-vloeiend spreekpatroon. De zinnen zijn kort, het spreektempo is langzaam en aarzelend. De kinderen praten spontaan minder dan vóór het ontstaan van het letsel. Er zijn echter ook kinderen met een verworven afasie die wel vloeiend spreken.

- Persevereren

  Dit is blijven hangen op dezelfde woorden of korte zinnen. Het kind kan er niet los van komen. Hierdoor wordt het geven van een goede reactie als het ware geblokkeerd.

- Lees- en schrijfproblemen

  Vaak treden hierbij dezelfde soort fouten op als in de mondelinge taal. Als een afatisch kind een woord niet kan zeggen, kan het dit meestal ook niet schrijven.

Een afasie komt zelden alleen voor. Het is belangrijk om alert te zijn op nevenstoornissen zoals een *hemiplegie*, een *apraxie* (stoornis in het doelgericht handelen), een *hemianopsie* (uitval van de helft van het gezichtsveld), een *agnosie* (stoornis in het herkennen), een *dysartrie* (stoornis in de articulatie en de primaire mondfuncties), een *dyscalculie* (probleem met het rekenen) en *geheugenproblemen*.

11.7.4 Adviezen

Aan verpleegkundigen die werken met afatische kinderen kunnen de volgende adviezen worden gegeven.

- Maak een communicatieschrift voor het kind, waarin iedere bezoeker/hulpverlener opschrijft wat er de betreffende dag gebeurt of gebeurd is. Het schrift doorlezen voordat het kind aangesproken wordt, geeft aanknopingspunten voor een gesprek. Ook is het dan gemakkelijker om te begrijpen wat het kind probeert duidelijk te maken. Het is belangrijk dat het kind het schrift zo vaak mogelijk bij zich heeft.

- Maak contact met het kind voordat men een gesprek begint; noem zijn naam, raak het even aan of pak zijn hand. Zijn aandacht is dan gericht op zijn gesprekspartner. Zorg voor een rustige omgeving met weinig afleidende prikkels (geen achtergrondlawaai of een televisie die aanstaat). Neem de tijd voor een gesprek. Neem bij het gesprek de volgende regels in acht.

  - Praat rustig en duidelijk. Gebruik korte zinnen en eenvoudige taal. Het praten kan ondersteund worden door iets aan te wijzen, een gebaar te maken, een woord

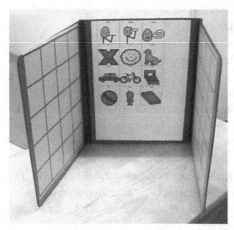

FIGUUR 11.2 COMMUNICATIEKLAPPER

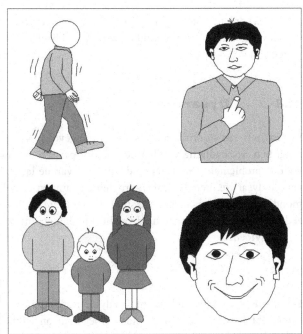

FIGUUR 11.3 EEN PLAATJESSYSTEEM OM TE GEBRUIKEN IN EEN COMMUNICATIEKLAPPER

op te schrijven, te tekenen, enzovoort. Herhaal alles nog eens indien nodig en controleer steeds of het kind de boodschap goed begrepen heeft.

- Geef het kind zelf de gelegenheid zich te uiten, spreek niet in zijn plaats. Misschien kan het zich beter uiten wanneer het gestimuleerd wordt zijn spreken non-verbaal te ondersteunen met een gebaar, een geschreven woord of een tekening.
- Vraag bij ernstig afatische problemen één ding tegelijk, waarop met ja of nee kan worden gereageerd, bijvoorbeeld: 'Wil je limonade?' Wacht zijn reactie af. Stel pas daarna een volgende vraag. Wees ervan bewust dat ja en nee niet altijd adequaat worden gebruikt en let extra goed op de mimiek van het kind.
  Hoe minder communicatiemogelijkheden een kind met een afasie heeft, hoe meer het is aangewezen op de hulp van zijn omgeving. Elk gesprek zal dan veel tijd en geduld van het kind en zijn omgeving vragen.
- Wanneer men opziet tegen het gesprek, kan men beginnen met iets eenvoudigs over zichzelf te vertellen. Daarna kunnen vragen gesteld worden waarvan het antwoord al bekend is, om zo het taalgedrag van het kind te leren kennen.
- Spreek nooit over het hoofd van het kind heen. Uit intonatie, mimiek, manier van spreken, of uit een enkel woord, kan een kind meer opmaken dan zijn omgeving misschien zou verwachten. Het kan zich hierdoor erg buitengesloten voelen.
- Verbeter een afatisch kind niet te vaak. Probeer vooral te letten op wat het duidelijk wil maken en niet op de manier waarop het kind dit doet.
- Wanneer de communicatie met het kind moeizaam verloopt, kan in overleg met de behandelend logopedist gezocht worden naar geschikte ondersteunende communicatiemiddelen. Denk hierbij aan pen en papier (de gesprekspartner kan bijvoorbeeld

steekwoorden opschrijven of tekenen), een communicatieklapper toegespitst op de belevingswereld van het kind en een taalzakboek/gespreksboek voor oudere kinderen.

11.8   Dysartrie

Dysartrie is een stoornis in het spreken ten gevolge van een neuromusculaire aandoening. Een beschadiging van het centraal of perifeer zenuwstelsel is verantwoordelijk voor de problemen. De plaats en de omvang van de laesie bepalen de aard en de ernst van de dysartrie. Behalve spraakproblemen kunnen er ook problemen in de primaire mondfuncties (onder andere slikstoornissen) bestaan, daar dezelfde spiergroepen aangedaan zijn. De verstaanbaarheid van het spreken wordt door een dysartrie (sterk) negatief beïnvloed.

11.8.1   Oorzaken

Een frequent voorkomende vorm van dysartrie bij kinderen is dysartrie ten gevolge van een cerebrale parese. Hierbij ontstaan vroeg in de ontwikkeling motorische stoornissen in houding en beweging ten gevolge van een cerebraal defect. Naast de motorische problemen zijn er ook vaak stoornissen op het gebied van onder andere de intelligentie, de spraak-taalontwikkeling, de waarneming en de zintuigen.
Dysartrie kan ook op kinderleeftijd verworven worden. De taal van het kind is dan in principe intact. De oorzaken van de verworven kinderdysartrie kunnen de volgende zijn.
* Een hersentrauma
  Hersenletsel als gevolg van een trauma is een vaak voorkomende oorzaak van verworven kinderdysartrie.
* Het operatief verwijderen van een cerebellaire tumor
  Na de operatie wordt het kind wakker uit de narcose en kan spreken. Na één tot drie dagen verliest het het vermogen om te praten; het is mutistisch. Dit kan één tot vijf maanden duren. Na de mutistische periode is het spreken dysartrisch, met als belangrijkste kenmerken monotonie en een vertraagd spreektempo. De dysartrie herstelt in de meeste gevallen (bijna) geheel.
* Epilepsie
  De aard van de dysartrie is afhankelijk van het gebied waarin de epileptische ontlading plaatsvindt.
* Een cerebellair infarct
  Infarcten waarbij een dysartrie optreedt zijn bij kinderen zeldzaam.
* Intoxicatie door medicatie
  Dit kan zich bijvoorbeeld voordoen bij de behandeling van leukemie.
* Een infectie
  Een voorbeeld van een infectie die dysartrie kan veroorzaken, is encefalitis.

In de meeste studies over verworven kinderdysartrie worden een goed herstel en een gunstige prognose vermeld. De prognose bijvoorbeeld na een herpes encephalitis of een hersentrauma kan minder gunstig zijn.

11.8.2 Kenmerken

In studies worden de kenmerken van kinderdysartrie vaak geplaatst binnen het kader van dysartrie bij volwassenen. Met name bij jonge kinderen met een dysartrie moet rekening gehouden worden met de normale spraakontwikkeling. Vaak is bij kinderen met een verworven dysartrie het oorspronkelijke spraakniveau niet bekend. Het kan zijn dat de premorbide articulatie van het kind nog niet volledig goed was of dat bepaalde articulatiefouten al bestonden.

Belangrijke kenmerken van kinderen met een dysartrie kunnen zijn:
- problemen met de articulatie: vervlakking en onnauwkeurige uitspraak van articulatieklanken, weglating van klanken, vervorming van klinkers, wisselende verslechtering van articulatorische nauwkeurigheid, verlenging van klanken;
- stemgeving: zwakke stemgeving met een hese stem, soms afonie (geen stem aanwezig), geperste stemgeving, instabiele stem met toonhoogteverschillen;
- ademhaling: hoorbare inademing, verhoogde ademfrequentie, beperkt aantal woorden op één adem;
- resonans: open-neusspraak, dat wil zeggen een teveel aan nasale klanken tijdens het spreken;
- spreektempo: traag spreektempo, veel pauzes, soms hoog spreektempo;
- prosodie: monotonie, weinig of geen variatie in stemvolume.

Bij kinderen met een cerebrale parese zijn de dysartrieverschijnselen sterk gekoppeld aan de tonus:
- bij een *lage tonus* past een slappe articulatie, een onnauwkeurige uitspraak van de medeklinkers, monotonie, een laag spreektempo, een open-neusspraak en een hese stem;
- bij een *hoge tonus* past een onnauwkeurige uitspraak van klinkers, krachtverlies, monotonie, een geperste stemgeving, weinig variatie in stemvolume en een probleem met de uitspraak van bepaalde medeklinkers (bijvoorbeeld de l, r en s);
- bij een *wisselende tonus* is sprake van een slappe articulatie, monotonie, weinig of geen variatie in stemvolume, weinig woorden op één adem, een variabel spreektempo en inadequate adempauzes (bijvoorbeeld midden in een woord).

11.8.3 Adviezen

Aan de verpleegkundige die werkt bij kinderen met dysartrie kunnen de volgende adviezen worden gegeven.
- Overweeg, afhankelijk van de ernst van de dysartrie en de leeftijd van het kind, een 'communicatieschrift' te maken. Hierin kan iedere bezoeker/hulpverlener opschrij-

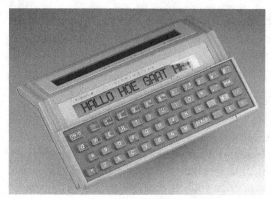

FIGUUR 11.4 LIGHTWRITER

ven wat er de betreffende dag gebeurt of gebeurd is. Dit schrift doorlezen voordat het kind aangesproken wordt, geeft aanknopingspunten voor een gesprek. Ook is het dan gemakkelijker te begrijpen wat het kind heeft meegemaakt en probeert duidelijk te maken. Het is belangrijk dat het kind het schrift altijd bij zich heeft.

- Geef het kind zelf de gelegenheid en tijd om zich te uiten, spreek niet in zijn plaats. Misschien kan het kind zich beter uiten wanneer het gestimuleerd wordt zijn spreken non-verbaal te ondersteunen, bijvoorbeeld door tekenen, schrijven, dingen aanwijzen of gebaren maken.
- Neem de tijd voor een gesprek en zorg voor een rustige omgeving.
- Stel bij kinderen met een ernstige dysartrie die nauwelijks te verstaan zijn één vraag tegelijk, waarop met één woord of met ja of nee kan worden gereageerd. Vraag bijvoorbeeld: 'Heb je pijn?' en wacht een reactie af. Stel daarna pas een volgende vraag. Een kind met een verworven dysartrie geeft in principe een adequate reactie omdat het geen problemen met het begrijpen van taal heeft.
- Denk bij kinderen die erg slecht verstaanbaar zijn, al in de klinische fase aan ondersteunende communicatiemiddelen, zoals een plaatjesschrift met categorieën, pen en papier, een letterkaart, een communicatiebord of een specifiek ondersteunend communicatiemiddel als een *communicator* of een *lightwriter*. Er zijn ook veel verschillende communicatiehulpmiddelen met spraakuitvoer verkrijgbaar. Overleg hierover met de logopedist.

Informatie

Afasie Vereniging Nederland (AVN)
Postbus 221
6930 AE Westervoort
telefoon: 026-351 25 12
e-mail: avn@afasie.nl

BOSK, Vereniging van motorisch gehandicapten en hun ouders
Postbus 3359
3502 GJ Utrecht
telefoon: 030-245 90 96
e-mail: info@bosk.nl

Nederlandse Federatie van Ouders van Slechthorende kinderen en van kinderen met Spraaktaalmoeilijkheden (FOSS)
Postbus 14
3990 DA Houten
telefoon: 030-234 06 63
e-mail: foss@hetnet.nl

Vereniging Cerebraal
Postbus 95 79
3503 RN Utrecht
telefoon: 030-296 44 69
e-mail: secr@cerebraal.nl

Vereniging Ouders, Kinderen en Kanker (VOKK)
Schouwstede 2 D
3431 JB Nieuwegein
telefoon: 030-242 29 44
e-mail: bureau@vokk.nl

Nederlandse Stottervereniging Demosthenes, Stotterinformatiecentrum
Postbus 119
3500 AC Utrecht
telefoon: 030-233 33 36
e-mail: demosthenes@stotteren.nl

Vereniging van ouders van couveusekinderen (VOC)
Postbus 1024
2260 BA Leidschendam
telefoon: 070-386 25 35
e-mail: vockind@xs4all.nl

Vereniging voor Ouders van Kinderen met Chronische Voedselweigering en Sondevoeding (VOKCVS/Nee-eten!)
Postbus 84144
2508 AC Den Haag
telefoon: 026-389 02 83
e-mail:info@nee_eten.nl

Literatuur

Academisch Ziekenhuis Groningen, Keel-, neus- en oorheelkunde (2000). *Leren praten gaat niet helemaal vanzelf*. Patiënteninformatie/voorlichting.

Afasieteam Kennemerland (2000). *Afasie een wegwijzer*. Stichting Afasie Nederland. Voorlichtingsbrochure over afasie. Amicitia, Bloemendaal.

Alphen, W. & A. van Dijk (1985). *Stotteren. Hoe komt het? Wat kan je eraan doen?* Intro, Nijkerk.

Bilo, R.A.C., H.W.A. Voorhoeve & J.M. Koot (1990). *Kind in ontwikkeling: een handreiking bij de observatie van jonge kinderen*. Elsevier/De Tijdstroom, Maarssen.

Blauw-van Mourik, M. & M. Koning-Haanstra (1988). *Afasie, een multidisciplinaire benadering*. Stichting Afasie Nederland. ICG-Printing BV, Dordrecht.

Comijs, H.C. (1991). 'Voedingsproblemen bij kinderen met bronchopulmonale dysplasie. De geleidelijke vervanging van sondevoeding door orale voeding'. In: *Logopedie en Foniatrie* 63, nr. 6.

Costa, S.P. da (1994). 'Logopedie voor kinderverpleegkundigen'. In: *Tijdschrift voor methodiekontwikkeling Logopedie* november. HVG, Groningen.

Costa, S.P. da & H. van den Berg (1995). *De vroege ontwikkeling in handen. Adviezen voor de omgang met (te) vroeg geboren baby's*. Bohn Stafleu Van Loghum, Houten/Diegem.

Coultre, R. le (1994). *Kinderneurologie*. Bohn Stafleu Van Loghum, Houten/Zaventem.

Dongen, H.R. van, e.a. (1987). 'Verworven dysarthrie bij kinderen'. In: *Logopedie en Foniatrie* 59, nr. 11.

Dongen, H.R. van, e.a. (1992). 'Mutisme en dysarthrie bij een kind'. In: *Logopedie en Foniatrie* 64, nr. 3.

Dungen, L. & M. Verboog (1991). *Kinderen met taalontwikkelingsstoornissen*. Coutinho, Muiderberg.

Engel-Hoek, L. van den (1999). *Eet- en drinkproblemen bij jonge kinderen. Een leidraad voor logopedisten en andere hulpverleners in de gezondheidszorg*. Van Gorcum B.V., Assen.

Goorhuis-Brouwer, S.M. (1981). *Niet vanzelfsprekend. Taalontwikkelingsstoornissen en afasie bij kinderen*. Wolters-Noordhoff, Groningen.

Goorhuis-Brouwer, S.M. (1985). 'Minimum spreeknormen: praktische diagnostiek'. In: *Logopedie en Foniatrie* 57, nr. 3.

Goorhuis-Brouwer, S.M. (1993). 'Verworven afasie bij kinderen'. In: *Logopedie en Foniatrie* 65, nr. 5.

Goorhuis-Brouwer, S.M. (1997). *Het wonder van de taalverwerving. Basisboek voor opvoeders van jonge kinderen*. De Tijdstroom, Utrecht.

Goorhuis-Brouwer, S.M. & G.H.A. de Boer (1989). *Gezegd en gezwegen. Uitgangspunten voor de therapie bij spraak- en taalgestoorde kinderen*. De Tijdstroom, Utrecht.

Goorhuis-Brouwer, S.M. & A.M. Schaerlaekens (1994). *Handboek taalontwikkeling, taalpathologie en taaltherapie bij Nederlands sprekende kinderen*. De Tijdstroom, Utrecht.

Goorhuis-Brouwer, S.M. & H.K. Schutte (1992). *Handboek klinische stem-, spraak- en taalpathologie*. Acco, Amersfoort/Leuven.

Hanzehogeschool Groningen (1985). *Reader Stotteren/Broddelen, onderzoek en behandeling bij kinderen*. November 1996.

Janssen, P. (1985). *Gedragstherapie bij stotteren.* Bohn, Scheltema & Holkema, Utrecht/Antwerpen.

Janssen, P. (1999). 'Vloeiendheidsontwikkeling bij kinderen met een verhoogd risico om te gaan stotteren'. In: *Stem-, Spraak- en Taalpathologie* 8, nr. 4.

Koopmans-van Beinum, F.J. & E.A. den Os (1993). 'Spraak in ontwikkeling: Perceptie, productie en interactie in het eerste levensjaar.' In: *Stem-, Spraak-, en Taalpathologie* 2, nr. 3.

Kraft, P. (1998). *Huh? Een boekje over je oor.* Philips Hearing Technologies B.V., Business Unit Hearing Instruments, Eindhoven/The Netherlands.

Manolson, A. (1995). *Praten doe je met z'n tweeën. Een gids voor ouders om hun kind te helpen bij het leren praten.* NIZW/The Hanen Centre.

Mourik, M. van & A. Lomans (1995). 'Verworven kinderdysarthrie: Klinisch-diagnostische inzichten'. In: *Stem-, Spraak- en Taalpathologie* 4, nr. 1.

N.D.T.-cursus (1997). *Klapper logopedie.*

NFS. *Stotteren, sta even stil bij het praten van uw kind.* Voorlichtingsbrochures van de Nederlandse Federatie Stotteren.

Paemelaire, F., e.a. (1998). 'Vloeiendheid bij verworven kinderafasie'. In: *Stem-, Spraak- en Taalpathologie* 8, nr. 1.

Schaerlaekens, A.M. & S. Gillis (1987). *De taalverwerving van het kind.* Wolters-Noordhoff, Groningen.

Spiekhout, J., E. Rengenhart, A. Diesfeldt, e.a. (1988). *Als je kind het zelf niet kan. Praktische handleiding voor de dagelijkse activiteiten van een kind met een motorische handicap ten gevolge van een hersenbeschadiging.* Bohn, Scheltema & Holkema, Utrecht/Antwerpen.

Starkweather, C.W., S. Gotwald, M. Halfond (1990). *Stuttering prevention. A Clinical Method.* Prentice-Hall, INc. Englewood Cliffs, N.Y.

Stes, R., e.a. (1994). Themanummer Stotteren bij kinderen. *Logopedie en Foniatrie* 66, nr. 7.

12

A. Baselier en M. Eikelenboom

Kinderen met een verstandelijke handicap

12.1 Inleiding

De omgang met kinderen in een ziekenhuis vraagt tijd en aandacht van de kinderverpleegkundigen. Als het kind bovendien een verstandelijke handicap heeft, kan de kinderverpleegkundige regelmatig voor vragen komen te staan als: Hoe bereik ik dit kind? Hoe kan ik het aanspreken? Daarnaast kunnen verpleegkundigen geconfronteerd worden met ouders die te horen krijgen dat hun kind verstandelijk gehandicapt is. Zij zijn dan degenen die met vragen en emoties van de ouders, zoals verdriet, boosheid en onzekerheden, te maken krijgen. Ondersteuning van de ouders en goed reageren op hun vragen en emoties zijn op zo'n moment heel belangrijk.

In dit hoofdstuk wordt het omgaan met verstandelijk gehandicapte kinderen en hun ouders beschreven. Het moeilijke daarbij is dat er nooit een standaardaanpak en -oplossing te geven is. Ieder kind en elke ouder is anders. Toch worden hier voorstellen gedaan ter begeleiding van zowel ouders als kind, als aanzet tot het nadenken over de professionele opstelling en het handelen van de verpleegkundige.

Dit hoofdstuk begint met een uitleg over verstandelijke handicaps en de kenmerken van de verschillende gradaties van de verstandelijke handicap. Een aantal veelvoorkomende syndromen wordt specifiek belicht. Vervolgens wordt ingegaan op bijkomende handicaps zoals epilepsie, autisme en ADHD. Het hoofdstuk wordt vervolgd met aandachtspunten voor de begeleiding en communicatie met het kind en de begeleiding van de ouders. Tot slot worden diverse mogelijkheden voor ondersteuning genoemd.

12.2 De verstandelijke handicap

12.2.1 Visie op de verstandelijke handicap

Lange tijd, tot na de Tweede Wereldoorlog, heeft in de visie op de verstandelijke handicap het medische model overheerst. Verstandelijk gehandicapten werden beschouwd als ongeneeslijk ziek. Bij ziek zijn horen artsen, verpleegkundigen en paviljoenen. In de jaren zeventig werd dit model langzaam verdrongen door het ontwikkelingsmodel. Mensen met een verstandelijke handicap begon men te beschouwen als mensen met mogelijkheden die zich kunnen ontwikkelen door opvoeding en onderwijs. In de tweede helft van de jaren tachtig ontstond, aansluitend op het ontwikkelingsmodel, belangstelling voor normalisatie. Uitgangspunt was toen: geef alleen speciale zorg voorzover nodig en hanteer een gewone aanpak voorzover mogelijk. Er werden begrippen gehanteerd als integratie en emancipatie. Het ondersteuningsmodel gaat nog een stuk verder. Hierbij wordt ervan uitgegaan dat mensen met een verstandelijke handicap dié ondersteuning moeten krijgen die ze nodig hebben om met andere burgers te kunnen samenleven. De kwaliteit van het bestaan staat voorop. Verstandelijk gehandicapten worden 'medeburgers'.

12.2.2 Wat is een verstandelijke handicap?

Een verstandelijke handicap is een algemene ontwikkelingsstoornis, waarbij de opname van informatie, de prikkelverwerking, het geheugen en het denkvermogen verstoord zijn. Dit heeft gevolgen voor alle ontwikkelingsgebieden (verstandelijk, emotioneel, sociaal) van een kind. Vaak ondervinden kinderen met een verstandelijke handicap op sociaal-emotioneel gebied problemen. Soms is de achterstand op alle ontwikkelingsgebieden ongeveer even groot. Deze achterstand kan echter ook sterk uiteenlopen; men spreekt dan over een disharmonisch ontwikkelingsprofiel.

Bij kinderen met een verstandelijke handicap is vaak sprake van een zintuiglijke stoornis. Ze kunnen minder goed zien en/of minder goed horen. Dit beïnvloedt hun ontwikkeling; ze krijgen minder informatie binnen.

12.2.3 Classificatiesystemen

Wereldwijd zijn afspraken gemaakt over het classificeren van stoornissen. Om verstandelijk gehandicapten te classificeren wordt in Nederland het meest gebruikgemaakt van de DSM-IV. In het DSM-IV-classificatiesysteem wordt *mental retardation* geclassificeerd op As II, onder de stoornissen die gewoonlijk gediagnosticeerd worden op de kinderleeftijd of in de adolescentie.

De DSM-IV-criteria zijn de volgende.
1 Verstandelijk duidelijk onder het gemiddelde functioneren: een intelligentiequotiënt (IQ) van 70 of minder bij een individueel toegepaste IQ-test. Bij zeer jonge kinderen is een klinische beoordeling nodig over een eventueel verstandelijk functioneren, daar de beschikbare intelligentietests het IQ niet in cijfers kunnen uitdrukken.
2 Gelijktijdige tekortkomingen in het aanpassingsgedrag dat past bij de normen die behoren bij de leeftijd en culturele achtergrond. Het gaat daarbij ten minste om twee van de volgende vaardigheden: communicatie, zelfzorg, zelfstandigheid, sociale en interpersoonlijke vaardigheden, het vermogen gebruik te maken van maatschappelijke instanties, invulling kunnen geven aan het eigen leven, functionele en schoolse vaardigheden, werk, vrijetijdsbesteding, gezondheid en veiligheid.
3 Begin van de verstandelijke handicap voor het achttiende jaar.

De mate van de verstandelijke handicap wordt uitgedrukt in IQ. Het IQ van een kind kan gemeten worden door een intelligentietest af te nemen. Als gemiddelde geldt een IQ tussen de 85 en 115.

Daarnaast worden vier niveaus onderscheiden om de mate van ernst aan te geven:

1 lichte verstandelijke handicap: IQ-niveau van 50/55 tot ongeveer 70;
2 matige verstandelijke handicap: IQ-niveau van 35/40 tot 50/55;
3 ernstige verstandelijke handicap: IQ-niveau van 20/25 tot 35/40;
4 diepe verstandelijke handicap: IQ-niveau lager dan 20 of 25.

Ten slotte bestaat bij de classificatie nog de mogelijkheid: 'verstandelijke handicap, ernst niet gespecificeerd'. Bij een IQ van 70 tot 85 wordt gesproken van 'zwakbegaafd-heid' (*borderline intellectual functioning*).

12.2.4 Oorzaken

De verstandelijke handicap kan door verschillende factoren veroorzaakt worden, zoals erfelijkheid, een aangeboren afwijking, problemen tijdens de zwangerschap of bevalling, een ziekte van moeder of kind (bijvoorbeeld hersenvliesontsteking). Maar bij zo'n 55 tot 60% van de gevallen is de oorzaak van de verstandelijke handicap tot nu toe niet be-kend (Stevenson 1996 en Battaglia 1999).

12.3 Kenmerken van verstandelijk gehandicapten

Duidelijk is dat dé verstandelijk gehandicapte niet bestaat. De eerste indruk die je van een kind hebt, juist bij kinderen met een handicap, hoeft niet altijd juist te zijn. Kinde-ren met een ernstige motorische of zintuiglijke handicap, kunnen een beeld oproepen van iemand met een ernstige verstandelijke handicap. Maar de lichamelijke uitingen zeggen niet altijd iets over de verstandelijke vermogens. Daarnaast zijn er kinderen die zo op het eerste gezicht normaal functioneren, maar van wie je je tijdens de communi-catie kunt gaan afvragen wat er toch aan de hand is met dit kind. Elke persoon, ook elk verstandelijk gehandicapt kind, heeft zijn specifieke persoonskenmerken, tekorten en vaardigheden.

12.3.1 Verschillende niveaus van verstandelijke handicap

Diepe verstandelijke handicap

Een diep verstandelijk gehandicapt kind (IQ tot 20-25) beleeft de wereld sterk vanuit het tastbare, het contact met het eigen lichaam. Het kind leeft in zijn eigen wereldje. Er is een gering besef van de wereld om hem heen en er is weinig of geen herkenning van ver-trouwde personen of situaties. Het kind reageert alleen op de wereld om zijn eigen be-hoeften te bevredigen; lust en onlust zijn belangrijke drijfveren in zijn gedrag. Er is nog geen tot weinig onderscheid tussen het 'ik' en de 'buitenwereld'. Soms is er sprake van herkenning van de vaste verzorger, omdat deze aan de behoeften van het kind tegemoet-komt. Op de andere kinderen in de groep reageert het kind nauwelijks; er is geen of weinig sprake van groepsbewustzijn.

In het algemeen zijn deze kinderen niet of nauwelijks in staat verbanden te leggen tussen gebeurtenissen.

Vaak is er sprake van bijkomende aandoeningen, paresen (verlammingen), spasmen, epilepsie, stofwisselingsstoornissen enzovoort. De spraak is beperkt tot het produceren van geluiden. De bewegingen die het kind maakt zijn vaak doelloos en herhalen zich. Kinderen met een diepe verstandelijke handicap bezoeken meestal een KDC of ODC (orthopedagogisch dagcentrum).

Casus

Els (14 jaar) zit in het kinderdagcentrum (KDC) bij voorkeur op een vast plekje. Ze kan dan de bomen zien en wiegt met haar hoofd heen en weer. Het liefst wordt ze met rust gelaten. Bij verzorgingssituaties werkt ze niet mee. Ze laat de handelingen toe, maar ze vindt het niet prettig om steeds in beweging te moeten komen. Met veel geduld en met zachte hand gevoerd kan ze twee boterhammen eten. Wanneer er weinig tijd is, weigert ze haar mond open te doen.

Ernstige verstandelijke handicap

Een kind met een ernstige verstandelijk gehandicap (IQ van 20-25 tot 35-40) ervaart enige ordening in het leven. Er ontstaat enig vermogen om verbanden tussen gebeurtenissen te leggen. Het kind kan leren dat er associaties bestaan die zijn leven overzichtelijker maken. Doordat gebeurtenissen en handelingen vaak herhaald worden, weten de kinderen wat er gaat gebeuren. Voor een deel zullen deze handelingen tot gewoontevorming leiden. Met training kunnen eenvoudige dagelijkse vaardigheden aangeleerd worden. Hierop is bijvoorbeeld de zindelijkheidstraining gebaseerd. Er kan echter niet geput worden uit ervaringen die in het verleden zijn opgedaan. Het denken is niet logisch of consistent, en erg gebonden aan het hier en nu. Het kind kan onderscheid maken tussen 'ik' en zijn omgeving, maar het kan zich nog niet in een ander verplaatsen. De spraakontwikkeling is nog minimaal. De motoriek kan matig ontwikkeld zijn, bijvoorbeeld door neurologische aandoeningen.

Kinderen met een ernstige verstandelijke handicap bezoeken in de regel het ODC of KDC en soms een ZMLK-school.

Casus

Jan (7 jaar) slaat regelmatig zijn jongere zusje. Zijn moeder heeft het hem al honderd keer verboden, maar het helpt niet. Uitleggen dat slaan pijn doet, heeft ook geen zin. Hij vindt het alleen maar prachtig als zijn zusje een keel opzet.

Matige verstandelijke handicap

Een kind met een matige verstandelijke handicap (IQ 35-40 tot 50-55) wordt een zeer moeilijk lerend kind genoemd. Het kind kan op een concreet niveau logisch denken. Vaak is het denken nog magisch gekleurd, waardoor de scheiding tussen fantasie en werkelijkheid niet gemaakt kan worden.

Met behulp van iemand anders begint dit kind te leren zijn omgeving te ordenen. Het heeft de ander hierbij nodig, omdat het snel en gemakkelijk afgeleid wordt door alles wat er om hem heen gebeurt. Het kind begint inzicht in situaties te krijgen en leert ze te doorzien. Daardoor leert het kind in enige mate vooruit te denken op wat er komen gaat. Ook ontstaat de mogelijkheid zich in de ander te verplaatsen en een zekere verantwoordelijkheid te nemen. Het kind is daarmee enigszins in staat te kiezen uit verschillende mogelijkheden en de gevolgen daarvan te overzien. Wel moet er rekening mee gehouden worden dat het denken concreet blijft en het oorzaak-gevolgdenken moeilijk blijft. Dit betekent dat het maken van keuzes begeleid moet worden door het laten zien van alternatieven en door het onderzoeken van de consequenties. Immers, nadenken over iets dat er niet is, blijft moeilijk.

In de communicatie moet men er rekening mee houden dat de verbale communicatie nog beperkt is, hoewel de spraakontwikkeling (van woorden tot korte zinnen) redelijk is. Het kind heeft tijd nodig om de informatie in zich op te nemen en kan niet veel informatie tegelijk in zich opnemen. Een opdracht moet vaak herhaald worden. Vaak hebben de kinderen moeite om te luisteren, men moet eerst hun aandacht 'vangen' om hen te bereiken. Om te begrijpen wat er van hen verwacht wordt of om duidelijk te maken wat het bedoelt, kan het kind steun hebben aan alternatieven voor taal. Gebaren, foto's en pictogrammen kunnen het kind helpen bij de communicatie.

De motoriek is over het algemeen redelijk ontwikkeld. Het spel van dit kind vertoont weinig variëteit, het doet steeds hetzelfde met materiaal; het blijft er wat mee rommclen. Het kind weet niet zo goed een invulling te geven aan zijn tijd. Hierin heeft het hulp nodig: 'eerst doen we dit, dan doen we dat'. De meeste kinderen met een verstandelijke handicap hebben moeite met het aangaan van contacten met andere kinderen en met samenspelen. Ze weten daar vaak niet de goede manier voor te vinden, behalve wanneer de spelregels heel helder en eenvoudig zijn.

Zeer moeilijk lerende kinderen kunnen moeite hebben om zich de normen van de omgeving eigen te maken. Grapjes worden vaak letterlijk opgevat, en de kinderen kunnen moeite hebben met het inschatten van sociale situaties: wat zeg je wel, wat zeg je niet.

Kinderen met een matige verstandelijke handicap bezoeken het ZMLK-onderwijs of het speciaal onderwijs. Ze zullen hun hele leven begeleiding nodig hebben. Sociale vaardigheden en bezigheden zijn wel goed te trainen, scholing tot een eenvoudig niveau is mogelijk.

Casus

Jolanda (6 jaar) gaat naar een ZMLK-school. Er is een familielid overleden; de hele familie zit verdrietig bij elkaar. Dan gaat Jolanda 'lang zal ze leven' zingen. Immers, veel familie bij elkaar betekent toch een verjaardag vieren? Jolanda is zich van geen kwaad bewust.

Lichte verstandelijke handicap

Een kind met een lichte verstandelijke handicap (IQ 50-55 tot ongeveer 70) wordt een moeilijk lerend kind genoemd. Op jonge leeftijd is niet altijd meteen duidelijk dat er sprake is van een blijvende achterstand in de ontwikkeling. Bij veel kinderen worden op het eerste gezicht geen bijzonderheden gezien. Op den duur wordt door het achterblijven van de taalontwikkeling, de manier van communiceren of het gedrag en het functioneren op school wel duidelijk dat er sprake is van een blijvende ontwikkelingsachterstand. In de communicatie kan bijvoorbeeld opvallen dat het kind de vragen of grapjes niet goed begrijpt of onlogische verbanden legt. Ook het contact kan anders verlopen omdat het kind de sociale regels niet begrijpt. Het spel van een moeilijk lerend kind ziet er anders uit dan dat van zijn leeftijdgenootjes. Het kind gaat minder op onderzoek uit waardoor hij minder ervaringen opdoet.

Een ontwikkeling tot abstract-logisch denken is wel mogelijk. Het kind kan op zich inzicht hebben in situaties, kan motieven doorzien, kan zich inleven in andere mensen en kan anticiperen op toekomstige situaties. Maar het kind kan ook de neiging hebben zijn eigen beleven centraal te stellen. Het kind onthoudt ook minder van wat het leert en kan hetgeen hij leert niet automatisch toepassen in andere situaties. Elke nieuwe situatie moet het kind daardoor opnieuw inschatten en beoordelen.

Verder kan het kind opvallen door zijn gedrag. Vaak gaat het hebben van een lichte verstandelijke handicap gepaard met bepaalde gedragskenmerken. Het kind kan moeite hebben met het aanbrengen van ordening in zijn omgeving, het selecteren van prikkels, langere tijd stilzitten, zijn aandacht ergens bij houden en met het oplossen van problemen. Bij het oplossen van problemen gaat het kind meestal proberenderwijs (trial and error) te werk. Door impulsief reageren, doen alvorens te denken, kunnen er veel dingen misgaan. Het kind kan de gevolgen van zijn gedrag niet altijd voorzien, het leven in het 'hier en nu' is al complex genoeg. Door het verkeerd inschatten van situaties kunnen misverstanden ontstaan. Daardoor kunnen deze kinderen snel geïrriteerd zijn.

Kinderen met een lichte verstandelijke handicap kunnen veel 'negatieve ervaringen' opdoen, doordat ze steeds niet aan verwachtingen voldoen. Hierdoor kan hun zelfvertrouwen een flinke deuk krijgen. Door de vele teleurstellingen en kritiek kan het kind zich afhankelijker en passiever gaan opstellen: 'ik kan het toch niet, laat de ander het maar doen'. Hierdoor kan een soort aangeleerde afhankelijkheid ontstaan die ze zich eigen maken en die je terugziet bij veel volwassenen. En (faal)angst kan weer leiden tot agressief gedrag.

Kinderen met een lichte verstandelijke handicap zullen doorgaans het speciaal onderwijs bezoeken (voorheen het MLK-onderwijs). Licht verstandelijk gehandicapten kunnen zich redelijk zelfstandig redden en hun sociale vaardigheden kunnen goed ontwikkeld worden. Onderwijs en een eenvoudige beroepstraining zijn mogelijk. Ze kunnen zich tot redelijk zelfstandige mensen ontwikkelen, hoewel je je hier ernstig op kunt verkijken.

Casus

Frank (10 jaar) gaat naar het speciaal onderwijs. In de buurt heeft hij weinig vriendjes. Het loopt steeds uit op ruzie. Frank neemt alles letterlijk. Als ie-

mand tegen hem zegt: 'Wat heb jij lange tenen', kijkt hij hevig verontwaar-
digd naar zijn voeten. Als jongens met steentjes naar elkaar gooien, gaan
die van Frank door het raam heen. Als er een nieuwe spelregel wordt ingevoerd, haakt Frank af omdat hij het niet meer snapt. Frank wordt erg boos
van alles wat misgaat en nu wil niemand meer met hem spelen. Ouders van
andere kinderen denken dat hij dit expres doet, want je ziet aan de buitenkant niet dat Frank anders is.

12.4 Onderzoek naar het ontwikkelingsniveau van verstandelijk gehandicapte kinderen

Vaak zien de ouders of de omgeving pas dat er sprake is van een verstoorde ontwikkeling als het kind niet (of laat) gaat praten, als het zich anders ontwikkelt, slecht contact
maakt of vreemd gedrag vertoont. Er kan een lange weg volgen. Ouders kunnen hun bezorgdheid uiten in hun omgeving, bij familie en vrienden. Een vaak gehoorde reactie is:
'Oh, maak je geen zorgen, dat komt wel in orde', waarbij tal van voorbeelden worden gegeven van 'langzame starters'. Vaak brengen de ouders hun zorgen ter sprake bij het consultatiebureau of bij de huisarts, of de artsen signaleren zelf een ontwikkelingsachterstand. Als de zorgen door de arts gedeeld worden, volgt vaak een verwijzing naar de kinderarts. Er kunnen uitgebreide onderzoeken plaatsvinden om de oorzaak van de ontwikkelingsachterstand te achterhalen. Allereerst worden medische onderzoeken verricht:
een uitgebreid lichamelijk onderzoek, een neurologisch, metabool en/of klinisch-gene-
tisch onderzoek. Bij spraak-taalproblemen zal audiologisch onderzoek plaatsvinden.
Daarna kunnen onderzoeken verricht worden om meer duidelijkheid te krijgen over het
niveau van functioneren en het gedrag van het kind. Deze onderzoeken kunnen worden
verricht door een psycholoog, pedagoog en/of psychiater.
Voor het ontwikkelen van de mogelijkheden van het kind worden vaak al op zeer jonge
leeftijd een fysiotherapeut en logopediste ingeschakeld. Door de toenemende aandacht
voor de vroegtijdige onderkenning van ontwikkelingsproblemen kan op steeds jongere
leeftijd worden ingegrepen en de ontwikkeling van het kind worden gestimuleerd.

Psychodiagnostisch onderzoek

Er is een aantal tests ontwikkeld om het ontwikkelingsniveau van een kind te bepalen.
Naarmate een kind jonger is, is het moeilijker een gestandaardiseerd onderzoek af te nemen. Een jong kind moet echt uitgelokt worden. Naarmate het kind jonger is, is het ook
moeilijker een prognose voor de lange termijn te maken. Bij een test is sprake van een
momentopname en het resultaat zal mede afhankelijk zijn van hoe het kind zich juist
op dat moment voelt. Het is belangrijk om het kind te volgen in zijn ontwikkeling.
Voorbeelden van ontwikkelingstests zijn:
- de BOS 2-30 (Bayley Ontwikkelings Schalen), een ontwikkelingsschaal voor kinderen
  van twee tot dertig maanden;
- de KID-N (Kent Infant Development Scale, Nederlandse bewerking), een ontwikkelingsschaal voor gericht onderzoek naar de ontwikkeling van kinderen tot veertien
  maanden;

• de VABS (Vineland Adaptive Behavior Scales), een vragenlijst om het ontwikkelingsniveau in kaart te brengen van kinderen van zes maanden tot achttien jaar.

Voor kinderen vanaf tweeënhalf jaar zijn er onder andere:
• de GOS (Groninger Ontwikkelingsschalen);
• de SON-R 2½-7 (de Snijders-Oomen Niet-Verbale Intelligentieschaal voor kinderen
van tweeënhalf tot zeven jaar).

Vanaf de leeftijd van vier jaar kunnen de Wechsler-tests gebruikt worden:
• WPPSI: de Wechsler Preschool and Primary Scale of Intelligence (van vier tot zesen-
half jaar), bij de nieuwe versie, de WPPSI-R is het leeftijdsbereik uitgebreid tot zeven-
enhalf jaar;
• WISC: de Wechsler Intelligence Scale for Children (van zes tot zestien jaar).

Behalve de testresultaten en de prestaties van het kind is een goede observatie van zijn
gedrag en werkhouding belangrijk. Hoe gedraagt het kind zich in de opdrachtgerichte situatie, wat doet het in de meer vrije situatie en hoe speelt het? De ouders noemen nog
wel eens als nadeel van de diverse tests dat ze in een vreemde omgeving worden uitgevoerd. Het kind gedraagt zich in de testomgeving anders dan thuis.

Zijn er vragen over het gedrag van het kind, dan kan gebruik worden gemaakt van observatie, observatieschalen en vragenlijsten, die door opvoeders of verzorgers ingevuld
kunnen worden. Bepaalde vragenlijsten kunnen ook gebruikt worden bij het onderkennen van autisme.
In Nederland wordt de CBCL, de Child Behavior Checklist, veel gebruikt. De lijst bevat
een groot aantal vragen die door ouders beantwoord kunnen worden en die handelen
over probleemgedrag en sociale competentie bij kinderen van vier tot en met achttien
jaar.
Bij kinderen met een verstandelijke handicap kan sprake zijn van een stoornis binnen
het spectrum van autisme. Om vroegkinderlijk autisme bij kinderen van een tot en met
twaalf jaar te onderkennen kan de Auti-R worden afgenomen bij verschillende mensen
die het kind goed kennen (ouders, leerkracht, enzovoort). Voor de oudere kinderen (vanaf drie jaar) kan de AVZ-R (Autisme en Verwante Contactstoornissen voor Zwakzinnigen
– gereviseerde versie) afgenomen worden. Deze vragenlijst is gericht op de onderkenning van autisme en daaraan verwante stoornissen bij licht tot zwaar verstandelijk gehandicapten van drie tot vijfenvijftig jaar.

12.5 Syndromen

Bij kinderen met een verstandelijke handicap kan dus een groot verschil in niveau van
functioneren bestaan en kan er wel of niet sprake zijn van bijkomende handicaps.
Ook wat betreft het onderkennen van de handicap(s) van het kind kan er een groot verschil bestaan. Is er sprake van een bekend syndroom, met een kenmerkend uiterlijk,

dan valt dat de omgeving eerder op dan wanneer men 'niets aan het kind ziet'. Het woord syndroom wil zeggen dat een aantal kenmerken in uiterlijk, ontwikkeling en gedrag samen voorkomt en dat men een gemeenschappelijke oorzaak kent of veronderstelt. Bekende of opvallende syndromen, waarvan het Down-syndroom het meest bekende is, kunnen meteen na de geboorte gediagnosticeerd worden. Vaak wordt een diagnose echter pas op latere leeftijd gesteld, als het kind zich niet blijkt te ontwikkelen zoals zijn leeftijdgenootjes, of wanneer typische uiterlijkheden gaan opvallen. Het uiterlijk van een kind kan dus bepalend zijn voor de onderkenning van de handicap, en de indruk die en het verwachtingspatroon dat men van het kind heeft.

Is de oorzaak van de verstandelijke handicap bekend, dan kan soms iets gezegd worden over het niveau van functioneren van het kind. Bij het ene syndroom is dit duidelijker dan bij het andere. Kijken we naar de syndromen die hier beschreven zijn, dan is de variëteit binnen het Down-syndroom en het Prader-Willi-syndroom zo groot dat de mate van verstandelijke handicap kan variëren van licht tot ernstig. Bij het Williams-syndroom kan de verstandelijke handicap variëren van licht tot matig. Kinderen met het Rett-syndroom en het Angelman-syndroom behoren tot de categorie ernstig verstandelijk gehandicapt.

Behalve voor het inschatten van het niveau van functioneren van het kind kan het ook voor begrip van het gedrag van het kind belangrijk zijn te weten aan welk syndroom het lijdt. Hierdoor kan men beter op het kind inspelen.

Door de Federatie van Ouderverenigingen (FvO) is een aantal brochures ontwikkeld met informatie voor ouders en andere belangstellenden over een groot aantal syndromen. Via de FvO kan contact worden gezocht met de specifieke ouderverenigingen.

Wordt een kind met een bepaald syndroom opgenomen in het ziekenhuis, dan kan het zinvol zijn informatie over dit syndroom in te winnen. Immers, bij een syndroom kan naast uiterlijke kenmerken ook sprake zijn van bepaalde ontwikkelings- en gedragskenmerken. In de brochures van de FvO staat ook informatie over de aanpak en begeleiding behorend bij dit specifieke syndroom.

12.5.1   Down-syndroom

In Nederland wordt het aantal kinderen dat geboren wordt met het Down-syndroom geschat op ongeveer 225 per jaar. Bij dit syndroom is sprake van uiterlijke kenmerken waardoor de arts, de verloskundige en niet zelden ook de ouders zelf, al snel het vermoeden hebben dat het kind dit syndroom heeft. Het uiterlijk van het kind wordt gekenmerkt door een wat vlakker achterhoofd en een kleine neus en mond. De ogen zijn smal, lopen enigszins schuin omhoog en er kan een huidplooi aan de binnenkant van de ogen aanwezig zijn. Het kind heeft een korte hals en een grote tong. De spierspanning is vaak gering, de baby maakt hierdoor een slappe indruk.

Via chromosomenonderzoek wordt bevestigd of het inderdaad om het Down-syndroom gaat. Het Down-syndroom wordt ook wel trisomie 21 genoemd, omdat men bij dit syndroom drie chromosomen 21 heeft in plaats van twee. Het syndroom is genoemd naar de arts Langdon Down, die als eerste in 1866 de onderlinge gelijkenis van een aantal van zijn patiënten beschreef. Vroeger werd de term 'mongooltjes' vaak gebruikt. Voor veel mensen heeft deze benaming een negatieve bijklank, waardoor ze in de hulpverlening niet meer gebruikt wordt. Door sommige ouders wordt deze term nog wel gebruikt, zij beleven dit niet als negatief.

Bij kinderen met het Down-syndroom kunnen specifieke medische complicaties voorkomen, zoals onder andere problemen met de schildklier of hartproblemen. Hartproblemen komen zelfs bij 30 tot 40% van deze kinderen voor. Een operatie kan noodzakelijk zijn. Voor de ouders kan dit erg zwaar zijn. Eerst moeten ze verwerken dat ze een kind hebben gekregen met een verstandelijke handicap en dan volgen ook nog de nodige ziekenhuisopnamen.

Aan diverse ziekenhuizen zijn Down-poli's en Down-teams verbonden. In zo'n team zitten artsen en paramedici (en soms ook een orthopedagoog). Samen houden ze de medische toestand (ze letten behalve op eerdergenoemde problemen onder andere ook op gehoorproblemen en oogafwijkingen) en de ontwikkeling van het kind goed in de gaten. Ouders kunnen een beroep doen op een dergelijk team. Het team kan samen met de ouders een integraal behandelplan voor het kind uitzetten.

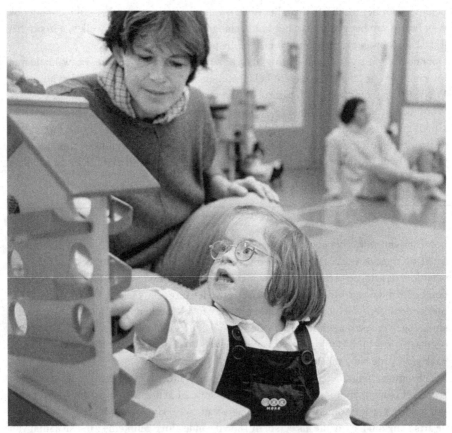

FIGUUR 12.1   VAN GROOT BELANG IS HET STIMULEREN VAN HET KIND MET HET DOWN-SYNDROOM OP VERSCHILLENDE ONTWIKKELINGSGEBIEDEN ZOALS DE FIJNE MOTORIEK

Over de ontwikkeling van een kind met het Down-syndroom is moeilijk een voorspelling te doen. De ontwikkeling van deze kinderen verloopt trager in vergelijking met die van leeftijdgenootjes, hun niveau van functioneren kan onderling echter erg verschillen. Door de SDS, de Stichting Down's Syndroom, is de beeldvorming over personen met het Down-syndroom de afgelopen tijd nogal veranderd. Zij zetten zich in voor een betere stimulering van de mogelijkheden van mensen met het Down-syndroom.

In alle gevallen is het van belang het kind gericht te stimuleren in zijn ontwikkeling. Vaak worden ambulante fysiotherapie en logopedie ingezet. Ook zijn er diverse ontwikkelingsstimuleringsprogramma's die aanknopingspunten bieden bij het aanleren van vaardigheden. Binnen Vroeghulp (een vorm van hulpverlening vanuit de Sociaal Pedagogische Dienst) wordt hier veel gebruik van gemaakt. Zo is er bijvoorbeeld Kleine Stapjes, een programma dat is gebaseerd op het Macquarie Programma. Met behulp van ontwikkelingsschema's wordt in kaart gebracht welke vaardigheden het kind al beheerst, wat de volgende vaardigheid in de ontwikkeling is en hoe die in kleine stapjes het kind aangeleerd kan worden. Centraal staat het vinden van een goede aansluiting bij het niveau en de interesses van het kind.

Daarnaast kan binnen het onderwijs en in de thuissituatie gebruikgemaakt worden van de Feuerstein-methode, een denkstimulerend programma. Bij deze methode staat de interactie tussen kind en begeleider centraal. De opvoeder heeft een belangrijke rol. Deze reikt het kind denkgewoonten aan die het leervermogen van het kind gaandeweg vergroten, waardoor het beter in staat is zelf aan situaties het hoofd te bieden en te profiteren van nieuwe leermomenten.

De dagbesteding/schoolkeuze van kinderen met Down-syndroom is de afgelopen tijd veranderd. Voorheen bezochten de kinderen een KDC of ODC voor kinderen met een verstandelijke handicap, of het ZMLK-onderwijs (voor zeer moeilijk lerende kinderen). Nu is daar de mogelijkheid van de reguliere kinderopvang en het reguliere onderwijs bijgekomen, waarbij de kinderen extra ondersteuning krijgen. Per kind wordt bekeken wat het best aansluit bij zijn behoeften.

12.5.2   Rett-syndroom

Het Rett-syndroom is een ernstige neurologische ontwikkelingsstoornis. Het komt vooral bij meisjes voor; in Nederland zijn slechts enkele jongens met het syndroom van Rett gediagnosticeerd. De oorzaak van dit syndroom is een fout in een gen op het X-chromosoom. Per jaar worden in Nederland ongeveer zes meisjes met dit syndroom geboren. Kinderen met het Rett-syndroom ontwikkelen zich aanvankelijk normaal. Daarna zijn er in het verloop van het syndroom de volgende vier stadia te onderscheiden.

1 Stagnatie in groei en ontwikkeling. Ergens tussen de zes en achttien maanden stagneert de vooruitgang in de ontwikkeling.

2 Snelle achteruitgang. Na de stagnatie in de groei en ontwikkeling volgt in de loop van enkele weken tot enkele maanden een periode met ernstige achteruitgang. Dit staat bekend als de 'knik' in de ontwikkeling. Kinderen kunnen bepaalde vaardigheden verliezen, zoals lopen en praten; de spraak die er al was verdwijnt. De ademha-

ling wordt onregelmatiger (er is vooral sprake van adem 'vasthouden' en hyperventilatie). Heel opvallend is de verandering in contact; de kinderen raken in zichzelf gekeerd, kunnen langere tijd huilen en daarbij ontroostbaar zijn. Veel meisjes slapen onrustig en in deze periode kunnen nachtelijke huilbuien ontstaan. Heel kenmerkend is verder het verlies van het doelgerichte gebruik van de handen. Vaak gaat dit samen met het ontstaan van steeds terugkerende handbewegingen, het handenwrijven of het voortdurend in de mond stoppen van de handen.

3 Stabiele periode. Het meisje wordt weer toegankelijk voor haar omgeving. Het in zichzelf gekeerde gedrag verdwijnt, er is goed oogcontact en de stemming stabiliseert zich. Er is geen verdere achteruitgang in de ontwikkeling, soms is er weer enige vooruitgang. Bepaalde vaardigheden kunnen ook weer worden aangeleerd. Dit hangt sterk af van de leeftijd waarop de 'knik' plaatsvond. Alleen de spraak komt niet meer op gang. Veel ouders en verzorgers van deze kinderen leren voor de communicatie gebruik te maken van het wijzen met de ogen (*eye pointing*), wat veel meisjes met Rett-syndroom vaak uit zichzelf al doen. Dit kan benut worden om een individueel systeem van communicatie op te bouwen. De computer wordt tegenwoordig steeds meer als hulpmiddel gebruikt. Veel meisjes hebben in deze fase epilepsie.

De duur van deze periode verschilt enorm en loopt soms tot de leeftijd van tien à twaalf jaar; soms verkeren de meisjes/vrouwen hun verdere leven in dit stadium van de ziekte.

De motoriek wordt in de loop der jaren minder gecoördineerd; vaak is er sprake van een verkromming en verdraaiing van de ruggengraat (scoliose).

4 Motorische achteruitgang. De achteruitgang op motorisch gebied kan rond het tiende jaar beginnen, maar soms gaat de motoriek, ook op oudere leeftijd, nauwelijks achteruit.

Bij een ziekenhuisopname van een meisje met het Rett-syndroom is het belangrijk dat de verpleegkundigen oog hebben voor de manier waarop het meisje communiceert (wijzen met de ogen, gebruikmaken van ondersteunende middelen zoals foto's, pictogrammen, de computer). Van meisjes met het Rett-syndroom is bekend dat ze vaak meer begrijpen dan men in eerste instantie denkt! Vertel daarom steeds wat er gaat gebeuren.

Bij deze meisjes kunnen de angst en verwarring groot zijn, vooral in een situatie die zij niet kennen. Een rustige omgeving en een warme ondersteunende omgangsstijl kunnen helpen om de spanning te verminderen. Muziek, water en beweging kunnen middelen zijn om hun welbevinden te bevorderen. Als spelmateriaal is zintuiglijk materiaal vaak de beste ingang. Dit wordt niet gebruikt om mee te manipuleren, maar om te voelen. Ook speelgoed met geluid en licht kan hen soms boeien.

Veel meisjes met het Rett-syndroom bewegen zich moeilijk vanwege een verstoring in hun ruimtelijk bewustzijn. Dit kan hen angstig maken in hun bewegingen. Dit geldt ook voor meisjes die geopereerd zijn aan een scoliose. De hulp van een fysiotherapeut of ergotherapeut is onmisbaar bij de behandeling, maar ook bij het meedenken over allerlei aanpassingen in de dagelijkse situatie.

Kinderen met het Rett-syndroom die in het stadium zitten van in zichzelf gekeerd zijn, huilbuien hebben en daarin ontroostbaar zijn, roepen gevoelens van onmacht op in hun omgeving. Weten dat dergelijk gedrag bij het syndroom hoort, kan de eigen houding positief beïnvloeden.

Bij alle overeenkomsten binnen het Rett-syndroom blijken er ook grote verschillen te zijn. Een individuele benadering is daarom essentieel. Uiteraard is contact hierover met de ouders of verzorgers noodzakelijk.

Bij de opvang van de ouders die de diagnose net hebben gehoord, is het belangrijk om veel te luisteren en hen aan te moedigen te vertellen over de eerste maanden van hun kind. Het is voor de ouders een enorme schok dat een kind dat zich in eerste instantie goed ontwikkelt, opeens voor het leven gehandicapt is. Een goede voorlichting over de prognose is van belang.

12.5.3   Williams-syndroom

Het Williams-syndroom is een aangeboren aandoening. In Nederland worden per jaar ongeveer vijftien à twintig kinderen met dit syndroom geboren, evenveel jongens als meisjes.

Kinderen met het Williams-syndroom hebben een open, uitnodigend gezicht. Ze hebben doorgaans een vriendelijk karakter. Tweederde van de kinderen tussen drie en zeven jaar heeft echter een moeilijk of relatief moeilijk temperament. Hun taalvaardigheid is (na een late start) redelijk goed. Hun taalvaardigheden zijn beter ontwikkeld dan die op het gebied van waarneming en ruimtelijke oriëntatie. Ze staan open voor communicatie en contact en weten zich in sociaal opzicht meestal goed te handhaven. Soms echter bouwen ze te weinig afstand in naar vreemden toe. Ze zijn vaak druk en kunnen zich moeilijk concentreren.

Bij vrijwel alle kinderen met het Williams-syndroom is er sprake van een achterstand in de verstandelijke ontwikkeling. Meestal hebben ze een lichte tot matige verstandelijke handicap.

Veel kinderen met het Williams-syndroom hebben aangeboren hartproblemen. Andere veelvoorkomende lichamelijke problemen in de eerste levensjaren zijn een laag geboortegewicht, geringe groei- en gewichtstoename, voedselweigering, veel braken, spijsverteringsproblemen en 's nachts veel huilen. De kinderen zijn heel gevoelig voor harde en/of onverwachte geluiden.

Doordat de kinderen taalvaardig zijn, worden ze gemakkelijk overschat, waardoor ze vaak 'te veel op hun tenen gaan lopen'. Bij een opname in het ziekenhuis zal hier zeker rekening mee gehouden moeten worden. Vermoedelijk begrijpen de kinderen minder dan in het eerste contact gedacht wordt.

12.5.4   Angelman-syndroom

De Engelse kinderarts Angelman heeft in 1965 drie kinderen met dezelfde kenmerken beschreven. Bij hen is sprake van een aangeboren stoornis in het centrale zenuwstelsel. De kinderen met dit syndroom hebben vaak een ernstige verstandelijke handicap. Wat in het oog springt, is hun houterige motoriek (als die van een marionet), epilepsie en opvallende lachbuien.

Uit onderzoek is naar voren gekomen dat bij deze kinderen een stukje van het vijftiende chromosoom ontbreekt. Ook via een EEG zijn er karakteristieke afwijkingen aantoonbaar. Per jaar worden er in Nederland zo'n negen kinderen met dit syndroom geboren. Het syndroom kan erfelijk zijn, maar dat hoeft niet.

Na de geboorte komen veelvuldig voedingsproblemen voor. Baby's hebben moeite met zuigen en slikken. Rond de leeftijd van zes maanden wordt duidelijk dat de kinderen in hun ontwikkeling achterblijven. Na het eerste jaar wordt deze achterstand heel groot. Epilepsie komt vanaf deze leeftijd ook veel voor (bij 80% van de kinderen). De spraak ontwikkelt zich nauwelijks; het begrip van de taal is veel groter.

Wat het meest in het oog springt bij deze kinderen is de blije, opgewekte indruk die ze maken en het zeer drukke, onrustige gedrag. Slaapproblemen en motorische problemen komen onder hen veel voor. De meeste kinderen leren wel lopen.

Bij opname is het belangrijk oog te hebben voor de communicatie. Omdat deze kinderen wel een groot taalbegrip hebben, is communicatie via taal, gebaren, symbolen of plaatjes vaak goed mogelijk. Ook is het van belang te weten dat lachen bij dit syndroom hoort, maar dat het niet altijd iets hoeft te zeggen over de emoties van het kind.

12.5.5 Prader-Willi-syndroom

Ook bij het Prader-Willi-syndroom gaat het om een (niet-erfelijk) defect op het vijftiende chromosoom. De Zwitserse artsen Prader, Labhart en Willi beschreven in 1956 voor het eerst de kenmerken van dit syndroom: (ernstige) spierslapte, voedingsproblemen, geringe alertheid en een vertraagde motorische ontwikkeling in het eerste levensjaar. Als uiterlijke kenmerken zijn te noemen: kleine handen en voeten, amandelvormige ogen, een smal voorhoofd en een driehoekige mond. Jongens hebben vaak een kleine penis en meisjes hebben kleine schaamlippen. Na de eerste maanden volgt een periode waarin de baby meer alert wordt; de ontwikkeling blijft echter wel achter. Het zijn tevreden, makkelijke kinderen.

Tussen het eerste en vierde levensjaar ontstaat een vrijwel onbedwingbare eetlust, doordat er geen gevoel van verzadiging optreedt. Bij het uitblijven van interventies kan dit gepaard gaan met excessieve gewichtstoename. De kinderen beginnen zeer koppig gedrag te vertonen. Op latere leeftijd kan een obsessie voor eten ontstaan. Met het vorderen van de leeftijd kunnen deze kinderen ook woede-uitbarstingen laten zien, alsmede dwanggedachten en obsessief-compulsief gedrag hebben.

Naar schatting worden in Nederland per jaar elf kinderen met dit syndroom geboren.

De mate van verstandelijke handicap van deze kinderen kan heel wisselend zijn. Hun IQ kan variëren van 20 tot 90. Er zijn kinderen die naar het gewone basisonderwijs kunnen, maar de meesten gaan vroeg of laat toch naar het speciaal onderwijs.

Bij opname dient men op een aantal zaken alert te zijn. De pijndrempel van deze kinderen is vaak verhoogd (ze geven minder snel pijn aan) en ze hebben minder snel koorts. De ernst van bijvoorbeeld een infectie kan op grond hiervan dus gemakkelijk worden onderschat. Ook kunnen de kinderen minder goed braken en hebben ze een verstoorde regulatie van hun lichaamstemperatuur. Bij narcose is extra voorzichtigheid geboden, aangezien hun glucosestofwisseling instabiel is.

Daarnaast is het van belang hun lichaamsgewicht in de gaten te houden. Aangezien deze kinderen hun eetgedrag niet zelf in de hand kunnen houden en voortdurend op zoek kunnen zijn naar eten, moet de omgeving hierop letten. Voor deze groep kinderen is door diëtisten een speciaal eetcontroleprogramma ontwikkeld.

Voor wat betreft de driftbuien van deze kinderen geldt dat een rustige en duidelijke aanpak het beste werkt. Ook is het goed regelmatig rustpauzes in de dag in te lassen.

12.6 Bijkomende handicaps

Bij kinderen met een verstandelijke handicap is vaak sprake van een bijkomende handicap, waarvan er drie genoemd zullen worden: epilepsie, autisme en ADHD. Deze drie bijkomende handicaps beïnvloeden het gedrag van het kind in belangrijke mate, en hebben daarom grote gevolgen voor de begeleiding van het kind.

12.6.1 Epilepsie

Epilepsie kan voorkomen bij alle kinderen, zowel bij hoogbegaafde als bij verstandelijk gehandicapte kinderen. Bij verstandelijk gehandicapte personen komt epilepsie echter ruim twintig keer zo vaak voor als bij de rest van de bevolking. Dit betekent dat bij ongeveer 30% van de kinderen met een matige of ernstige handicap epileptische aanvallen voorkomen. Hoe ernstiger de verstandelijke handicap, hoe vaker epilepsie voorkomt. Dit is begrijpelijk, omdat een verstandelijke handicap en epilepsie vaak als gemeenschappelijke oorzaak een beschadiging van de hersenen hebben. Deze beschadiging kan op verschillende manieren zijn ontstaan, onder andere door een aanlegstoornis van de hersenen, door een beschadiging van hersenweefsel, bijvoorbeeld door zuurstoftekort tijdens de geboorte, door een bacteriële of virale infectie of door hersenaandoeningen als tubereuze sclerose, tumoren of stofwisselingsziekten.

Epilepsie uit zich in de vorm van aanvallen. Deze kunnen zeer verschillend van aard zijn en variëren van absences en partiële aanvallen tot grote aanvallen. Bepaalde vormen van epilepsie, zoals plotselinge valaanvallen, komen vaak voor bij een verstandelijke handicap. Andere vormen daarentegen, zoals absences, juist zelden. Bij dit laatste type epilepsie spelen hersenbeschadigingen dan ook nauwelijks een rol.

De combinatie van epilepsie en een verstandelijke handicap geeft ouders extra onzekerheid en roept extra vragen op. Het kan de acceptatie van de verstandelijke handicap bemoeilijken en vertragen. Ouders kunnen ten onrechte denken dat de achterblijvende ontwikkeling het gevolg is van de aanvallen, en kunnen ten onrechte verwachten dat alles goed zal komen als de aanvallen bestreden zijn.

Niet zelden worden kinderen met epilepsie overbezorgd opgevoed en onnodig klein gehouden. Zeer begrijpelijk, gezien de angst van ouders of begeleiders voor de aanvallen. Voor het kind kan dit echter betekenen dat het hierdoor ontwikkelingskansen mist.

Er zijn epilepsiesyndromen beschreven die vaak bij een verstandelijke handicap voorkomen. Voorbeelden van moeilijk instelbare kinderepilepsie zijn het Ohtahara-syndroom, het West-syndroom en het Lennox-Gastaut-syndroom. Bij ieder van deze syndromen komt een bepaald type aanvallen voor en een specifiek EEG (elektro-encefalogram: meting van de elektrische activiteit in de hersenen). Ook stagneert de verstandelijke ontwikkeling van het kind of gaat deze zelfs achteruit.

Ook bij eerdergenoemde syndromen kan epilepsie vóórkomen: bij het Angelman-syndroom en het Rett-syndroom, maar ook bij het Down-syndroom (bij 5 tot 10% van de kinderen) en het Prader-Willi-syndroom (ongeveer 20% van de kinderen).

Om een goede diagnose van (een vorm van) epilepsie te kunnen stellen, is een beschrijving van het gedrag van het kind van belang. Hoe ziet de aanval eruit, hoe gedraagt het kind zich voor en na de aanval? De informatie van ouders of directbetrokkenen bij het kind, bijvoorbeeld de groepsleiding, is hierbij onmisbaar. Bij een opname van een kind in het ziekenhuis om tot een nadere diagnose te komen of een betere instelling op medicijnen, zal een beroep gedaan worden op de verpleegkundige om het kind zo goed mogelijk te observeren. Een probleem hierbij is dat de verpleegkundige vaak niet op de hoogte is van het normale gedrag van het kind, en dus moeilijker kan inschatten of bepaald gedrag afwijkend is. Een goede observatie kan echter helpen om het gedrag in kaart te brengen. Dit observeren kan op verschillende manieren gebeuren: door middel van een globale beschrijving van het gedrag, of aan de hand van bepaalde aspecten, bijvoorbeeld van de manier waarop de aanval begon, van het al of niet bij bewustzijn blijven van het kind, van zijn gelaatskleur, van eventuele automatismen bij het kind (kauwen, smakken, friemelen), van de duur van de aanval, enzovoort. Video-opnamen kunnen hierbij als hulpmiddel gebruikt worden. Het kan ook voorkomen dat een aanval nauwelijks te zien is, maar wel gevoeld wordt.

Casus

Op de kinderafdeling onderbreekt een verpleegkundige het geven van voeding aan Maarten (9 maanden oud). De jongen ligt languit op haar schoot. Gevraagd naar het waarom van de onderbreking antwoordt zij: 'Ik merk dat hij een aanvalletje heeft. Het zijn hele kleine spierschokjes die ik wel voel, maar die verder niet te zien zijn.' Even later gaat ze verder met de voeding. De houding van het kind is gedurende de gehele periode onveranderd gebleven.

Kinderen met een verstandelijke handicap kunnen, zeker naarmate de handicap ernstiger is, niet vertellen wat ze voelen en hoe ze zich voelen. Ze kunnen niet vertellen hoe ze de aanvallen ervaren en ook niet of ze last hebben van de medicijnen. Het is daarom extra van belang om goed op te letten hoe ze reageren. Blijven de aanvallen weg of komen ze minder vaak voor? Welke reacties laat het kind zien in zijn gedrag, slaappatroon, eetlust en stemming? Er kan sprake zijn van prikkelbaarheid, rusteloosheid, agressie, sufheid of juist van hyperactiviteit.

Door de aanvallen kan het kind onzeker en angstig worden. Het is mogelijk dat het telkens stukjes informatie mist omdat bij een epileptische aanval (die niet altijd zichtbaar hoeft te zijn) informatie niet normaal kan worden opgenomen. Als dit regelmatig voorkomt, kan het kind het geheel niet meer overzien en wordt de wereld om hem heen nog onbegrijpelijker.

Door goed te observeren kan gekeken worden of een medicijn goed aanslaat en of de dosering goed is. Bij kinderen met een moeilijk instelbare epilepsie is het vaak niet mogelijk het kind volledig aanvalsvrij te krijgen. Dan wordt het zoeken naar een evenwicht tussen medicatie en aanvallen, waarbij de kwaliteit van leven vooropstaat.

Behalve medicatie zijn er nog enkele andere behandelingsmogelijkheden. Bij kinderen met een moeilijk instelbare epilepsie, bij wie medicatie niet of niet voldoende helpt, kan gebruikgemaakt worden van een ketogeen dieet. Het principe van een ketogeen dieet is dat na een periode van vasten zeer vette voeding wordt gegeven. Het lichaam gaat dan over op vetverbranding en daarmee op de vorming van ketozuren, het lichaam verzuurt en hierdoor verandert de stofwisseling in de hersenen. Dit kan ertoe leiden dat epileptische aanvallen verminderen en soms zelfs wegblijven. Het is een oude methode die vroeger veel werd toegepast en tegenwoordig opnieuw in de belangstelling staat. De resultaten met de tot nu toe behandelde kinderen zijn nog onduidelijk. Het toepassen van een ketogeen dieet kost veel tijd en moeite. Het is erg ingrijpend voor het dagelijks leven en het is niet zonder bijwerkingen.

Een tweede behandelmogelijkheid is een chirurgische behandeling. Epilepsiechirurgie is onder te verdelen in resectie (het wegnemen van epileptisch hersenweefsel) en isolatie (het loskoppelen van epileptisch hersenweefsel van de omgeving).

12.6.2 Autisme

Bekend is dat een verstandelijke handicap en autisme vaak samengaan. Van de kinderen met een autistische spectrumstoornis (ASS) heeft ongeveer 75% ook een verstandelijke handicap! Over de oorzaak van autisme is veel discussie gevoerd. Men heeft nog een tijd gedacht dat autisme een gevolg was van falend moederschap (de koelkastmoeder), met alle gevolgen van dien.

Men gaat er nu van uit dat autisme een stoornis is die veroorzaakt wordt door een organische stoornis op neurologisch gebied, een stoornis die de prikkelverwerking beïnvloedt. Men weet nog niet waar de oorzaak ligt; mogelijk/waarschijnlijk zijn er meerdere oorzaken aan te wijzen, waarbij ook erfelijkheid een rol kan spelen.

In deze paragraaf wordt autisme behandeld in relatie tot de verstandelijke handicap (zie ook paragraaf 6.5). Er zijn veel benamingen voor de aandoening waarbij de kenmerken van autisme minder aanwezig zijn, zoals autistiform, contactstoornis, PDD, PDD-NOS.

De afkorting PDD-NOS staat voor *pervasive development disorder, not otherwise specified*. In Nederland spreekt men van een 'pervasieve ontwikkelingsstoornis, niet anders omschreven' (POS-NAO). Pervasief betekent dat de handicap van invloed is op het hele functioneren. De term die tegenwoordig wordt gehanteerd, is ASS: autistische spectrumstoornis. Dit wil zeggen dat de stoornis in verschillende mate kan voorkomen, en ook bij verschillende kinderen er heel anders kan uitzien.

Over de diagnose zijn, evenals bij de diagnose verstandelijke handicap, afspraken gemaakt die vastgelegd zijn in de DSM-IV. Bij autisme worden de volgende criteria gehanteerd:

- het contact verloopt anders dan op basis van de verstandelijke leeftijd verwacht mag worden;
- er is sprake van een kwalitatieve beperking in de communicatie;
- het spontane 'doe alsof'-spel of het leeftijdsadequate sociaal-imitatieve spel ontbreekt;
- er is sprake van een beperkt gedragsrepertoire en zich herhalende stereotiepe patronen van gedrag.

Lorna Wing, zelf moeder van een kind met autisme, heeft een verdeling gemaakt in hoofdtypen van uitingen:

- de in zichzelf gekeerde autist wijst contact actief af en leeft in zijn eigen wereld (*aloof*);
- de passieve autist stelt zich passief op, zoekt geen contact en onderneemt weinig (*passive*);
- de actieve autist stelt zich actief op, zoekt contact, maar slaat daarin voortdurend de plank mis (*active but odd*).

Het grootste verschil tussen kinderen met alleen een verstandelijke handicap en kinderen die daarbij ook ASS hebben, is dat de ontwikkeling van deze laatste kinderen niet alleen vertraagd verloopt, maar dat er ook sprake is van een verstoorde ontwikkeling. De ouders weten vaak heel duidelijk of ze een ontwikkeling als traag of als vreemd moeten bestempelen. Autisme wordt niet direct na de geboorte geconstateerd. Bij baby's kan vooral het afhouden van contact opvallen. Een moeder vertelde dat ze tijdens de babytijd van haar kind vaak huilend bij de commode stond, omdat ze niet met haar kind kon knuffelen. Hij verstijfde dan helemaal. Ook was er bijna geen oogcontact. De baby gaat niet lachen met een week of zes. Een baby die opvallend rustig is, en zich nauwelijks laat uitlokken, of een baby die juist erg veel huilt en zich niet laat troosten, kunnen signalen zijn die op autisme wijzen.
Het lichamelijke contact, dat juist bij kinderen met een verstandelijke handicap een hele belangrijke rol speelt, ook in de relatie tussen ouders en kind, is bij een verstandelijk gehandicapt kind met ASS niet of in veel mindere mate aanwezig.

De kwalitatieve beperking in de communicatie wordt bij een verstandelijk gehandicapt kind met ASS vaak pas op latere leeftijd geconstateerd. Uiteraard verloopt de taalontwikkeling vertraagd door de verstandelijke handicap. Daarnaast kan een kind met ASS wel gebruikmaken van taal, maar heeft de taal voor hem minder de functie van communicatie. Met andere woorden, het kind kan wel praten, maar er is weinig of geen sprake van een tweerichtingsverkeer. Een kind met ASS kan moeite hebben zich duidelijk te maken voor zijn omgeving, en heeft moeite om te begrijpen wat de omgeving van hem verwacht. Als in de communicatie alleen gebruik wordt gemaakt van de taal, kunnen er veel misverstanden optreden. Bij een kind met een verstandelijke handicap en ASS is het uitermate zinvol gebruik te maken van vormen van visuele ondersteuning. Hierdoor wordt de omgeving voor het kind een stuk overzichtelijker en heeft het daardoor meer grip op de dingen die gebeuren.

Het spel van kinderen met ASS vertoont vaak weinig variatie. Ze houden vast aan voor hen vertrouwd spel, en gaan veel minder op onderzoek uit. Er kunnen preoccupaties voorkomen: bijvoorbeeld met draaiende voorwerpen (wasmachine, autowieltjes) of lichtjes. Hierdoor doen de kinderen minder ervaringen op en leren zij minder door ervaring. Een doelgerichte training kan hen stimuleren in hun spelontwikkeling.

Bij kinderen met ASS is sprake van een gestoorde prikkelverwerking. Er wordt geen of te weinig onderscheid gemaakt tussen wat belangrijke prikkels zijn en wat niet. Alle prikkels komen binnen; ze kunnen hierin geen ordening aanbrengen of selecteren. In het algemeen kan gezegd worden dat kinderen met autisme de wereld ervaren als een grote, bedreigende, chaotische toestand. Hierdoor is de betekenis die kinderen met ASS aan iets geven vaak afwijkend en dit kan voor verwarring zorgen. Om zich hiertegen te beschermen sluiten ze zich af en trekken ze zich terug in hun eigen wereldje. Als eerste hebben ze dus veel veiligheid, vastigheid en overzicht nodig. Dat vraagt een grote investering van de ouders, veel geduld en volharding. Vanuit die veiligheid kan stapsgewijs geprobeerd worden om de kinderen vertrouwd te maken met de wereld om hen heen.

Doordat bij kinderen met een verstandelijke handicap de ontwikkeling niet alleen vertraagd, maar ook anders verloopt, kunnen we spreken van een dubbele handicap. Het ontwikkelingsprofiel van een kind met alleen een verstandelijke handicap is in de regel harmonischer dan dat van een kind met een dubbele handicap. Bij een kind bij wie ook sprake is van ASS, blijft de taalontwikkeling vaak achter in vergelijking met de rest van zijn ontwikkeling. Hoe lager het niveau van functioneren, des te moeilijker het is om de ASS aan te tonen.

Voor het vaststellen van de diagnose autisme kan gebruik worden gemaakt van vragenlijsten over het functioneren van het kind, zoals de Auti-R en de AVZ-R. Bij jongere kinderen kan een spelobservatie gedaan worden. Vaak kan de diagnose op zeer jonge leeftijd nog niet gesteld worden en wordt het kind na een bepaalde periode nog een keer geobserveerd.

Casuïstiek

Alex (3 jaar) heeft zijn tante op bezoek. Opeens vliegt er een vliegtuig heel laag over en raakt hij helemaal in paniek. Hij duikt onder de tafel en is hier pas een kwartier later weer onder vandaan te krijgen. Als zijn tante de volgende keer op bezoek komt, wordt Alex helemaal panisch. Hij heeft de enge gebeurtenis gekoppeld aan het bezoek van zijn tante.

Tessa (7 jaar) durft in een restaurant beslist niet naar de wc, terwijl ze erg nodig moet. Ze begint te gillen en te huilen. Na een tijdje krijgt haar moeder haar rustig. Dan kan Tessa uiteindelijk uitleggen dat ze bang is voor de blazer waarmee je je handen kunt drogen.

12.6.3   ADHD

ADHD als gedragsstoornis wordt hier genoemd omdat deze stoornis kan voorkomen in combinatie met een verstandelijke handicap of een leerprobleem. Bij 60% van de kinderen met ADHD is sprake van een specifiek leerprobleem, zoals een lees- of rekenstoornis. ADHD staat voor *attention deficit hyperactivity disorder.* De categorie ADHD kent twee dimensies: aandachtsproblemen en hyperactiviteit-impulsiviteit. Ook ADHD is te diagnosticeren volgens de DSM-IV-classificatie (zie paragraaf 6.4).

Als gekeken wordt naar de kenmerken van ADHD en die van een verstandelijke handicap, zal het duidelijk zijn dat het vaak moeilijk is om de oorzaak van bepaald gedrag vast te stellen. Toch kan het belangrijk zijn om te proberen ADHD bij een kind met een verstandelijke handicap vast te stellen, omdat de diagnose consequenties heeft voor de aanpak en begeleiding van dit kind. De diagnose ADHD wordt vaak gesteld op een leeftijd dat het kind op school zit. Daar immers worden er meer eisen gesteld aan zijn aandacht en gedrag.
Evenals bij autisme is er bij ADHD sprake van een hersenstoornis. Simpelweg komt het erop neer dat bepaalde informatie door de hersenen anders wordt verwerkt. Bij ADHD gaat het om het feit dat de kinderen onbelangrijke prikkels niet kunnen onderscheiden van belangrijke prikkels, waardoor ze overprikkeld raken. Doordat deze kinderen zo impulsief zijn, roepen ze veel negatieve reacties op uit hun omgeving. Daar anderen toch altijd negatief reageren, stellen ze hun gedrag hierop in.
Wat in het gedrag van kinderen met ADHD vooral opvalt, is de onrust in hun bewegingen. Het zijn drukke kinderen die moeilijk stil kunnen zitten. Ze zijn onhandig, lopen overal tegenaan, vallen vaak of maken veel kapot. Hun concentratie is gering. Ze hebben het een nog niet gepakt of beginnen aan het volgende. Ook in hun praten springen ze van de hak op de tak. Die overprikkeling wordt ook gezien in hun emoties; de kinderen zijn gauw op hun teentjes getrapt, voelen zich snel aangesproken of aangevallen. Ze kunnen moeilijk de rust en de aandacht vinden om zich te verplaatsen in een ander. Het werkt dus het best om ze bepaald gedrag aan te leren, in plaats van een beroep te doen op 'wat hoort'. Dit geldt zeker voor verstandelijk gehandicapte kinderen. Het 'stop-denk-doe'-principe is dan goed toepasbaar. Kinderen wordt geleerd eerst even pas op de plaats te maken, na te denken en dan pas te doen. Ook beelden kunnen goed werken. Leer het kind een schildpad te zijn, die trekt zich eerst even terug als er gevaar dreigt en gaat dan pas handelen. Soms kan medicatie helpen, zeker als deze samengaat met een vorm van gedragstherapie.

Los van bepaalde ziektebeelden of stoornissen kunnen bij verstandelijk gehandicapte kinderen gedragsproblemen ontstaan doordat ze bijvoorbeeld lange tijd overvraagd worden. Er worden constant eisen aan hen gesteld die ze niet waar kunnen maken. Dit roept frustraties op en kan zich uiten in opstandig gedrag, automutileren, bijten of slaan, of juist een extreem terugtrekken in zichzelf. Het kan ook zijn dat het gedrag een uiting van aandacht vragen is; bijvoorbeeld omdat ze anders niet gezien worden. Negatieve aandacht is altijd nog fijner dan geen aandacht. Vanuit de systeemtheorie wordt aangegeven dat bepaald gedrag ook een functie kan hebben binnen het gezin, bijvoorbeeld om de aandacht af te leiden van relatieproblemen van de ouders (als ik lastig doe, kunnen mijn ouders in ieder geval even geen ruziemaken). Of hun gedrag kan een reactie zijn op bepaalde gebeurtenissen (geboorte van een zusje of broertje, scheiding ouders, enzovoort). Het is altijd belangrijk om te proberen de oorzaken van hun gedrag te achterhalen. Dan kan geprobeerd worden om de benadering aan te passen of bepaalde omstandigheden te (helpen) veranderen.

Casus

Sandra (13 jaar), een meisje met een ernstige verstandelijke handicap, verscheurt vanaf een bepaald moment regelmatig haar kleren. Na lang zoeken komt de groepsleiding erachter dat Sandra te maken heeft gehad met seksueel misbruik. Als ze het verscheuren hadden gezien als lastig gedrag, had Sandra hier straf voor gekregen. Door het gedrag te zien als een signaal waarmee Sandra iets duidelijk wil maken, kan ze verder geholpen worden.

12.7   Aandachtspunten bij de begeleiding van kinderen met een verstandelijke handicap

In het algemeen kan gesteld worden dat een verstandelijk gehandicapt kind moeite heeft met het opnemen, ordenen en oproepen van informatie. Dit heeft invloed op allerlei gebieden: zijn motoriek, spraak/taal, zijn begrip van de wereld om hem heen en zijn sociaal-emotionele ontwikkeling. Het is belangrijk om bij opname van een kind duidelijk voor ogen te hebben hoe het op verschillende gebieden functioneert.

Centraal in de begeleiding van kinderen met een verstandelijke handicap staat de manier van communiceren. De verpleegkundige zal flexibel moeten zijn in haar manier van communiceren. Soms moet een kind aangesproken worden op zijn niveauleeftijd en soms op zijn kalenderleeftijd. Dit komt met name duidelijk naar voren bij kinderen in de puberleeftijd. In de puberteit treden veranderingen op in hun lichaam; de meisjes gaan menstrueren, de jongens krijgen baardgroei. Er ontstaan seksuele gevoelens, waar ze zich geen raad mee weten; ze snappen er niets van. Het lijkt of ze tegelijk puber en peuter/kleuter zijn: 'een peuter/kleuter in een puberlijf'. Een puber kan het niet prettig vinden als er op kleutertoon tegen hem wordt gesproken, terwijl de informatie die wordt gegeven wel heel eenvoudig moet zijn. Dit kan de benaderingswijze ingewikkeld maken. Voor alle kinderen, dus ook voor kinderen met een verstandelijke handicap, geldt in het algemeen dat de informatie begrijpelijk moet zijn. Wat betreft de manier van communiceren moet er worden aangesloten bij het kind.

Bij kinderen met een *diepe of ernstige verstandelijke handicap* verloopt de communicatie niet vanzelfsprekend. Deze kinderen kunnen niet of nauwelijks praten. Dit betekent niet dat er dan ook maar niets tegen deze kinderen gezegd moet worden. De neiging bestaat namelijk om weinig te zeggen als de ander niet terugpraat. Blijf echter tegen deze kinderen praten. De taal kan daarbij ondersteund worden met gebaren. Veel gebaren

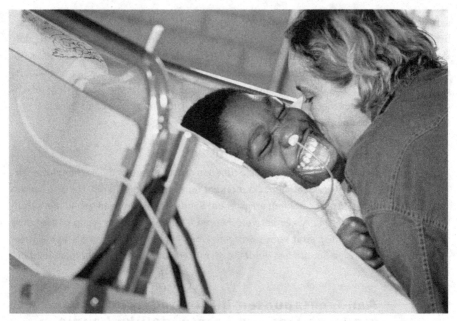

FIGUUR 12.2 IN DE COMMUNICATIE MET ERNSTIG VERSTANDELIJK GEHANDICAPTE KINDEREN STAAT HET LICHAMELIJK CONTACT CENTRAAL

worden al automatisch gebruikt: jaknikken, nee schudden, wijzen op jezelf voor 'ik', op de ander voor 'jij', de beweging van iets drinken, je handen naast je hoofd als aanduiding voor slapen, enzovoort. Ook kan visuele ondersteuning helpen. Foto's en pictogrammen zullen vaak te moeilijk zijn; voorwerpen zelf zijn voor het kind beter herkenbaar.

Kinderen die problemen hebben op het gebied van de communicatie, hebben vaak contact (gehad) met een logopediste. Die kan eventueel om raad gevraagd worden. Ouders zelf zijn echter de eerst aangewezen deskundigen die moeten worden geraadpleegd bij vragen.

Casus

Kim (2 jaar) heeft een ontwikkelingsachterstand. Ze kan niet praten. Sinds haar opname in het ziekenhuis maakt ze aan één stuk door een klagend, huilend geluid. Alleen bij haar moeder op schoot is ze stil. De ouders hebben begeleiding van een pedagogisch werker van de Sociaal Pedagogische Dienst en vragen haar mee te denken. In overleg wordt het bedje van Kim net zo neergezet als thuis (dezelfde opstelling ten opzichte van het raam) en worden ook haar knuffels en een schilderijtje overgebracht. Met een T-shirt van haar moeder bij zich (voor de geur) kan Kim nu eindelijk slapen.

Bij kinderen met een *matige verstandige handicap* kan het heel belangrijk zijn om structuur en overzicht te bieden. Met het kind kan bijvoorbeeld een dagindeling gemaakt worden op een kalender: wat gaat er die dag gebeuren, met wie krijgt het kind te maken, enzovoort. Het kan een geschreven dagindeling zijn, of een dagindeling met

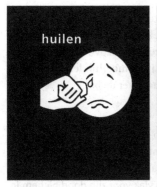
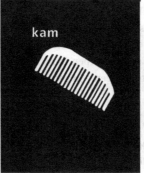
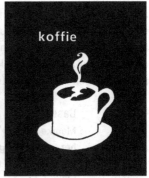

FIGUUR 12.3   DIVERSE PICTOGRAMMEN

plaatjes, foto's of pictogrammen. Wat voorbij is, kan omgedraaid worden. Foto's en pictogrammen kunnen als ondersteuning worden gebruikt, het kind kan door aanwijzen duidelijk maken wat het wil of wat het voelt. Bij voorkeur wordt hetzelfde systeem gebruikt als op school of op het dagverblijf.

Deze kinderen moeten niet te lang van tevoren voorbereid worden op dat wat gaat komen. Ze kunnen een langer tijdpad niet overzien en maken zich dus onnodig druk. Vertel dingen die gaan gebeuren pas op het moment dat het zeker is dat ze doorgaan. Teleurstellingen zijn voor deze kinderen moeilijk te verwerken. Voorbereiden is echter wel heel belangrijk, gebruik daarbij veel herhaling. Bedenk dat de kinderen de informatie vaak heel concreet opvatten.

Casus

Erik (8 jaar) is zeer moeilijk lerend. Hij moet foto's van zijn nieren laten maken in het ziekenhuis. Zijn moeder heeft verteld dat er een foto van zijn buik gemaakt wordt. Erik werkt goed mee en blijft perfect stilstaan. 'Klaar', wordt er geroepen en Erik en zijn moeder moeten wachten op de gang. Dan blijkt de foto mislukt te zijn en moet Erik nog een keer. Hij gaat schreeuwen en schoppen en is niet te kalmeren. Hier was hij niet op voorbereid: 'Het was toch klaar!'

Bij kinderen met een *lichte verstandelijke handicap* is het belangrijk hen niet te overschatten. Denk niet te snel dat de kinderen het wel begrijpen. Probeer datgene wat je wilt zeggen kort en bondig te formuleren. Check of ze de boodschap wel begrepen hebben. Deze kinderen kunnen namelijk de neiging hebben om te doen alsof ze het begrepen hebben. Ze zullen niet snel aangeven dat ze iets niet snappen. Pas in hun gedrag kan dit dan duidelijk worden. Ze doen dan niet wat is afgesproken, gewoon omdat ze niet begrijpen wat er is afgesproken. Probeer altijd te achterhalen wat er achter hun gedrag kan zitten. Hebben ze de boodschap wel goed begrepen, of zijn er emoties die hun gedrag bepalen? Er kan sprake zijn van angst in de nieuwe situatie, ook al lijken ze nog zo stoer. Kinderen kunnen hun angst overschreeuwen en overdreven opstandig worden. In zo'n geval kan het helpen de emoties voor het kind te benoemen: 'Volgens mij ben je best bang voor de operatie; dat zou ik ook zijn.' Ook kan met het kind gezocht worden naar een manier om met zijn emoties om te gaan: 'Wat zou je kunnen doen als je bang bent, wat zou kunnen helpen?' Misschien verloopt een onderzoek veel beter met de favoriete knuffel in de buurt, een bepaald muziekje, samen tot tien tellen, enzovoort. Vraag bij de ouders na wat hun kind zou kunnen helpen in zo'n geval. Juist moeilijk lerende kinderen hebben een sterke behoefte aan een compliment, een aai over de bol.

Casus

Maaike (10 jaar) is moeilijk lerend. Ze komt bij uit de narcose en blijkt aan het infuus te liggen. Ze raakt helemaal in paniek en is niet te troosten. Het duurt een hele tijd voordat ze kan vertellen dat ze 'nog niet dood wil'. Later blijkt dat haar opa onlangs is overleden. Ze is vlak voor zijn dood bij hem in het ziekenhuis op bezoek gegaan. Ook hij lag aan het infuus. Voor haar is dat beeld gekoppeld aan doodgaan.

Natuurlijk is elk kind anders en zullen steeds weer andere oplossingen gevonden moeten worden. In het ziekenhuis zal het kind vervelende ervaringen opdoen. Haren wassen kan al een grote strijd worden, dus laat staan een prik geven of een infuus inbrengen of iets dergelijks. Dit kan niet vermeden worden. Ook hier is duidelijkheid weer belangrijk. Vertel kort wat er gaat gebeuren. Probeer het kind af te leiden met een knuffel, video, spelletje, muziek, door tot tien te tellen, enzovoort. Stel het kind iets leuks in het vooruitzicht als het achter de rug is. Probeer rustig te zijn, maar wel doortastend. Voor het kind is het al eng; als je als verpleegkundige dan ook gaat aarzelen, wordt het extra bedreigend. Probeer te regelen dat er vertrouwde personen in de buurt zijn. Soms kan het ook helpen het kind de handelingen te laten uitvoeren bij een pop; bijvoorbeeld de pop een prik geven of de haren van de pop wassen.

De eerste indruk die men van een kind heeft, juist bij kinderen met een handicap, hoeft niet altijd de juiste te zijn. Spastische kinderen of kinderen die geboren zijn met een spina bifida kunnen een beeld oproepen van een kind met een ernstige verstandelijke handicap. Maar de lichamelijke uitingen zeggen niet altijd iets over de verstandelijke vermogens.

Casus

Max (10 jaar) is geboren met een spina bifida. Hij zit in een rolstoel. Hij begrijpt alles wat je zegt. Als hij antwoordt, is hij echter heel moeilijk te verstaan. Hij maakt er soms dankbaar gebruik van dat mensen hem moeilijk weten in te schatten. Hij kan situaties prima naar zijn hand zetten en houdt zich van de domme als er eisen aan hem worden gesteld. In winkels piept hij net zo lang tot hij iets krijgt (plakje worst), maar stel dat hij zijn speelgoed moet opruimen, dan doet hij net alsof hij het niet begrijpt. Hij lijdt er echter ook onder als er maar over zijn hoofd heen wordt gesproken, terwijl hij heel goed zelf kan aangeven wat er is of wat hij wil. 'Wat wil die jongen drinken?'

Daarnaast zijn er kinderen die zo op het eerste gezicht 'normaal' functioneren, maar van wie men zich tijdens de communicatie kan gaan afvragen wat er toch met hen aan de hand is. Dit kunnen kinderen zijn die gemakkelijk uit zichzelf een heel verhaal kunnen vertellen, maar die, als iemand met hen een gesprek wil voeren, de vragen die hun gesteld worden niet blijken te begrijpen.

Casus

Ben (8 jaar) ziet eruit als een normale jongen; hij heeft een leuk koppie, je ziet niets aan hem. Bij de opname in het ziekenhuis begint hij een hele verhandeling over zijn huisdier, een hamster. Hij weet te vertellen hoe oud een hamster kan worden, wat voor soorten hamsters er zijn, wat ze het liefste eten, enzovoort. Als de verpleegkundige aan Ben vraagt wat hij zelf het liefste eet, weet hij hier geen antwoord op te geven; hij begrijpt de vraag niet.

In het eerste voorbeeld (Max) is er gemakkelijk sprake van 'ondervragen' en in het tweede voorbeeld (Ben) van 'overvragen'. Onder beide situaties kan een kind lijden. Uit de voorgaande voorbeelden wordt ook duidelijk dat bij het ene kind de handicap vanaf de geboorte meteen duidelijk is, bij het andere kind duurt dit veel langer.

12.8 Begeleiding van ouders van verstandelijk gehandicapte kinderen

12.8.1 Opname

Tijdens het intakegesprek met de ouders van een verstandelijk gehandicapt kind is het belangrijk om zoveel mogelijk over het kind te weten te komen. Is er een diagnose bekend, op welke ontwikkelingsleeftijd functioneert het kind, is er sprake van bijkomende handicaps? Ook is het belangrijk om iets te weten te komen over de manier van communiceren: wat begrijpt het kind, kan het zijn behoeften duidelijk maken en hoe doet het dat? Heeft het kind bepaalde voor- en afkeuren, specifieke angsten, bepaalde gewoonten? De meeste kinderen met een verstandelijke handicap hebben immers sterke behoefte aan overzicht en herkenbaarheid. Een ziekenhuisopname zet al het vertrouwde op zijn kop. Een kind kan zich helemaal in zichzelf gaan terugtrekken. Of het wordt juist erg druk, kan gaan fladderen of bijten of erg agressief reageren. Kinderen kunnen terugvallen in gedrag (regressie): ze gaan bijvoorbeeld weer in hun broek plassen of willen alleen nog uit een fles drinken. Bedenk dan dat het kind sterk op zoek is naar veiligheid. Het kind kan grote behoefte hebben aan zijn eigen spullen. Het spreekt eigenlijk bijna voor zich dat het eigen speelgoed, knuffels of muziekdoosjes mee moet kunnen nemen. Voor sommige kinderen kan dit nog verdergaan; zij hebben zelfs behoefte aan bijvoorbeeld hun eigen dekbed en kussen. Een boekje met foto's van vertrouwde mensen en dingen kan hun houvast geven in deze voor hen vreemde situatie.
Informeer in het bijzonder naar de pijnbeleving van kinderen. Kinderen met een verstandelijke handicap en met name kinderen met een ASS kunnen een heel aparte pijnbe-

leving hebben. Aan de ene kant kan een kind een tijdlang met een fikse splinter rondlopen zonder dat het daar iets van laat merken, aan de andere kant kan het helemaal van
slag zijn bij een kleine schaafwond. Dingen die aan of op hun lijf gebeuren ervaren ze
vaak als heel ingrijpend. Kijk goed naar het kind en blijf vertrouwen op je eigen oordeel,
ook al geeft een kind iets anders aan.

Casus

Sander (14 jaar) is matig verstandelijk gehandicapt. Hij wordt geholpen in
verband met een glassplinter in zijn oog. Dit moet erg pijnlijk zijn. Hij zegt
echter niets te voelen. De verpleegkundige geeft hem zonder te vragen een
pijnstiller en zegt dat hij die moet doorslikken. In het vooroverleg met de ouders was namelijk al duidelijk geworden dat Sander nooit zal aangeven dat
hij pijn heeft en al helemaal nergens om zal vragen.

Er zijn ziekenhuizen die een 'ik-boek' samengesteld hebben waarin alle wetenswaardig-
heden over een kind vermeld kunnen worden. Ook de oudervereniging Kind en Ziekenhuis heeft een begeleidingsmap die gebruikt kan worden bij een ziekenhuisopname van
een verstandelijk gehandicapt kind. De begeleidingsmap is een voorbeeld voor ouders.
Op basis van de suggesties kunnen zij alle noodzakelijke informatie van hun kind (voorgeschiedenis, ADL, medicatie enzovoort) door middel van een losbladig systeem bijeen-
brengen. Het geeft de ouders gelegenheid snel en efficiënt informatie over te dragen aan
hulpverleners.
Voor de ouders is het prettig als ze bij de opname betrokken worden; ze kunnen dan ten-
minste nog iets doen en betekenen voor hun kind. Het is voor ouders soms erg moeilijk
om hun kind aan anderen over te geven. Juist omdat hun kind zo kwetsbaar is, kunnen
ouders geneigd zijn het sterk te beschermen. Als een kind al jong allerlei ziekenhuisopnamen heeft doorstaan, kunnen problemen opgetreden zijn in de hechting. Een kind
kan zich dan of extreem gemakkelijk overgeven aan een ander of klampt zich juist helemaal vast aan zijn ouders. Bespreek met de ouders hoe hierop gereageerd moet worden.

In het plannen en coördineren van de zorg is overleg met de ouders essentieel. Probeer
samen met hen te bepalen welke rol ze willen hebben in de verzorging van hun kind. De
laatste jaren is steeds meer aandacht gekomen voor de rol die de ouders binnen de verzorging van hun kind op zich kunnen nemen. Bezoektijden zijn komen te vervallen en
vaak kunnen ouders bij hun kind blijven slapen. Voor de ouders is het prettig dat ze iets
voor hun kind kunnen betekenen. Het is goed dit expliciet ter sprake te brengen. Als ouders vaak bij hun kind willen en kunnen zijn, betekent dit echter niet dat de verpleegkundigen dan wel andere werkzaamheden kunnen doen. Probeer helderheid te krijgen
over de wederzijdse verwachtingen. Zorg dat er regelmatig overleg is tussen alle betrokkenen om te kijken of iedereen nog op één lijn zit. Een goede samenwerking is het aller-
beste voor het kind! Maak ook duidelijke afspraken over de communicatie met de ouders. Bedenk dat hun kind niet of minder gemakkelijk kan vertellen wat er gebeurd is.
Een dagboekje/communicatieschriftje kan hierbij een goed hulpmiddel zijn, waarin
naast geschreven taal gebruikgemaakt kan worden van tekeningen of pictogrammen.

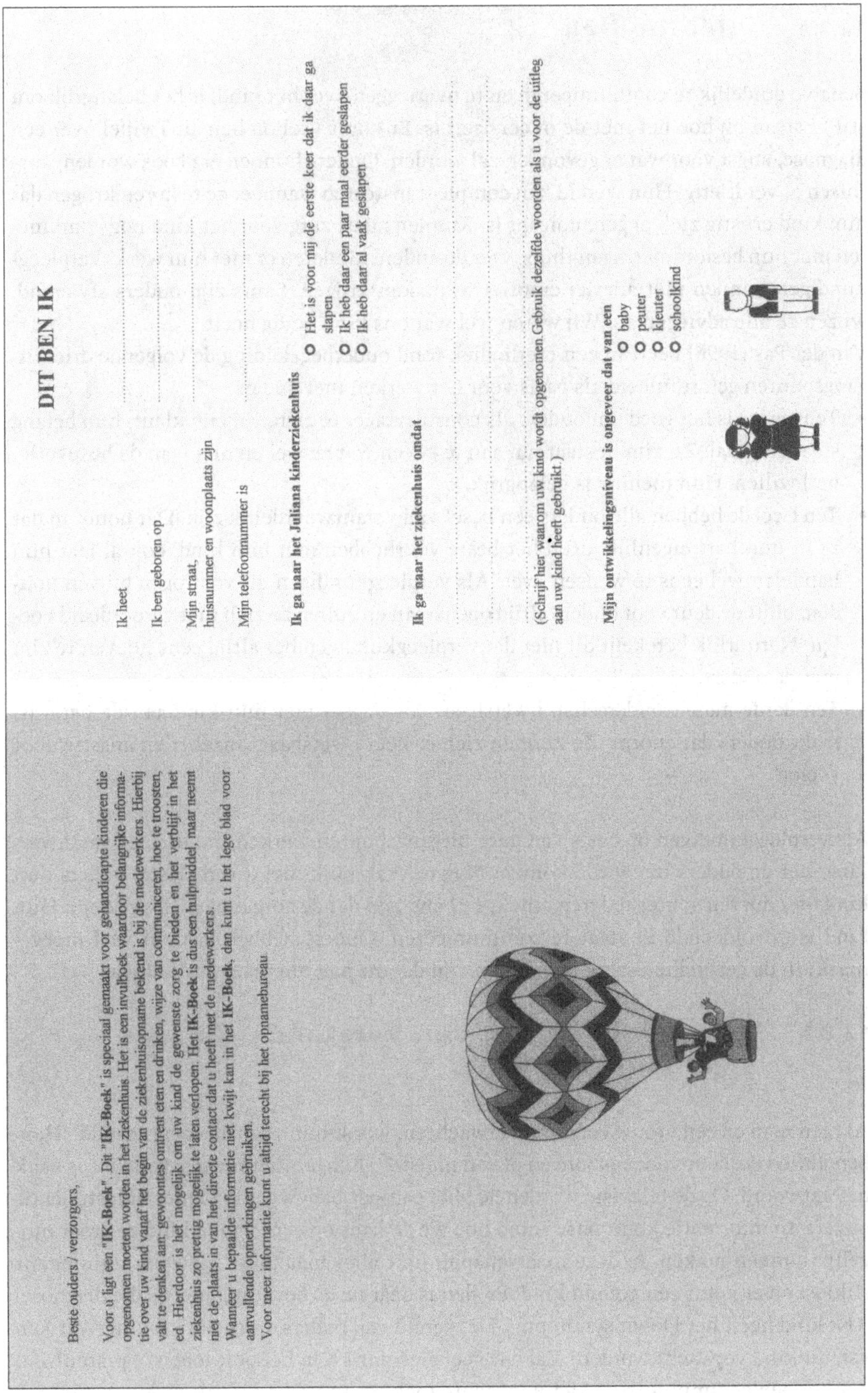

DIT BEN IK

Ik heet

Ik ben geboren op

Mijn straat,
huisnummer en woonplaats zijn

Mijn telefoonnummer is

Ik ga naar het Juliana kinderziekenhuis

○ Het is voor mij de eerste keer dat ik daar ga slapen
○ Ik heb daar een paar maal eerder geslapen
○ Ik heb daar al vaak geslapen

Ik ga naar het ziekenhuis omdat

(Schrijf hier waarom uw kind wordt opgenomen. Gebruik dezelfde woorden als u voor de uitleg aan uw kind heeft gebruikt.)

Mijn ontwikkelingsniveau is ongeveer dat van een
○ baby
○ peuter
○ kleuter
○ schoolkind

Beste ouders / verzorgers,

Voor u ligt een "IK-Boek". Dit "IK-Boek" is speciaal gemaakt voor gehandicapte kinderen die opgenomen moeten worden in het ziekenhuis. Het is een invulboek waardoor belangrijke informatie over uw kind vanaf het begin van de ziekenhuisopname bekend is bij de medewerkers. Hierbij valt te denken aan: gewoontes omtrent eten en drinken, wijze van communiceren, hoe te troosten, ed. Hierdoor is het mogelijk om uw kind de gewenste zorg te bieden en het verblijf in het ziekenhuis zo prettig mogelijk te laten verlopen. Het IK-Boek is dus een hulpmiddel, maar neemt niet de plaats in van het directe contact dat u heeft met de medewerkers. Wanneer u bepaalde informatie niet kwijt kan in het IK-Boek, dan kunt u het lege blad voor aanvullende opmerkingen gebruiken. Voor meer informatie kunt u altijd terecht bij het opnamebureau.

FIGUUR 12.4   IN HET IK-BOEK KUNNEN OUDERS INFORMATIE SCHRIJVEN OVER DE DAGELIJKSE ZORG VOOR HUN KIND

12.8.2   Methodiek

Behalve duidelijk te communiceren en te overleggen over het kind, is het belangrijk om stil te staan bij hoe het met de ouders zelf is. Er komt veel op hen af. Twijfel over een diagnose, angst voor wat er gevonden zal worden. Ouders kunnen erg boos worden, apathisch of verdrietig. Hun wereld kan compleet instorten wanneer ze te horen krijgen dat hun kind ernstig ziek of gehandicapt is. Kunnen zij de zorg voor het kind nog combineren met hun beslommeringen thuis, met de andere kinderen of met hun werk. Verpleegkundigen kunnen met allerlei emoties te maken krijgen. Soms zijn ouders afwerend, wijzen ze alle adviezen af: 'Wij weten wel wat ons kind nodig heeft.'

Van der Pas (1996) heeft in een methodiek rond ouderbegeleiding de volgende drie uitgangspunten geformuleerd als basis voor het werken met ouders.

- Ten eerste is het goed om ouders als consultvrager te zien. Zij zijn klant; hun belang staat centraal. Zij zijn in staat om aan te geven wat ze wel en niet (van de hulpverlener) willen. Hun mening is belangrijk.
- Ten tweede hebben alle ouders een besef van verantwoordelijk zijn. Dat houdt in dat ze in hun hart eigenlijk altijd het beste voorhebben met hun kind, ook al laat hun handelen wel eens te wensen over. Als verpleegkundigen dit voor ogen blijven houden, blijft de deur voor ouders altijd openstaan en zullen ze zich niet veroordeeld voelen. Natuurlijk betekent dit niet dat verpleegkundigen het altijd eens hoeven te zijn met de ouders.
- Ten derde maakt ouderschap kwetsbaar. Als er iets met hun kind aan de hand is, raakt ouders dat enorm. Ze kunnen zich er heel kwetsbaar, onzeker en angstig door voelen.

Als verpleegkundigen op basis van deze uitgangspunten werken, zal dat de samenwerking met de ouders ten goede komen. Nog te vaak blijkt dat (overbelaste) ouders hun kind niet durven achter te laten omdat ze bang zijn dat de zorg niet goed verloopt. Hun kind is onvoldoende in staat te communiceren. Ouders hebben vaak al veel meegemaakt in de gezondheidszorg en het kan zijn dat dit niet allemaal positief was.

12.8.3   Ouderschap van een verstandelijk gehandicapt kind

Als een man en een vrouw een kind verwachten, wordt hun vaak de vraag gesteld: 'Hebben jullie voorkeur voor een jongen of een meisje?' 'Ach, als het maar gezond is', is vaak het antwoord. Op de televisie worden de blije pamper-baby's getoond met hun stralende ouders. In informatie komt naar voren hoe we de kans op een gezond kind zo groot mogelijk kunnen maken. In deze maatschappij lijkt alles maakbaar. Gewoon foliumzuur slikken en er komt een gezond kind. En dan is daar na de bevalling ineens die diagnose: 'Uw kind heeft het Down-syndroom'. De wereld van ouders stort dan vaak in. Wat kan van dit kind verwacht worden? Zal het veel ziek zijn? Kan het ooit lopen of praten? Zal het kunnen communiceren? Het verwachte toekomstperspectief valt weg.

Bij veel verstandelijk gehandicapte kinderen komt de diagnose pas veel later; een lange periode van onzekerheid en twijfel kan hieraan vooraf zijn gegaan. Het is niet gemakkelijk om de ouders de boodschap te moeten brengen dat hun kind een verstandelijke handicap heeft. Voor het acceptatieproces van de ouders is het echter van groot belang dat die boodschap op een goede wijze wordt overgebracht. Informatie over de aard van de handicap is belangrijk. Ook willen ouders graag weten bij welke instanties zij terecht kunnen voor verdere ondersteuning en informatie. Tevens kunnen zij behoefte hebben aan directe ondersteuning, bijvoorbeeld in de persoon van een maatschappelijk werker, pastor of anderen. Vaak is de verpleegkundige niet degene die de diagnose vertelt, maar wel de persoon die te maken krijgt met het verdriet en de twijfel die hierop volgen. Luisteren is dan het allerbelangrijkste.

Op het moment van de diagnose treedt een heel proces in werking, dat wel wordt vergeleken met een rouwproces. Hierin zijn verschillende fasen te onderkennen, zoals ontkenning en ongeloof, opstandigheid en boosheid, verdriet en veel behoefte aan informatie. Niet iedere ouder doorloopt dit proces in dezelfde volgorde en er kan ook niet gezegd worden dat er een moment is van 'nu is het klaar'. Er kunnen allerlei (confronterende) gebeurtenissen plaatsvinden waardoor de emoties weer opspelen, bijvoorbeeld een jonger kind dat al eerder loopt dan het gehandicapte kind; buurkinderen die wel naar het reguliere basisonderwijs gaan; het zich moeten gaan oriënteren op een dagvoorziening, enzovoort.

Voor ouders blijft dit een zware opgave. Soms verwerkt de ene ouder de diagnose heel anders dan de andere en voelen ze zich niet gesteund door elkaar. De ouders kunnen daardoor uit elkaar groeien en soms loopt een relatie dan ook stuk terwijl de ouders elkaar juist erg hard nodig hebben. Soms ook voelen ouders veel onbegrip uit hun omgeving. Professionele hulp kan dan op zijn plaats zijn.

Als ouders in het ziekenhuis de diagnose krijgen dat hun kind een verstandelijke handicap heeft (al dan niet in combinatie met medische complicaties), is het het belangrijkste dat er een luisterend oor geboden wordt. Vaak hebben ouders veel behoefte aan vertellen. Probeer te luisteren naar hun verhalen; ook al wordt keer op keer hetzelfde verteld. Sommige ouders vluchten in het steeds maar over hun kind praten. Probeer dan eens te vragen: 'Hoe is het eigenlijk met u?'

Soms wil men ouders graag een hart onder de riem steken met uitspraken als: 'De meeste kinderen met Down-syndroom leren best lopen en praten', of: 'Sommige autistische kinderen gaan zelfs naar het reguliere basisonderwijs.' Doe dit soort uitspraken echter niet te snel. Ouders kunnen zich ontkend voelen in hun verdriet, want eigenlijk wordt gezegd: 'Het valt best mee.'

Verpleegkundigen kunnen ouders wel helpen om hun verdriet onder woorden te brengen met vragen als: 'Waar bent u bang voor?' en: 'Hebt u een plek waar u uw verdriet kunt uiten?' Soms willen ouders ook hulp en begeleiding bij vragen als: 'Hoe vertel ik het in mijn omgeving of aan de andere kinderen?'

Als er medische complicaties zijn, kunnen de kinderen vaak en lang in het ziekenhuis liggen. Voor ouders vormt dit een extra belasting. Behalve dat ze de handicap moeten accepteren, hebben ze ook nog eens de zorg over de medische problemen. Het kan voor ouders heel moeilijk zijn om een band op te bouwen met hun kind als het steeds in het

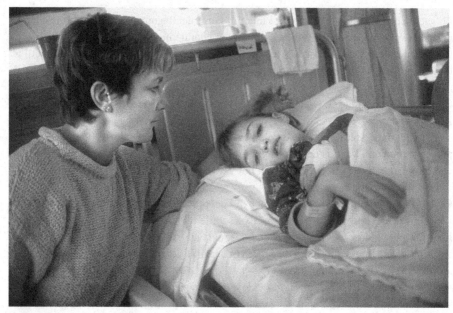

FIGUUR 12.5   OUDERSCHAP VAN EEN KIND MET EEN VERSTANDELIJKE HANDICAP IS ZWAAR, ZEKER
ALS HET KIND REGELMATIG IN HET ZIEKENHUIS OPGENOMEN MOET WORDEN

ziekenhuis ligt. Dit kan het hechtingsproces verstoren. Dit heeft invloed op het kind,
maar ook op de ouder!

Soms willen de ouders gewoon even rust; geen gedoe met dokters, onderzoeken of medische handelingen. Een ziekenhuisopname brengt echter met zich mee dat er veel ge-
reisd moet worden. Het kan zijn dat ouders ervoor kiezen even niet op bezoek te gaan,
omdat ze het op dat moment niet aankunnen. Een goedbedoelde uitspraak als: 'Hé, ik
heb u al een paar dagen niet gezien!', kan door de ouders als een aanval, als afkeuring ervaren worden.

Verder kunnen pogingen om de ouders steeds te betrekken bij de verzorging van hun
kind door hen als een belasting worden ervaren. Het is goed een gesprek hierover aan te
gaan en daarin niet alleen ter sprake te brengen wat goed is voor hun kind, maar ook de
vraag wat zij als ouders kunnen dragen. Een verwijzing naar het maatschappelijk werk
kan soms een optie zijn. Niet alleen voor de verwerking van hun verdriet, maar soms ook
voor het (meehelpen) zoeken naar praktische vormen om hun draaglast te verminderen.

Ook zijn er ouders die erg nadrukkelijk aanwezig zijn. Die bij alles vragen naar het
waarom. Het kan zijn dat dit hun manier is om zich weer betrokken te gaan voelen bij
hun kind; of om te laten merken dat ze het wel voor het zeggen willen hebben over hun
kind. Bij ouders die de strijd aangaan en de discussie zoeken is het belangrijk om hierin
niet mee te gaan. Het gaat er niet om verantwoording af te leggen, maar het gaat erom
dat de ouders erkend worden in hun rol als ouders. Aan ouders die bijvoorbeeld steeds
klagen over het feit dat hun kind vast niet goed eet, kan bijvoorbeeld steeds verteld worden dat het toch echt wel zijn bord leeg eet. Het heeft echter meer zin om te vragen of ze
zich zorgen maken over het eten. Zo merken ze dat ze serieus worden genomen.

Eigenlijk geldt voor veel gedrag van ouders dat het belangrijk is om te proberen erachter te komen wat ze ermee willen zeggen; wat zit erachter?

Gevoelens van schuld en schaamte spelen bij veel ouders een rol. Veel vrouwen met een gehandicapt kind zoeken de schuld bij zichzelf: 'Had ik maar niet die kinderkamer geverfd.' 'Had ik maar niet gesport.' 'Had ik maar niet dat ene glaasje wijn gedronken.' Het kind is in hun buik gegroeid, dus voelen ze zich er superverantwoordelijk voor. Vaak durven ze hier niet over te praten. Als het vermoeden bestaat dat deze gevoelens een rol spelen, zou een opmerking als: 'Ik ken vrouwen die zich erg schuldig voelden...' misschien een opening kunnen bieden tot een gesprek.
Schaamte gaat vaak nog dieper. Het kan zijn dat ouders hun kind nauwelijks durven te tonen aan de buitenwereld. Ook zijn er ouders die zeggen dat ze met name in het begin een heel sterke doodswens hadden ten opzichte van dit kind. Ze droomden dan bijvoorbeeld dat ze het lieten vallen of dat ze het geen eten gaven. Dit zijn natuurlijk zaken waar je moeilijk voor uitkomt. Ouders zijn bang voor veroordeling als ze zeggen dat ze hun eigen kind liever niet gewild hadden.

Casus

Na een probleemloze zwangerschap, wil de bevalling maar niet vlotten. De vrouw wordt overgebracht naar een academisch ziekenhuis, omdat er bloed in het vruchtwater blijkt te zitten. Het is haar eerste kindje. Na een zware bevalling wordt er een meisje, Esther, geboren, dat echter ernstige afwijkingen heeft. Ze mist een oog, heeft een wijnvlek over haar halve gezicht, ze heeft een scoliose en ernstige ademhalingsproblemen. Ze krijgt een paar hersenbloedingen achter elkaar. Alles wordt op alles gezet om haar in leven te houden. De ouders krijgen echter te horen dat de kans daarop erg klein is en dat ze zich maar niet moeten hechten. Esther overleeft echter een aantal ernstige longontstekingen en kan uiteindelijk mee naar huis.
Haar ouders hebben het heel zwaar. Ze moesten zich niet hechten, want hun kind zou sterven; het leeft echter nog steeds. Hun leven wordt bepaald door het ziekenhuis en door allerlei medische handelingen. Door de scoliose, de wijnvlek en het feit dat het kind een oog mist, ziet het er niet aantrekkelijk uit, hetgeen de hechting ook niet bevordert. Deze ouders worstelen enorm met de vragen: Waarom hebben ze ons kind in leven gehouden? Kunnen wij nog wel van haar houden? Mag ik me dit als ouder afvragen, zonder een slecht mens te zijn?

Een echtpaar heeft twee kinderen. De jongste, Karin, ontwikkelt zich prima. Met ongeveer anderhalf jaar stagneert haar ontwikkeling. Op een gegeven moment verliest ze zelfs bepaalde vaardigheden; ze maakt dan bijvoorbeeld helemaal geen geluidjes meer. Karin is moeilijk te bereiken. Ze wiegt veel heen en weer en beweegt daarbij haar handjes tegen elkaar. Onderzoek in het ziekenhuis wijst uit dat Karin het Rett-syndroom heeft. Kenmerkend hierbij is het handen wrijven en de duidelijke 'knik' in de ontwikkeling. De

prognose is vrij somber. De ontwikkeling gaat alleen maar achteruit. De diagnose is voor de ouders erg zwaar om te verwerken, vooral omdat de ontwikkeling in het begin wel goed ging.

Het tweede kindje van een echtpaar wordt geboren met het Down-syndroom. Er zijn direct allerlei medische complicaties. Het heeft een hartafwij-
king en er zijn ademproblemen. Er volgen veel operaties en het jongetje,
Kevin, verblijft lange tijd in het ziekenhuis. Elke keer als hij naar huis mag,
zijn er weer problemen. Na de behandeling komt het slikken moeilijk op
gang en krijgt hij sondevoeding. Ook hier zijn weer allerlei problemen mee.
Eigenlijk pas na zijn eerste verjaardag is zijn toestand wat meer stabiel.
De ouders hebben in dit jaar veel zorgen gehad om Kevin. Doordat ze net
zijn verhuisd is hun netwerk nog klein. Steun van familie krijgen ze na een
tijdje nog maar heel weinig. Daarnaast speelt een aantal persoonlijke problemen van Kevins moeder, waardoor ze niet de energie op kan brengen om
elke dag naar het ziekenhuis te komen. Ze voelt zich hier echter heel schuldig over en is bang dat de verpleging haar hierom afkeurt.

Uit deze voorbeelden blijkt wel dat de ene situatie de andere niet is. Soms kunnen verpleegkundigen bij zichzelf irritaties bemerken als: Waar bemoeien die ouders zich mee?
Waarom komen ze niet vaker, dat heb je toch over voor je kind? Het is goed om zich bewust te zijn van dit soort irritaties en ze te bespreken met collega's. Zo is het misschien
mogelijk om daarna weer beter met de situatie om te gaan. Probeer steeds weer naar de
oorzaak achter het gedrag te kijken.
Uit de voorbeelden blijkt verder dat ouders met veel emoties te maken krijgen. Sommige ouders kunnen deze onder woorden brengen, maar andere ouders trekken zich terug
of overschreeuwen zichzelf juist. Probeer de ouder de ruimte te geven om zijn of haar
emoties te uiten. Accepteer daarbij dat iedereen dit op zijn eigen manier doet. Als het
lukt om naast de ouder te blijven staan en hem of haar altijd als ouder aan te spreken,
kan dit een enorme steun zijn. Het kan namelijk voor een ouder ook erg prettig zijn om
het verhaal aan een betrekkelijke buitenstaander te kunnen vertellen.

12.8.4 De omgang met ouders uit andere culturen

Bij het beschrijven van ouders uit andere culturen bestaat het gevaar van generaliseren.
De ene cultuur is de andere niet en ook binnen één cultuur zijn diverse subculturen mogelijk. Het maakt bijvoorbeeld veel uit of de mensen uit de stad komen of juist van het
platteland en hoe lang ze al in Nederland zijn; dit zijn allemaal factoren die mee kunnen
spelen.
Met name binnen de islamitische culturen kan schaamte rond het hebben van een verstandelijk gehandicapt kind een grote rol spelen. Ouders kunnen een diagnose ontkennen. Als er niet over gesproken wordt, dan is het er ook niet. De ouders kunnen hierdoor
verdere medische ondersteuning weigeren. Praktische hulp kan in zo'n geval vaak een
ingang zijn. Ouders willen bijvoorbeeld wel hulp bij het regelen van thuishulp, vervoer
of rolstoel. Ook hierbij moet soms veel tact aan de dag worden gelegd.

Casus

Een Somalische vrouw weigert een TOG-regeling (Tegemoetkoming Onkosten Gehandicapten) aan te vragen voor haar zoon, voor wie ze veel extra kosten heeft gemaakt door zijn handicap. Zo'n formulier zou immers benadrukken dat haar kind gehandicapt is.

De communicatie met ouders afkomstig uit andere culturen kan een probleem zijn. Als ouders slecht Nederlands spreken en er een belangrijk gesprek te voeren is, kan het best een tolk ingeschakeld worden. Een opgebouwd contact kan namelijk verstoord raken doordat een gezin iets totaal anders heeft begrepen dan wat de hulpverlener bedoeld had. Het vertrouwen is dan zoek.

In de omgang met ouders uit andere culturen, wordt het verschil met de westerse cultuur soms goed zichtbaar. In grote lijnen zijn er de volgende verschillen.

* Onze cultuur is overwegend een 'ik-cultuur': het individu staat centraal en zelfstandigheid, eerlijkheid en eigenheid zijn belangrijke waarden. Er is sprake van expliciete communicatie. In de opvoeding wordt ontwikkelings- en toekomstgericht gedacht. Veel belang wordt gehecht aan regels en aan samen spelen met kinderen.
* In veel allochtone culturen is overwegend sprake van een 'wij-cultuur'. Hier zijn beleefdheid, gastvrijheid, respect hebben voor ouderen en je plaats kennen juist belangrijke waarden. De communicatie verloopt meer impliciet, dus via een omweg. Opvoeden is vooral verzorgen; stimuleren hoeft niet, want de toekomst heb je niet in de hand. Dit kind is je zo gegeven.

Ongemerkt denkt en handelt de verpleegkundige vanuit haar eigen normen en waarden. Om goed met ouders uit andere culturen te kunnen omgaan is het belangrijk zich hiervan bewust te zijn. Probeer in te schatten vanuit welke waarden zij denken en handelen en probeer naar het gemeenschappelijke te zoeken.

Allochtone ouders zien de arts en de verpleegkundige als deskundigen. Ze willen van hen horen wat ze moeten doen en niet eindeloos hoeven te overleggen. Maak dingen eventueel duidelijk via een metafoor, een vergelijking. Op die manier kan worden aangesloten bij de impliciete manier van communiceren, maar wordt toch de boodschap overgebracht. Probeer te praten over concrete zaken; hulp bij concrete, praktische punten wordt zeker op prijs gesteld. Houd er rekening mee dat allochtone ouders soms 'ja' zeggen uit respect, maar dat het best zo kan zijn dat ze de mening niet delen of niet hebben begrepen wat er werd gezegd.

Casus

Achmed (3 jaar) is door de peuterspeelzaal aangemeld voor psychologisch onderzoek in het ziekenhuis. Zijn ouders denken dat hij naar een dokter moet en snappen er niets van als er iemand met hem gaat spelen. Bij de volgende oproep komen ze niet meer opdagen.

Mohammed (4 jaar) heeft een ernstige ontwikkelingsachterstand. Hij praat nauwelijks en kan nog niet zelfstandig eten en zich aankleden. Binnen het

reguliere basisonderwijs is hij niet op zijn plek. Er wordt een kinderdagver-
blijf voor verstandelijk gehandicapte kinderen geadviseerd. De ouders van
Mohammed zijn hier hevig ontstemd over. Bij gerichte thuisobservatie blijkt
dat er totaal geen eisen aan Mohammed worden gesteld. Als een koning bepaalt hij alles. Binnen de Turkse cultuur is het gebruikelijk dat er pas vanaf
zevenjarige leeftijd eisen worden gesteld aan een kind. Normaal gesproken
groeit de behoefte aan autonomie vanzelf bij een kind, maar dit is minder
vanzelfsprekend bij een kind met een ontwikkelingsachterstand. Op het moment dat de moeder van Mohammed leert om meer eisen aan Mohammed
te stellen, zie je hem met sprongen vooruitgaan en kan hij binnen het speciaal onderwijs worden geplaatst. Zijn ouders zijn zeer gemotiveerd om
mee te werken, want ze willen niet dat hun zoon naar een speciaal kinder-
dagverblijf moet.

12.8.5 Zwakbegaafde ouders

Bij de omgang met verstandelijk gehandicapte kinderen kan het zijn dat de hulpverlener
te maken krijgt met zwakbegaafde ouders. Veel van de kenmerken zoals die beschreven
zijn voor zwakbegaafde kinderen gelden ook voor zwakbegaafde ouders. Het zijn echter
wel de ouders van een kind! Het is dus belangrijk dat de ouders niet als een kind aangesproken worden of dat er over hun hoofd heen wordt overlegd. Neem hun rol als ouder heel serieus. Probeer hen te betrekken bij de zorg voor het kind. Wees echter heel
duidelijk in wat wel en niet van hen wordt verwacht. Het werkt het best om daarbij heel
directief te zijn. Zeg duidelijk wat ze moeten doen. Opdrachten werken beter dan voorstellen. Geef ze veel complimenten en erkenning voor hun zorg, ook al is die in jouw
ogen niet altijd even optimaal.

Als het kind thuis nog bepaalde medicijnen moet krijgen, is het belangrijk dat duidelijk
wordt afgesproken hoe laat, met hoeveel water, enzovoort. Desnoods wordt een soort
kalender gemaakt ter ondersteuning. Als aan de ouders gevraagd wordt een tas in te pakken voor in het ziekenhuis, geef dan aan wat er precies in moet. Zorg dus voor een heldere, eenvoudige communicatie, maar betuttel niet!

Deze ouders kunnen veel behoefte hebben hun eigen verhaal te vertellen. Dit kan gepaard gaan met allerlei details die eigenlijk helemaal niet ter zake doen. Hierdoor kan
het gesprek eindeloos duren. Maak hier van tevoren afspraken over. Bijvoorbeeld: 'Om
10.00 uur heb ik een half uur tijd voor u.' Dat zorgt voor duidelijkheid.

12.9 Mogelijkheden voor professionele ondersteuning

Zoals uit het voorgaande wellicht duidelijk is geworden, kan doorverwijzing naar hulpverlening of een patiëntenvereniging wenselijk zijn. Het is daarom goed om enigszins
een beeld te hebben van de mogelijkheden op dit gebied. Het is onmogelijk om hierin
volledig te zijn, omdat de situatie per regio sterk kan verschillen. De afdeling maatschappelijk werk in een ziekenhuis kan hierover meer informatie geven.

12.9.1   Ambulante dienstverlening

Veel ouders met een verstandelijk gehandicapt kind hebben behoefte aan meer informatie over de handicap, over voorzieningen, tegemoetkomingen, enzovoort. Zij kunnen met deze vragen terecht bij de Sociaal Pedagogische Dienst (SPD), een ambulante dienst voor mensen met een handicap (zowel lichamelijk als verstandelijk) en hun omgeving. Er is een informatiecentrum waar ouders terecht kunnen met allerhande vragen. Zorgconsulenten kunnen ouders ondersteunen bij al hun vragen: het aanmelden voor een speciale voorziening of het aanvragen van financiële tegemoetkomingen, zoals een persoonsgebonden budget (PGB), een persoonsvolgend budget (PVB) of de TOG-regeling. Verder zijn er de voorzieningen vanuit de Wet Voorziening Gehandicapten (WVG) en zijn er mogelijkheden om bepaalde uitgaven via de belasting terug te vorderen.

Daarnaast hebben ouders vragen over de manier waarop ze moeten handelen in de opvoeding van dit specifieke kind, of ze willen hulp bij het stimuleren van de ontwikkeling van het kind. Hiervoor kunnen ze terecht bij de afdeling Praktisch-pedagogische gezinsondersteuning (PPG) van de SPD. Ouders kunnen daar al dan niet met behulp van een video informatie krijgen over vragen betreffende het gedrag van hun kind, over bepaalde vaardigheden (zindelijkheid) of over de ontwikkeling (hoe kan ik het spel van mijn kind uitbreiden). Ook kunnen ze hier terecht met vragen rond de verwerking van het hebben van een verstandelijk gehandicapt kind. Daarnaast worden er cursussen voor verstandelijk gehandicapten zelf of voor hun ouders verzorgd.

12.9.2   Praktische ondersteuning

Er zijn nog veel meer vormen van ondersteuning mogelijk. Aangezien die per regio erg verschillend kunnen zijn, is het moeilijk om in algemeenheden te praten en kunnen mensen zich het best via de SPD op de hoogte stellen van de mogelijkheden.

Vaak kan via thuishulpcentrales (vrijwilligers) een oppas geregeld worden, zodat een ouder even iets voor zichzelf kan doen. In de thuissituatie kan ontlastende en ondersteunende zorg worden geboden door voorzieningen voor mensen met een verstandelijke handicap, of door de (gespecialiseerde) gezinszorg. Ook kan gebruik worden gemaakt van logeermogelijkheden. Zo kunnen de ouders even ontlast worden én eventueel eens extra aandacht geven aan de andere kinderen.

Ook vanuit het medische circuit, bijvoorbeeld door de kinderrevalidatiecentra, kan ondersteuning worden geboden bij de stimulering van de ontwikkeling van het kind en bij de aanschaf van hulpmiddelen. Diverse zelfstandig werkende paramedici hebben zich gespecialiseerd in het begeleiden van jonge kinderen. Zo zijn er logopedisten die zich met name richten op het kauwen, slikken en maken van klanken. Zij geven vaak goede adviezen op het gebied van communicatie(hulp)middelen. Kinderfysiotherapeuten kunnen adviseren bij het rollen, zitten en kruipen van een kind. Op speelse wijze kan de balans van een kind worden geoefend. De ergotherapeute kan meedenken over de inzet van bepaalde hulpmiddelen.

In de praktijk zijn soms veel hulpverleners tegelijk bij een kind betrokken. Het is dan belangrijk om tot een goede afstemming te komen van wie wat doet. Ook nu is het weer belangrijk te zoeken naar een goede balans voor wat mogelijk is voor dit kind en deze ouder.

12.9.3   Ouderverenigingen en lotgenotengroepen

Ouders kunnen zich na het horen van een diagnose soms heel eenzaam voelen. Niemand weet precies wat ze doormaken. Niemand weet hoe het is om een kind te hebben dat anders is. Contacten met ouders die hetzelfde hebben meegemaakt, kunnen dan erg goed zijn. De ouder voelt zich niet meer de enige die met bepaalde vragen worstelt. Het is prettig om aan één woord genoeg te hebben als je elkaar iets duidelijk wilt maken. Je hoeft geen schone schijn op te houden. Bovendien is er bij ouders vaak een grote behoefte aan informatie die up-to-date is. Soms worden in ziekenhuizen zelf praatavonden gegeven over een bepaalde ziekte of handicap.

Informatie

Vereniging Federatie van Ouderverenigingen
Een samenwerkingsverband van vijf landelijke verenigingen van ouders en verwanten van mensen met een verstandelijke handicap. Het doel is om te komen tot gemeenschappelijke beleidsontwikkeling en belangenbehartiging.
Maliebaan 71 H
Postbus 85276
3508 AG Utrecht
telefoon: 030-236 37 67
e-mail: utrecht@fvo.nl
website: www.fvo.nl

Stichting Down's Syndroom (SDS)
De SDS is een onafhankelijke organisatie die zich ten doel stelt om al datgene te bevorderen wat kan bijdragen aan de ontplooiing en ontwikkeling van kinderen en volwassenen met het Down-syndroom. De SDS geeft een eigen blad uit: *Down en Up*. Per stad of regio worden vaak avonden of koffieochtenden georganiseerd, waarbij ouders onderling ervaringen (al dan niet aan de hand van een thema) uitwisselen. De Stichting Down's Syndroom benadrukt sterk het belang van integratie van kinderen met een Down-syndroom binnen het reguliere onderwijs.
Bovenboerseweg 41
7946 AL Wanneperveen
telefoon: 0552-28 13 37
e-mail: info@downsyndroom.nl
website: www.downsyndroom.nl

Balans

Landelijke vereniging voor ontwikkelings-, gedrags- en leerproblemen (waaronder ADHD). Ook deze vereniging biedt veel informatie voor ouders. Er worden ouderavonden georganiseerd en er wordt een blad uitgegeven. Natuurlijk is er veel aandacht voor behandelmethoden en medicijnen.

Postbus 93
3720 AB Bilthoven
telefoon: 030-225 50 50
e-mail: redactie@balanslb.demon.nl
website: www.balanspagina.demon.nl

NVA: Nederlandse Vereniging Autisme

Vereniging voor mensen met een aandoening uit het spectrum van autistische stoornissen. De vereniging heeft een eigen blad, *Engagement* en organiseert per regio ouderavonden. De NVA houdt verder bij wat er aan onderzoek wordt verricht en welke nieuwe behandelmethoden er worden opgezet.

Prof. Bronckhorstlaan 10
3723 MB Bilthoven
telefoon: 030-229 98 00
e-mail: info@autisme-nva.nl
website: www.autisme-nva.nl

Somma

Deze landelijke vereniging van sociaal-pedagogische diensten is gevestigd in Utrecht. Bij Somma zijn de adressen en telefoonnummers van de provinciale/regionale diensten op te vragen. Ook de telefoonnummers en adressen van lokale informatiecentra zijn hier bekend.

Postbus 85271
3508 AG Utrecht
telefoon: 030-236 37 07
e-mail: somma@knoware.nl
website: www.spd.nl/www.somma.nl

Epilepsie Vereniging Nederland

Vereniging voor mensen met epilepsie en directbetrokkenen.

Postbus 8105
6710 AC Ede
telefoon: 0318-672 772
e-mail: info@epilepsievereniging.nl
website: www.epilepsievereniging.nl

Kind en Ziekenhuis
Deze vereniging heeft tot doel het welzijn te bevorderen van het kind voor, tijdens en na een opname in het ziekenhuis.
Korte Kalkhaven 9
3311 JM Dordrecht
telefoon: 078-614 63 61
e-mail: kind.en.ziekenhuis@worldonline.nl
website: www.kindenziekenhuis.nl

Naast deze verenigingen zijn er nog vele oudergroepen of verenigingen rond een bepaalde handicap of syndroom. Informatie hierover is verkrijgbaar bij de FVO, de SPD of op internet.

Literatuur

Balledux, M. & J. de Mare (1997). *Ouder- en kinderzorg... ook voor het zieke kind*. Van Gorcum B.V., Assen.

Balkom, I. van, S. Groen, P. Barth, e.a. (1999). 'Syndroomgebonden gedragskenmerken bij verstandelijk gehandicapten'. In: *Tijdschrift kindergeneeskunde* 67, nr. 1, pp. 1-7.

Battaglia, A., e.a. (1999). 'Diagnostic yield of the comprehensive assessment of developmental delay/mental retardation in an institute of child neuropsychiatry'. In: *Am J Med Genet* 82, pp. 60-66.

Berckelaer-Onnes, I., (1996). 'Autistisch en verstandelijk gehandicapt: dubbel gehandicapt!'. In: *Nederlands Tijdschrift voor de Zorg aan Verstandelijk Gehandicapten*, 22 (2), pp. 79-90.

Berckelaer-Onnes, I., (1988). *Autisme en thuisbehandeling*. Boom, Meppel.

Broekaert, E. & G. van Hove (1994). 'Ouders met een mentale handicap, realiteit en begeleiding'. *Orthopedagogische Reeks* nr. 5. Vakgroep Orthopedagogiek Universiteit van Gent.

Cunningham, C. (1994). *Syndroom van Down; gids voor ouders van mongoloïde kinderen*. De Kern, Baarn (voorheen La Rivière & Voorhoeve, Kampen).

Gemert, G.H. & R.B. Minderaa (red.) (1997). *Zorg voor mensen met een verstandelijke handicap*. Van Gorcum B.V., Assen.

Gennep, A. van & G. van Hove (2000). 'Zijn het burgerschapsparadigma en inclusie dan niet bruikbaar voor mensen met een verstandelijke handicap?' In: *NTZ, Nederlands Tijdschrift voor de Zorg aan verstandelijk gehandicapten* 26, nr. 4, pp. 246-255.

Huizinga, G. e.a. (1998). *Basisboek Kinderverpleegkunde*. Elsevier/De Tijdstroom, Maarssen.

Kievit, Th. (1998). *Handboek psychodiagnostiek voor de hulpverlening aan kinderen*. Elsevier/De Tijdstroom, Maarssen.

Leeuwen, M. van (1996). *Angelman Syndroom*. Federatie van Ouderverenigingen, Utrecht.

Leeuwen, M. van (1998). *Prader-Willi Syndroom*. Federatie van Ouderverenigingen, Utrecht.

Leeuwen, M. van (1999). *Een kind met epilepsie plus een verstandelijke handicap*. Federatie van Ouderverenigingen, Utrecht.

Leeuwen, M. van (2000). *Een baby met Down Syndroom*. Federatie van Ouderverenigingen, Utrecht.

Leeuwen, M. van (2000). *Williams Syndroom*. Federatie van Ouderverenigingen, Utrecht.

Leeuwen, M. van (2001). *Rett Syndroom*. Federatie van Ouderverenigingen, Utrecht.

Lemmens, D., A. Haarhuis & S. Koning (1991). *Begrijpen en begrepen worden, totale communicatie met verstandelijk gehandicapte kinderen*. Fiad-Wdt, Utrecht.

Nieuwmans, M. (2001). *Moeilijk en zeer moeilijk lerende kinderen*. SPD, Utrecht.

Pas, A. van der (1996). *Handboek methodische ouderbegeleiding 2*. Ad. Donker B.V., Rotterdam.

Sonnen, A.E.H. (1999). *Epilepsie bij verstandelijk gehandicapten*. Van der Wey BV, Hilversum.

Stevenson, R.E., e.a. (1996). 'Preventable fraction of mental retardation: analysis based on individuals with severe mental retardation'. In: *Ment Retardat* 34, pp. 182-188.

Timmers-Huigens, D. (1997). *Mogelijkheden voor verstandelijk gehandicapten, een weg naar vreugde beleven*. Elsevier/De Tijdstroom, Utrecht.

Wing, L. (2000). *Leven met uw autistische kind*. Swets & Zeitlinger, Lisse.

Zevenbergen, H. (1996). *Veel culturen, één zorg*. H. Nelissen, Baarn.

Bijlage

BMI-lijsten meisjes en jongens

Gewicht (kg) behorend bij de P10, P25, P50 en P90 voor BMI (kg/m2) naar leeftijd voor meisjes													
leeftijd		5,0	5,5	6,0	6,5	7,0	7,5	8,0	8,5	9,0	9,5	10,0	10,5
BMI	p10	13,2	13,2	13,3	13,4	13,5	13,6	13,8	13,9	14,1	14,3	14,5	14,7
	p25	13,9	14	14,1	14,2	14,3	14,4	14,6	14,8	15	15,2	15,4	15,6
	p50	14,8	14,9	15	15,1	15,2	15,3	15,5	15,7	15,9	16,2	16,4	15,7
lengte	p90	16,3	16,4	16,5	16,7	16,9	17,1	17,4	17,7	18,1	18,5	18,9	19,3
1,40	p10	25,8	25,9	26,0	26,2	26,4	26,7	27,0	27,3	27,7	28,0	28,4	28,8
1,40	p25	27,3	27,4	27,6	27,8	28,0	28,3	28,6	28,9	29,3	29,8	30,2	30,7
1,40	p50	29,0	29,1	29,3	29,5	29,8	30,0	30,4	30,8	31,2	31,7	32,2	32,7
1,40	p90	32,0	32,1	32,3	32,7	33,0	33,5	34,1	34,7	35,5	36,2	37,0	37,7
1,41	p10	26,1	26,2	26,4	26,6	26,8	27,1	27,4	27,7	28,1	28,4	28,8	29,2
1,41	p25	27,7	27,8	28,0	28,2	28,4	28,7	29,0	29,4	29,8	30,2	30,6	31,1
1,41	p50	29,4	29,6	29,7	29,9	30,2	30,5	30,8	31,2	31,7	32,1	32,6	33,1
1,41	p90	32,4	32,6	32,8	33,1	33,5	34,0	34,6	35,2	36,0	36,8	37,5	38,3
1,42	p10	26,5	26,6	26,8	27,0	27,2	27,5	27,7	28,1	28,5	28,8	29,2	29,7
1,42	p25	28,1	28,2	28,4	28,6	28,8	29,1	29,4	29,8	30,2	30,6	31,1	31,5
1,42	p50	29,9	30,0	30,4	30,4	30,6	30,9	31,3	31,7	32,1	32,6	33,1	33,6
1,42	p90	32,9	33,0	33,3	33,6	34,0	34,5	35,1	35,7	36,5	37,3	38,0	38,8
1,43	p10	26,9	27,0	27,2	27,4	27,6	27,9	28,1	28,5	28,9	29,2	29,7	30,1
1,43	p25	28,5	28,6	28,8	29,0	29,2	29,5	29,8	30,2	30,6	31,1	31,5	32,0
1,43	p50	30,3	30,4	30,6	30,8	31,0	31,3	31,7	32,1	32,6	33,0	33,6	34,1
1,43	p90	33,4	33,5	33,7	34,1	34,5	35,0	35,6	36,2	37,0	37,8	38,6	39,4
1,44	p10	27,3	27,4	27,5	27,7	28,0	28,2	28,5	28,9	29,3	29,7	30,1	30,5
1,44	p25	28,9	29,0	29,2	29,4	29,7	29,9	30,3	30,6	31,0	31,5	32,0	32,4
1,44	p50	30,7	30,8	31,0	31,2	31,5	31,8	32,2	32,6	33,0	33,5	34,0	34,6
1,44	p90	33,8	34,0	34,2	34,5	35,0	35,5	36,1	36,7	37,5	38,3	39,1	39,9
1,45	p10	27,6	27,8	27,9	28,1	28,4	28,6	28,9	29,3	29,7	30,1	30,5	30,9
1,45	p25	29,3	29,4	2936	29,8	30,1	30,4	30,7	31,1	31,5	31,9	32,4	32,9
1,45	p50	31,1	31,3	31,4	31,7	31,9	32,2	32,6	33,0	33,5	34,0	34,5	35,0
1,45	p90	34,3	34,5	34,7	35,0	35,4	36,0	36,6	37,3	38,1	38,9	39,7	40,5
1,46	p10	28,0	28,1	28,3	28,5	28,8	29,0	29,3	29,7	30,1	30,5	30,9	31,4
1,46	p25	29,7	29,8	30,0	30,2	30,5	30,8	31,1	31,5	31,9	32,4	32,8	33,3
1,46	p50	31,6	31,7	31,9	32,1	32,4	32,7	33,1	33,5	33,9	34,4	35,0	35,5
1,46	p90	34,8	34,9	35,2	35,5	35,9	36,5	37,1	37,8	38,6	39,4	40,2	41,0
1,47	p10	28,4	28,5	28,7	28,9	29,2	29,4	29,7	30,1	30,5	30,9	31,3	31,8
1,47	p25	30,1	30,3	30,4	30,6	30,9	31,2	31,5	31,9	32,2	32,8	33,3	33,8
1,47	p50	32,0	32,1	32,3	32,5	32,8	33,1	33,5	33,9	34,4	34,9	35,5	36,0
1,47	p90	35,3	35,4	35,7	36,0	36,4	37,0	37,6	38,3	39,1	40,0	40,8	41,6
1,48	p10	28,8	28,9	29,1	29,3	29,5	29,8	30,1	30,5	30,9	31,3	31,8	32,2
1,48	p25	30,5	30,7	30,8	31,1	31,3	31,6	32,0	32,4	32,8	33,3	33,8	34,3

,0	11,5	12,0	12,5	13,0	13,5	14,0	14,5	15,0	15,5	16,0	16,5	17,0	17,5	18,0
,9	15,1	15,4	15,6	15,8	16	16,3	16,5	16,8	17	17,3	17,5	17,8	18	18,2
,9	16,1	16,4	16,7	16,9	17,2	17,5	17,8	18,1	18,3	18,6	18,9	19,1	19,4	19,6
,9	17,2	17,5	17,8	18,2	18,5	18,8	19,2	19,5	1938	20,1	20,3	20,6	20,9	21,2
,6	20	20,3	20,7	21	21,3	21,7	22	22,3	22,6	22,9	23,1	23,4	23,7	23,9
,2	29,7	30,1	30,5	31,0	31,4	31,9	32,4	32,9	33,3	33,8	34,3	34,8	35,3	35,8
,1	31,6	32,1	32,6	33,2	33,7	34,3	34,8	35,4	35,9	36,4	37,0	37,5	38,0	38,5
,2	33,8	34,4	34,9	35,6	36,2	36,9	37,5	38,1	38,7	39,3	39,9	40,4	40,9	41,5
,5	39,2	39,8	40,5	41,2	41,8	42,4	43,0	43,6	44,2	44,8	45,3	45,8	46,4	46,9
,6	30,1	30,5	31,0	31,4	31,9	32,4	32,8	33,3	33,8	34,3	34,8	35,3	35,8	36,3
,6	32,1	32,6	33,1	33,7	34,2	34,8	35,3	35,9	36,4	37,0	37,5	38,0	38,5	39,0
,7	34,3	34,9	35,4	36,1	36,8	37,4	38,1	38,7	39,3	39,9	40,4	41,0	41,5	42,0
,0	39,7	40,4	41,1	41,8	42,4	43,0	43,7	44,3	44,9	45,4	46,0	46,5	47,0	47,6
,1	30,5	31,0	31,4	31,9	32,3	32,8	33,3	33,8	34,3	34,8	35,3	35,8	36,3	36,8
,0	32,5	33,0	33,6	34,1	34,7	35,3	35,8	36,4	36,9	37,5	38,0	38,6	39,1	39,6
,2	34,7	35,3	36,0	36,6	37,3	37,9	38,6	39,2	39,9	40,4	41,0	41,6	42,1	42,6
,6	40,3	41,0	41,7	42,4	43,0	43,7	44,3	44,9	45,5	46,1	46,6	47,2	47,7	48,2
,5	30,9	31,4	31,9	32,3	32,8	33,3	33,8	34,3	34,8	35,3	35,8	36,3	36,8	37,3
,5	33,0	33,5	34,0	34,6	35,2	35,8	36,3	36,9	37,5	38,0	38,6	39,1	39,6	40,1
,6	35,2	35,8	36,5	37,1	37,8	38,5	39,2	39,8	40,4	41,0	41,6	42,2	42,7	4302
,1	40,9	41,6	42,3	43,0	43,6	44,3	44,9	45,5	46,1	46,7	47,3	47,8	48,4	48,9
,9	31,4	31,8	32,3	32,8	33,3	33,8	34,3	34,8	35,3	35,8	36,3	36,8	37,3	37,8
,9	33,4	34,0	34,5	35,1	35,7	36,3	36,8	37,4	38,0	38,5	39,1	39,6	40,2	40,7
,1	35,7	36,4	37,0	37,7	38,3	39,0	39,7	40,4	41,0	41,6	42,2	42,8	43,3	43,9
,7	41,4	42,2	42,9	43,6	44,2	44,9	45,5	46,2	46,8	47,4	47,9	48,5	49,1	49,6
,3	31,8	32,3	32,8	33,2	33,7	34,2	34,7	35,3	35,8	36,3	36,8	37,3	37,8	38,3
,4	33,9	34,5	35,0	35,6	36,2	36,8	37,4	38,0	38,5	39,1	39,7	40,2	40,7	41,3
,6	36,2	36,9	37,5	38,2	38,9	39,6	40,3	40,9	41,6	42,2	42,8	43,4	43,9	44,5
,3	42,0	42,7	43,5	44,2	44,8	45,5	46,2	46,8	47,4	48,0	48,6	49,2	49,7	50,3
,8	32,3	32,7	33,2	33,7	34,2	34,7	35,2	35,7	36,3	36,8	37,3	37,8	38,3	38,9
,8	34,4	34,9	35,5	36,1	36,7	37,3	37,9	38,5	39,1	39,6	40,2	40,8	41,3	41,8
,1	36,7	37,4	38,0	38,7	39,4	40,1	40,8	41,5	42,1	42,8	43,4	44,0	44,5	45,1
,8	42,6	43,3	44,1	44,8	45,5	46,1	46,8	47,5	48,1	48,7	49,3	49,9	50,4	51,0
,2	32,7	33,2	33,7	34,2	34,7	35,2	35,7	36,2	36,8	37,3	37,8	38,4	38,9	39,4
,3	34,9	35,4	36,0	36,6	37,2	37,8	38,4	39,0	39,6	40,2	40,8	41,3	41,9	42,4
,6	37,2	37,9	38,5	39,2	40,0	40,7	41,4	42,1	42,7	43,3	44,0	44,6	45,1	45,7
,4	43,2	43,9	44,7	45,4	46,1	46,8	47,5	48,1	48,7	49,4	50,0	50,5	51,1	51,7
,7	33,1	33,6	34,1	34,6	35,1	35,7	36,2	36,7	37,3	37,8	38,3	38,9	39,4	40,0
,8	35,3	35,9	36,5	37,1	37,7	38,3	38,9	39,5	40,1	40,7	41,3	41,9	42,4	43,0

Gewicht (kg) behorend bij de P10, P25, P50 en P90 voor BMI (kg/m2) naar leeftijd voor meisjes												
leeftijd		5,0	5,5	6,0	6,5	7,0	7,5	8,0	8,5	9,0	9,5	10,0	10,5
1,48	p50	32,4	32,6	32,7	33,0	33,3	33,6	34,0	34,4	34,9	35,4	35,9	36,5
1,48	p90	35,7	35,9	36,1	36,5	36,9	37,5	38,1	38,8	39,6	40,5	41,3	42,2
1,49	p10	29,2	29,3	29,5	29,7	29,9	30,2	30,5	30,9	31,3	31,7	32,2	32,7
1,49	p25	30,9	31,1	31,3	31,5	31,7	32,1	32,4	32,8	33,2	33,7	34,2	34,7
1,49	p50	32,9	33,0	33,2	33,4	33,7	34,0	34,4	34,9	35,3	35,9	36,4	37,0
1,49	p90	36,2	36,4	36,6	37,0	37,4	38,0	38,6	39,3	40,2	41,0	41,9	42,7
1,50	p10	29,6	29,7	29,9	30,1	30,4	30,6	31,0	31,3	31,7	32,2	32,6	33,1
1,50	p25	31,4	31,5	31,7	31,9	32,2	32,5	32,8	33,2	33,7	34,2	34,7	35,2
1,50	p50	33,3	33,5	33,6	33,9	34,2	34,5	34,9	35,3	35,8	36,4	36,9	37,5
1,50	p90	36,7	36,9	37,1	37,5	37,9	38,5	39,1	39,9	40,7	41,6	42,5	43,3
1,51	p10	30,0	30,1	30,3	30,5	30,8	31,1	31,4	31,8	32,2	32,6	33,1	33,5
1,51	p25	31,8	31,9	32,1	32,3	32,6	32,9	33,3	33,7	34,1	34,6	35,1	35,7
1,51	p50	33,8	33,9	34,1	34,3	34,6	35,0	35,4	35,8	36,3	36,8	37,4	38,0
1,51	p90	37,2	37,4	37,6	38,0	38,4	39,0	39,7	40,4	41,3	42,2	43,0	43,9
1,52	p10	30,4	30,5	30,7	30,9	31,2	31,5	31,8	32,2	32,6	33,0	33,5	34,0
1,52	p25	32,2	32,3	32,5	32,8	33,0	33,4	33,7	34,1	34,6	35,1	35,6	36,1
1,52	p50	34,2	34,4	34,5	34,8	35,1	35,4	35,8	36,3	36,8	37,3	37,9	38,5
1,52	p90	37,7	37,9	38,1	38,5	39,0	39,5	40,2	40,9	41,8	42,7	43,6	44,5
1,53	p10	30,8	30,9	31,1	31,3	31,6	31,9	32,2	32,6	33,0	33,5	33,9	34,4
1,53	p25	32,6	32,8	33,0	33,2	33,5	33,8	34,2	34,6	35,0	35,6	36,1	36,6
1,53	p50	34,7	34,8	35,0	35,3	35,5	35,9	36,3	36,8	37,3	37,8	38,4	39,0
1,53	p90	38,2	38,4	38,6	39,0	39,5	40,1	40,7	41,5	42,4	43,3	44,2	45,1
1,54	p10	31,2	31,3	31,5	31,7	32,0	32,3	32,6	33,0	33,5	33,9	34,4	34,9
1,54	p25	33,1	33,2	33,4	33,6	33,9	34,2	34,6	35,0	35,5	36,0	36,5	37,1
1,54	p50	35,1	35,3	35,5	35,7	36,0	36,4	36,8	37,2	37,8	38,3	38,9	39,5
1,54	p90	38,7	38,9	39,1	39,5	40,0	40,6	41,2	42,0	42,9	43,9	44,8	45,7
1,55	p10	31,6	31,7	31,9	32,1	32,4	32,7	33,1	33,5	33,9	34,4	34,8	35,3
1,55	p25	33,5	33,6	33,8	34,1	34,4	34,7	35,1	35,5	36,0	36,5	37,0	37,6
1,55	p50	35,6	35,7	35,9	36,2	36,5	36,8	37,3	37,7	38,2	38,8	39,4	40,0
1,55	p90	39,2	39,4	39,6	40,0	40,5	41,1	41,8	42,6	43,5	44,4	45,3	46,2
1,56	p10	32,0	32,1	32,3	32,6	32,8	33,1	33,5	33,9	34,3	34,8	35,3	35,8
1,56	p25	33,9	34,1	34,3	34,5	34,8	35,1	35,5	35,9	36,4	37,0	37,5	38,1
1,56	p50	36,0	36,2	36,4	36,7	36,9	37,3	37,7	38,2	38,7	39,3	39,9	40,6
1,56	p90	39,7	39,9	40,2	40,5	41,0	41,6	42,3	43,1	44,0	45,0	45,9	46,8
1,57	p10	32,4	32,5	32,7	33,0	33,3	33,6	33,9	34,3	34,8	35,2	35,7	36,3
1,57	p25	34,4	34,5	34,7	35,0	35,2	35,6	36,0	36,4	36,9	37,4	38,0	38,6
1,57	p50	36,5	36,7	36,9	37,1	37,4	37,8	38,2	38,7	39,2	39,8	40,4	41,1
1,57	p90	40,2	40,4	40,7	41,1	41,6	42,2	42,9	43,7	44,6	45,6	46,5	47,4

1,0	11,5	12,0	12,5	13,0	13,5	14,0	14,5	15,0	15,5	16,0	16,5	17,0	17,5	18,0
7,1	37,7	38,4	39,1	39,8	40,5	41,2	41,9	42,6	43,3	43,9	44,6	45,2	45,7	46,3
3,0	43,8	44,5	45,3	46,0	46,7	47,4	48,1	48,8	49,4	50,1	50,6	41,2	51,8	52,4
3,1	33,6	34,1	34,6	35,1	35,6	36,1	36,7	37,2	37,8	38,3	38,9	39,4	39,9	40,5
5,3	35,8	36,4	37,0	37,6	38,2	38,8	39,5	40,1	40,7	41,3	41,9	42,4	43,0	43,6
7,6	38,3	38,9	39,6	40,3	41,0	41,8	42,5	43,2	43,9	44,5	45,2	45,8	46,4	47,0
3,6	44,4	45,1	45,9	46,6	47,4	48,1	48,8	49,4	50,1	50,7	51,3	51,9	52,5	53,1
3,5	34,0	34,5	35,1	35,6	36,1	36,6	37,2	37,7	38,3	38,8	39,4	39,9	40,5	41,0
5,7	36,3	36,9	37,5	38,1	38,7	39,4	40,0	40,6	41,2	41,8	42,4	43,0	43,6	44,2
8,1	38,8	39,4	40,1	40,9	41,6	42,3	43,1	43,8	44,5	45,1	4538	46,4	47,0	47,6
4,1	45,0	45,7	46,5	47,3	48,0	48,7	49,4	50,1	50,8	51,4	52,0	52,6	53,2	53,8
4,0	34,5	35,0	35,5	36,0	36,6	37,1	37,7	38,2	38,8	39,3	39,9	40,5	41,0	41,6
6,2	36,8	37,4	38,0	38,6	39,2	39,9	40,5	41,2	41,8	42,4	43,0	43,6	44,2	44,8
8,6	39,3	40,0	40,7	41,4	42,2	42,9	43,7	44,4	45,1	45,7	46,4	47,0	47,6	48,2
4,7	45,6	46,4	47,1	47,9	48,6	49,4	50,1	50,8	51,4	52,1	52,7	53,3	53,9	54,5
4,4	35,0	35,5	36,0	36,5	37,1	37,6	38,2	38,7	39,3	39,9	40,4	41,0	41,6	42,1
6,7	37,3	37,9	38,5	39,1	39,8	40,4	41,1	41,7	42,3	43,0	43,6	44,2	44,8	45,4
9,1	39,8	40,5	41,2	42,0	42,7	43,5	44,2	45,0	45,7	46,3	47,0	47,6	48,2	48,9
5,3	46,2	47,0	47,8	48,5	49,3	50,0	50,7	51,5	52,1	52,8	53,4	54,0	54,7	55,3
4,9	35,4	35,9	36,5	37,0	37,5	38,1	38,7	39,3	39,8	40,4	41,0	41,6	42,1	42,7
7,2	37,8	38,4	39,0	39,6	40,3	40,9	41,6	42,3	42,9	43,5	44,1	44,8	45,3	46,0
9,7	40,3	41,0	41,7	42,5	43,3	44,1	44,8	45,6	46,3	47,0	47,6	48,3	48,9	49,5
5,9	46,8	47,6	48,4	49,2	49,9	50,7	51,4	52,1	52,8	53,5	54,1	54,8	55,4	56,0
5,4	35,9	36,4	36,9	37,5	38,0	38,6	39,2	39,8	40,3	40,9	41,5	42,1	42,7	43,3
7,7	38,3	38,9	39,5	40,2	40,8	41,5	42,1	42,8	43,4	44,1	44,7	45,3	45,9	46,6
),2	40,9	41,6	42,3	43,1	43,9	44,6	45,4	46,2	46,9	47,6	48,2	48,9	49,5	50,2
6,5	47,4	48,2	49,0	49,8	50,6	51,3	52,1	52,8	53,5	54,2	54,8	5,5	56,1	56,7
6,8	36,3	36,9	37,4	38,0	38,5	39,1	39,7	40,3	40,9	41,4	42,0	42,6	43,2	43,8
8,2	38,8	39,4	40,0	40,7	41,3	42,0	42,7	43,4	44,0	44,7	45,3	45,9	46,5	47,2
),7	41,4	42,1	42,8	43,6	44,4	45,2	46,0	46,8	47,5	48,2	48,9	49,5	50,2	50,8
*,1	48,0	48,8	49,7	50,5	51,2	52,0	52,8	53,5	54,2	54,9	55,5	56,2	56,8	57,5
6,3	36,8	37,4	37,9	38,5	39,0	39,6	40,2	40,8	41,4	42,0	42,6	43,2	43,8	44,4
6,6	39,3	39,9	40,5	41,2	41,9	42,6	43,2	43,9	44,6	45,2	45,9	46,5	47,1	47,8
1,2	41,9	42,7	43,4	44,2	45,0	45,8	46,6	47,4	48,1	48,8	49,5	50,2	50,8	51,5
*,7	48,6	49,5	50,3	51,1	51,9	52,7	53,4	54,2	54,9	55,6	56,3	56,9	57,6	58,2
,8	37,3	37,8	38,4	39,0	39,5	40,1	40,7	41,3	41,9	42,5	43,1	43,8	44,3	45,0
■,1	39,8	40,4	41,0	41,7	42,4	43,1	43,8	44,5	45,2	45,8	46,5	47,1	47,7	48,4
,8	42,5	43,2	43,9	44,8	45,6	46,4	47,2	48,0	48,7	49,4	50,1	50,8	51,5	42,1
,4	49,2	50,1	50,9	51,8	52,6	53,4	54,1	54,9	55,6	56,3	57,0	57,7	58,3	59,0

Gewicht (kg) behorend bij de P10, P25, P50 en P90 voor BMI (kg/m2) naar leeftijd voor meisjes													
leeftijd		5,0	5,5	6,0	6,5	7,0	7,5	8,0	8,5	9,0	9,5	10,0	10,5
1,58	p10	32,8	33,0	33,2	33,4	33,7	34,0	34,4	34,8	35,2	35,7	36,2	36,7
1,58	p25	34,8	34,9	35,1	35,4	35,7	36,0	36,4	36,9	37,4	37,9	38,5	39,0
1,58	p50	37,0	37,1	37,3	37,6	37,9	38,3	38,7	39,2	39,7	40,3	41,0	41,6
1,58	p90	40,7	40,9	41,2	41,6	42,1	42,7	43,4	44,2	45,2	46,2	47,1	48,1
1,59	p10	33,2	33,4	33,6	33,8	34,1	34,4	34,8	35,2	35,7	36,2	36,7	37,2
1,59	p25	35,2	35,4	35,6	35,8	36,2	36,5	36,9	37,3	37,8	38,4	39,0	39,5
1,59	p50	37,4	37,6	37,8	38,1	38,4	38,8	39,2	39,7	40,2	40,9	41,5	42,1
1,59	p90	41,3	41,4	41,7	42,1	42,6	43,3	44,0	44,8	45,8	46,7	47,7	48,7
1,60	p10	33,7	33,8	34,0	34,3	34,5	34,9	35,2	35,7	36,1	36,6	37,1	37,7
1,60	p25	35,7	35,8	36,0	36,3	36,6	37,0	37,4	37,8	38,3	38,9	39,4	40,0
1,60	p50	37,9	38,1	38,3	38,6	38,9	39,2	39,7	40,2	40,8	41,4	42,0	42,7
1,60	p90	41,8	42,0	42,2	42,6	43,2	43,8	44,5	45,4	46,3	47,3	48,3	49,3
1,61	p10	34,1	34,2	34,4	34,7	35,0	35,3	35,7	36,1	36,6	37,1	37,6	38,1
1,61	p25	36,1	36,3	36,5	36,8	37,1	37,4	37,8	38,3	38,8	39,4	39,9	40,5
1,61	p50	38,4	38,5	38,8	39,0	39,3	39,7	40,2	40,7	41,3	41,9	42,5	43,2
1,61	p90	42,3	42,5	42,8	43,2	43,7	44,4	45,1	45,9	46,9	47,9	48,9	49,9
1,62	p10	34,5	34,6	34,9	35,1	35,4	35,7	36,1	36,6	37,0	37,5	38,1	38,6
1,62	p25	36,6	36,7	37,0	37,2	37,5	37,9	38,3	38,8	39,3	39,9	40,4	41,0
1,62	p50	38,9	39,0	39,2	39,5	39,8	40,2	40,7	41,2	41,8	42,4	43,1	43,7
1,62	p90	42,8	43,0	43,3	43,7	44,2	44,9	45,6	46,5	47,5	48,5	49,5	50,5
1.63	p10	34.9	35.1	35.3	35.5	35.8	36.2	36.6	37.0	37.5	38.0	38.5	39.1
1.63	p25	37.0	37.2	37.4	37.7	38.0	38.4	38.8	39.2	39.8	40.4	40.9	41.6
1.63	p50	39.3	39.5	39.7	40.0	40.3	40.7	41.2	41.7	42.3	42.9	43.6	44.3
1.63	p90	43.4	43.5	43.8	44.3	44.8	45.5	46.2	47.1	48.1	49.1	50.1	51.1
1.64	p10	35.4	35.5	35.7	36.0	36.3	36.6	37.0	37.5	38.0	38.5	39.0	39.6
1.64	p25	37.5	37.7	37.9	38.1	38.5	38.8	39.2	39.7	40.3	40.9	41.4	42.1
1.64	p50	39.8	40.0	40.2	40.5	40.8	41.2	41.7	42.2	42.8	43.5	44.1	44.8
1.64	p90	43.9	44.1	44.4	44.8	45.3	46.0	46.8	47.7	48.7	49.7	50.8	51.8
1.65	p10	35.8	35.9	36.2	36.4	36.7	37.1	37.5	37.9	38.4	38.9	39.5	40.0
1.65	p25	38.0	38.1	38.3	38.6	38.9	39.3	39.7	40.2	40.8	41.4	42.0	42.6
1.65	p50	40.3	40.5	40.7	41.0	41.3	41.7	42.2	42.7	43.3	44.0	44.7	45.4
1.65	p90	44.4	44.6	44.9	45.4	45.9	46.6	47.3	48.2	49.3	50.3	51.4	52.4
1.66	p10	36.2	36.4	36.6	36.9	37.2	37.5	37.9	38.4	38.9	39.4	40.0	40.5
1.66	p25	38.4	38.6	38.8	39.1	39.4	39.8	40.2	40.7	41.3	41.9	42.5	43.1
1.66	p50	40.8	41.0	41.2	41.5	41.8	42.2	42.7	43.3	43.9	44.5	45.2	45.9
1.66	p90	45.0	45.2	45.5	45.9	46.5	47.1	47.9	48.8	49.9	51.0	52.0	52.0
1.67	p10	36.7	36.8	37.0	37.3	37.6	38.0	38.4	38.8	39.4	39.9	40.4	41.0
1.67	p25	38.9	39.0	39.3	39.5	39.9	40.3	40.7	41.2	41.7	42.4	43.0	43.6

1,0	11,5	12,0	12,5	13,0	13,5	14,0	14,5	15,0	15,5	16,0	16,5	17,0	17,5	18,0
7,2	37,8	38,3	38,9	39,5	40,0	40,6	41,2	41,9	42,5	43,1	43,7	44,3	44,9	45,5
9,6	40,3	40,9	41,6	42,3	43,0	43,7	44,4	45,1	45,7	46,4	47,1	47,7	48,4	49,0
2,3	43,0	43,8	44,5	45,3	46,2	47,0	47,8	48,6	49,4	50,1	50,8	51,5	52,1	52,8
9,0	49,9	50,8	51,6	52,4	52,2	54,0	54,8	55,6	56,3	57,0	57,7	58,4	59,1	59,7
7,7	38,3	38,8	39,4	40,0	40,6	41,2	41,8	42,4	43,0	43,6	44,2	44,9	45,5	46,1
0,1	40,8	41,4	42,1	42,8	43,5	44,2	44,9	45,6	46,3	47,0	47,7	48,3	49,0	49,6
2,8	43,6	44,3	45,1	45,9	46,7	47,6	48,4	49,2	50,0	50,7	51,4	52,1	52,8	52,5
9,6	50,5	51,4	52,3	53,1	53,9	54,7	55,5	56,3	57,0	57,8	58,4	59,1	59,8	60,5
8,2	38,7	39,3	39,9	40,5	41,1	41,7	42,3	42,9	43,5	44,2	44,8	45,4	46,1	46,7
0,7	41,3	42,0	42,6	43,3	44,1	44,8	45,5	46,2	46,9	47,6	48,3	48,9	49,6	50,3
3,4	44,1	44,9	45,6	46,5	47,3	48,2	49,0	49,8	50,6	51,4	52,1	52,8	53,5	54,1
0,2	51,1	52,0	52,9	5,,8	54,6	55,4	56,2	57,0	57,8	58,5	59,2	59,9	60,6	61,2
8,6	39,2	39,8	40,4	41,0	41,6	42,2	42,8	43,5	44,1	44,7	45,4	46,0	46,6	47,3
4,2	41,8	42,5	43,2	43,9	44,6	45,3	46,1	46,8	47,5	48,2	4839	4936	50,2	50,9
3,9	44,7	45,4	46,2	47,1	47,9	48,8	49,6	50,4	51,2	52,0	52,7	53,4	54,1	54,8
0,9	51,8	52,7	53,6	54,5	55,3	56,1	56,9	57,7	58,5	59,2	59,9	60,6	61,3	52,0
3,1	39,7	40,3	40,9	41,5	42,1	42,7	43,4	44,0	44,6	45,3	45,9	46,6	47,2	47,9
1,7	42,3	43,0	43,7	44,4	45,2	45,9	46,6	47,4	48,1	48,8	49,5	50,2	50,8	51,5
4,5	45,2	46,0	46,8	47,7	48,5	49,4	50,3	51,1	51,9	52,6	53,4	54,1	548	55,5
1,5	52,4	53,4	54,2	55,1	56,0	56,8	57,6	58,4	59,2	60,0	60,7	61,4	62,1	62,8
3,6	40.2	40.8	41.4	42.0	42.6	43.3	43.9	44.6	45.2	45.8	46.5	47.2	47.8	48.5
2,2	42.9	43.5	44.2	45.0	45.7	46.5	47.2	48.0	48.7	49.4	50.1	50.8	51.5	52.2
5,0	45.8	46.6	47.4	48.2	49.1	50.0	40.9	41.7	52.5	53.3	54.0	54.8	55.5	56.2
2,1	53.1	54.0	54.9	55.8	56.7	57.5	58.3	59.2	59.9	60.7	51.4	52.1	52.9	63.6
0,1	40.7	41.3	41.9	42.5	43.1	43.8	44.4	45.1	45.8	46.4	47.1	47.7	48.4	49.1
2,7	42.4	44.1	44.8	45.5	46.3	47.0	47.8	48.5	49.3	50.0	50.7	51.4	52.1	52.8
5,6	46.3	47.1	48.0	48.8	49.7	50.6	51.5	52.3	53.2	54.0	54.7	55.5	56.2	56.9
2,8	53.7	54.7	55.6	56.5	57.4	58.2	59.1	59.9	60.7	61.5	62.2	62.9	63.6	64.3
6	41.2	41.8	42.4	43.0	43.7	44.3	45.0	45.7	46.3	47.0	47.6	48.3	49.0	49.7
3,2	43.9	44.6	45.3	46.1	46.9	47.6	48.4	49.1	49.9	50.6	51.3	52.1	52.7	53.4
5,1	46.9	47.7	48.5	49.4	50.3	41.1	52.1	53.0	53.8	54.6	55.4	56.1	56.8	57.6
8,4	54.4	55.3	56.3	57.2	58.1	58.9	59.8	60.6	61.4	62.2	62.9	63.7	64.4	65.1
.1	41.7	42.3	42.9	43.6	44.2	44.9	45.5	46.2	46.9	47.5	48.2	48.9	49.6	50.3
3,8	44.4	45.2	45.9	46.7	47.4	48.2	49.0	49.7	50.5	51.2	52.0	52.7	53.4	54.1
5,7	47.5	48.3	49.1	50.0	51.0	51.9	52.8	53.6	54.5	55.3	56.0	56.8	57.5	58.3
1,1	55.1	56.0	57.0	57.9	58.8	59.7	60.5	61.4	62.2	63.0	63.7	64.5	65.2	65.9
6	42.2	42.8	43.5	44.1	44.7	45.4	46.1	46.8	47.4	48.1	48.8	49.5	50.2	50.9
3	45.0	45.7	46.4	47.2	48.0	48.8	49.6	50.3	51.1	51.8	52.6	53.3	54.0	54.7

Gewicht (kg) behorend bij de P10, P25, P50 en P90 voor BMI (kg/m2) naar leeftijd voor meisjes													
leeftijd		5,0	5,5	6,0	6,5	7,0	7,5	8,0	8,5	9,0	9,5	10,0	10,5
1.67	p50	41.3	41.5	41.7	42.0	42.3	42.8	43.3	43.8	44.4	45.1	45.8	46.5
1.67	p90	45.5	45.7	46.0	46.5	47.0	47.7	48.5	49.4	50.5	51.6	52.6	53.7
1.68	p10	37.1	37.3	37.5	37.8	38.1	38.4	38.8	39.3	39.8	40.4	40.9	41.5
1.68	p25	39.3	39.5	39.7	40.0	40.4	40.8	41.2	41.7	42.3	42.9	43.5	44.1
1.68	p50	41.8	42.0	42.2	42.5	42.8	43.3	43.8	44.3	44.9	45.6	46.3	47.0
1.68	p90	46.1	46.3	46.6	47.0	47.6	48.3	49.1	50.0	51.1	52.2	53.3	54.3
1.69	p10	37.6	37.7	37.9	38.2	38.5	38.9	39.3	39.8	40.3	40.8	41.4	42.0
1.69	p25	39.8	40.0	40.2	40.5	40.8	41.2	41.7	42.2	42.8	43.4	44.0	44.7
1.69	p50	42.3	42.5	42.7	43.0	43.4	43.8	44.3	44.8	45.5	46.2	46.9	47.6
1.69	p90	46.6	46.8	47.1	47.6	48.2	48.9	49.7	50.6	51.7	52.8	53.9	55.0
1.70	p10	38.0	38.1	38.4	38.7	39.0	39.4	39.8	40.3	40.8	41.3	41.9	42.5
1.70	p25	40.3	40.5	40.7	41.0	41.3	41.7	42.2	42.7	43.3	43.9	44.5	45.2
1.70	p50	42.8	43.0	43.2	43.5	43.9	44.3	44.8	45.4	46.0	46.7	47.4	48.2
1.70	p90	47.2	47.4	47.7	48.1	48.7	49.4	50.3	51.2	52.3	53.4	54.5	55.6
1.71	p10	38.5	38.6	38.8	39.1	39.4	39.8	40.2	40.7	41.3	41.8	42.4	43.0
1,71	p25	40,8	40,9	41,2	41,5	41,8	42,2	42,7	43,2	43,8	44,4	45,1	45,7
1,71	p50	43,3	43,5	43,7	44,0	44,4	44,8	45,4	45,9	46,6	47,3	48,0	48,7
1,71	p90	47,7	47,9	48,2	48,7	49,3	50,0	50,9	51,8	52,9	54,1	55,2	56,3
1,72	p10	38,9	39,1	39,3	39,6	39,9	40,3	40,7	41,2	41,7	42,3	42,9	43,5
1,72	p25	41,2	41,4	41,7	42,0	42,3	42,7	43,2	43,7	44,3	44,9	45,6	46,3
1,72	p50	43,8	44,0	44,2	44,6	44,9	45,4	45,9	46,4	47,1	47,8	48,5	49,3
1,72	p90	48,3	48,5	48,8	49,3	49,9	50,6	51,4	52,4	53,5	54,7	55,8	56,9
1,73	p10	39,4	39,5	39,7	40,0	40,4	40,8	41,2	41,7	42,2	42,8	43,4	44,0
1,73	p25	41,7	41,9	42,1	42,4	42,8	43,2	43,7	44,2	44,8	45,5	46,1	46,8
1,73	p50	44,3	44,5	44,7	45,1	45,4	45,9	46,4	47,0	47,6	48,4	49,1	49,9
1,73	p90	48,8	49,1	49,4	49,9	50,5	51,2	52,0	53,0	54,2	55,3	56,5	57,6
1,74	p10	39,8	40,0	40,2	40,5	40,8	41,2	41,7	42,2	42,7	43,3	43,9	44,5
1,74	p25	42,2	42,4	42,6	42,9	43,3	43,7	44,2	44,7	45,3	46,0	46,7	47,4
1,74	p50	44,8	45,0	45,3	45,6	46,0	46,4	47,0	47,5	48,2	48,9	49,7	50,5
1,74	p90	49,4	49,6	50,0	50,4	51,0	51,8	52,6	53,6	54,8	56,0	57,1	58,3
1,75	p10	40,3	40,4	40,7	41,0	41,3	41,7	42,1	42,7	43,2	43,8	44,4	45,0
1,75	p25	42,7	42,9	43,1	43,4	43,8	44,2	44,7	45,2	45,8	46,5	47,2	47,9
1,75	p50	45,4	45,5	45,8	46,1	46,5	46,9	47,5	48,1	48,8	49,5	50,3	51,1
1,75	p90	50,0	50,2	50,5	51,0	51,6	52,4	53,3	54,3	55,4	56,6	57,8	59,0
1,76	p10	40,7	40,9	41,1	41,4	41,8	42,2	42,6	43,1	43,7	44,3	44,9	45,6
1,76	p25	43,2	43,4	43,6	43,9	44,3	44,7	45,2	45,8	46,4	47,1	47,7	48,4
1,76	p50	45,9	46,1	46,3	46,6	47,0	47,5	48,0	48,6	49,3	50,1	50,8	51,6
1,76	p90	50,6	50,8	51,1	51,6	52,2	53,0	53,9	54,9	56,1	57,3	58,5	59,6

1,0	11,5	12,0	12,5	13,0	13,5	14,0	14,5	15,0	15,5	16,0	16,5	17,0	17,5	18,0
7.2	48.1	48.9	49.7	50.6	51.6	52.5	53.4	54.3	55.1	55.9	56.7	57.5	58.2	59.0
4.7	55.7	56.7	57.6	58.6	59.5	60.4	51.2	52.1	52.9	63.7	64.5	65.2	66.0	66.7
2.1	42.7	43.3	44.0	44.6	45.3	45.9	46.6	47.3	48.0	48.7	49.4	50.1	50.8	51.5
4.8	45.5	46.3	47.0	47.8	48.6	49.4	50.2	50.9	51.7	52.5	53.2	54.0	54.7	55.4
7.8	48.6	49.5	50.3	51.3	52.2	53.1	54.0	54.9	55.8	56.6	57.4	58.2	58.9	59.7
5.4	56.4	57.4	58.3	59.3	60.2	61.1	62.0	62.9	63.7	64.5	65.3	66.0	66.8	67.5
2.6	43.2	43.8	44.5	45.2	45.8	46.5	47.2	47.9	48.6	49.3	50.0	50.7	51.4	52.1
5.4	46.1	46.8	47.6	48.4	49.2	50.0	50.8	51.6	52.3	53.1	53.9	54.6	55.3	56.1
8.4	49.2	50.1	50.9	51.9	52.8	53.8	54.7	55.6	56.5	47.3	58.1	58.9	49.6	60.4
6.0	57.1	58.1	59.0	60.0	60.9	51.8	52.7	63.6	64.4	65.3	66.0	66.8	67.6	68.3
3.1	43.7	44.4	45.0	45.7	46.4	47.0	47.7	48.5	49.2	49.9	50.6	51.3	52.0	52.7
5.9	46.6	47.4	48.1	48.9	49.7	50.5	51.4	52.2	52.9	53.7	54.5	55.3	56.0	56.7
9.0	49.8	50.7	51.5	52.5	53.4	54.4	55.3	56.2	57.1	58.0	58.8	59.6	60.3	61.1
6.7	57.7	58.8	59.7	60.7	61.6	62.6	63.5	64.4	65.2	66.0	66.8	67.6	68.4	69.1
3.6	44.2	44.9	45.6	46.2	46.9	47.6	48.3	49.0	49.7	50.4	51.2	51.9	52.6	53.3
6,4	47,2	47,9	48,7	49,5	50,3	51,1	52,0	52,8	53,6	54,4	55,1	55,9	56,6	57,4
9,5	50,4	51,3	52,1	53,1	54,1	55,0	56,0	56,9	57,8	58,7	59,5	60,3	61,1	61,8
7,4	58,4	59,4	60,4	61,4	62,4	63,3	64,2	65,1	66,0	66,8	67,6	68,4	69,2	69,9
4,1	44,8	45,4	46,1	46,8	47,5	48,2	48,9	49,6	50,3	51,0	51,8	52,5	53,2	54,0
7,0	47,7	48,5	49,3	50,1	50,9	51,7	52,6	53,4	54,2	55,0	55,8	56,6	57,3	58,1
0,1	51,0	51,9	52,7	53,7	54,7	55,7	56,7	57,6	58,5	59,3	60,2	61,0	61,8	62,6
3,0	59,1	60,1	61,2	62,2	63,1	64,0	65,0	65,9	66,7	67,6	68,4	69,2	70,0	70,8
4,6	45,3	45,9	46,6	47,3	48,0	48,7	49,4	50,2	50,9	51,6	52,4	53,1	53,8	54,6
7,5	48,3	49,1	49,8	50,7	51,5	52,3	53,2	54,0	54,8	55,6	56,4	57,2	58,0	58,8
0,7	51,6	52,5	53,4	54,4	55,3	56,3	57,3	58,2	59,2	60,0	60,9	61,7	52,5	53,3
3,7	59,8	60,8	61,9	62,9	63,8	64,8	65,7	66,7	67,5	68,4	69,2	70,0	70,8	71,6
5,1	45,8	46,5	47,2	47,9	48,6	49,3	50,0	50,8	51,5	52,2	53,0	53,7	54,5	55,2
3,1	48,8	49,6	50,4	51,3	52,1	53,0	53,8	54,6	55,5	56,3	57,1	57,9	58,6	59,4
1,3	52,2	53,1	54,0	55,0	56,0	57,0	58,0	58,9	59,9	60,7	61,6	62,4	63,2	64,0
3,4	60,5	61,6	62,6	63,6	64,6	65,5	66,5	67,4	68,3	69,2	70,0	70,8	71,6	72,4
5,7	46,2	47,0	47,7	48,4	49,1	49,9	50,6	51,4	52,1	52,8	53,6	54,4	55,1	55,9
3,6	49,4	50,2	51,0	51,8	52,7	53,6	54,4	5,3	56,1	56,9	57,8	58,6	59,3	60,1
,9	52,8	53,7	54,6	55,6	56,6	57,6	58,6	69,6	60,5	61,4	62,3	63,1	63,9	64,8
0,1	61,2	62,3	63,3	64,3	65,3	66,3	67,3	68,2	69,1	70,0	70,8	71,6	72,5	73,3
6,2	46,9	47,5	48,3	49,0	49,7	50,4	51,2	51,9	52,7	53,4	54,2	55,0	55,7	56,5
9,2	50,0	40,8	51,6	52,4	43,3	54,2	55,0	55,9	56,7	57,6	58,4	59,2	60,0	60,8
2,5	53,4	54,3	55,2	56,3	57,3	58,3	59,3	60,3	61,2	62,1	63,0	63,9	64,7	65,5
,8	61,9	63,0	64,0	65,1	66,1	67,1	68,0	69,0	69,9	70,8	71,6	72,5	73,3	74,1

Gewicht (kg) behorend bij de P10, P25, P50 en P90 voor BMI (kg/m2) naar leeftijd voor meisjes

leeftijd		5,0	5,5	6,0	6,5	7,0	7,5	8,0	8,5	9,0	9,5	10,0	10,5
1,77	p10	41,2	41,4	41,6	41,9	42,3	42,7	43,1	43,6	44,2	44,8	45,4	46,1
1,77	p25	43,7	43,9	44,1	44,4	44,8	45,2	45,7	46,3	46,9	47,6	48,3	49,0
1,77	p50	46,4	46,6	46,8	47,2	47,6	48,0	48,6	49,2	49,9	50,6	51,4	52,2
1,77	p90	51,1	51,3	51,7	52,2	52,8	53,6	54,5	55,5	56,7	57,9	59,1	60,3
1,78	p10	41,7	41,8	42,1	42,4	42,7	43,2	43,6	44,1	44,7	45,3	45,9	46,6
1,78	p25	44,2	44,4	44,6	44,9	45,3	45,8	46,2	46,8	47,4	48,1	48,8	49,6
1,78	p50	46,9	47,1	47,4	47,7	48,1	48,6	49,1	49,7	50,4	51,2	52,0	52,8
1,78	p90	51,7	51,9	52,3	52,8	53,4	54,2	55,1	56,1	57,3	58,6	59,8	61,0
1,79	p10	42,1	42,3	42,6	42,9	43,2	43,6	44,1	44,6	45,2	45,8	46,5	47,1
1,79	p25	44,7	44,9	45,1	45,4	45,8	46,3	46,7	47,3	48,0	48,7	49,4	50,1
1,79	p50	47,5	47,6	47,9	48,3	48,6	49,1	49,7	50,3	51,0	51,8	52,6	53,4
1,79	p90	52,3	52,5	52,9	53,4	54,0	54,8	55,7	56,8	58,0	59,2	60,5	61,7
1,80	p10	42,6	42,8	43,0	43,4	43,7	44,1	44,6	45,1	45,7	46,3	47,0	47,7
1,80	p25	45,2	45,4	45,6	45,9	46,3	46,8	47,3	47,9	48,5	49,2	49,9	50,7
1,80	p50	48,0	48,2	48,4	48,8	49,2	49,7	50,3	50,9	51,6	52,4	53,2	54,0
1,80	p90	52,9	53,1	53,5	54,0	54,6	55,4	56,3	57,4	58,6	59,9	61,1	62,4
1,81	p10	43,1	43,2	43,5	43,8	44,2	44,6	45,1	45,6	46,2	46,8	47,5	48,2
1,81	p25	45,7	45,9	46,1	46,5	46,8	47,3	47,8	48,4	49,0	49,8	50,5	51,2
1,81	p50	48,5	48,7	49,0	49,3	49,7	50,2	50,8	51,4	52,2	52,9	53,8	54,6
1,81	p90	53,5	53,7	54,1	54,6	55,2	56,1	57,0	58,1	59,3	60,6	61,8	63,1
1,82	p10	43,6	43,7	44,0	44,3	44,7	45,1	45,6	46,1	46,7	47,4	48,0	48,7
1,82	p25	46,2	46,4	46,6	47,0	47,4	47,8	48,3	48,9	49,6	50,3	51,0	51,8
1,82	p50	49,1	49,3	49,5	49,9	50,3	50,8	51,4	52,0	52,7	53,5	54,4	55,2
1,82	p90	54,1	54,3	54,7	55,2	55,8	56,7	57,6	58,7	60,0	61,2	62,5	63,8
1,83	p10	44,0	44,2	44,5	44,8	42,2	45,6	46,1	46,7	47,3	47,9	48,6	49,3
1,83	p25	46,7	46,9	472	47,5	47,9	48,4	48,9	49,5	50,1	50,9	51,6	52,4
1,83	p50	49,6	49,8	50,1	50,4	50,8	51,3	51,9	52,6	53,3	54,1	55,0	55,8
1,83	p90	54,7	54,9	55,3	55,8	56,5	57,3	58,2	59,3	60,6	61,9	63,2	64,5
1,84	p10	44,5	44,7	45,0	45,3	45,7	46,1	46,6	47,2	47,8	48,4	49,1	49,8
1,84	p25	47,2	47,4	47,7	48,0	48,4	48,9	49,4	50,0	50,7	51,4	52,2	53,0
1,84	p50	50,1	50,3	50,6	51,0	51,4	51,9	52,5	53,2	53,9	54,7	55,6	56,4
1,84	p90	55,3	55,5	55,9	56,4	57,1	57,9	58,9	60,0	61,3	62,6	63,9	65,2
1,85	p10	45,0	45,2	45,5	45,8	46,2	46,6	47,1	47,7	48,3	48,9	49,6	50,3
1,85	p25	47,7	47,9	48,2	48,5	48,9	49,4	49,9	50,6	51,2	52,0	52,7	53,5
1,85	p50	50,7	50,9	51,2	51,5	52,0	52,5	53,1	53,7	54,5	55,3	56,2	57,1
1,85	p90	55,9	56,1	56,5	57,0	57,7	58,6	59,5	60,6	61,9	63,3	64,6	65,9

1,0	11,5	12,0	12,5	13,0	13,5	14,0	14,5	15,0	15,5	16,0	16,5	17,0	17,5	18,0
6,7	47,4	48,1	48,8	49,5	50,3	51,0	51,8	52,5	53,3	54,0	54,8	55,6	56,4	57,1
9,8	50,5	51,3	52,2	53,0	53,9	54,8	55,7	56,5	57,4	58,2	59,1	59,9	60,7	61,5
3,1	54,0	54,9	55,9	56,9	57,9	59,0	60,0	61,0	61,9	62,8	63,7	64,6	65,4	66,3
1,5	52,6	63,7	64,8	65,8	66,8	67,8	68,8	69,8	70,7	71,6	72,4	73,3	74,1	74,9
7,2	47,9	48,6	49,4	50,1	50,8	41,6	52,3	53,1	53,9	54,7	55,4	56,2	57,0	57,8
0,3	51,1	51,9	52,8	53,6	54,5	55,4	56,3	57,2	58,0	58,9	59,8	60,6	51,4	52,2
3,7	54,6	55,5	56,5	57,5	58,6	59,6	60,7	61,7	62,6	63,6	64,4	65,3	66,2	67,0
2,2	63,3	64,4	65,5	66,6	67,6	68,6	69,6	70,6	71,5	72,4	73,3	74,1	75,0	75,8
7,8	48,5	49,2	49,9	50,7	51,4	52,2	52,9	53,7	54,5	55,3	56,1	56,9	57,6	58,4
0,9	51,7	52,5	53,3	54,2	55,1	56,0	56,9	57,8	58,7	59,6	60,4	61,3	62,1	62,9
4,3	55,2	56,2	57,1	58,2	59,2	60,3	61,4	62,4	63,3	64,3	65,2	66,1	66,9	57,8
2,9	64,0	65,1	66,2	67,3	68,3	69,4	70,4	71,4	72,3	73,2	74,1	74,9	75,8	76,6
8,3	49,0	49,7	50,5	51,2	52,0	52,7	53,5	54,3	55,1	55,9	56,7	57,5	58,3	59,1
1,5	52,3	53,1	53,9	54,9	55,8	56,7	57,6	58,5	59,4	60,2	61,1	61,9	62,8	63,6
4,9	55,8	56,8	57,8	58,8	59,9	61,0	62,0	63,1	64,1	65,0	65,9	66,8	67,7	68,5
3,6	64,7	65,9	67,0	68,1	69,1	70,1	71,2	72,2	73,1	74,0	74,9	75,8	76,7	77,5
8,8	49,6	50,3	51,0	51,8	52,5	53,3	54,1	54,9	55,7	56,5	57,3	58,2	58,9	59,8
2,0	52,8	53,7	54,5	55,5	56,4	57,3	58,2	59,1	60,0	60,9	61,8	62,6	63,5	64,3
5,5	56,4	57,4	58,4	59,5	60,6	61,7	62,7	63,8	64,8	65,7	66,6	67,6	68,4	69,3
4,3	65,5	66,6	67,7	68,8	59,9	70,9	71,9	73,0	73,9	74,9	75,7	76,6	77,5	78,4
9,4	50,1	50,8	51,6	52,4	53,1	53,9	54,7	55,5	56,3	57,1	58,0	58,8	59,6	60,4
2,6	53,4	54,3	55,2	56,1	57,0	57,9	58,9	59,8	60,7	61,6	62,5	53,3	64,2	65,0
6,1	57,1	58,1	59,1	60,2	61,2	62,3	63,4	64,5	65,5	66,4	67,4	68,3	69,2	70,1
5,0	66,2	67,3	68,5	69,6	70,7	71,7	72,7	73,8	74,7	75,7	76,6	77,5	78,4	79,2
9,9	50,7	51,4	52,2	52,9	53,7	54,5	55,3	56,2	57,0	57,8	58,6	59,4	60,2	61,1
3,2	54,0	54,9	55,8	56,7	57,6	58,6	59,5	60,4	51,4	52,3	63,2	64,0	64,9	65,7
6,7	57,7	58,7	59,7	60,8	61,9	63,0	64,1	65,2	66,2	67,2	68,1	69,1	69,9	70,8
5,7	66,9	68,1	69,2	70,4	71,4	72,5	73,5	74,6	74,6	76,5	77,4	78,3	79,2	80,1
0,5	51,2	52,0	52,7	53,5	54,3	55,1	55,9	56,8	57,6	58,4	59,2	60,1	60,9	61,8
3,8	54,6	55,5	56,4	57,3	58,3	59,2	60,2	61,1	62,0	62,9	63,9	64,7	65,6	66,5
7,4	58,3	59,3	60,4	61,5	62,6	63,7	64,8	65,9	66,9	67,9	68,9	69,8	70,7	71,6
6,4	67,6	68,8	70,0	71,1	72,2	73,3	74,3	75,4	76,4	77,4	78,3	79,2	80,1	81,0
1,0	51,8	52,5	53,3	54,1	54,9	55,7	56,5	57,4	58,2	59,0	59,9	60,7	61,6	62,4
4,3	55,2	56,1	57,0	57,9	58,9	59,9	60,8	61,8	62,7	63,6	64,5	65,4	66,3	67,2
8,0	59,0	60,0	61,0	62,2	63,3	64,4	65,5	66,6	67,7	68,7	69,6	70,6	71,5	72,4
7,1	68,4	69,6	70,7	71,9	73,0	74,1	75,2	76,2	77,2	78,2	79,1	80,1	81,0	81,9

Gewicht (kg) behorend bij de P10, P25, P50 en P90 voor BMI (kg/m2) naar leeftijd voor jongens													
leeftijd	(jr)	5,0	5,5	6,0	6,5	7,0	7,5	8,0	8,5	9,0	9,5	10,0	10,5
BMI	p10	13,8	13,8	13,9	13,9	13,9	14	14	14,1	14,2	14,2	14,3	14,4
	p25	14,4	14,4	14,4	14,5	14,5	14,6	14,7	14,7	14,8	14,9	15	15,2
	p50	15,1	15,1	15,1	15,1	15,2	15,2	15,3	15,4	15,5	15,7	15,8	16
lengte (m)	p90	16,3	16,2	16,2	16,3	16,4	16,5	16,6	16,8	17	17,3	17,6	17,8
1,40	p10	27,0	27,1	27,1	27,2	27,3	27,4	27,5	27,6	27,7	27,9	28,	28,3
1,40	p25	28,2	28,2	28,3	28,4	28,5	28,6	28,7	28,9	29,0	29,2	29,5	29,8
1,40	p50	29,6	29,5	29,6	29,6	29,7	29,9	30,0	30,2	30,5	30,7	31,0	31,4
1,40	p90	31,9	31,8	31,8	31,9	32,1	32,3	32,6	33,0	33,4	33,9	34,4	34,9
1,41	p10	27,4	27,5	27,5	27,6	27,7	27,8	27,9	28,0	28,1	28,3	28,4	28,7
1,41	p25	28,6	28,6	28,7	28,8	28,9	29,0	29,1	29,3	29,4	29,7	29,9	30,2
1,41	p50	30,0	30,0	30,0	30,1	30,2	30,3	30,5	30,7	30,9	31,2	31,5	31,9
1,41	p90	32,3	32,3	32,6	32,4	32,5	32,8	33,1	33,4	33,9	34,4	34,9	35,4
1,42	p10	27,8	27,8	27,9	28,0	28,1	28,2	28,3	28,4	28,5	28,7	28,9	29,1
1,42	p25	29,0	29,1	29,1	29,2	29,3	29,4	29,5	29,7	29,9	30,1	30,3	30,6
1,42	p50	30,4	30,4	30,4	30,5	30,6	30,7	30,9	31,1	31,3	31,6	31,9	32,3
1,42	p90	32,8	32,7	32,7	32,8	33,0	33,2	33,5	33,9	34,4	34,9	35,4	36,0
1,43	p10	28,2	28,2	28,3	28,4	28,5	28,3	28,7	28,8	28,9	29,1	29,3	29,5
1,43	p25	29,4	29,5	29,5	29,6	29,7	29,8	30,0	30,1	30,3	30,5	30,8	31,1
1,43	p50	30,8	30,8	30,9	30,9	31,0	31,1	31,3	31,5	31,8	32,1	32,4	32,8
1,43	p90	33,3	33,2	33,2	33,3	33,5	33,7	34,0	34,4	34,8	35,4	35,9	36,5
1,44	p10	28,6	28,6	28,7	28,8	28,9	29,0	29,1	29,2	29,3	29,5	29,7	29,9
1,44	p25	29,8	29,9	29,9	30,0	30,1	30,2	30,4	30,5	30,7	30,9	31,2	31,5
1,44	p50	31,3	31,2	31,3	31,4	31,5	31,6	31,8	32,0	32,2	32,5	32,8	33,3
1,44	p90	33,7	33,7	33,7	33,8	33,9	34,2	34,5	34,9	35,3	35,9	36,4	37,0
1,45	p10	29,0	29,0	29,1	29,2	29,3	29,4	29,5	29,6	29,8	29,9	30,1	30,3
1,45	p25	30,3	30,3	30,4	30,4	30,5	30,7	30,8	30,9	31,1	31,4	31,6	31,9
1,45	p50	31,7	31,7	31,7	31,8	31,9	32,0	32,2	32,4	32,7	33,0	33,3	33,7
1,45	p90	34,2	34,1	34,1	34,2	34,4	34,6	35,0	35,4	35,8	36,4	36,9	37,5
1,46	p10	29,4	29,4	29,5	29,6	29,7	29,8	29,9	30,0	30,2	30,3	30,5	30,7
1,46	p25	30,7	30,7	30,8	30,9	31,0	31,1	31,2	31,4	31,6	31,8	32,1	32,4
1,46	p50	32,1	32,1	32,2	32,2	32,3	32,5	32,7	32,9	33,1	33,4	33,8	34,2
1,46	p90	34,7	34,6	34,6	34,7	34,9	35,1	35,4	35,9	36,3	36,9	37,4	38,0
1,47	p10	29,8	29,8	29,9	30,0	30,1	30,2	30,3	30,4	30,6	30,7	30,9	31,2
1,47	p25	31,1	31,1	31,2	31,3	31,4	31,5	31,7	31,8	32,0	32,2	32,5	32,8
1,47	p50	32,6	32,6	32,6	32,7	32,8	32,9	33,1	33,3	33,6	33,9	34,2	34,7
1,47	p90	35,2	35,1	35,1	35,2	35,4	35,6	35,9	36,3	36,8	37,4	37,9	38,5
1,48	p10	30,2	30,2	30,3	30,4	30,5	30,6	30,8	30,9	31,0	31,1	31,3	31,6
1,48	p25	31,5	31,6	31,6	31,7	31,8	31,9	32,1	32,2	32,4	32,7	32,9	33,3

1,0	11,5	12,0	12,5	13,0	13,5	14,0	14,5	15,0	15,5	16,0	16,5	17,0	17,5	18,0
4,6	14,7	14,9	15,1	15,3	15,5	15,7	16	16,2	16,5	16,7	17	17,2	17,4	17,7
5,4	15,6	15,8	16	16,3	16,6	16,9	17,2	17,4	17,7	18	18,3	18,5	18,8	19
6,3	16,5	16,8	17,1	17,4	17,7	18,1	18,4	18,8	19,1	19,4	19,7	20	20,2	20,5
8,1	18,4	18,7	19,1	19,4	19,7	20,1	20,4	20,7	21,1	21,4	21,6	21,9	22,2	22,5
8,5	28,8	29,1	29,5	29,9	30,4	30,8	31,3	31,8	32,3	32,7	33,2	33,7	34,2	34,7
0,1	30,5	30,9	31,4	31,9	32,5	33,0	33,6	34,2	34,7	35,3	35,8	36,3	36,8	37,3
1,9	32,3	32,9	33,5	34,1	34,8	35,5	36,1	36,8	37,4	38,0	38,6	39,1	39,7	40,2
5,5	36,1	36,7	37,3	38,0	38,7	39,3	40,0	40,7	41,3	41,8	42,4	43,0	43,5	44,0
8,9	29,2	29,6	29,9	30,4	30,8	31,3	31,7	32,2	32,7	33,2	33,7	34,2	34,7	35,2
0,5	30,9	31,4	31,8	32,4	32,9	33,5	34,1	34,7	35,2	35,8	36,3	36,8	37,3	37,8
2,3	32,8	33,3	33,9	34,6	35,3	36,0	36,7	37,3	38,0	38,6	39,1	39,7	40,2	40,8
6,0	36,6	37,2	37,9	38,5	39,2	39,9	40,6	41,2	41,8	42,4	43,0	43,6	44,1	44,6
9,3	29,6	30,0	30,4	30,8	31,3	31,7	32,2	32,7	33,2	33,7	34,2	34,7	35,2	35,7
1,0	31,4	31,8	32,3	32,8	33,4	34,0	34,6	35,1	35,7	36,3	36,8	37,3	37,9	38,4
2,8	33,3	33,8	34,4	35,1	35,8	36,5	37,2	37,8	38,5	39,1	39,7	40,3	40,8	41,4
6,5	37,1	37,7	38,4	39,1	39,8	40,5	41,2	41,8	42,4	43,1	43,6	44,2	44,7	45,3
9,8	30,1	30,4	30,8	31,2	31,7	32,2	32,7	33,2	33,7	34,1	34,7	35,2	35,7	36,2
1,4	31,8	32,3	32,8	33,3	33,9	34,5	35,1	35,6	36,2	36,8	37,3	37,9	38,4	38,9
3,2	33,7	34,3	34,9	35,6	36,3	37,0	37,7	38,4	39,0	39,7	40,3	40,8	41,4	41,9
7,0	37,6	38,3	39,0	39,6	40,3	41,0	41,7	42,4	43,0	43,7	44,3	44,8	45,4	45,9
0,2	30,5	30,8	31,2	31,7	32,1	32,6	33,1	33,6	34,1	34,6	35,1	35,6	36,2	36,7
1,9	32,3	32,7	33,2	33,8	34,4	35,0	35,6	36,1	36,7	37,3	37,9	38,4	38,9	39,5
3,7	34,2	34,8	35,4	36,1	36,8	37,5	38,2	38,9	39,6	40,2	40,8	41,4	42,0	42,5
7,6	38,2	38,8	39,5	40,2	40,9	41,6	42,3	43,0	43,6	44,3	44,9	45,5	46,0	46,6
0,6	30,9	31,3	31,7	32,1	32,6	33,1	33,6	34,1	34,6	35,1	35,6	36,1	36,7	37,2
2,3	32,7	33,2	33,7	34,2	34,8	35,4	36,1	36,6	37,2	37,8	38,4	38,9	39,5	40,0
4,2	34,7	35,3	35,9	36,6	37,3	38,1	38,8	39,5	40,1	40,8	41,4	42,0	42,6	43,1
8,1	38,7	39,4	40,1	40,7	41,5	42,2	42,9	43,6	44,3	44,9	45,5	46,1	46,7	47,2
1,0	31,3	31,7	32,1	32,5	33,0	33,5	34,0	34,6	35,1	35,6	36,1	36,6	37,2	37,7
2,7	33,2	33,6	34,1	34,7	35,3	35,9	36,6	37,2	37,8	38,3	38,9	39,5	40,0	40,6
4,6	35,2	35,7	36,4	37,1	37,8	38,6	39,3	40,0	40,7	41,4	42,0	42,6	43,1	43,7
8,6	39,2	39,9	40,6	41,3	42,1	42,8	43,5	44,2	44,9	45,5	46,1	46,7	47,3	47,9
1,4	31,8	32,1	32,5	33,0	33,5	34,0	34,5	35,0	35,6	36,1	36,6	37,1	37,7	38,2
3,2	33,6	34,1	34,6	35,2	35,8	36,4	37,1	37,7	38,3	38,9	39,5	40,0	40,6	41,1
5,1	35,7	36,2	36,9	37,6	38,3	39,1	39,8	40,6	41,3	41,9	42,5	43,2	43,7	44,3
9,1	39,8	40,5	41,2	41,9	42,6	43,4	44,1	44,8	45,5	46,1	46,8	47,4	48,0	48,5
1,9	32,2	32,6	33,0	33,4	34,0	34,5	35,0	35,5	36,1	36,6	37,1	37,7	38,2	38,7
3,6	34,1	34,6	35,1	35,7	36,3	36,9	37,6	38,2	38,8	39,4	40,0	40,6	41,1	41,7

Gewicht (kg) behorend bij de P10, P25, P50 en P90 voor BMI (kg/m2) naar leeftijd voor jongens

leeftijd	(jr)	5,0	5,5	6,0	6,5	7,0	7,5	8,0	8,5	9,0	9,5	10,0	10,5
1,48	p50	33,0	33,0	33,1	33,1	33,2	33,4	33,6	33,8	34,0	34,3	34,7	35,1
1,48	p90	35,6	35,6	35,6	35,7	35,8	36,1	36,4	36,8	37,3	37,9	38,4	39,1
1,49	p10	30,6	30,7	30,7	30,8	30,9	31,1	31,2	31,3	31,4	31,6	31,8	32,0
1,49	p25	31,9	32,0	32,1	32,1	32,2	32,4	32,5	32,7	32,9	33,1	33,4	33,7
1,49	p50	33,5	33,5	33,5	33,6	33,7	33,8	34,0	34,2	34,5	34,8	35,2	35,6
1,49	p90	36,1	36,1	36,1	36,2	36,3	36,6	36,9	37,3	37,8	38,4	39,0	39,6
1,50	p10	31,0	31,1	31,2	31,3	31,4	31,5	31,6	31,7	31,8	32,0	32,2	32,4
1,50	p25	32,4	32,4	32,5	32,6	32,7	32,8	33,0	33,1	33,3	33,6	33,8	34,2
1,50	p50	33,9	33,9	34,0	34,0	34,1	34,3	34,5	34,7	35,0	35,3	35,6	36,1
1,50	p90	36,6	36,5	36,5	36,7	36,8	37,1	37,4	37,8	38,3	38,9	39,5	40,1
1,51	p10	31,4	31,5	31,6	31,7	31,8	31,9	32,0	32,1	32,3	32,4	32,6	32,9
1,51	p25	32,8	32,9	32,9	33,0	33,1	33,2	33,4	33,6	33,8	34,0	34,3	34,6
1,51	p50	34,4	34,4	34,4	34,5	34,6	34,7	34,9	35,2	35,4	35,8	36,1	36,6
1,51	p90	37,1	37,0	37,0	37,1	37,3	37,6	37,9	38,4	38,9	39,4	40,0	40,7
1,52	p10	31,8	31,9	32,0	32,1	32,2	32,3	32,4	32,6	32,7	32,9	33,1	33,3
1,52	p25	33,2	33,3	33,4	33,5	33,5	33,7	33,8	34,0	34,2	34,5	34,7	35,1
1,52	p50	34,8	34,8	34,9	34,9	35,0	35,2	35,4	35,6	35,9	36,2	36,6	37,1
1,52	p90	37,6	37,5	37,5	37,6	37,8	38,1	38,4	38,9	39,4	39,9	40,5	41,2
1,53	p10	32,2	32,3	32,4	32,5	32,6	32,7	32,9	33,0	33,1	33,3	33,5	33,8
1,53	p25	33,7	33,7	33,8	33,9	34,0	34,1	34,3	34,5	34,7	34,9	35,2	35,6
1,53	p50	35,3	35,3	35,3	35,4	35,5	35,7	35,9	36,1	36,4	36,7	37,1	37,5
1,53	p90	38,1	38,0	38,0	38,1	38,3	38,6	38,9	39,4	39,9	40,5	41,1	41,7
1,54	p10	32,7	32,8	32,8	32,9	33,1	33,2	33,3	33,4	33,6	33,7	33,9	34,2
1,54	p25	34,1	34,2	34,2	34,3	34,4	34,6	34,7	34,9	35,1	35,4	35,7	36,0
1,54	p50	35,8	35,7	35,8	35,9	36,0	36,1	36,3	36,6	36,9	37,2	37,6	38,0
1,54	p90	38,6	38,5	38,5	38,6	38,8	39,1	39,4	39,9	40,4	41,0	41,6	42,3
1,55	p10	33,1	33,2	33,3	33,4	33,5	33,6	33,7	33,9	34,0	34,2	34,4	34,6
1,55	p25	34,6	34,6	34,7	34,8	34,9	35,0	35,2	35,4	35,6	35,8	36,1	36,5
1,55	p50	36,2	36,2	36,3	36,3	36,4	36,6	36,8	37,0	37,3	37,7	38,1	38,5
1,55	p90	39,1	39,0	39,0	39,1	39,3	39,6	40,0	40,4	40,9	41,5	42,2	42,8
1,56	p10	33,5	33,6	33,7	33,8	33,9	34,0	34,2	34,3	34,4	34,6	34,8	35,1
1,56	p25	35,0	35,1	35,1	35,2	35,3	35,5	35,7	35,8	36,0	36,3	36,6	37,0
1,56	p50	36,7	36,7	36,7	36,8	36,9	37,1	37,3	37,5	37,8	38,2	38,5	39,0
1,56	p90	39,6	39,5	39,5	39,6	39,8	40,1	40,5	40,9	41,5	42,1	42,7	43,4
1,57	p10	33,9	34,0	34,1	34,2	34,4	34,5	34,6	34,7	34,9	35,1	35,3	35,5
1,57	p25	35,5	35,5	35,6	35,7	35,8	35,9	36,1	36,3	36,5	36,8	37,1	37,4
1,57	p50	37,2	37,1	37,2	37,3	37,4	37,5	37,8	38,0	38,3	38,6	39,0	39,5
1,57	p90	40,1	40,0	40,0	40,2	40,3	40,6	41,0	41,5	42,0	42,6	43,3	43,9

,0	11,5	12,0	12,5	13,0	13,5	14,0	14,5	15,0	15,5	16,0	16,5	17,0	17,5	18,0
,6	36,1	36,7	37,4	38,1	38,9	39,6	40,4	41,1	41,8	42,5	43,1	43,7	44,3	44,9
,7	40,3	41,0	41,7	42,4	43,2	44,0	44,7	45,4	46,1	46,8	47,4	48,0	48,6	49,2
,0	32,6	33,0	33,4	33,9	34,4	34,9	35,5	36,0	36,5	37,1	37,6	38,2	38,7	39,3
,1	34,5	35,0	35,6	36,1	36,8	37,4	38,1	38,7	39,3	39,9	40,5	41,1	41,7	42,2
,1	36,6	37,2	37,9	38,6	39,4	40,2	40,9	41,7	42,4	43,1	43,7	44,3	44,9	45,5
,2	40,9	41,6	42,3	43,0	43,8	44,6	45,3	46,0	46,7	47,4	48,0	48,7	49,3	49,8
,7	33,1	33,5	33,9	34,4	34,9	35,4	35,9	36,5	37,0	37,6	38,1	38,7	39,2	39,8
,6	35,0	35,5	36,0	36,6	37,3	37,9	38,6	39,2	39,8	40,5	41,1	41,7	42,3	42,8
,6	37,1	37,7	38,4	39,1	39,9	40,7	41,5	42,2	43,0	43,7	44,3	44,9	45,5	46,1
,7	41,4	42,1	42,9	43,6	44,4	45,2	45,9	46,7	47,4	48,0	48,7	49,3	49,9	50,5
,2	33,5	33,9	34,3	34,8	35,3	35,9	36,4	37,0	37,5	38,1	38,6	39,2	39,8	40,3
,0	35,5	36,0	36,5	37,1	37,8	38,4	39,1	39,7	40,4	41,0	41,6	42,2	42,8	43,4
,1	37,6	38,2	38,9	39,7	40,4	41,3	42,0	42,8	43,5	44,2	44,9	45,5	46,1	46,8
,3	42,0	42,7	43,4	44,2	45,0	45,8	46,5	47,3	48,0	48,7	49,3	50,0	50,6	51,2
,6	34,0	34,4	34,8	35,3	35,8	36,3	36,9	37,5	38,0	38,6	39,2	29,7	40,3	40,9
,5	35,9	36,5	37,0	37,6	38,3	39,0	39,6	40,3	40,9	41,6	42,2	42,8	43,4	44,0
,5	38,1	38,7	39,4	40,2	41,0	41,8	42,6	43,4	44,1	44,8	45,5	46,1	46,8	47,4
,8	42,5	43,3	44,0	44,8	45,6	46,4	47,2	47,9	48,6	49,3	50,0	50,6	51,3	51,9
,1	34,4	34,8	35,3	35,7	36,3	36,8	37,4	38,0	38,5	39,1	39,7	40,2	40,8	41,4
,0	36,4	36,9	37,5	38,1	38,8	39,5	40,1	40,8	41,5	42,1	42,7	43,4	44,0	44,5
,0	38,6	39,3	40,0	40,7	41,5	42,4	43,2	43,9	44,7	45,4	46,1	46,7	47,4	48,0
,4	43,1	43,8	44,6	45,4	46,2	47,0	47,8	48,6	49,3	50,0	50,7	51,3	51,9	52,6
,5	34,9	35,3	35,7	36,2	36,8	37,3	37,9	38,5	39,0	39,6	40,2	40,8	41,4	42,0
,4	36,9	37,4	38,0	38,6	39,3	40,0	40,7	41,3	42,0	42,7	43,3	43,9	44,5	45,1
,5	39,1	39,8	40,5	41,2	42,1	42,9	43,7	44,5	45,3	46,0	46,7	47,4	48,0	48,6
,9	43,7	44,4	45,2	46,0	46,8	47,6	48,4	49,2	49,9	50,6	51,3	52,0	52,6	53,2
,0	35,3	35,7	36,2	36,7	37,2	37,8	38,4	39,0	39,5	40,1	40,7	41,3	41,9	42,5
,9	37,4	37,9	38,5	39,1	39,8	40,5	41,2	41,9	42,5	43,2	43,9	44,5	45,1	45,7
,0	39,6	40,3	41,0	41,8	42,6	43,5	44,3	45,1	45,9	46,6	47,3	48,0	48,6	49,3
,5	44,2	45,0	45,8	46,6	47,4	48,2	49,0	49,8	50,6	41,3	42,0	42,7	43,3	43,9
,4	35,8	36,2	36,7	37,2	37,7	38,3	38,9	39,5	40,1	40,6	41,2	41,8	42,4	43,1
,4	37,9	38,4	39,0	39,6	40,3	41,0	41,7	42,4	43,1	43,8	44,4	45,1	45,7	46,6
,5	40,2	40,8	41,5	42,3	43,2	44,0	44,9	45,7	46,5	47,2	47,9	48,6	49,3	49,9
,1	44,8	45,6	46,4	47,2	48,0	48,8	49,7	50,5	41,2	42,0	42,7	43,3	54,0	54,6
,9	36,2	36,7	37,1	37,6	38,2	38,8	39,4	40,0	40,6	41,2	41,8	42,4	43,0	43,6
,9	38,4	38,9	39,5	40,1	40,8	41,6	42,3	43,0	43,7	44,3	45,0	45,6	46,3	46,9
,1	40,7	41,3	42,1	42,9	43,7	44,6	45,5	46,3	47,1	47,8	48,5	49,2	49,9	50,6
,6	45,4	46,1	47,0	47,8	48,6	49,5	50,3	51,1	51,9	52,6	53,3	54,0	54,7	55,3

Gewicht (kg) behorend bij de P10, P25, P50 en P90 voor BMI (kg/m2) naar leeftijd voor jongens													
leeftijd	(jr)	5,0	5,5	6,0	6,5	7,0	7,5	8,0	8,5	9,0	9,5	10,0	10,5
1,58	p10	34,4	34,5	34,6	34,7	34,8	34,9	35,0	35,2	35,3	35,5	35,7	36,0
1,58	p25	35,9	36,0	36,0	36,1	36,2	36,4	36,6	36,7	37,0	37,2	37,5	37,9
1,58	p50	37,6	37,6	37,7	37,7	37,9	38,0	38,2	38,5	38,8	39,1	39,5	40,0
1,58	p90	40,6	40,5	40,5	40,7	40,8	41,1	41,5	42,0	42,5	43,2	43,8	44,5
1,59	p10	34,8	34,9	35,0	35,1	35,2	35,4	35,5	35,6	35,8	35,9	36,2	36,5
1,59	p25	36,4	36,4	36,5	36,6	36,7	36,9	37,0	37,2	37,4	37,7	38,0	38,4
1,59	p50	38,1	38,1	38,1	38,2	38,4	38,5	38,7	39,0	39,3	39,6	40,0	40,6
1,59	p90	41,1	41,1	41,1	41,2	41,4	41,7	42,0	42,5	43,1	43,7	44,4	45,1
1,60	p10	35,3	35,4	35,5	35,6	35,7	35,8	35,9	36,1	36,2	36,4	36,6	36,9
1,60	p25	36,8	36,9	37,0	37,1	37,2	37,3	37,5	37,7	37,9	38,2	38,5	38,9
1,60	p50	38,6	38,6	38,6	38,7	38,8	39,0	39,2	39,5	39,8	40,1	40,6	41,1
1,60	p90	41,7	41,6	41,6	41,7	41,9	42,2	42,6	43,1	43,6	44,3	44,9	45,6
1,61	p10	35,7	35,8	35,9	36,0	36,1	36,3	36,4	36,5	36,7	36,9	37,1	37,4
1,61	p25	37,3	37,4	37,4	37,5	37,6	37,8	38,0	38,2	38,4	38,7	39,0	39,4
1,61	p50	39,1	39,1	39,1	39,2	39,3	39,5	39,7	40,0	40,3	40,6	41,1	41,6
1,61	p90	42,2	42,1	42,1	42,2	42,4	42,7	43,1	43,6	44,2	44,8	45,5	46,2
1,62	p10	36,1	36,2	36,3	36,5	36,6	36,7	36,8	37,0	37,1	337,3	37,6	37,8
1,62	p25	37,8	37,8	37,9	38,0	38,1	38,3	38,4	38,6	38,9	39,2	39,5	39,9
1,62	p50	39,6	39,5	39,6	39,7	39,8	40,0	40,2	40,5	40,8	41,2	41,6	42,1
1,62	p90	42,7	42,6	42,6	42,8	42,9	43,3	43,6	44,1	44,7	45,4	45,1	45,8
1,63	p10	36,6	36,7	36,8	36,9	37,0	37,2	37,3	37,4	37,6	37,8	38,0	38,3
1,63	p25	38,2	38,3	38,4	38,5	38,6	38,7	38,9	39,1	39,3	39,6	40,0	40,4
1,63	p50	40,1	40,0	40,1	40,2	40,3	40,5	40,7	41,0	41,3	41,7	42,1	42,6
1,63	p90	43,2	43,1	43,1	43,3	43,5	43,8	44,2	44,7	45,3	45,9	46,6	47,4
1,64	p10	37,0	37,1	37,3	37,4	37,5	37,6	37,8	37,9	38,1	38,2	38,5	38,8
1,64	p25	38,7	38,8	38,8	38,9	39,1	39,2	39,4	39,6	39,8	40,1	40,5	40,9
1,64	p50	40,6	40,5	40,6	40,7	40,8	41,0	41,2	41,5	41,8	42,2	42,6	43,1
1,64	p90	43,8	43,7	43,7	43,8	44,0	44,3	44,7	45,2	45,8	46,5	47,2	48,0
1,65	p10	37,5	37,6	37,7	37,8	38,0	38,1	38,2	38,4	38,5	38,7	39,0	39,3
1,65	p25	39,2	39,2	39,3	39,4	39,5	39,7	39,9	40,1	40,3	40,6	40,9	41,4
1,65	p50	41,1	41,0	41,1	41,2	41,3	41,5	41,7	42,0	42,3	42,7	43,1	43,7
1,65	p90	44,3	44,2	44,2	44,3	44,5	44,9	45,3	45,8	46,4	47,1	47,8	48,5
1,66	p10	37,9	38,1	38,2	38,3	38,4	38,6	38,7	38,8	39,0	39,2	39,4	39,7
1,66	p25	39,7	39,7	39,8	39,9	40,0	40,2	40,4	40,6	40,8	41,1	41,4	41,9
1,66	p50	4136	41,5	41,6	41,7	41,8	42,0	42,2	42,5	42,8	43,2	43,6	44,2
1,66	p90	44,8	44,8	44,8	44,9	45,1	45,4	45,8	46,3	47,0	47,6	48,4	49,1
1,67	p10	38,4	38,5	38,6	38,7	38,9	39,0	39,2	39,3	39,5	39,7	39,9	40,2
1,67	p25	40,1	40,2	40,3	40,4	40,5	40,7	40,9	41,1	41,3	41,6	41,9	42,4

,0	11,5	12,0	12,5	13,0	13,5	14,0	14,5	15,0	15,5	16,0	16,5	17,0	17,5	18,0
,3	36,7	37,1	37,6	38,1	38,7	39,3	39,9	40,5	41,1	41,7	42,3	42,9	43,5	44,2
,3	38,8	39,4	40,0	40,6	41,4	42,1	42,8	43,5	44,2	44,9	45,6	46,2	46,9	47,5
,6	41,2	41,9	42,6	43,4	44,3	45,2	46,0	46,9	47,7	48,4	49,2	49,9	50,5	51,2
,2	46,0	46,7	47,6	48,4	49,3	50,1	51,0	51,8	52,5	53,3	54,0	54,7	55,4	56,0
,8	37,2	37,6	38,1	38,6	39,2	39,8	40,4	41,0	41,6	42,2	42,9	43,5	44,1	44,7
,8	39,3	39,9	40,5	41,2	41,9	42,6	43,4	44,1	44,8	45,5	46,2	46,8	47,5	48,1
,1	41,7	42,4	43,2	44,0	44,8	45,8	46,6	47,5	48,3	49,0	49,8	50,5	51,2	51,9
,8	46,5	47,3	48,2	49,0	49,9	50,7	51,5	52,4	53,2	54,0	54,7	55,4	56,1	56,8
,2	37,6	38,1	38,6	39,1	39,7	40,3	40,9	41,5	42,1	42,8	43,4	44,0	44,6	45,3
,3	39,8	40,4	41,0	41,7	42,4	43,2	43,9	44,6	45,3	46,1	46,7	47,4	48,1	48,7
,6	42,2	42,9	43,7	44,5	45,4	46,3	47,2	48,1	48,9	49,7	50,4	51,1	51,8	52,5
,4	47,1	47,9	48,8	49,6	50,5	51,4	52,2	53,1	43,9	54,7	55,4	56,1	56,8	57,5
,7	38,1	38,5	39,0	39,6	40,2	40,8	41,4	42,0	42,7	43,3	43,9	44,6	45,2	45,9
,8	40,3	40,9	41,5	42,2	43,0	43,7	44,5	45,2	45,9	46,6	47,3	48,0	48,7	49,3
,1	42,8	43,5	44,2	45,1	46,0	46,9	47,8	48,7	49,5	50,3	51,0	51,8	52,5	53,2
,9	47,7	48,5	49,4	50,2	51,1	52,0	52,9	53,8	54,6	55,3	56,1	56,8	57,5	58,2
,2	38,6	39,0	39,5	40,1	40,7	41,3	41,9	42,6	43,2	43,8	44,5	45,1	45,8	46,4
,3	40,8	41,4	42,0	42,7	43,5	44,2	45,0	45,7	46,5	47,2	47,9	48,6	49,3	49,9
,6	43,3	44,0	44,8	45,6	46,6	47,5	48,4	49,3	50,1	50,9	51,7	52,4	53,1	53,8
,5	48,3	49,1	50,0	50,9	51,8	52,7	53,6	54,4	55,2	56,0	56,8	57,5	58,2	58,9
,7	39,1	39,5	40,0	40,6	41,2	41,8	42,4	43,1	43,7	44,4	45,0	45,7	46,3	47,0
,8	41,3	41,9	42,6	43,3	44,0	44,8	45,6	46,3	47,1	47,8	48,5	49,2	49,9	50,6
,2	43,8	44,6	45,4	46,2	47,1	48,1	49,0	49,9	50,7	51,5	52,3	53,1	53,8	54,5
,1	48,9	49,7	50,6	51,5	52,4	53,3	54,2	55,1	55,9	56,7	57,5	58,2	59,0	59,6
,1	39,5	40,0	40,5	41,1	41,7	42,3	43,0	43,6	44,3	44,9	45,6	46,2	46,9	47,6
,3	41,9	42,4	43,1	43,8	44,6	45,3	46,1	46,9	47,6	48,4	49,1	49,8	50,5	51,2
,7	44,4	45,1	45,9	46,8	47,7	48,7	49,6	50,5	51,3	52,2	53,0	53,7	54,4	55,2
,7	49,5	50,3	51,2	52,1	53,1	54,0	54,9	55,8	56,6	57,4	58,2	59,0	59,7	60,4
,6	40,0	40,5	41,0	41,6	42,2	42,8	43,5	44,2	44,8	45,5	46,1	46,8	47,5	48,2
,8	42,4	43,0	43,6	44,3	45,1	45,9	46,7	47,5	48,2	49,0	49,7	50,4	51,1	51,8
,2	44,9	45,7	46,5	47,3	48,3	49,3	50,2	51,1	52,0	52,8	53,6	54,4	55,1	55,8
,3	50,1	51,0	51,9	52,8	53,7	54,6	55,6	56,5	57,3	58,1	58,9	59,7	60,4	61,1
,1	40,5	41,0	41,5	42,1	42,7	43,3	44,0	44,7	45,4	46,0	46,7	47,4	48,1	48,7
,3	42,9	43,5	44,1	44,9	45,7	46,5	47,3	48,0	48,8	49,6	50,3	41,0	51,8	52,4
,8	45,5	46,2	47,0	47,9	48,9	49,9	50,8	51,7	52,6	53,5	54,3	55,0	55,8	56,5
,9	50,7	51,6	52,5	53,4	54,4	55,3	56,2	57,2	58,0	58,8	59,6	60,4	61,1	61,9
,6	41,0	41,5	42,0	42,6	43,2	43,9	44,5	45,2	45,9	46,6	47,3	47,9	48,6	49,3
,8	43,4	44,0	44,7	45,4	46,2	47,0	47,8	48,6	49,4	50,2	50,9	51,7	52,4	53,1

Gewicht (kg) behorend bij de P10, P25, P50 en P90 voor BMI (kg/m2) naar leeftijd voor jongens													
leeftijd	(jr)	5,0	5,5	6,0	6,5	7,0	7,5	8,0	8,5	9,0	9,5	10,0	10,5
1,67	p50	42,1	42,0	42,1	42,2	42,3	42,5	42,7	43,0	43,3	43,7	44,2	44,7
1,67	p90	45,4	45,3	45,3	45,4	45,6	46,0	46,4	46,9	47,5	48,2	48,9	49,7
1,68	p10	38,9	39,0	39,1	39,2	39,3	39,5	39,6	39,8	39,9	40,1	40,4	40,7
1,68	p25	40,6	40,7	40,8	40,9	41,0	41,2	41,3	41,5	41,8	42,1	42,4	42,9
1,68	p50	42,6	42,5	42,6	42,7	42,8	43,0	43,2	43,5	43,9	44,3	44,7	45,3
1,68	p90	45,9	45,8	45,8	46,0	46,2	46,5	46,9	47,5	48,1	48,8	49,5	50,3
1,69	p10	39,3	39,4	39,6	39,7	39,8	40,0	40,1	40,2	40,4	40,6	40,9	41,2
1,69	p25	41,1	41,2	41,2	41,4	41,5	41,6	41,8	42,0	42,3	42,6	43,0	43,4
1,69	p50	43,1	43,0	43,1	43,2	43,3	43,5	43,8	44,0	44,4	44,8	45,2	45,8
1,69	p90	46,5	46,4	46,4	46,5	46,7	47,1	47,5	48,0	48,7	49,4	50,1	50,9
1,70	p10	39,8	39,9	40,0	40,1	40,3	40,4	40,6	40,7	40,9	41,1	41,4	41,7
1,70	p25	41,6	41,6	41,7	41,8	42,0	42,1	42,3	42,5	42,8	43,1	43,5	43,9
1,70	p50	43,6	43,6	43,6	43,7	43,8	44,0	44,3	44,6	44,9	45,3	45,8	46,4
1,70	p90	47,0	46,9	46,9	47,1	47,3	47,6	48,1	48,6	49,2	50,0	50,7	51,5
1,71	p10	40,3	40,4	40,5	40,6	40,8	40,9	41,1	41,2	41,4	41,6	41,8	42,2
1,71	p25	42,1	42,1	42,2	42,3	42,5	42,6	42,8	43,0	43,3	43,6	44,0	44,4
1,71	p50	44,1	44,1	44,1	44,2	44,4	44,5	44,8	45,1	45,4	45,8	46,3	46,9
1,71	p90	47,6	47,5	47,5	47,6	47,8	48,2	48,6	49,2	49,8	50,6	51,3	52,1
1,72	p10	40,7	40,9	41,0	41,1	41,2	41,4	41,5	41,7	41,9	42,1	42,3	42,7
1,72	p25	42,6	42,6	42,7	42,8	43,0	43,1	43,3	43,5	43,8	44,1	44,5	44,9
1,72	p50	44,6	44,6	44,6	44,7	44,9	45,1	45,3	45,6	46,0	46,4	46,9	47,5
1,72	p90	48,1	48,0	48,0	48,2	48,4	48,8	49,2	49,8	50,4	51,2	51,9	52,7
1,73	p10	41,2	41,3	41,5	41,6	41,7	41,9	42,0	42,2	42,3	42,6	42,8	43,2
1,73	p25	43,1	43,1	43,2	43,3	43,5	43,6	43,8	44,1	44,3	44,7	45,0	45,5
1,73	p50	45,1	45,1	45,2	45,3	45,4	45,6	45,9	46,2	46,5	46,9	47,4	48,0
1,73	p90	48,7	48,6	48,6	48,8	49,0	49,3	49,8	50,3	51,0	51,7	52,5	53,4
1,74	p10	41,7	41,8	41,9	42,1	42,2	42,4	42,5	42,7	42,8	43,1	43,3	43,7
1,74	p25	43,6	43,6	43,7	43,8	44,0	44,1	44,4	44,6	44,8	45,2	45,5	46,0
1,74	p50	45,7	45,6	45,7	45,8	45,9	46,1	46,4	46,7	47,0	47,5	48,0	48,6
1,74	p90	49,3	49,2	49,2	49,3	49,5	49,9	50,3	50,9	51,6	52,3	53,1	54,0
1,75	p10	42,2	42,3	42,4	42,5	42,7	42,8	43,0	43,2	43,3	43,5	43,8	44,2
1,75	p25	44,1	44,1	44,2	44,3	44,5	44,7	44,9	45,1	45,4	45,7	46,1	46,5
1,75	p50	46,2	46,2	46,2	46,3	46,5	46,6	46,9	47,2	47,6	48,0	48,5	49,1
1,75	p90	49,8	49,7	49,7	49,9	50,1	50,5	50,9	51,5	52,2	53,0	53,7	54,6
1,76	p10	42,7	42,8	42,9	43,0	43,2	43,3	43,5	43,6	43,8	44,0	44,3	44,7
1,76	p25	44,6	44,6	44,7	44,9	45,0	45,2	45,4	45,6	45,9	46,2	46,6	47,1
1,76	p50	46,7	46,7	46,7	46,8	47,0	47,2	47,5	4738	48,1	48,6	49,1	49,7
1,76	p90	50,4	50,3	50,3	50,5	50,7	51,0	51,5	52,1	52,8	53,6	54,4	55,2

0	11,5	12,0	12,5	13,0	13,5	14,0	14,5	15,0	15,5	16,0	16,5	17,0	17,5	18,0
3	46,0	46,8	47,6	48,5	49,5	50,5	51,04	52,3	53,2	54,1	54,9	55,7	56,4	57,2
5	41,3	52,2	53,1	54,0	55,0	56,0	56,9	57,8	58,7	59,5	60,4	61,1	61,9	62,6
1	41,5	42,0	42,5	43,1	43,7	44,4	45,1	45,8	46,5	47,1	47,8	48,5	49,2	49,9
4	43,9	44,5	45,2	45,9	46,8	47,6	48,4	49,2	50,0	50,8	51,5	52,3	53,0	53,7
9	46,6	47,3	48,2	49,1	50,1	41,1	52,0	53,0	53,9	54,8	55,6	56,4	57,1	57,9
1	52,0	52,8	53,8	54,7	55,7	56,6	57,6	58,5	59,4	60,3	61,1	61,9	62,6	63,4
6	42,0	42,5	43,0	43,6	44,3	44,9	45,6	46,3	47,0	47,7	48,4	49,1	49,8	50,5
9	44,4	45,1	45,8	46,5	47,3	48,2	49,0	49,8	50,6	51,4	52,2	52,9	53,6	54,4
4	47,1	47,9	48,8	49,7	50,7	51,7	52,7	53,6	54,5	55,4	56,2	57,0	57,8	58,6
7	52,6	53,5	54,4	55,4	56,4	57,3	58,3	59,2	60,1	61,0	61,8	62,6	63,4	64,1
0	42,5	43,0	42,5	44,1	44,8	45,5	46,2	46,9	47,6	48,3	49,0	49,7	50,4	51,1
4	45,0	45,6	46,3	47,0	47,9	48,7	49,6	50,4	51,2	52,0	52,8	53,5	54,3	55,0
0	47,7	48,5	49,3	50,3	51,3	52,3	53,3	54,2	55,2	56,1	56,9	57,7	58,5	59,3
3	53,2	54,1	55,1	56,0	57,0	58,0	59,0	59,9	60,8	61,7	52,5	63,3	64,1	64,9
5	43,0	43,5	44,0	44,7	45,3	46,0	46,7	47,4	48,1	48,8	49,6	50,3	51,0	51,7
9	45,5	46,1	46,8	47,6	48,5	49,3	50,1	51,0	51,8	52,6	53,4	54,2	54,9	55,6
5	48,2	49,0	49,9	50,9	51,9	52,9	53,9	54,9	55,8	56,7	57,6	58,4	59,2	60,0
0	53,8	54,7	55,7	56,7	57,7	58,7	59,7	60,6	61,6	62,4	63,3	64,1	64,9	65,6
0	43,5	44,0	44,6	45,2	45,9	46,5	47,2	48,0	48,7	49,4	50,1	50,9	51,6	52,3
4	46,0	46,7	47,4	48,2	49,0	49,9	50,7	51,6	52,4	53,2	54,0	54,8	55,6	56,3
1	48,8	49,6	50,5	51,4	52,5	53,5	54,6	55,5	56,5	57,4	58,3	59,1	59,9	60,7
6	54,5	55,4	56,4	57,3	58,4	59,4	60,4	61,4	62,3	63,2	64,0	64,8	65,6	66,4
5	44,0	44,5	45,1	45,7	46,4	47,1	47,8	48,5	49,3	50,0	50,7	51,4	52,2	52,9
0	46,6	47,2	47,9	48,7	49,6	50,5	51,3	52,2	53,0	53,8	54,7	55,4	56,2	57,0
6	49,4	50,2	51,1	52,0	53,1	54,2	55,2	56,2	57,1	58,1	58,9	59,8	60,6	61,4
2	55,1	56,0	57,0	58,0	59,0	60,1	61,1	62,1	63,0	63,9	64,8	65,6	66,4	67,2
1	44,5	45,0	45,6	46,2	46,9	47,6	48,4	49,1	49,8	50,6	51,3	52,0	52,8	53,6
5	47,1	47,8	48,5	49,3	50,2	51,0	51,9	52,8	53,6	54,5	55,3	56,1	56,9	57,6
2	50,0	50,8	51,7	52,6	53,7	54,8	55,8	56,8	57,8	58,7	59,6	60,5	61,3	62,1
8	55,7	56,7	57,7	58,7	59,7	60,8	61,8	62,8	63,7	64,6	65,5	66,4	67,2	68,0
6	45,0	45,5	46,1	46,8	47,5	48,2	48,9	49,7	50,4	51,1	51,9	52,6	53,4	54,2
0	47,7	48,3	49,1	49,9	50,7	51,6	52,5	53,4	54,2	55,1	55,9	56,7	57,5	58,3
8	50,5	51,4	52,3	53,3	54,3	55,4	56,5	57,5	58,5	59,4	60,3	61,2	62,0	62,8
5	56,4	57,3	58,3	59,4	60,4	61,5	62,5	63,5	64,5	65,4	66,3	67,1	68,0	68,8
1	45,5	46,1	46,6	47,3	48,0	48,7	49,5	50,2	51,0	51,7	52,5	53,2	54,0	54,8
6	48,2	48,9	49,6	50,4	51,3	52,2	53,1	54,0	54,9	55,7	56,6	57,4	58,2	58,9
3	51,1	51,9	52,9	53,9	55,0	56,1	57,1	58,1	59,1	60,1	61,0	61,9	62,7	63,5
1	57,0	58,0	59,0	60,0	61,1	52,2	63,2	64,2	65,2	66,1	67,0	67,9	68,7	69,5

Gewicht (kg) behorend bij de P10, P25, P50 en P90 voor BMI (kg/m2) naar leeftijd voor jongens													
leeftijd	(jr)	5,0	5,5	6,0	6,5	7,0	7,5	8,0	8,5	9,0	9,5	10,0	10,5
1,77	p10	43,1	43,3	43,4	43,5	43,7	43,8	44,0	44,1	44,3	44,5	44,8	45,2
1,77	p25	45,1	45,1	45,2	45,4	45,5	45,7	45,9	46,1	46,4	46,7	47,1	47,6
1,77	p50	47,2	47,2	47,3	47,4	47,5	47,7	48,0	48,3	48,7	49,1	49,6	50,3
1,77	p90	51,0	40,9	50,9	51,0	51,3	51,6	52,1	52,7	53,4	54,2	55,0	55,9
1,78	p10	43,6	43,8	43,9	44,0	44,2	44,3	44,5	44,6	44,8	45,1	45,3	45,7
1,78	p25	45,6	45,7	45,8	45,9	46,0	46,2	46,4	46,6	46,9	47,3	47,7	48,1
1,78	p50	47,8	47,7	47,8	47,9	48,1	48,3	48,5	48,9	49,2	49,7	50,2	50,8
1,78	p90	51,5	51,5	51,5	51,6	51,8	52,2	52,7	53,3	54,0	54,8	55,6	56,5
1,79	p10	44,1	44,2	44,4	44,5	44,7	44,8	45,0	45,1	45,3	45,6	45,9	46,2
1,79	p25	46,1	46,2	46,3	46,4	46,5	46,7	46,9	47,2	47,5	47,8	48,2	48,7
1,79	p50	48,3	48,3	48,3	48,4	48,6	48,8	49,1	49,4	49,8	50,2	50,8	51,4
1,79	p90	52,1	52,0	52,0	52,2	52,4	52,8	53,3	53,9	54,6	55,4	56,2	57,1
1,80	p10	44,6	44,7	44,9	45,0	45,2	45,3	45,5	45,7	45,8	46,1	46,4	46,7
1,80	p25	46,6	46,7	46,8	46,9	47,0	47,2	47,5	47,7	48,0	48,3	48,7	49,2
1,80	p50	48,9	48,8	48,9	49,0	49,2	49,3	49,6	50,0	50,3	50,8	51,3	52,0
1,80	p90	52,7	52,6	52,6	52,8	53,0	53,4	53,9	54,5	55,2	56,0	56,9	57,8
1,81	p10	45,1	45,2	45,4	45,5	45,7	45,8	46,0	46,2	46,4	46,6	46,9	47,2
1,81	p25	47,1	47,2	47,3	47,4	47,6	47,8	48,0	48,2	48,5	48,9	49,3	49,8
1,81	p50	49,4	49,4	49,4	49,5	49,7	49,9	50,2	50,5	50,9	51,4	51,9	52,5
1,81	p90	53,5	53,2	53,2	53,4	53,6	54,0	54,5	55,1	55,8	56,6	57,5	58,4
1,82	p10	45,6	45,7	45,9	46,0	46,2	46,3	46,5	46,7	46,9	47,1	47,4	47,8
1,82	p25	47,7	47,7	47,8	48,0	48,1	48,3	48,5	48,8	49,1	49,4	49,8	50,3
1,82	p50	50,0	49,9	50,0	50,1	50,2	50,4	50,7	51,1	51,5	51,9	52,5	53,1
1,82	p90	53,9	53,8	53,8	54,0	54,2	54,6	55,1	55,7	56,4	57,3	58,1	59,1
1,83	p10	46,1	46,2	46,4	46,5	46,7	46,9	47,0	47,2	47,4	47,6	47,9	48,3
1,83	p25	48,2	48,3	48,4	48,5	48,6	48,8	49,1	49,3	49,6	50,0	50,4	50,9
1,83	p50	50,5	50,5	50,5	50,6	50,8	51,0	51,3	51,6	52,0	52,5	53,0	53,7
1,83	p90	54,5	54,4	54,4	54,6	54,8	55,2	55,7	56,3	57,1	57,9	58,8	59,7
1,84	p10	46,6	46,8	46,9	47,0	47,2	47,4	47,5	47,7	47,9	48,1	48,4	48,8
1,84	p25	48,7	48,8	48,9	49,0	49,2	49,4	49,6	49,8	50,1	50,5	50,9	51,4
1,84	p50	51,1	51,0	51,1	51,2	51,4	51,6	51,9	52,2	526	53,1	53,6	54,3
1,84	p90	55,1	55,0	55,0	55,2	55,4	55,8	56,3	56,9	57,7	58,5	59,4	60,4
1,85	p10	47,1	47,3	47,4	47,5	47,7	47,9	48,1	48,2	48,4	48,7	49,0	49,4
1,85	p25	49,2	49,3	49,4	49,6	49,7	49,9	50,1	50,4	50,7	51,1	51,5	52,0
1,85	p50	51,6	51,6	51,6	51,7	51,9	52,1	52,4	52,8	53,2	53,7	54,2	54,9
1,85	p90	55,7	55,6	55,6	55,8	56,0	56,4	56,9	57,6	58,3	59,2	60,1	61,0

1,0	11,5	12,0	12,5	13,0	13,5	14,0	14,5	15,0	15,5	16,0	16,5	17,0	17,5	18,0
5,6	46,1	46,6	47,2	47,8	48,6	49,3	50,0	50,8	51,6	52,3	53,1	53,9	54,6	55,4
8,1	48,7	49,4	50,2	51,0	51,9	52,8	53,7	54,6	55,5	56,4	57,2	58,0	58,8	59,6
0,9	51,7	52,5	53,5	54,5	55,6	56,7	57,8	58,8	59,8	60,8	51,7	62,6	63,4	64,3
6,7	57,7	58,6	59,7	60,7	51,8	52,9	63,9	65,0	65,9	66,9	67,8	68,7	69,5	70,3
6,1	46,6	47,1	47,7	48,4	49,1	49,8	50,6	51,4	52,2	52,9	43,7	54,5	55,3	56,0
8,7	49,3	50,0	50,8	51,6	52,5	53,4	54,3	55,2	56,1	57,0	57,9	58,7	59,5	60,3
1,5	52,3	53,1	54,1	55,1	56,2	57,3	58,4	59,5	60,5	61,5	62,4	63,3	64,1	65,0
7,4	58,3	59,3	60,4	61,4	62,5	63,6	64,7	65,7	66,7	67,6	68,6	69,5	70,3	71,1
6,6	47,1	47,6	48,3	48,9	49,7	50,4	51,2	52,0	52,7	53,5	54,3	55,1	55,9	56,7
9,2	49,9	50,6	51,3	52,2	53,1	54,0	55,0	55,8	56,7	57,6	58,5	59,3	60,2	61,0
2,1	52,9	53,7	54,7	55,7	56,8	58,0	59,1	60,1	61,2	62,2	63,1	64,0	64,9	65,7
8,0	59,0	60,0	61,0	62,1	63,2	64,3	65,4	66,5	67,4	68,4	69,3	70,2	71,1	71,9
7,1	47,6	48,2	48,8	49,5	50,2	51,0	51,7	52,6	53,3	54,1	54,9	55,7	56,5	57,3
9,8	50,4	51,1	51,9	52,7	53,7	54,6	55,6	56,5	57,4	58,3	59,2	60,0	60,8	51,7
2,7	53,5	54,3	55,3	56,3	57,5	58,6	59,7	60,8	61,9	62,9	63,8	64,7	65,6	66,5
8,7	59,6	60,7	61,7	62,8	63,9	65,0	66,1	67,2	68,2	69,2	70,1	71,0	71,9	72,7
7,7	48,2	48,7	49,3	50,0	50,8	51,5	52,3	53,1	53,9	54,7	55,5	56,3	57,1	58,0
0,3	51,0	51,7	52,5	53,3	54,3	55,2	56,2	57,1	58,0	58,9	59,8	60,7	61,5	62,3
3,2	54,1	54,9	55,9	57,0	58,1	59,3	60,4	51,5	62,5	63,6	64,5	65,4	66,3	67,2
9,3	60,3	61,3	62,4	63,5	64,6	65,8	66,9	67,9	69,0	69,9	70,9	71,8	72,7	73,5
8,2	48,7	49,3	49,9	50,6	51,3	52,1	52,9	53,7	54,5	55,3	56,1	56,9	57,8	58,6
0,9	51,5	52,3	53,1	53,9	54,9	55,8	56,8	57,7	58,7	59,6	60,5	61,3	62,2	63,0
3,8	54,7	55,5	56,5	57,6	58,8	60,0	61,1	62,2	63,2	64,3	65,2	66,1	67,0	67,9
0,0	61,0	62,0	63,1	64,2	65,4	66,5	67,6	68,7	69,7	70,7	71,7	72,6	73,5	74,4
8,7	49,2	49,8	50,4	51,1	51,9	52,7	53,5	54,3	55,1	55,9	56,8	57,6	58,4	59,2
1,4	52,1	52,8	53,6	54,5	55,5	56,5	57,4	58,4	59,3	60,2	61,2	62,0	62,9	63,7
4,4	55,3	56,2	57,2	58,2	59,4	60,6	61,8	62,9	63,9	65,0	65,9	66,9	67,8	68,7
0,6	61,7	52,7	63,8	64,9	66,1	67,2	68,4	69,5	70,5	71,5	72,5	73,4	74,3	75,2
3,3	49,8	50,3	51,0	51,7	52,5	53,3	54,1	54,9	55,7	56,5	57,4	58,2	59,0	59,9
2,0	52,7	53,4	54,2	55,1	56,1	57,1	58,1	59,0	60,0	60,9	61,8	62,7	63,6	64,4
5,0	55,9	56,8	57,8	58,9	60,1	51,3	62,4	63,5	64,6	65,7	66,7	67,6	68,5	69,4
1,3	62,3	63,4	64,5	65,6	66,8	67,9	69,1	70,2	71,3	72,3	73,3	74,2	75,1	76,0
8,8	50,3	50,9	51,5	52,3	53,0	53,8	54,7	55,5	56,3	57,2	58,0	58,8	59,7	60,5
2,6	53,3	54,0	54,8	55,7	56,7	57,7	58,7	59,7	60,6	61,6	62,5	63,4	64,3	65,1
5,6	56,5	57,4	58,4	59,5	60,7	61,9	63,1	64,2	65,3	66,4	67,4	68,3	69,3	70,2
2,0	63,0	64,1	65,2	66,3	67,5	68,7	69,9	71,0	72,0	73,1	74,1	75,0	75,9	76,8

Register

Illustratieverantwoording

Figuur 1.1 t/m 1.3	Uit: *Behandelend opvoeden. Groepswerk in de kinder- en jeugdpsychiatrische zorg*. Red. M. van der Harten en E. van Rijn. Van Gorcum, 1997
Figuur 2.1 en 2.2	L. Contant, Den Haag
Figuur 2.3	GGZ Midden-Brabant, S&O Noord-Brabant, Thuiszorg Midden-Brabant
Figuur 3.3	Uit: *Als zindelijk worden niet vanzelf gaat*. Plascentrum, Meppel
Figuur 3.6	Plascentrum, Meppel
Figuur 4.1	Uit: *Kleine psychiatrie. Voor studenten en degenen die de psychiater vervangen of bijstaan*. Dr. J.H. van den Berg. G.F. Callenbach NV, 1968
Figuur 4.2	Uit: Informatiebrochure Stichting Anorexia Nervosa/Bulimia Nervosa. Zorn Uitgeverij BV, 1998
Figuur 4.3 en 4.4	Jan Mulder, Groningen
Figuur 5.1 en 5.2	Jan Mulder, Groningen
Figuur 5.3	Audiovisuele dienst UMC, locatie Wilhelmina Kinderziekenhuis, Utrecht
Figuur 5.4	Chris Timmers, Audiovisuele dienst UMC, Utrecht
Figuur 6.1	Jos Kaldenhoven, Schijndel
Figuur 6.2 t/m 6.4	Hans Oostrum, Den Haag
Figuur 7.1	Miriam van de Sant, Omega, Amsterdam
Figuur 7.3	Jan Mulder, Groningen
Figuur 8.1 en 8.2	Hans Oostrum, Den Haag
Figuur 8.3	Revalidatiecentrum Rijndam, afdeling O&O, Rotterdam
Figuur 8.4	Audiovisuele dienst UMC, locatie Wilhelmina Kinderziekenhuis, Utrecht
Figuur 9.1	Ad van Horssen, Laren
Figuur 9.2	Bert Kuipers-Munneke, Effatha Guyot Zorg, Zoetermeer

Figuur 9.3	Effatha Guyot Zorg, Zoetermeer
Figuur 9.4	Stichting v.i.p.s. Postbus 184, 1000 AD Amsterdam
Figuur 9.5	Effatha Guyot Zorg, Zoetermeer
Figuur 9.6	Uit: Lespakket *Erbij blijven horen*. Nationale hoorstichting, Leiden
Figuur 10.1 en 10.2	Minette Roza, Utrecht
Figuur 10.3	Greet Hoogeveen, Driebergen
Figuur 11.1	Medela/Welcare bv
Figuur 11.2 t/m 11.4	RdgKompagne, Utrecht
Figuur 12.1 en 12.2	Hans Oostrum, Den Haag
Figuur 12.3	Stichting v.i.p.s., Postbus 184, 1000 AD Amsterdam
Figuur 12.4	Uit: *Ik-boek*, Stichting Samenwerkende Ziekenhuizen, Juliana Kinderziekenhuis/Rode Kruisziekenhuis, Den Haag
Figuur 12.5	Hans Oostrum, Den Haag
Bijlage 1	Grever en De Bruin. *Paediatric Morphometrics. A Reference Manual*. Bewerkt door J.F.M. van Hazendonk (diëtist), gebruikt door umc Utrecht, locatie azu, afdeling Jeugdpsychiatrie, Eetstoornissenteam

Personalia

Redactie

J. Mulder

J. Mulder was vanaf 1984 tot 2001 werkzaam op verschillende kinderafdelingen in de Beatrix Kinderkliniek van het Academisch Ziekenhuis Groningen in diverse functies. Hij heeft naast directe kinderverpleegkundige ervaring ook management- en onderwijservaring binnen de kinderverpleegkunde. Hij was stafmedewerker bij de afdeling kindergeneeskunde van het AZG. Daarnaast was hij zes jaar actief in de onderwijsraad van Vereniging Van KinderVerpleegkundigen (VVKV), eerst als lid, later als voorzitter. In 1999 studeerde hij af in de verplegingswetenschap aan de Universiteit van Maastricht. Van 1996 tot 2002 was hij tevens regiocoördinator bij het opleidingsinstituut Rescue te Rotterdam. Van april 2001 tot 2002 volgde hij het Orion-leerprogramma van het LCVV. Momenteel is hij stafmedewerker bij Bureau Verpleegkundige Zaken van het AZG en regiocoördinator voor de AVVV in de regio Groningen e.o.

A. Westmaas

A. Westmaas is kinderverpleegkundige en pedagoog. Zij werkte van 1987 tot 1993 als kinderverpleegkundige in het Sophia Kinderziekenhuis te Rotterdam en het Juliana Kinderziekenhuis te Den Haag. Van 1993 tot 1999 werkte zij als docent en hoofd van de Specialistische Vervolgopleiding Kinderverpleegkunde van het Juliana Kinderziekenhuis. Vanaf 2000 werkt zij als stafmedewerker in het Juliana Kinderziekenhuis/Rode Kruisziekenhuis op zowel kinderverpleegkundig als pedagogisch gebied. Naast deze activiteiten is zij zes jaar lid geweest van de redactieraad van de VVKV.

Met medewerking van

J.A.G. de Kock-van Beerendonk is leraar verpleegkunde en werkzaam als docent-coördinator in het Opleidingsinstituut Erasmus Medisch Centrum te Rotterdam voor de Specialistische Vervolgopleiding Kinderverpleegkunde en kinderoncologieverpleegkunde. Tevens is zij bestuurslid van de Vereniging Van KinderVerpleegkundigen en eindredacteur van Tijdschrift Kinderverpleegkunde. Als adviserend lid is zij betrokken bij de opleidingscommissie Kinderverpleegkunde van de Landelijke Regeling Verpleeg-kundige Vervolgopleidingen (LRVV). Daarnaast is zij redactielid van het boek *Kinderge-neeskunde voor kinderverpleegkundigen* en de serie *Leerboek specialistische kinder-verpleegkunde*.

K. den Ridder is leraar verpleegkunde en werkzaam als opleider bij het Opleidingscen-trum van het Universitair Medisch Centrum Utrecht voor de Specialistische Vervolg-opleidingen Kinderverpleegkunde en Kinder- en jeugdpsychiatrie. Namens de Vereni-ging Van Kinderverpleegkundigen heeft zij geparticipeerd in de opleidingscommissie Kinderverpleegkunde van de Landelijke Regeling Verpleegkundige Vervolgopleidingen (LRVV). Daarnaast is zij redactielid van het *Basisboek kinderverpleegkunde*, *Kinderge-neeskunde voor kinderverpleegkundigen* en de serie *Leerboek specialistische kinder-verpleegkunde*.

Auteurs

A. Baselier, orthopedagoog/gezondheidspsycholoog
Sociaal Pedagogische Dienst Utrecht, locatie Utrecht

M. Beenakker, logopedist
Academisch Ziekenhuis Groningen, afdeling KNO-heelkunde

J. Dijkstra, logopedist
Academisch Ziekenhuis Groningen, afdeling KNO-heelkunde

M. Eikelenboom, ouderbegeleider en pedagogisch werker
Sociaal Pedagogische Dienst Utrecht, locatie Amersfoort

M.H. Ens-Dokkum, kinderarts, sociale pediatrie en medisch coördinator
Effatha Guyot Zorg, Zorg en dienstverlening aan doven, slechthorenden en communi-catief beperkten, regio Haaglanden Leiden, locatie Zoetermeer
Tevens als kinderarts verbonden aan Curium, Academisch Centrum Kinder- en Jeugd-psychiatrie, Oegstgeest.

J. Heurter-Driessen, verpleegkundig teamleidster polikliniek
Universitair Medisch Centrum St. Radboud, Nijmegen. Van 1997-2001 werkzaam op de kinderunit van Revalidatiecentrum Rijndam, Rotterdam

P.E.C. Hopman, (jeugd)psychiatrisch verpleegkundige
Universitair Medisch Centrum Utrecht, locatie AZU, divisie Hersenen, Eetstoornissen

C. van der Laan, sociaal psychiatrisch verpleegkundige, intakecoördinator en consult-gever
Universitair Medisch Centrum Utrecht, locatie AZU, divisie Hersenen, Eetstoornissen

M.A. Meulenberg-Geurtsen, sociotherapeut KJP
Erasmus Medisch Centrum Rotterdam, Adolescentenkliniek

Z. Mulder, gespecialiseerd urologie/kinder- en incontinentieverpleegkundige
Coördinator Incontinentiecentrum, Diaconessenhuis Meppel

D. Rijneveld, ontwikkelingsbegeleidster
Bartimeus, Onderwijs, zorg- en dienstverlening aan mensen met een visuele handicap, Regionaal Centrum Zeist, Utrecht

M. Roza, ontwikkelingsbegeleidster
Bartimeus, Onderwijs, zorg- en dienstverlening aan mensen met een visuele handicap, Regionaal Centrum Zeist, Utrecht

A.M. Schuurman-Louwerse, verpleegkundige
Effatha Guyot Zorg, Zorg en dienstverlening aan doven, slechthorenden en communicatief beperkten, regio Haaglanden Leiden, locatie Zoetermeer

E. Sulkers, orthopedagoog en kinderverpleegkundige
Kindergeneeskunde, Academisch Ziekenhuis Groningen

I. Verhagen-Kools, stafverpleegkundige
Thebe jeugdgezondheidszorg, Tilburg. Tevens voorzitter van het Landelijk Orgaan Verpleegkundig Specialisten (LOVS)

M.J. van Wijk, kinderverpleegkundige en student verplegingswetenschappen
Academisch Ziekehuis Groningen, kinderneurologie en levertransplantatie

Printed in the United States
By Bookmasters